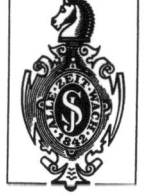

Monographien aus dem
Gesamtgebiete der Psychiatrie

52

Herausgegeben von
H. Hippius, München · W. Janzarik, Heidelberg
C. Müller, Prilly-Lausanne

Band 42 **Schizophrene Basisstörungen**
Von L. Süllwold und G. Huber

Band 43 **Developing Psychiatry**
Epidemiological Studies in Iran 1963–1976
By K.W. Bash and J. Bash-Liechti

Band 44 **Psychopathie – Soziopathie – Dissozialität**
Zur Differentialtypologie der Persönlichkeitsstörungen
Von H. Saß

Band 45 **Biologische Marker bei affektiven Erkrankungen**
Von H.E. Klein

Band 46 **Psychopharmakoendokrinologie und Depressionsforschung**
Von G. Laakmann

Band 47 **Hirnmechanismen normalen und schizophrenen Denkens**
Eine Synthese von Theorien und Daten
Von M. Koukkou-Lehmann

Band 48 **Die Sprache der Psychiatrie**
Eine linguistische Untersuchung
Von H. Feer

Band 49 **Phase-IV-Forschung**
Antidepressiva in der Nervenarztpraxis
Von M. Linden

Band 50 **Verläufe behandelter und unbehandelter Depressionen und Angststörungen**
Eine klinisch-psychiatrische und
epidemiologische Verlaufsuntersuchung
Von H.U. Wittchen und D. v. Zerssen

Band 51 **Halluzinationen**
Ein Beitrag zur allgemeinen und klinischen
Psychopathologie
Von M. Spitzer

Band 52 **Basissymptome und Endphänomene der Schizophrenie**
Eine empirische Untersuchung der psychopathologischen
Übergangsreihen zwischen defizitären und produktiven
Schizophreniesymptomen
Von J. Klosterkötter

J. Klosterkötter

Basissymptome und Endphänomene der Schizophrenie

Eine empirische Untersuchung
der psychopathologischen Übergangsreihen
zwischen defizitären und produktiven
Schizophreniesymptomen

Mit einem Geleitwort von Peter Berner

Springer-Verlag
Berlin Heidelberg New York
London Paris Tokyo

Priv.-Doz. Dr. med. Joachim Klosterkötter
Psychiatrische Klinik und Poliklinik
der Universität Bonn
Sigmund-Freud-Straße 25
D-5300 Bonn 1 (Venusberg)

Mit 13 Abbildungen

ISBN-13:978-3-642-83401-1   e-ISBN-13:978-3-642-83400-4
DOI: 10.1007/978-3-642-83400-4

CIP-Titelaufnahme der Deutschen Bibliothek
Klosterkötter, Joachim:
Basissymptome und Endphänomene der Schizophrenie : e.
empir. Unters. d. psychopatholog. Übergangsreihen zwischen
defizitären u. produktiven Schizophreniesymptomen / J. Klosterkötter.
– Berlin ; Heidelberg ; New York ; London ; Paris ; Tokyo : Springer, 1988
  (Monographien aus dem Gesamtgebiete der Psychiatrie ; Bd. 52)
ISBN-13:978-3-642-83401-1

NE: GT

Dieses Werk ist urheberrechtlich geschützt. Die dadurch begründeten Rechte, insbesondere die der Übersetzung, des Nachdruckes, des Vortrags, der Entnahme von Abbildungen und Tabellen, der Funksendung, der Mikroverfilmung oder der Vervielfältigung auf anderen Wegen und der Speicherung in Datenverarbeitungsanlagen, bleiben, auch bei nur auszugsweiser Verwertung, vorbehalten. Eine Vervielfältigung dieses Werkes oder von Teilen dieses Werkes ist auch im Einzelfall nur in den Grenzen der gesetzlichen Bestimmungen des Urheberrechtsgesetzes der Bundesrepublik Deutschland vom 9. September 1965 in der Fassung vom 24. Juni 1985 zulässig. Sie ist grundsätzlich vergütungspflichtig. Zuwiderhandlungen unterliegen den Strafbestimmungen des Urheberrechtsgesetzes.

© Springer-Verlag Berlin Heidelberg 1988
Softcover reprint of the hardcover 1st edition 1988

Die Wiedergabe von Gebrauchsnamen, Handelsnamen, Warenbezeichnungen usw. in diesem Werk berechtigt auch ohne besondere Kennzeichnung nicht zu der Annahme, daß solche Namen im Sinne der Warenzeichen- und Markenschutz-Gesetzgebung als frei zu betrachten wären und daher von jedermann benutzt werden dürften.

Produkthaftung: Für Angaben über Dosierungsanweisungen und Applikationsformen kann vom Verlag keine Gewähr übernommen werden. Derartige Angaben müssen vom jeweiligen Anwender im Einzelfall anhand anderer Literaturstellen auf ihre Richtigkeit überprüft werden.

2125/3130-543210 – Gedruckt auf säurefreiem Papier

Geleitwort

Unter den zahlreichen Publikationen, die heute den möglichen Zusammenhängen zwischen schizophrener „Plus"- und „Minussymptomatik" gewidmet sind, nimmt das vorliegende Werk Klosterkötters in vielerlei Hinsicht eine Sonderstellung ein. Zunächst bietet es eine, für jeden am Schizophrenieproblem Interessierten unentbehrliche Einführung in die maßgeblichen Hypothesen, deren Widersprüche und Übereinstimmungen in vorbildlicher Klarheit dargelegt werden. Zum anderen stützen sich die eigenen Schlußfolgerungen des Autors auf eine ungewöhnlich großangelegte empirische Untersuchung, die durch die Strenge der angewandten Methodologie besticht. Was aber diese Studie von anderen, das gleiche Thema betreffenden Arbeiten ganz besonders abhebt, ist die Bezugnahme auf differenzierte psychopathologische Befunde, die in der gängigen Literatur – von einigen Ausnahmen abgesehen – kaum je Berücksichtigung finden. Die Eröffnung neuer Perspektiven und die Prägung ihnen gerechtwerdender begrifflicher Fassungen sichert dem Werk einen wohlverdienten Platz in der Reihe der grundlegenden Schriften zur Psychopathologie.

Ausgehend von und verwurzelt in dem von Huber, Gross und Schüttler sowie Süllwold vertretenen Konzept, daß schizophrene Erkrankungen von kognitiven Basisdefizienzen ihren Ausgang nehmen, konzentriert Klosterkötter seine Untersuchung auf zwei wesentliche Themenkreise. Ob die von K. Schneider den Symptomen ersten Ranges zugeordneten Erlebnisweisen aus selbst erlebten und als Beschwerden verbalisierten Defizienzen hervorgehen und ob dieser Entstehungsweg als Verarbeitungs- und Umformungsprozeß aufzufassen ist, in welchem auf neurobiochemisch und neurophysiologisch bedingten Informationsverarbeitungsstörungen beruhende Symptombildungen mit der „anthropologischen Matrix amalgiert" werden. Bei der Beantwortung dieser Fragen gelingt es dem Autor anhand seiner Befunderhebungen in überzeugender Weise prägnanztypische phänomenologische Übergangsreihen von noch gänzlich schizophrenie-uncharakteristischen, dem kognitiven Bereich zuzuordnenden Ausgangserfahrungen über Zwischenphänomene zu den Wahnwahrnehmungen, wahnhaften Personenverkennungen, Erlebnissen der Gedankenbeeinflussung und -ausbreitung, akustischen Halluzinationen ersten Ranges einschließlich imperativer Stimmen, Willensbeeinflussungsphänomenen und leiblichen Beeinflussungserlebnissen herauszuarbeiten. Hierbei zeigt sich, daß der schizophrene Erlebniswandel – der Weg vom „Minus" zum psychotischen „Aliter" – von einer „Irritationsphase" ausgehend nicht ein-, sondern zweistufig über Prozesse der „Externalisierung" und „Konkretisierung" erfolgt, womit die ursprünglich von E. Bleuler eingeführte theoretische Unterscheidung zwischen „Primär-" und „Sekundärsymptomen" um einen neuen Bereich erweitert wird.

Diese Differenzierung stellt aufgrund ihrer Ableitung aus Verlaufsbeobachtungen einen entscheidenden Erkenntnisgewinn auf dem Gebiete der psychopathologischen Konzeptualisierung in der Tradition Jaspers dar. Die subtile Beschreibung und begriffliche Fassung der Merkmale und Mechanismen, welche die Etappen des Überganges von den Ausgangserfahrungen zu den Endphänomenen kennzeichnen, ist eine Erweiterung des psychopathologischen Bezugssystems, die sich für die weitere Forschung zweifelsohne als fruchtbar erweisen wird. Das gilt insbesondere für die in vielen einschlägigen Publikationen bislang nicht oder nur oberflächlich beachteten „Zwischenphänomene", die Klosterkötter im Entstehungsprozeß der einzelnen untersuchten Erstrangsymptome herausarbeitet. Hierbei zeigt sich, daß sich eine sorgfältige differenzierte Befunderhebung, so mühsam sie auch sein mag, letztlich lohnt: Ohne die subtile Beschwerdenermittlung des Bonner Untersuchungsinstrumentes für die Erfassung von Basissymptomen wäre die vorliegende Studie nicht durchführbar gewesen.

Klosterkötter demonstriert anhand seines Krankengutes eindrücklich, wie kognitive Basisdefizienzen in Erstrangsymptome übergehen. Da für den Einschluß in seine Stichprobe jedoch das Vorliegen von Erstrang- und Basissymptomen in zeitlicher Aufeinanderfolge mit Zwischenphänomenen gefordert wurde, ist damit selbstverständlich noch nicht ausgeschlossen, daß auch andere Primärstörungen, wie etwa dynamische Entgleisungen, zu gleichartigen Endphänomenen führen könnten. Die Klärung der Frage, ob nicht zumindest ein Teil der Symptome ersten Ranges auch über andere Entstehungsbedingungen zustandekommen kann und inwieweit sich hierbei die Übergänge von den Primär- zu den Endphänomenen von jenen unterscheiden, die in dem vorliegenden Werk aufgezeigt werden, muß weiteren Untersuchungen anheimgestellt bleiben. Für diese werden aber die hier angewandten Forschungsstrategien und die sich aus ihnen ergebenden Schlußfolgerungen eine unentbehrliche Orientierungshilfe sein. Wenn demnach aufgrund der Ergebnisse Klosterkötters noch nicht endgültig gesagt werden kann, daß alles, was man heute im Sinne K. Schneiders für schizophrenietypisch hält, aus kognitiven Basissymptomen hervorgehen muß, so weist das vorliegende Werk doch eindrücklich darauf hin, daß diese zumindest bei einem Gutteil der durch Erstrangsymptome gekennzeichneten Krankheitsbilder eine Grundlage des Leidens darstellen können.

Über diesen Erkenntnisgewinn hinaus verbessert die von Klosterkötter erarbeitete Erfaßbarkeit der Übergangsschritte von Ausgangserfahrungen zu Endphänomenen nicht nur die Möglichkeit einer Frühdiagnostik, sondern eröffnet auch der ätiopathogenetischen und therapeutischen Forschung neue Ansatzpunkte: Da in den Phänomenen der basalen Irritation ein Indikator der Prozeßaktivität gesehen werden kann, besteht nur in den durch sie bestimmten Durchgangsphasen die Aussicht, die biologischen

Erkrankungsgrundlagen zu fassen. Entsprechende Untersuchungen müßten daher gezielt auf diese Krankheitsabschnitte ausgerichtet werden, wofür Klosterkötter die nötigen phänomenologischen Orientierungsgrundlagen schafft. Andererseits müßten medikamentöse, psychologische und verhaltenstherapeutische Behandlungsmaßnahmen darauf abzielen, einer Intensitätssteigerung der Basisstörungen entgegenzuwirken, um ihren Übergang in die psychotischen Endphänomene hintanzuhalten. Mit diesem Ausblick auf die sich aus seinen Untersuchungen ergebenden Konsequenzen für die biologische Grundlagenforschung und für die Therapie rundet Klosterkötter sein Werk zu einer umfassenden Darstellung der aktuellen Schizophrenieproblematik ab, aus deren Lektüre jeder mit diesem Thema Befaßte eine Fülle neuer Erkenntnisse und Anregungen empfangen wird, die in vielerlei Hinsicht zum Nach- und Umdenken anregen.

Wien, im Frühjahr 1988   Prof. Dr. Peter Berner

Inhaltsverzeichnis

1	**Einleitung: Der Zusammenhang zwischen Defizienz und Produktivität als bislang ungelöstes Kardinalproblem der Schizophrenieforschung**	1
1.1	Vorphänomenologische Lösungsversuche	3
1.2	Gestalt-, feld- und strukturpsychologische Lösungsversuche	7
1.3	Reaktualisierung der Zusammenhangsfrage durch die anglo-amerikanische Schizophrenieforschung	11
2	**Basisstörungskonzept und Entwicklung der Arbeitshypothese**	17
3	**Material und Methode**	22
3.1	Vorüberlegung zur empirischen Überprüfbarkeit	22
3.2	Vorüberlegung zum Materialgewinn	25
3.3	Diagnose und Auswahl des Untersuchungskollektivs	28
3.3.1	Allgemeine Daten des Untersuchungskollektivs	31
3.3.1.1	Geschlechtsverteilung	31
3.3.1.2	Altersaufbau	32
3.3.1.3	Verlaufsdauer	33
3.3.2	Anamnestische Daten des Untersuchungskollektivs	35
3.3.2.1	Familiäre Belastung	35
3.3.2.2	Prämorbide Persönlichkeit	36
3.3.2.3	Schulerfolg	39
3.4	Methodik	41
3.4.1	Bonner Untersuchungsinstrument (BSABS: Bonn Scale for the Assessment of Basic Symptoms)	41
3.4.2	Verfahrensmodifikation	42
4	**Untersuchung**	44
4.1	Allgemeine Charakteristik der Übergangsreihenbefunde	44
4.1.1	Verlaufsabschnitte und Medikation zum Zeitpunkt des Übergangs	44
4.1.2	Erstrangsymptombestand	47
4.2	Entstehung der Wahnwahrnehmungen und wahnhaften Personenverkennungen	50
4.2.1	Bisheriger Kenntnisstand	50
4.2.1.1	Wahnstimmung als Vorbereitungsfeld	51
4.2.1.2	Wahrnehmungsfundierung	57

4.2.1.3	Spezifikation der Arbeitshypothese.	61
4.2.2	Vollständiger Übergang bis zur Wahnwahrnehmungsstufe 3	63
4.2.2.1	Übergangsreihen mit erkennbarem zeitlichem Intervall zwischen Wahnwahrnehmungsstufe 2 und 3	64
4.2.2.2	Übergangsreihen ohne erkennbares zeitliches Intervall zwischen Wahnwahrnehmungsstufe 2 und 3	68
4.2.3	Unvollständiger Übergang bis zur Wahnwahrnehmungsstufe 2	71
4.2.3.1	Übergangsreihen bis zur Antwort auf das „inwiefern" deutlicher Eigenbeziehungen	72
4.2.3.2	Übergangsreihen bis zu deutlichen Eigenbeziehungen	73
4.2.4	Übergang zu wahnhaften Personenverkennungen	74
4.2.4.1	Übergangsreihen zur wahnhaften Verkennung Bekannter als Unbekannte	75
4.2.4.2	Übergangsreihen zur wahnhaften Verkennung Unbekannter als Bekannte	77
4.2.4.3	Übergangsreihen zur wahnhaften Verkennung Unbekannter als andere Unbekannte	81
4.2.5	Erste Zwischenbilanz: Zusammenfassung der Untersuchungsbefunde zur Wahnwahrnehmungs- und Personenverkennungsentstehung	81
4.2.5.1	Ausgangserfahrungen	82
4.2.5.2	Zwischenphänomene	88
4.2.5.3	Prägnanztypische Übergangsreihenzusammenhänge	93
4.3	Entstehung der Gedankenbeeinflussungserlebnisse, Gedankenausbreitungserlebnisse und akustischen Halluzinationen 1. Ranges unter Einschluß imperativer Stimmen	99
4.3.1	Bisheriger Kenntnisstand	100
4.3.1.1	„Rationalistische" Übergangskonzeptionen	100
4.3.1.2	„Ganzheitspsychologische" Übergangskonzeptionen	104
4.3.1.3	Spezifikation der Arbeitshypothese	107
4.3.2	Übergang zu Gedankenbeeinflussungs- und Gedankenausbreitungserlebnissen	109
4.3.2.1	Übergangsreihen zu Gedankeneingebungs- und Gedankenentzugserlebnissen	109
4.3.2.2	Übergangsreihen zu Gedankenausbreitungserlebnissen	118
4.3.3	Übergang zum Gedankenlautwerden	121
4.3.4	Übergang zum Stimmenhören	124
4.3.4.1	Übergangsreihen zu akustischen Halluzinationen imperativer Stimmen	126
4.3.4.2	Übergangsreihen zu akustischen Halluzinationen kommentierender Stimmen	131
4.3.4.3	Übergangsreihen zu akustischen Halluzinationen dialogischer Stimmen	134
4.3.5	Zweite Zwischenbilanz: Zusammenfassung der Untersuchungsergebnisse zur Entstehung der Gedankenbeeinflussungs-, Gedankenausbreitungserlebnisse und akustischen Halluzinationen 1. Ranges	138

4.3.5.1	Ausgangserfahrungen	139
4.3.5.2	Zwischenphänomene	150
4.3.5.3	Prägnanztypische Übergangsreihenzusammenhänge	155
4.4	Entstehung der Willensbeeinflussungserlebnisse	158
4.4.1	Spezifikation der Arbeitshypothese	160
4.4.2	Übergangsreihen zu Willensbeeinflussungserlebnissen	162
4.4.3	Dritte Zwischenbilanz: Zusammenfassung der Untersuchungsergebnisse zur Entstehung der Willensbeeinflussungserlebnisse	165
4.5	Entstehung der leiblichen Beeinflussungserlebnisse	167
4.5.1	Spezifikation der Arbeitshypothese	168
4.5.2	Übergangsreihen zu leiblichen Beeinflussungserlebnissen	171
4.5.3	Vierte Zwischenbilanz: Zusammenfassung der Untersuchungsergebnisse zur Enstehung der leiblichen Beeinflussungserlebnisse	176
4.6	Kombinationsweisen der Erstrangsymptomentwicklung	179
4.7	Rückbildungswege der Symptome 1. Ranges	182
4.8	Situative Bedingungsfaktoren des Übergangs der Basis- in Erstrangsymptome	184
5	**Diskussion**	**188**
5.1	Schizophrener Erlebniswandel	189
5.1.1	Irritationsphase	190
5.1.2	Externalisierungsphase	196
5.1.3	Konkretisierungsphase	202
5.2	Pathogenese	206
5.2.1	Entstehungsbedingungen der basalen Irritation	207
5.2.1.1	Basisstörungen	207
5.2.1.2	Kognitiv-affektive Gesamtstörung	216
5.2.1.3	Somatosehypothese und Vulnerabilitätsmodell	221
5.2.1.4	Prozeßaktivität	223
5.2.2	Entstehungsbedingungen der psychotischen Externalisierung	225
5.2.2.1	Regressive Amalgamierung	226
5.2.2.2	Anpassungsfunktion	232
5.2.3	Entstehungsbedingungen der wahnhaften Konkretisierung	236
5.2.3.1	Reaktive Amalgamierung	236
5.2.3.2	Bewältigungsfunktion	239
5.3	Konsequenzen für Klinik und Forschung	241
6	**Zusammenfassung**	**245**
Danksagung		**253**
Literatur		**254**
Sachverzeichnis		**263**

1 Einleitung: Der Zusammenhang zwischen Defizienz und Produktivität als bislang ungelöstes Kardinalproblem der Schizophrenieforschung

Die Frage nach dem Zusammenhang zwischen den mehr oder minder uncharakteristischen Defizienzen bei der Schizophrenie und den hochkomplexen, produktiven Phänomenen, die ihr diagnostisch wegweisendes Erscheinungsbild bestimmen, ist ebenso traditionsreich wie aktuell. Man darf in ihr wohl mit Fug und Recht eine der Kardinalfragen sehen, die aufgrund ihrer hohen Bedeutung für die Lösung der ätiopathogenetischen, diagnostischen und therapeutischen Probleme die Schizophrenieforschung von Anfang an beschäftigt hat.

Aufgeworfen – jedenfalls in der hier allein interessierenden, auf die Symptomatik der Schizophrenien zugeschnittenen Form – wurde sie erstmals durch Kraepelin selbst. Für die klassifikatorische Umgrenzung der "Dementia praecox" war nämlich die Unterscheidung defizitärer von paranoid-halluzinatorischen, psychomotorischen und hebephrenen Symptomen geradezu konstitutiv. Sie gab gewissermaßen das Entwicklungsprinzip ab, nach dem der Begründer der dichotomischen Einteilungsweise der endogenen Psychosen die Vereinigung von „Dementia paranoides", Katatonie und Hebephrenie vorgenommen hat. Daß es zwischen diesen Krankheitsbildern keine „natürlichen Grenzen" gibt, sondern sie fließende Übergänge ineinander erkennen lassen, galt ihm wohl als Indiz für ihren inneren Zusammenhang. Greifbar jedoch schien die hypostasierte Einheit nur im gemeinsamen Ausgang, der sich durch „eigenartige Schwächezustände" von der Entwicklung des manisch-depressiven Irreseins trennen ließ. Damit kam aber diesem terminalen Syndrom kraft nosologischer Schlußfolgerung von phänomenaler Gemeinsamkeit auf ätiopathogenetische Einheitlichkeit von vorneherein die Bedeutung der eigentlichen Krankheitsmanifestation zu. Seine Bestandteile wurden über die fluktuierende Mannigfaltigkeit der mehr hebephrenen, katatonen oder paranoid-halluzinatorischen Verlaufsgestaltungen bis zum Beginn der Erkrankung zurückverfolgt. Das Ergebnis war jene symptomatologische Scheidung, die „gewissen dauernden und kennzeichnenden Grundstörungen" alle übrige Symptomatik als „mehr zufällige und vorübergehende Begleiterscheinung" gegenüberstellt (114, S. 177). Allerdings hat Kraepelin nicht mehr im einzelnen angegeben, was er als bloß akzessorische Symptomatik gewertet wissen will. Seine Charakteristik der Endzustände zeigt jedoch an, daß eigentlich nur die „Abnahme des Verstandes, die gemütliche Abstumpfung, die Einbuße an Willensfestigkeit und Tatkraft" als wirkliche Grundsymptome übrig bleiben. Eben dies sind aber die Bestimmungsstücke der „psychischen Schwäche" selbst, die auch Kraepelin in diesem Zusammenhang bereits mit dem zukunftsträchtigen Ausdruck „Defekt" belegt (114, S. 262). Am Anfang der anerkanntermaßen mit ihren Diagnosekriterien bis heute zumindest im Grundzug verbindlich gebliebenen Tradition steht somit ein Konzept, das sich durch folgende Annahmen kennzeichnen läßt: Die neu hypostasierte Krankheitseinheit der „Dementia praecox" äußert sich unmittelbar nur in kognitiv-dynamischen Defizienzerscheinungen nach Art eines persistierenden Grundsyndroms. Demgegenüber stellen die paranoid-halluzinatorischen, katatonen und hebephrenen Symptome lediglich Begleiterscheinungen dar, die dieses defektuöse Fundament vorübergehend überlagern und deren Verhältnis zu dem Krankheitsprozeß daher von vermittelter Natur sein muß. Ersichtlich fordert eine solche Konzeption geradezu zwingend zur Aufdeckung der Beziehungen zwischen den „eigenartigen Schwächezuständen" und jenen sie passager überformenden Phänomenen auf, zu deren Kennzeichnung sich der von Neumann (133) schon früh und vornehmlich unter Bezug auf Wahn und Halluzinationen entwickelte Produktivitätsbegriff eingebürgert hat. So lange man nämlich nicht weiß, wie es eigentlich zu jener für den Gesamtverlauf so bezeichnenden Auflagerung produktiv-psychotischer Episoden kommt, kann strenggenommen auch nicht entschieden werden, ob die Auffassung der vorauslaufenden und nachfolgend wieder freigelegten Defizienzerscheinungen als Kernsyndrom der Erkrankung wirklich gerechtfertigt ist. Gerade die hierfür zu klärenden Fragen aber, in welcher Weise die beiden Symptomgruppen genau ineinander übergehen und auf welchen Generierungsfaktoren solche Übergänge beruhen, sind bei der Konzeption der „Dementia praecox" unbeantwortet geblieben. Sie stellen gleichsam Kraepelins Hinterlassenschaft an jeden dar, der sich einer, beide Komponenten – Defizienz und Produktivität – gemeinsam umfassenden diagnostischen Konvention bedient. Das gilt erst recht in Anbetracht der gegenwärtig, zumal in der angloamerikanischen Psychiatrie unverkennbaren Tendenz, jene durch E. Bleuler (17) wenig später erstmals befürwortete und von K. Schneider (158) dann bereits aus phänomenologischer Einstellung heraus im deutschen Sprachraum etablierte Orientierung der Diagnostik rein am psychopathologischen Querschnittsbild wieder aufzugeben. In zunehmendem Maße findet ja das Kriterium des defektuösen Ausgangs bei den verschiedenen Vorschlägen zu einer vereinfacht-standardisierten Schizophreniediagnostik (104) erneut Berücksichtigung, und in den keineswegs weniger problematischen Bemühungen (4, 48) um eine Ausgliederung der sog. schizoaffektiven Psychosen, insbesondere unter Verweis auf deren phasenhaften Verlauf, wirkt sich offenkundig die gleiche Entwicklungsrichtung aus. Für das Konzept der „Dementia praecox" bedeutet dies gewissermaßen eine Renaissance in operationalisierter Form, weil man danach ja eben in den zurückbleibenden „Schwächezuständen" das entscheidende Krankheitsmerkmal zu sehen hat. Wenn aber derart die moderne kriteriologische Forschung die Zuordnung produktiver Phänomene zur Schizophrenie wieder verstärkt von ihrer Verbindung mit Defizienzerscheinungen abhängig macht, dann verschafft sie dadurch natürlich auch der Zusammenhangsfrage neues Gewicht. Bevor jedoch dieser Aktualisierung in der angloamerikanischen Psychiatrie weiter nachgegangen werden kann, kommt es im folgenden zunächst auf eine genauso skizzenhafte Vergegenwärtigung der wichtigsten, bislang im deutschen Sprachraum unternommenen Bemühungen zur Klärung der Beziehungen zwischen den defizitären und den produktiven Symptomen an.

1.1 Vorphänomenologische Lösungsversuche

Die beiden ersten groß angelegten Beantwortungsversuche stammen von E. Bleuler und Berze. Dabei nimmt sich der Abstand zwischen der frühen assoziationspsychologisch unterlegten Differenzierung von „Primär- und Sekundärsymptomen" und der frühen aktpsychologisch fundierten Trennung von „Prozeß- und Defektsymptomen" retrospektiv nicht mehr so gravierend aus, wie er sich offenbar Berze (11, 12) bei seiner vehement gegen die Schizophrenielehre von E. Bleuler vorgetragenen Kritik noch dargestellt hat. Denn beide Autoren stimmen letztlich doch in der Ableitung der produktiv-psychotischen Symptomatik aus einem „Hypo", einer organisch bedingten „Insuffizienz" psychischer Funktionen überein. Deren Charakteristik fällt freilich, dem Unterschied in den psychophysiologischen Grundannahmen gemäß, verschieden aus.

E. Bleuler hat das Konzept der „Dementia praecox" im klinischen Teil seines Schizophreniewerks zunächst nur fortentwickelt. Seine „Assoziationsstörung" kann als Präzisierung der „Verstandesabnahme" aufgefaßt werden, so wie die „Affektivitätsstörung" den Zustand „gemütlicher Abstumpfung" genauer charakterisiert. Beide gemeinsam bewirken nur konsequent die Störung einer „zusammengesetzten Funktion", die als „schizophrene Demenz" Kraepelins defektuöses Kernsyndrom „psychischer Schwäche" weiterführt (17, S. 58). Auch alle anderen Grundsymptome, soweit sich dieser Terminus nicht auf das Intaktbleiben der übrigen kognitiven Funktionen bezieht, – außer der Ambivalenz – stellen nach E. Bleuler nur Resultanten dar, die wie der Autismus und die Störungen von Wille und Handlung auf das veränderte Denken und Fühlen zurückzuführen sind (17, S. 51). Diesem kognitiv-affektiven Grundsyndrom stehen auf der anderen Seite die „akzessorischen Symptome" gegenüber, gleichfalls in einer Fassung, die sich als differenziertere Bestimmung der von Kraepelin gemeinten „Begleiterscheinungen" begreifen läßt. Die Frage nach dem Zusammenhang zwischen Defizienz und Produktivität stellt sich somit E. Bleuler genau in ihrer ursprünglichen, von der Vereinigung von „Dementia paranoides", Katatonie und Hebephrenie her vorgegebenen Form. Sein Beantwortungsversuch ist durch die Auffassung der kognitiven Grundsymptome als direkte und der akzessorischen Symptome als indirekte „Sekundärsymptome" einer hirnorganisch bedingten „Lockerung" von neuronal verankerten Assoziationshierarchien gekennzeichnet. Was dabei zunächst den direkten Ableitungszusammenhang betrifft, so geht er von einer funktionalen Bindung der intentionalen Steuerungsmöglichkeit der Denk-, Sprach- und Handlungsabläufe an die Stabilität solcher Hierarchien aus. Zerfällt dieser Niederschlag früherer Erfahrungen infolge der hypostasierten „Assoziationslockerung", büßt danach der gedanklich-sprachliche Duktus die Direktive der Zielvorstellungen ein. „Wird beim Denken die Zielvorstellung nicht beständig mitbedacht, so entsteht Zerfahrenheit aller Art; der Kranke verliert sich in Nebenassoziationen, er wird von außen abgelenkt, wo es sonst nicht der Fall ist, und beachtet umgekehrt äußere Vorgänge nicht, die den Umständen nach beachtet werden sollten" (17, S. 291). Diese „Begriffszerspaltung" stellt die eine der beiden Bedeutungskomponenten dar, die der an die Stelle der Vorläuferbezeichnung „Dementia praecox" gesetzte Schizophreniebegriff treffen soll. Die andere meint jene „Persönlichkeitszerspaltung", die nach

E. Bleuler aus einer „Reaktion der kranken Psyche" (17, S. 285) auf die „primäre Assoziationslockerung" resultiert. Die Schwächung der assoziativen Erfahrungseinflüsse stärkt nämlich zugleich die autistische Wirkung der Wünsche und Befürchtungen auf den Realitätsbezug und führt auf diese Weise zu einer Umorganisation des kognitiv-affektiven Gleichgewichts im informationsverarbeitenden Prozeß. Eben diese Entzügelung der Affektivität, die Entbindung der „gefühlsbetonten Vorstellungskomplexe" aus der Einheit der Persönlichkeit wird als Reaktion begriffen und zum Vermittlungsfaktor des indirekten Zusammenhangs der produktiven Sekundärsymptome mit der kognitiven Primärstörung erklärt. Denn bei diesem relativen Übergewicht der Affekte reicht dann nach der ursprünglichen Theorie der schizophrenen Symptome auch ein geringfügiger Anstoß der Komplexe schon aus, um die Wünsche und Befürchtungen so vollständig auf die Steuerung der kognitiven Prozesse übergreifen zu lassen, daß paranoid-halluzinatorische „Wirklichkeitsfälschungen" entstehen. Somit läuft der erste Beantwortungsversuch der Frage nach dem Zusammenhang von Defizienz und Produktivität auf die folgende Lösung hinaus: Das kognitiv-dynamische Grundsyndrom stellt in der Tat — ganz seiner ursprünglichen Einschätzung durch Kraepelin gemäß — die unmittelbare Auswirkung hirnorganisch bedingter kognitiver Funktionstörungen dar, während in den produktiv-psychotischen Episoden eine entweder spontane oder situativ provozierte Reaktion der Psyche auf diese „Primärsymptomatik" zum Ausdruck kommt.

Was demgegenüber den Kernpunkt jener von Berze gegen E. Bleuler vorgebrachten Kritik anbelangt, so ist er zweifellos in der Wendung gegen die eben erwähnte Auffassung des Willens als einer bloßen „Resultante aller der verschiedenen affektiven und assoziativen Vorgänge" (11, S. 4) zu sehen. Sein alternativer Ableitungsversuch der schizophrenen „Prozeß-Symptome" aus einer „primären Insuffizienz der psychischen Aktivität" geht genau von der umgekehrten Betrachtungsweise aus. Die schon von Kraepelin mit zu den Bestandteilen der „eigenartigen Schwächezustände" gerechnete „Einbuße an Willensfestigkeit und Tatkraft" wird nicht mehr länger auf kognitiv-affektive Funktionsstörungen zurückgeführt, sondern, gerade gegenläufig, alle Beeinträchtigungen der „aktiven Denktätigkeit, der aktiven Aufmerksamkeit, der aktiven Reproduktion" (11, S. 1) und sogar auch der Wahrnehmungsakte auf eine „dynamische Insuffizienz" (12, S. 45). Die dabei benutzten Grundannahmen stellen ein eigentümliches, schon zur Zeit ihrer Entwicklung von Kronfeld (117) für problematisch gehaltenes Gemisch aus voluntaristischen und aktpsychologischen Vorstellungen dar und sollen an dieser Stelle darum auch nicht näher zur Sprache kommen. Hervorzuheben sind dagegen die sachlichen Gesichtspunkte, unter denen sich diese „psychologische Theorie der Schizophrenie" mit dem eben skizzierten Lösungsversuch der Zusammenhangsfrage von E. Bleuler sehr wohl vergleichen läßt. Sieht man von der andersartigen dynamistischen Interpretation der primären Insuffizienz einmal ab, dann gehen auch für Berze daraus auf direktem Wege nur die Defizienzerscheinungen in den Funktionsbereichen der Aufmerksamkeit, der Wahrnehmung, des Denkens, der Gedächtnisleistungen und natürlich in der Dimension von Antrieb und Emotionalität hervor. Da zudem das hypostasierte Störungsfundament — wie oben bereits angedeutet — seinerseits gleichfalls auf Auswirkungen eines hirnorganischen Krankheitsprozesses zurückbezogen wird, bedeutet dies eine weitreichende Übereinstimmung in der ätiopathogenetischen Ableitung derjenigen Symptome, aus denen sich nach Kraepelin und

E. Bleuler eben das defektuöse Grundsyndrom zusammensetzt. Von den sog. „Defekt-Symptomen" gilt es diese direkten Aktivitätsinsuffizienzfolgen zu unterscheiden, weil Berze darunter die ganze Vielfalt an möglichen „postprozessualen Persönlichkeitsveränderungen" (12, S. 6) versteht, die im vorliegenden Zusammenhang außer Betracht bleiben kann. Wenn somit schon die Auffassung der Phänomene „von negativem Charakter" ihrer Einschätzung in den beiden Vorläuferkonzeptionen gleicht, dann wundert nicht, daß es auch im Hinblick auf die Ableitung der sie „sehr oft verdeckenden" produktiven „Prozeß-Symptome von – für das subjektive Erleben – positivem Charakter" (11, S. 2) Berührungspunkte gibt. Die Halluzinationen etwa oder Gedankenbeeinflussungserlebnisse sind nämlich aus der Perspektive dieser Schizophrenietheorie wiederum in einem „indirekten" (11, S. 2) Zusammenhang mit der Aktivitätsinsuffizienz zu sehen, wobei zu dessen Charakteristik freilich nicht mehr auf die Vorstellung von einer unbewußten Reaktion der Psyche als dem entscheidenden Vermittlungsfaktor zurückgegriffen wird. Vielmehr schreibt Berze nun den direkten Insuffizienzsymptomen selbst den Stellenwert des vermittelnden Bindegliedes zwischen der defizitären und der produktiven Komponente zu. So entfallen nach ihm beispielsweise von einem gewissen Ausprägungsgrad der Störung der aktiven Wahrnehmungstätigkeit an „Gegentendenzen" (11, S. 244), die es im normalen Wachzustand u.a. verhindern, daß Vorstellungen in eine wahrnehmungsanaloge Gegebenheitsweise übergehen. Ähnlich soll die Entwicklung der Gedankenbeeinflussungsphänomene von den direkten symptomatischen Auswirkungen der Aktivitätsinsuffizienz auf die normalpsychologischen Denkvorgänge ihren Ausgang nehmen, und insbesondere diese Annahme kommt der im folgenden noch zu entwickelnden Arbeitshypothese für die hier geplante Übergangsreihenuntersuchung bereits sehr nahe. Solche, im übrigen nicht nur aus dem an Detaileinsichten außerordentlich reichen Werk von Berze, sondern auch von Autoren wie Wernicke, Schröder und C. Schneider beziehbaren Vorgaben werden später an entsprechender Stelle im Gang der Untersuchung einzubringen sein. Für den Zweck der Problemstellung muß diese knappe Charakteristik vorerst einmal genügen, um den zweiten, hoch differenzierten Beantwortungsversuch der Zusammenhangsfrage gleichsam stellvertretend für viele gleichgerichtete, aber nicht so subtil ausgearbeitete Ansätze (12, S. 141) aus der vorphänomenologischen Entwicklungsphase der deutschsprachigen Psychiatrie ausreichend kenntlich zu machen. Die Defizienzerscheinungen stellen danach – zusammenfassend gesagt – wiederum die unmittelbare Auswirkung hirnorganisch bedingter, hier allerdings dynamistisch gefaßter Funktionsstörungen dar, während in den produktiven Phänomenen eine erlebnismäßige Fortentwicklung vornehmlich der kognitiven direkten Insuffizienzfolgen zum Ausdruck kommt.

Fragt man sich weiter, warum die bislang skizzierten Schizophrenietheorien eigentlich bloß als Lösungsversuche der von der klassifikatorischen Umgrenzung der „Dementia praecox" aufgeworfenen Zusammenhangsfrage angesprochen worden sind, so hat diese Einstufung nicht etwa nur in dem historischen Abstand ihren Grund. Beide Ableitungsmodelle weisen nämlich die gleichen unübersehbaren Schwächen im Hinblick auf die empirische Absicherung ihrer jeweiligen Annahmen zu den Beziehungen zwischen der defizitären und der produktiven Komponente auf. Selbst Berze, aus dessen Kasuistiken sich einige höchst instruktive Beispiele für psychopathologische Übergänge entnehmen lassen, greift immer wieder vorschnell auf theoretische

Überlegungen zurück. Die phänomenale Dimension des von den Betroffenen selbst wahrgenommenen und in der Beschwerdeschilderung zum Ausdruck gebrachten Ineinanderübergehens von defizitären und produktiven Erlebnisweisen, durch deren Analyse man solche Hypothesen zum symptomatologischen Zusammenhang allein überprüfen kann, wird nicht adäquat genutzt. Das hat es Gruhle denn wohl auch leicht gemacht, gegen die Ableitung „aller Symptome" aus einem „Minusmoment", einem „Fehlen", einem „Hypo" Stellung zu beziehen. Insbesondere „manche Hypermotilitäten, manche gedanklichen Erregungen", die „manischen Phasen der Schizophrenie", manche „Formen der Sinnestäuschung" und „gewisse Verschrobenheiten" deuten nach ihm darauf hin, „daß vieles Schizophrene nicht auf einem Defekt, einem Unvermögen, sondern auf einem Anderssein fundiert ist" (12, S. 143). Betrachtet man diesen Einwand vor dem Hintergrund der hier interessierenden Zusammenhangsproblematik, dann stellt sich in der Tat die Frage, ob er in der wiedergegebenen Form nicht durch die gerade erwähnte Vernachlässigung der phänomenalen Dimension des Übergangsgeschehens provoziert worden ist. Denn auch E. Bleuler und Berze haben das „Anderssein" zumindest so, wie es in den produktiv-psychotischen Erelebnisweisen zum Ausdruck kommt, ja nicht verkannt, sondern seiner Eigenständigkeit eben mit der Annahme einer indirekten Fundierung durch den hypostasierten Defekt Rechnung tragen wollen. Damit bleibt es zwar letztlich das „Minusmoment", aus dem nach ihren Beantwortungsversuchen der Zusammenhangsfrage die Produktivität hervorgeht, aber in einer kompliziert vermittelten Weise, die in der zitierten Entgegnung jedenfalls explizit keine Berücksichtigung findet. Sie stammt im übrigen aus dem Kontext einer alternativen „Psychologie der Schizophrenie", deren Aufbau exemplarisch zu erkennen gibt, warum die Beschäftigung mit den Interdependenzen zwischen den schizophrenen Symptomen in jener weitgehend durch die maßgeblichen Vertreter der ersten Heidelberger Schule geprägten Entwicklungsphase der deutschsprachigen Psychiatrie vorerst einmal zum Stillstand kam. Darin erscheinen die für „unableitbar primär" (12, S. 86) gehaltenen Erlebnisweisen prägnant beschrieben, unterschieden und gleichsam als „Einzeltatbestände" (102, S. 22) summarisch nebeneinandergestellt, ganz so, wie das die phänomenologische Methode verlangt. Eine klare Analyse kann nämlich nach Jaspers nur gelingen, „wenn man scharfe Trennungen macht", auch dort, wo es „in der Wirklichkeit Übergänge" (102, S. 60) gibt. Diese Verfahrensweise hat zwar den Zugang überhaupt erst richtig geöffnet zu jener Erlebniswelt der Kranken, deren vorurteilslose Vergegenwärtigung allein die Erfahrungsgrundlage für die Überprüfung von Hypothesen zum Verhältnis der produktiven zu den defizitären Phänomenen abgeben kann. Auf der anderen Seite aber werden die späteren Darstellungen des bisherigen Kenntnisstandes zu den einzelnen Erstrangsymptomentwicklungswegen noch zeigen, daß von der Vereinseitigung des phänomenologischen Trennungsanliegens bis in die 50er Jahre hinein auch eine lähmende Wirkung auf die Ansätze zur Erforschung der Zusammenhangsproblematik ausgegangen ist.

1.2 Gestalt-, feld- und strukturpsychologische Lösungsversuche

Um so nachhaltiger rückte bei der Fortentwicklung der deutschsprachigen psychopathologisch orientierten Schizophrenieforschung nach dem 2. Weltkrieg die hier interessierende Fragestellung wieder in den Mittelpunkt. Die Gründe dafür sind leicht zu erkennen, wenn man die programmatische Wendung dieses Neubeginns gegen das „ermüdende Aufspalten" der schizophrenen Symptome zu einem „sinnlosen Nebeneinander von prozeßbedingten Funktionsstörungen" (33, S. 4) bedenkt. Die Ergänzung des phänomenologischen Trennungsanliegens durch Methoden zur Erfassung auch des Strukturzusammenhanges, in den die einzelnen schizophrenen Erlebnisweisen jeweils eingebettet sind, hat dem Interesse an dem „Auseinanderhervorgehen" (102, S. 23) der unterschiedenen erlebnismäßigen Einzeltatbestände neue Entfaltungsmöglichkeiten verschafft. Im Rückblick auf die eben skizzierten vorphänomenologischen Lösungsversuche ist es dabei vor allem ein Umstand, der Beachtung verdient. Die phänomenologischen Untersuchungsvorschriften wurden nämlich nicht etwa einfach wieder zur Unverbindlichkeit herabgesetzt, sondern blieben gleichsam als Verfahrensanweisung zur empirischen Absicherung der Zusammenhangsinterpretationen in Kraft. Den Gegenstand, der so teilweise unter ausdrücklichem Rückgriff auf jene später noch zu charakterisierenden „rationalistischen" Vorläuferkonzeptionen zu neuer Geltung kam, stellen die Entwicklungen der Symptome 1. Ranges im Sinne von K. Schneider aus selbst noch nicht schizophrenietypischen Vorformen auf dem Wege psychopathologischer Übergangsreihen dar. In diesen Übergangsreihen läßt sich in der Tat die maßgebliche Erfahrungsgrundlage der bedeutendsten unter den in den 50er und 60er Jahren im Zuge der wieder in Gang gekommenen Beschäftigung mit der Zusammenhangsfrage herausgearbeiteten Lösungsversuche sehen. Dabei gehören der „Versuch einer Gestaltanalyse des Wahns" (33) durch Conrad ebenso wie die von Janzarik mit den Mitteln der Strukturpsychologie von F. Krueger und A. Wellek unternommene „strukturdynamische Interpretation schizophrener Verläufe" (96) bereits zu den wichtigsten Bezugspunkten des vorliegenden Untersuchungsprojekts, auf die bei seiner Durchführung immer wieder zurückzukommen sein wird. Daher sollen diese Konzeptionen hier gemeinsam mit dem auf die Feldtheorie von Lewin gestützten „dynamisch-topologischen" Interpretationsversuch des schizophrenen Erlebniswandels durch Kisker (106) wiederum nur eine sehr knappe, vorgreifende Charakterisierung erfahren, so weit nämlich, bis ihr jeweiliger Beitrag zur Lösung der Zusammenhangsproblematik im Grundzug zum Vorschein kommt.

Das Ergebnis von Conrads Gestaltanalyse nimmt sich auf den ersten Blick sehr ähnlich wie die von Berze erstellte Schizophrenietheorie aus und weist darüber hinaus auch eine gewisse Verwandtschaft mit jenen später noch einmal anzusprechenden, im französischen Sprachraum schon früh von Janet (92), de Clérambault (32), Guiraud (53) und später H. Ey (36) entwickelten Modellvorstellungen auf. Danach hat man nämlich die „vielleicht spezifischste schizophrene Veränderung" in einer „Reduktion des psychischen energetischen Potentials" (33, S. 160) zu sehen und somit in einer Einbuße an Dynamik, die in der Sache weitgehend noch der „Insuffizienz der psychischen Eigenaktivität" entspricht. Doch stellt sich der defektuöse erlebnismäßige Niederschlag dieser Potentialreduktion für Conrad erst „während des psychotischen Ablaufes" (33, S. 128) in verschiedenen, dann für die einzelnen Verlaufsformen verantwortlich gemachten Schweregraden ein und geht ihm nicht etwa, wie die Grundsyndrome im Sinne von Kraepelin und E. Bleuler, auch schon voraus. Die Entstehung der produktiven Phänomene dagegen soll letztlich von einer Erhöhung der „Bodenaffektivität" (33, S. 34) ihren Ausgang nehmen, die mit dem Einsatz der Wahnstimmung die kognitive Außenwelt- und Selbstvergegenwärtigung nach dem normalpsychologischen, „epikritisch-kopernikanischen" Bezugssystem außer Kraft zu setzen beginnt. Mit der subtilen Analyse des Übergangs der Wahnstimmung über 2 zwischengeschaltete Symptomausbildungsschritte, die 1. und die 2. Wahnwahrnehmungsstufe, in inhaltlich voll konkretisierte Wahnwahrnehmungen der Stufe 3 hat Conrad die Beibehaltung der phänomenologischen Einstellung höchst überzeugend unter Beweis gestellt. Vornehmlich diese psychopathologische Übergangsreihe gilt ihm als phänomenales Indiz dafür, daß in der Erstrangsymptomentwicklung die stufenweise Reaktivierung eines phylo- und ontogenetisch früheren, „protopathisch-ptolemäischen" Bezugssystemsubstituts zum Ausdruck kommt. Dabei wird die regressive Bezugssystemveränderung genauso direkt wie die Potentialreduktion auf Auswirkungen eines hirnorganischen Krankheitsprozesses zurückgeführt, wobei jedoch offenbleibt, ob und wie genau dieser „Gestaltwandel" eigentlich mit dem dynamischen Versagen in Verbindung steht. Eben hierin ist dann auch aus dem Blickwinkel der hier verfolgten Problemstellung der eigentliche Schwachpunkt der sonst so differenzierten und in sich schlüssigen Konzeption zu sehen. Wenn nämlich der Rückfall auf nur mehr „protopathische Leistungsformen" die Erstrangsymptomgenesen plausibel machen soll und die Potentialreduktion andererseits den selbst „erlebten Mangel an innerem Antrieb, an Entschlußkraft, an Konzentration, Interesse, Energie, an Durchschlagskraft" (33, S. 125), dann hätte die Beantwortung der Frage nach dem Zusammenhang zwischen Produktivität und Defizienz ja gerade eine genaue Klärung des Verhältnisses zwischen diesen Generierungsfaktoren verlangt.

Kisker greift bezeichnenderweise zur Erläuterung seiner Vorstellungen zur Entwicklung der schizophrenen Symptomatik 1. Ranges auf eine der aufschlußreichsten unter den eben schon einmal angesprochenen, „rationalistischen" Übergangskonzeptionen zurück. Sie stammt von Schröder (159, 160) und geht auf eine an späterer Stelle noch im einzelnen darzulegende Weise davon aus, daß die Gedankenbeeinflussungserlebnisse und akustischen Erstranghalluzinationen „Erklärungswahnvorstellungen" darstellen für einen vorauslaufenden kognitiven Leitbarkeitsverlust, der in der Abwandlung des intentionalen „Selbstdenkens" zum Erlebnis des „Fremddenkens" zum Ausdruck kommt. Diese konsekutive autopsychische Depersonalisation faßt Kisker gleichsam als phänomenale Vorankündigung jener Desorganisation der „Ich-Grenzen" im Sinne von Federn (37) auf, zu der nach ihm die Gesamtveränderung des psychischen Systems in Richtung auf eine emotional gespannte, strukturell „ungleichgewichtige" Verfassung hin im „Vorfeld" des schizophrenen Erlebniswandels führt. Das hat es in der Konsequenz erlaubt, auch den erlebnismäßigen Niederschlag des initialen kognitiven Steuerungsverlustes selbst, in Form beispielsweise von „Unkonzentriertheit, Gedankenabreißen, beginnender Denkverschwommenheit" (106, S. 33), auf die Instabilität der Ich-Strukturen zurückzubeziehen. Hierin muß man demnach wohl den Generierungsfaktor sehen, der aus dynamisch-topologischer Sicht die Entstehung der Defizienzerscheinungen bewirkt, soweit sich überhaupt Bestandteile des alten Grundsyndroms unter den von dieser Konzeption berücksichtigten „Formalsymptomen" (106, S. 32) wiederfinden lassen. Was demgegenüber ihren durch das erwähnte Übergangsreihenmodell schon vorgezeichneten Zusammenhang mit der nachfolgenden produktiv-psychotischen Abwandlungsphase anbelangt, so fällt für die dazu entwickelten Annahmen der Vergleich mit den vorphänomenologischen Lösungsversuchen weniger schwer. Die Symptome 1. Ranges sind nämlich für Kisker „das Resultat einer Auseinandersetzung der Person mit ihrem ‚Konturverlust' " (106, S.32), die dem funktionsdynamischen Telos der Erstellung eines neuen Gleichgewichts im psychischen Gesamtfeld folgt. Damit tritt zwar an die Stelle der alten, „rationalistischen" Ansätze zur Klärung der Übergangsreihenzusammenhänge eine ganz andersartige Interpretation der Erstrangsymptomentwicklung als Anpassungsvorgang, auf die im Diskussionsteil der vorliegenden Untersuchung zu Vergleichszwecken ausführlich zurückzukommen sein wird. Das dabei unterstellte Funktionsprinzip jedoch erinnert durchaus an jene von E. Bleuler angenommene Produktivitätsvermittlung durch eine Reaktion der Psyche, in der sich ja gleichfalls der Umschlag in einen neuen, kognitivaffektiven Gleichgewichtszustand bemerkbar machen soll.

Dagegen läßt sich der zweifellos gelungenste unter den ganzheitspsychologisch fundierten Beantwortungsversuchen der Zusammenhangsfrage durch Janzarik (93–100) wieder eher in die Nachfolge der dynamistischen Schizophrenietheorien einrücken, von seinen Anregungen auch durch den historisch noch weit vor den Entwicklungszeitraum der „Dementia-praecox-Konzeption" zurückzudatierenden Dynamismus der romantischen Psychiatrie (199) einmal abgesehen. Allerdings erscheint hier die dynamische Insuffizienz nicht mehr wie bei Berze und Conrad als unmittelbarer Ausdruck einer hirnorganischen Alteration, sondern nimmt die Bedeutung vorgegebener, persönlichkeitseigener „Schwächen der Vitalität, des Antriebs, der emotionalen Ausstattung, der Durchsetzungskraft und der seelischen Belastbarkeit" (100, S. 129) an. Insofern eine solche Grundausstattung nach dem Prinzip der „strukturdynamischen Kohärenz" von vornherein die Aufbaumöglichkeit stabiler seelischer Strukturen einschränkt, entzieht dieses Insuffizienzverständnis zugleich auch die kognitiven Defizienzerscheinungen dem traditionellen, auf hirnpathologische Entstehungsbedingungen abhebenden Erklärungsversuch. Denn die Prozesse der Informationsaufnahme und -verarbeitung können, den psychologischen Grundannahmen der Konzeption gemäß, nicht losgelöst betrachtet werden von jenem „Gefüge fundamentaler Gerichtetheiten" (96, S. 90), das den Gesamtzusammenhang der seelischen Struktur bestimmt. Von seiner Stabilität hängt die Befähigung ab, „die aus dem äußeren Raum wirkenden Anmutungen und die entsprechend ihrer Eigendynamik und ihrer Affinität zum jeweiligen Feld zur Aktualisierung drängenden strukturellen Bestände niederzuhalten und nur die der aktuellen Grundrichtung, gegebenenfalls auch einigen wenigen Vorzugsrichtungen des Feldes korrespondierenden Eindrücke und Aktualisierungen zuzulassen" (100, S. 127). Eine „Lockerung der gefügehaften Verbundenheit seelischer Struktur" (96, S. 93) muß so gesehen dann ganz die gleichen Störungen der „Desaktualisierung" (100, S. 126) irrelevanter Reizaspekte und Vergegenwärtigungen nach sich ziehen, deren Manifestation beispielsweise in Form von erhöhter Ablenkbarkeit oder gedanklichen, sprachlichen und motorischen Interferenzerscheinungen E. Bleuler dem Verlust der Zielvorstellungen infolge einer Lockerung der Erfahrungshierarchien angelastet hat. Anders aber als nach der ursprünglichen Schizophrenietheorie — und hierin eben den Auffassungen von Berze entsprechend — drückt sich in der Schwäche der kognitiven

Desaktualisierungsleistungen für Janzarik kein eigenständiges Versagen aus. In dem jeweiligen kognitiven Versagen soll vielmehr nur die schon vorauslaufende dynamische Insuffizienz zum Vorschein kommen, und zwar im Sinne eines „Erlahmens der protensiven Spannung" (96, S. 93), die zur Aufrechterhaltung des strukturellen Gefüges erforderlich ist und bei den eben genannten Persönlichkeitsvoraussetzungen zumal unter seelischer Belastung nicht situationsadäquat aufgebracht werden kann. Für die kognitiv-dynamischen Bestandteile der von Kraepelin beschriebenen „eigenartigen Schwächezustände" bedeutet dies, daß sie nunmehr in phänomenologisch feinerer Bestimmung und unter Berücksichtigung auch ihrer leichteren, gleich in die Darstellung mit aufzunehmenden, von Huber herausgearbeiteten Ausprägungsgrade wiederum als Ausdruck eines „Minus" oder „Hypo" gelten, freilich von anderer, nicht krankhafter, sondern prämorbider Natur. Zur Ableitung der produktiven Phänomene jedoch reicht nach Janzarik die Annahme einer persönlichkeitseigenen, dynamisch-kognitiven Insuffizienz allein und somit eine „unlimitierte Insuffizienzhypothese" (94, S. 44) ganz im Sinne des zuvor erwähnten, von Gruhle gegen Berze vorgebrachten Einwandes nicht mehr aus. Hierzu wird darum noch ein weiterer Generierungsfaktor in Rechnung gestellt, der in seiner gleichfalls dynamistischen Fassung jener von Conrad und ähnlich auch Kisker zu den Merkmalen des Vorfeldes der Erstrangsymptomgenesen gerechneten Bodenaffektivitätserhöhung nahesteht. Er ist nämlich in dem „Unstetigwerden der seelischen Dynamik" (94, S. 47) zu sehen, das sich aus strukturdynamischer Perspektive noch am ehesten mit einem primär biologischen, die Aktivität eines somatischen Substrates anzeigenden Geschehen gleichsetzen läßt. Diese dynamische Unstetigkeit soll gewissermaßen wie ein innerer „Stressor" die ohnehin prämorbid schon eingeschränkte Desaktualisierungskapazität beim Einsatz der Psychose so vollständig und nachhaltig überfordern, daß ein entwicklungsgeschichtlich älterer, „impressiver" an die Stelle des normalpsychologischen, „repräsentativen Wahrnehmungsmodus" (94, S. 16) tritt und nachfolgend auch die strukturelle Verselbständigung schizophrenietypische Ausmaße annimmt. In der Erlebnisimmanenz wächst mit diesem hochgradigen kognitiven Versagen den andrängenden Eindrücken die Unheimlichkeit der „reinen Anmutungen" (94, S. 49) und den gleichfalls nicht mehr in die Abhängigkeit von übergeordneten Tendenzen zurückholbaren strukturellen Beständen der Charakter von wahnhaften Aktualisierungen und schließlich halluzinatorischen Verselbständigungen zu. Bei solchen Resultaten wirkt es nur konsequent, wenn die dynamische Unstetigkeit geradezu die Bedeutung der „produktiven", nämlich letztlich auf die skizzierte Weise alle Symptome 1. und 2. Ranges im Sinne von K. Schneider produzierenden „Komponente" zugeschrieben bekommt. Gestützt wird diese Interpretation, nach der zumal im Hinblick auf die strukturellen Bestände der Grad der Verselbständigung darüber entscheidet, ob es bei bestimmten kognitiven Defizienzerlebnissen bleibt oder Gedankenbeeinflussungsphänomene und am Ende akustische Erstranghalluzinationen entstehen, wieder vor allem auf Analysen der psychopathologischen Übergangsreihen. „Die Phänomene des Übergangs von der elementaren dynamischen Entgleisung zu gestalteten psychotischen Erlebnissen, in denen sich der initiale schizophrene Wahn ausdrückt, besitzen eine Schlüsselstellung für die psychopathologische Forschung. Hier entstehen die später fixierten und nur noch in ihren Inhalten variablen ‚Symptome' aus Vorformen und Übergangsreihen" (96, S. 86). Sieht man somit von der Möglichkeit fixierter Strukturverformungen einmal ab, dann beruht die klinisch für den Verlauf so bezeichnende Kombination von vorauslaufenden und nachfolgend wieder aufgedeckten kognitiv-dynamischen Defizienzerscheinungen mit produktiv-psychotischen Überbauungsepisoden nach der strukturdynamischen Konzeption letztlich auf der „komplizierten Verbindung" (100, S. 124) zweier dynamischer Generierungsfaktoren. Denn offenbar sind ja in der Konsequenz dieser Betrachtungsweise die kognitiven Folgen der dynamischen Insuffizienz dafür verantwortlich zu machen, daß die vom biologischen Untergrund her einschießende dynamische Unstetigkeit überhaupt ihre produktive Wirkung entfalten kann.

1.3 Reaktualisierung der Zusammenhangsfrage durch die angloamerikanische Schizophrenieforschung

Wing hat kürzlich festgestellt: „Die beiden Hauptformen der Schizophrenie werden üblicherweise als ‚positiv', ‚florid' oder ‚produktiv' bzw. als ‚negativ', ‚defekt' oder ‚defizitär' bezeichnet" (194, S. 13). Wenig später heißt es in dem gleichen Kontext: „Die Beziehung zwischen diesen beiden Syndromen, die bei einer großen Anzahl klinisch diagnostizierter Fälle gleichzeitig vorhanden sind, ist noch nicht wirklich erfaßt worden. Sie könnten zu den Beschädigungs- und Befreiungs-Symptomen in Analogie gesetzt werden, welche von Hughlings Jackson im Sinne einer Hierarchie von Ebenen des Nervensystems interpretiert wurden. Es wurde verschiedentlich versucht, diese Idee auf die Schizophrenie zu übertragen, ohne wesentlich zu produktiven empirischen Untersuchungen anzuregen" (194, S. 14). Jede dieser Bemerkungen, deren Aussagen man als durchaus repräsentative Kennzeichnung des gegenwärtigen Problembewußtseins zahlreicher Schizophrenieforscher im angloamerikanischen Sprachraum betrachten kann, zeigt gleichsam einen Schritt auf dem Wege zur Reaktualisierung der hier interessierenden Zusammenhangsfrage an.

Die erste benennt die symptomatologische Grundlage, von der diese Entwicklung ihren Ausgang genommen hat. Sie ist in jener, durch den Ausdruck „üblicherweise" angedeuteten Selbstverständlichkeit zu sehen, mit der sich eine Vielzahl von Untersuchungsansätzen zu ganz unterschiedlichen, Diagnostik, Therapie und Ätiopathogenese betreffenden Fragestellungen inzwischen an der Distinktion zwischen einem akut-positiv-produktiven und einem chronisch-negativ-defizitären Syndrom orientiert. Daß schon allein die Tendenz zur Wiederaufnahme von Verlaufskriterien in die Definitionsvorschläge zur sog. operationalisierten Diagnostik aus psychiatriehistorischer Perspektive einer Erneuerung der ursprünglichen Schizophreniekonzeption gleichkommt, klang zu Beginn dieser Ausführungen zur Problemstellung bereits mit an. Darüber hinaus aber greifen die heutigen Bemühungen um eine kriteriologische Trennung zwischen den genannten „Hauptformen", „Syndromen" oder „Subtypen" in der angloamerikanischen Schizophrenieforschung auch ganz ausdrücklich auf die symptomatologischen Ordnungsgesichtspunkte von Kraepelin und E. Bleuler zurück. Das gilt beispielsweise für die Entwicklung und klinische Validierung der „Scale for the Assessment of Negative Symptoms" (SANS) von Andreasen (1), deren Items sich zwanglos als operationalisierte Neufassung der alten Grundsymptome und damit letztlich auch der „eigenartigen Schwächeerscheinungen" im Sinne des originären Konzepts der

„Dementia praecox" begreifen lassen. Wenn darum der aus diesen Symptomen zusammengesetzten „negativen Schizophrenie" ein vornehmlich durch Wahn, Halluzinationen, Verhaltensbizarrerien und (2, 194) auch katatone Störungen bestimmter „positiver" Subtyp von mehr episodischer Manifestationsweise gegenübergestellt wird, dann läuft das in der Tat auf eine Rückkehr zur Unterscheidung zwischen Defizienz und Produktivität weitgehend in ihrer ursprünglichen Form hinaus. Allerdings bleibt dabei eine wichtige Akzentverschiebung beachtenswert. Sie kennzeichnet nicht nur den Differenzierungsversuch von Andreasen und die ihm entsprechende Unterteilung in ein positives „Typ-I-" und ein negatives „Typ-II-Syndrom" nach Crow (34), sondern die gegenwärtige Reaktualisierung der von Kraepelin und E. Bleuler bereitgestellten Symptomatologie in der angloamerikanischen Schizophrenieforschung überhaupt. Das defektuöse Grundsyndrom im traditionellen Sinne schließt nämlich alle heute in den einzelnen Nachfolgekonzeptionen zu den negativen Symptomen gerechneten Erscheinungen wie Aufmerksamkeitsbeeinträchtigungen, Sprachverarmung, Affektverflachung, Einbußen an Antrieb und Energie, Anhedonie u.a. mit ein, sein zentrales Bestimmungsstück machen jedoch — wie gezeigt — die verschiedenen Manifestationsweisen der „Assoziationslockerung" aus. Gerade dieser Störungskomplex gehört dagegen für die Mehrzahl der amerikanischen Autoren als „positive formal thought disorder" („derailment", „incoherence") (3, S. 298) bereits zur Symptomatik der positiven Schizophrenie. Auch Wing und mit ihm viele englische Forscher (193, S. 5) räumen dem „syndrome of schizophrenic thought disorders" eine Sonderstellung insofern ein, als es nach ihm zwar oft einen negativen Charakter besitzt, aber im Unterschied zu den übrigen Defizienzerscheinungen noch enger mit der Produktivität in Verbindung steht. Entsprechend erscheint in seiner Differenzierung zwischen der akutproduktiven und chronisch-defizitären Form das „chronic schizophrenic syndrome" noch einmal in den Denkstörungskomplex und das sog. „clinical poverty syndrome" (193, S. 10) unterteilt. Das Verhältnis dieser beiden Komponenten zueinander ist Gegenstand einer lebhaften Diskussion, in der u.a. auch die von manchen deutschsprachigen Autoren (131) heute ähnlich verfolgte Hypothese vertreten wird, nach der in einigen der verbalen und dynamischen Verarmungssymptome lediglich eine gegen die kommunikationshinderlichen Denkstörungsfolgen gerichtete, sekundär autistische Bewältigungsreaktion zum Ausdruck kommen soll (193, S. 12).

Wenn somit die angloamerikanische Schizophrenieforschung — pointiert gesagt — dort wieder ansetzt, wo die Fortentwicklung des Konzepts der „Dementia praecox" mit assoziationspsychologischen Mitteln stehengeblieben war, erscheint das neue, in der zweiten der oben zitierten Bemerkungen anklingende Interesse an der Zusammenhangsfrage nur konsequent. Genauso wie Kraepelins Unterscheidung der defizitären Schwäche- von den produktiven Begleiterscheinungen den Anstoß zu E. Bleulers erstem Beantwortungsversuch gab, drängen auch die methodologischen Neufassungen dieser Distinktion auf eine Klärung der Beziehung zwischen den voneinander abgehobenen Symptomgruppen hin. Andreasen und noch entschiedener Crow tendieren zwar zu einer Interpretation ihrer Untersuchungsergebnisse, die sich mehr von der Annahme einer möglichen ätiopathogenetischen Eigenständigkeit der „negativen" gegenüber der „positiven Schizophrenie" oder des „Typ-II-" gegenüber dem „Typ-I-Syndrom" leiten läßt. Bei den vergleichsweise kurzfristigen Verlaufsbeobachtungen aber, auf die sich diese Konzeptionen bisher stützen können, ist schon abzusehen, daß sich auch für sie die Zusammenhangsfrage noch nachdrücklicher stellen muß. Denn insbesondere die 3 großen europäischen Langzeitstudien von M. Bleuler (19), Ciompi u. Müller (31) und Huber et al. (88) haben ja gezeigt, mit welcher Regelmäßigkeit im Gesamtverlauf die produktiven die defizitären Phänomene ganz in der Weise episodisch überbauen, die Kraepelin bei der Vereinigung von „Dementia paranoides", Katatonie und Hebephrenie vor Augen stand. Wenn daher heute auf die Korrelation der negativen Symptomatik mit jenen von Huber (68) bereits 1957 beschriebenen zerebralen morphologischen Veränderungen verwiesen (34) und die positive dagegen hypothetisch auf bloße Funktionsstörungen in der dopaminergen Neurotransmission zurückgeführt wird (34, 120), dann reicht das als argumentative Stütze für die Annahme zweier verschiedener Krankheiten noch keineswegs aus. Im Gegenteil käme es, sollten sich solche Korrelationsverhältnisse durchweg bestätigen lassen, in Anbetracht der sukzessiven und/oder simultanen („mixed schizophrenia") (2, S. 789) Kombination der beiden Subtypen in der Mehrzahl aller Verläufe dann auf eine Klärung der funktionalen Interdependenzen zwischen diesen pathogenetischen Bedingungsfaktoren an.

Das Schizophreniekonzept von Wing indessen gibt klar zu erkennen, warum sich für diesen Autor und die durch ihn beeinflußten Forscher aus der syndromalen Distinktion ganz im Sinne der eben angedeuteten Konsequenz die Frage nach dem Zusammenhang der „chronischen" mit der „akuten" Symptomkonstellation stellt. Zum einen soll die Beeinträchtigung gerade durch jene, von den übrigen Defizienzerscheinungen noch einmal abgehobenen, formalen Denkstörungen dafür verantwortlich sein, daß energische soziale Stimulation (195), belastende Lebensereignisse (15) oder ständiger direkter Kontakt zu kritischen Angehörigen (186) produktivitätsprovozierend wirken können. Diesem Bestandteil des „chronischen Syndroms" wird somit eine fundierende Bedeutung für die Entwicklung von positiven Symptomen zugeschrieben, zu deren Bestätigung es eben einer genauen Erfassung der Beziehungen zwischen den stressorvermittelten Folgen und der Denkstörungsgrundlage bedarf. Noch zwingender aber läuft die Überprüfungsbedürftigkeit einer weiteren, bezeichnenderweise ganz ohne nähere Erläuterungen belassenen Annahme auf die Aufgabe der Zusammenhangsklärung hinaus. Mit ihr nimmt Wing ausdrücklich auf alle Symptome des Kernstücks der schizophrenen Produktivität Bezug, des sog. „central syndrome" nämlich, dessen Phänomenbestand sich im wesentlichen aus den Erlebnisweisen 1. Ranges im Sinne von K. Schneider zusammensetzt. Gerade diese produktiven Phänomene von der höchsten diagnostischen Validität „basieren" (193, S. 7) danach auf bestimmten, von den Betroffenen selbst verbalisierten Veränderungserlebnissen der Größe, Form oder Farbe von optischen und der Intensität oder Qualität von akustischen Wahrnehmungen, Zeitraffer-, Zeitlupenphänomenen u.a., wie sie Chapman (28) als Frühsymptome schizophrener Erkrankungen beschrieben hat. Der letztgenannte Autor gehört bereits zu den Pionieren jener weiteren Forschungsrichtung im angloamerikanischen Sprachraum, deren Ziel in der experimentellen Operationalisierung der funktionspsychologischen und psychophysiologischen Korrelate der schizophrenen Symptombildung besteht. Wenn demnach Wing in Wahrnehmungsstörungen die „Basis" der Erstrangsymptomentwicklung vermutet, ohne im übrigen erkennen zu lassen, in welchem Verhältnis er sie zu den Bestandteilen des „chronischen Syndroms" sieht, öffnet er damit offenbar seine Konzeption in Richtung auf die experimentalpsychologischen Bemühungen um die Erfassung „kognitiver Grundstörungen" (28, 65) hin.

Diese Ansätze sollen hier zur Problemstellung gleichfalls nur kurz Erwähnung finden, weil auf ihre Ergebnisse und die zu deren Erklärung entwickelten Theoreme im Diskussionsteil der vorliegenden Untersuchung auch mit Bezug auf die entsprechende, im russischen und inzwischen auch im deutschen Sprachraum betriebene Forschung ausführlich einzugehen sein wird. Soweit dabei das psychologische Defizit („core psychological deficit") heute als Indikator für eine relativ stabile, den Zeitablauf überdauernde Vulnerabilität gegenüber Schizophrenie im Sinne von Zubin u. Spring (204) und vielen anderen (23, 135, 172) gilt, weist die dominierende Modellvorstellung gewisse Berührungspunkte mit der zuvor dargestellten, im deutschen Sprachraum von Janzarik entwickelten Annahme einer primärpersönlich schon vorauslaufenden dynamisch-strukturellen Insuffizienz auf. Doch wird in den verschiedenen experimentell belegbaren Störungen der Selektion relevanter und Hemmung irrelevanter Reize, der Aufrechterhaltung oder flexiblen Verlagerung des Aufmerksamkeitsfokus, der Reizerkennung, -integration, -speicherung und der Verfügbarkeit früherer Erfahrungen durchweg der Ausdruck einer eigenständigen Beeinträchtigung der Informationsaufnahme und -verarbeitung gesehen. Wenn es der funktionale Zusammenhang zwischen den voneinander separierbaren Teildefiziten daher nahelegt, von einer in ihnen gemeinsam wirkenden Fundamentalbeeinträchtigung der integrierenden, bewertenden und steuernden Prozesse oder einigen wenigen solcher Störungen auszugehen, dann läuft das zwar auch auf die Annahme einer „Insuffizienz der kognitiven Gerichtetheiten" hinaus. Die übergreifenden Einstellungen oder determinierenden Tendenzen (164) versagen aber nach den meisten Konstrukten der experimentalpsychologischen Schizophrenieforschung nicht deshalb, weil adyname Primärpersönlichkeiten die zu ihrer Aufrechterhaltung nötige „Spannung" nicht aufbringen können, sondern weil eine neurophysiologisch bedingte Instabilität der kognitiven Funktionsabläufe selbst vorbesteht. Diese Betrachtungsweise knüpft ersichtlich — und von vielen Autoren auch explizit gemacht — an die assoziationstheoretisch fundierten Annahmen von E. Bleuler an und hebt sich bedingt durch den gegenwärtigen Entwicklungsstand des kognitionspsychologischen Instrumentariums zumindest zur Zeit noch sehr klar von der dynamistischen Auffassungstradition ab (108). Wie weit die Übereinstimmung mit der ersten, auf ein primäres kognitives Versagen abgestellten Theorie der schizophrenen Symptome reicht, zeigt zumal jene von Broen u. Storms (25) in den 60er Jahren zur integrativen Erklärung zahlreicher Einzelbefunde entwickelte Interferenztheorie an. Denn nach dieser, für das hier geplante Untersuchungsprojekt aus gleich darzulegenden Gründen besonders bedeutsamen Konzeption liegt den verschiedenen, eben angedeuteten Teilfunktionsbeeinträchtigungen eine „Nivellierung der konditionierten Hierarchie zielgerichteter Reaktionstendenzen" zugrunde, in der sich unschwer eine dem methodologischen Fortschritt gemäße Neufassung des mentalistischen Konstrukts der „Lockerung der Assoziationshierarchien" erkennen läßt (112). Solche Entsprechungen machen deutlich, in welchem Verhältnis die experimentalpsychologischen und psychophysiologischen Forschungsansätze zu der zuvor skizzierten, symptomatologischen Reorientierung an der ursprünglichen Schizophrenielehre in der angloamerikanischen Psychiatrie stehen. Zu der Wiederaufnahme der klassischen Distinktion der produktiven „Begleiterscheinungen" von den „eigenartigen Schwächezuständen" in kriteriologisch operationalisierter Form kommt durch sie gleichsam ergänzend die Bemühung um eine experimentelle Operationalisierung jener von E. Bleuler im Begriff der „primären Assoziationsstörung" zusammengezogenen funktionspsychologischen Korrelate der defizitären Komponente hinzu. Für die Sicht der Beziehungen zwischen den beiden Symptomgruppen bedeutet dies eine Vorentscheidung, die sich aus ihrer klinischen Trennung allein so strikt noch nicht ergibt. Die Differenzierung beispielsweise der „negativen" von der „positiven Schizophrenie" läßt – wie gezeigt – noch offen, ob überhaupt und wie der produktive mit dem defizitären Subtyp in Verbindung steht. Werden dagegen die Defizienzerscheinungen auf Beeinträchtigungen der Informationsaufnahme und -verarbeitung zurückgeführt und diese ausdrücklich wieder als Grund- oder Primärstörungen aufgefaßt, dann läuft das klar auf die in der Konzeption von Wing schon anklingende Annahme einer Fundierung der „positiven" durch die „negativen" Symptome hinaus. Bei dieser Vorstrukturierung des Verhältnisses zwischen Defizienz und Produktivität wundert es nicht, daß gerade der experimentalpsychologische Zweig der angloamerikanischen Schizophrenieforschung am meisten zur Reaktualisierung der hier verfolgten Zusammenhangsproblematik beigetragen hat. Denn die kognitionspsychologischen Grundstörungshypothesen verlangen ja zu ihrer Präsisierung und Bestätigung erst recht eine Antwort auf jene von Süllwold vor kurzem in der folgenden Weise gestellten Frage: „Was haben Basis-Störungen mit der Psychopathologie der Schizophrenie zu tun?" (180, S. 45).

Die beiden letzten der diesem Abschnitt vorangestellten Bemerkungen von Wing spielen nicht von ungefähr auf jene alte, bis heute in erster Linie mit dem Namen von Hughlings Jackson verbunden gebliebene Modellvorstellung der Freilegungsmöglichkeit morphogenetisch älterer durch die Beschädigung sie überformender jüngerer Niveauschichten des zentralen Nervensystems an. Aus ihr bezog nämlich die begriffliche Unterscheidung zwischen negativen und positiven Symptomen ihren ursprünglichen Sinn, nach dem die Bezeichnung als negativ den hypostasierten pathogenetischen Zusammenhang mit der Beschädigung zum Ausdruck bringen sollte und die als positiv entsprechend den mit dem Freilegungsvorgang. Diesem, bei seiner Entwicklung nicht etwa nur auf die Geistesstörungen, sondern vornehmlich auf die Folgen epileptischer Anfälle und zahlreiche weitere Erkrankungen des Nervensystems und ihre psychischen Begleiterscheinungen angewandten Prinzip einer zweifachen Symptomatologie („douplex symptomatology") (91, S. 371) kann man tatsächlich nur einen außerordentlich weit verzweigten und nachhaltigen Wirkungsreichtum bescheinigen. Er läßt sich auf die dargelegten Grundannahmen von Kraepelin, E. Bleuler oder Conrad schon genauso nachweisen wie auf das Werk von Ey und viele andere Beiträge der französischen Psychiatrie und wird an späterer Stelle noch genauer zu kennzeichnen sein. In der Weise aber, in der heute in der angloamerikanischen Schizophrenieforschung spekulativ zu bedenken gegeben wird, ob nicht die negativen Symptome zumal im Hinblick auf die zerebral morphologischen Korrelate wirklich – dem originären Begriffssinn ihrer Bezeichnung gemäß – Beschädigungsfolgen darstellen könnten und die positiven demgegenüber Befreiungssymptome, besitzt dieser Verweis auf die Lehren von Jackson nur den Stellenwert einer heuristisch gemeinten Reminiszenz. Er ist typisch für den gegenwärtigen Entwicklungspunkt, weil er einerseits das Bewußtsein um die Notwendigkeit einer Klärung der Beziehungen zwischen den beiden Symptomgruppen zum Ausdruck bringt, andererseits aber auch klar macht, daß empirische, dem modernen Kenntnisstand entsprechende Untersuchungen dazu erst noch durchzuführen sind. Auch die im Bezugsrahmen experimentalpsychologischer Konstrukte unternommenen Beantwortungsversuche der Zusammenhangsfrage von Broen u. Storms (25), Hemsley (65) oder Shakow (164) reichen bislang nicht über sehr globale und spekulative Zuordnungen hinaus. Soweit ihre Annahmen wirklich des Verhältnis der diagnostisch hochvaliden produktiven Erlebnisweisen zu den Störungen der Informationsaufnahme und -verarbeitung betreffen, werden sie zu Beginn der auf die entsprechenden Erstrangsymptomgenesen bezogenen Schritte dieser Untersuchung detailliert darzulegen und im Diskussionsteil dann wieder aufzunehmen sein. Daher bleibt hier nur im Vorgriff noch auf den Gesichtspunkt einer gemeinsamen Anpassungsfunktion an Informationsüberlastung hinzuweisen, unter dem Hemsley die zu verschiedenen, allerdings in der Mehrzahl nicht schizophrenietypischen, klinischen Phänomenen führenden Generierungsvorgänge betrachtet hat. Er weist nämlich ersichtlich trotz der ganz anderen psychologischen Grundannahmen in der Sache eine gewisse Verwandtschaft mit der zuvor dargestellten, im deutschen Sprachraum von Kisker entwickelten Auffassung der Symptome 1. Ranges als Ausdruck einer kompensatorischen Ich-Entlastung auf. Der Grund im übrigen für das in der letzten oben zitierten Bemerkung von Wing beklagte Ausstehen „produktiver empirischer Untersuchungen" zur Beantwortung der Zusammenhangsfrage in der angloamerikanischen Schizophrenieforschung ist leicht zu erkennen. Er liegt in der weitgehenden Ausblendung der Erlebniswelt der Kranken, mit der bei der Reaktualisierung der ursprünglichen Schizophrenielehre offensichtlich auch die entscheidende Schwäche der vorphänomenologischen Konzeptionen wiederkehrt. Die mangelnde Beachtung des erlebnismäßigen Niederschlags der psychologischen Funktionsstörungen und der hiervon ausgehenden psychopathologischen Übergangswege verstellt gewissermaßen wieder die einzige Erfahrungsgrundlage, die zur Überprüfung von Hypothesen zum Zusammenhang zwischen Defizienz und Produktivität zur Verfügung steht.

2 Basisstörungskonzept und Entwicklung der Arbeitshypothese

Mit der vorangegangenen Darstellung kann der problemgeschichtliche Hintergrund des vorliegenden Untersuchungsprojektes zumindest im Hinblick auf die wichtigsten Bezugspunkte als einigermaßen ausreichend umrissen gelten. Die Zusammenhangsfrage soll nämlich hier unter einer Arbeitshypothese wieder aufgenommen werden, die mit den zentralen Aussagen des Konzepts substratnaher Basissymptome zusammenfällt. Darin sind aber eben alle zuvor skizzierten Entwicklungslinien in einer integrativen Weise repräsentiert, deren Geschlossenheit den hohen Erklärungswert dieser, von Huber und seiner Arbeitsgruppe seit 1961 unter engstem Bezug auf die eigene Verlaufsforschung beständig weiter ausgebauten und verfeinerten Symptomtheorie ausmacht (43–51, 70, 72–77, 79, 80, 82–89, 181).

Die erste Linie, die das Basisstörungskonzept mit dem angegebenen Hintergrund verbindet, läßt sich aus der Methode ersehen, mit der sein empirisches Fundament erarbeitet worden ist. Sie stimmt nämlich eben mit jenem deskriptiv-phänomenologischen Verfahren überein, von dessen Einführung die bisherigen Bemerkungen bereits dargetan haben, daß sie einerseits – psychiatriehistorisch gesehen – zwar zunächst von hemmender Wirkung auf die Beschäftigung mit der Zusammenhangsfrage war, andererseits aber der Erschließung der einzig adäquaten Erfahrungsgrundlage gleichkam. Wie gezeigt, wurde dieser Zugang auch von den ganzheitspsychologisch fundierten Beantwortungsversuchen im deutschen Sprachraum weiter genutzt, jedoch längst nicht mit der Entschiedenheit und Konsequenz, denen der Aufbau der Basisstörungskonzeption zu verdanken ist. Denn erst Huber hat in Fortführung der klinischen Psychopathologie seines Lehrers K. Schneider die phänomenologische Untersuchungsmethode systematisch auch auf die von den Vertretern der ersten Heidelberger Schule vergleichsweise wenig beachteten kognitiv-dynamischen Defizienzerscheinungen bei der schizophrenen Erkrankung angewandt. Wenn es daher zutrifft, daß die vorphänomenologischen Beantwortungsversuche der Zusammenhangsfrage vornehmlich an der Vernachlässigung der Erlebnisdimension gescheitert sind und dieser Umstand heute auch die gleichgerichteten Bemühungen nach ihrer Reaktualisierung in der angloamerikanischen Schizophrenieforschung erschwert, dann ist hierin zweifellos ein besonders wichtiger Gesichtspunkt zu sehen. Das Ergebnis der phänomenologischen Defizienzanalyse rechtfertigt diese Einschätzung überzeugend genug. Es kommt nämlich einer subtilen und umfassenden Neubestimmung dessen gleich, was Kraepelin in Gestalt jener, den produktiven Episoden ebenso schon vorauslaufenden wie nachfolgend wieder freigelegten „Schwächezustände" vor Augen stand (109). Dabei zeichnet sich der so erfaßte Phänomenbestand durch zwei Unterschiede gegenüber den Schwächeerscheinungen in ihrer ursprünglichen Fassung aus, die beide für die Lösungsmöglichkeit der Zusammenhangsproblematik von großer Bedeutung sind. Der erste ergibt sich aus seinem Umfang, der den der alten, wie gezeigt im Zuge der weiteren Entwicklung im wesentlichen nur im Hinblick auf ihre mutmaßlichen Entstehungsbedingungen uminterpretierten und schließlich in der angloamerikanischen Schizophrenieforschung definitorisch operationalisierten Grundsymptomatik bei weitem übertrifft. Als Beleg dafür sollen hier nur die von Huber (68, 69) bereits 1957 herausgearbeiteten, typologisch fein voneinander differenzierten und auf den Begriff der Coenästhesien gebrachten Leibgefühlstörungen Erwähnung finden, deren häufiger syndromaler Zusammenhang mit den kognitiv-dynamischen Defizienzerscheinungen bis dahin, jedenfalls in dieser Klarheit, nicht erkannt worden war. Noch mehr Gewicht aber kommt dem zweiten der gemeinten Unterschiede zu, der unmittelbar mit der phänomenologischen Erfassungsmethode selbst zusammenhängt. Erst ihre Anwendung hat es nämlich möglich gemacht, auch die leichteren Ausprägungsgrade zu erfassen, auf deren Niveau sich die jeweilige Defizienz noch nicht — auch oder nur noch — objektiv in Verhalten und Ausdruck, sondern rein erlebnismäßig niederschlägt (111). Dementsprechend stellen die Neubestimmungsresultate durchweg von den Betroffenen selbst erlebte und auch selbst als Defizienzen, Einbußen oder Störungen geschilderte Symptome dar. Dies eben, ihr Beschwerdecharakter hebt sie auch qualitativ von der alten Grundsymptomatik und weiter allen Defizienzerscheinungen ab, die in Anknüpfung an die von Kraepelin und E. Bleuler getroffenen Definitionen genauso wieder vornehmlich durch Verhaltens- und Ausdrucksmerkmale charakterisiert worden sind. Wenn daher Huber zur Bezeichnung des Ertrages der Defizienzanalyse in phänomenologischer Einstellung den Terminus „Basissymptome" eingeführt hat, dann gilt es zum Verständnis des damit Gemeinten vor allem den zweiten Unterschied festzuhalten. Er weist die Basissymptome als die leichteren, weitgehend im Subjektiven verbleibenden Ausprägungsformen der defizitären Komponente aus und gibt damit zugleich etwas für die Möglichkeit des „Auseinanderhervorgehens" sehr Wichtiges zu erkennen, daß ihre Gegebenheitsweise nämlich der von Erlebnissymptomen (158) und demnach der auch der produktiven Phänomene 1. Ranges entspricht. Diesem phänomenalen Charakter tragen im übrigen die operationalisierten Definitionen in der später noch detailliert zu charakterisierenden Bonner Fremdbeurteilungsskala zur Erfassung der Basissymptome [BSABS (5)] ebenso Rechnung, während beispielsweise unter den Items des zuvor erwähnten Instruments zur Dokumentation der „negativen Symptome" (SANS) zwar auch Beschwerden enthalten sind, aber eben mit durch Verhaltens- und Ausdrucksmerkmale definierten Defizienzerscheinungen im Sinne der alten Grundsymptome vermengt (5, 113). Die Grundsymptome wurden im übrigen ebensowohl von Kraepelin wie E. Bleuler als krankheitsspezifisch angesehen und erst im Zuge der phänomenologischen Revision des ursprünglichen Schizophreniekonzepts zu bloßen Ausdruckssymptomen zurückgestuft, deren diagnostische Validität nach K. Schneider (158) hinter derjenigen der produktiv-psychotischen Erlebnissymptome rangiert. Wenn daher die Basissymptome zu ihnen im Verhältnis von leichteren, noch im Subjektiven verbleibenden, zu schwereren, auch oder nur noch in Verhalten und Ausdruck faßbaren Ausprägungsgraden stehen, dann wundert es nicht, daß mit dem zweiten der eben genannten Unterschiede auch eine Differenz in der diagnostischen Validität verbunden ist. Die Neubestimmungsresultate besitzen durchweg nur ein mehr oder weniger uncharakteristisches Gepräge, wobei die von der Basisstörungskonzeption vorgenommene Abstufung zwischen den gänzlich uncharakteristischen Defizienzerlebnissen der Stufe 1 und schon einigermaßen charakteristischen Beschwerden der Stufe 2 an späterer Stelle noch ausführlich zur Darstellung kommen wird.

Was weiter die Entstehungsbedingungen der derart neu bestimmten und dabei überhaupt erst in dem vollen Umfang ihrer erlebnismäßigen Ausprägungsformen zum Vorschein gebrachten defektuösen Komponente anbelangt, so werden die diesbezüglichen Annahmen durch die angeführte Qualifikation der Basissymptome als „substratnah" bereits signalisiert. Die defizitären Symptome mit Beschwerdecharakter stehen danach einem hypostasierten somatischen zerebralen Substrat näher, als das für die hochkomplexen, für die Diagnostik relevanten produktiven Erlebnisweisen gilt. Um diese größere Substratnähe heuristisch plausibel zu machen, benutzt die Konzeption ein Modell, „das den phänomenologisch nachweisbaren Basissymptomen im transphänomenalen Bereich eine gemeinsame Grundstörung oder mehrere solcher Grundstörungen als arbeitshypothetischen Anschluß an die präphänomenalen Normabweichungen der somatischen, zumal neurochemischen und neurophysiologischen Hirnforschung unterstellt" (84, S. 24). Zunächst erfuhr dieser transphänomenale Bereich eine ausschließlich dynamologische Charakteristik durch Grundstörungsannahmen wie „Reduktion des psychischen energetischen Potentials" im Sinne von Conrad oder „dynamische Insuffizienz" im Anschluß an Janzarik. Später traten, vermittelt durch die gleichgerichteten phänomenologisch-funktionspsychologischen Korrelationsbemühungen von Süllwold (174–177, 181), Substrukte wie der zuvor ebenfalls schon angesprochene „Verlust von Gewohnheitshierarchien" oder „kognitive Primärstörung" hinzu. Damit sind auf dem heutigen Ausbildungsstand, über die Fortführung der phänomenologischen Tradition des deutschen Sprachraums durch die methodologische Grundposition hinaus, auch jene beiden großen, zur Problemstellung herausgearbeiteten konzeptologischen Entwicklungslinien in der Basisstörungstheorie repräsentiert: die auf E. Bleuler zurückgehende, durch die angloamerikanische Schizophrenieforschung gegenwärtig reaktualisierte kognitionspsychologische und die bis auf Berze zurückverfolgbare, in der die Veränderungen der seelischen Dynamik im Mittelpunkt des Interesses stehen. Wenn im übrigen auch der von Süllwold genauso auf die Defizienzerlebnisse selbst wie die mutmaßlich in ihnen zum Ausdruck kommenden, faktorenanalytisch oder experimentell charakterisierten Funktionsanomalien angewandte Begriff der „Basis-Störungen" (180) zuvor schon Erwähnung fand, dann ist an dieser Stelle schon auf Unterschiede in seiner Handhabung aufmerksam zu machen. Huber und die Bonner Arbeitsgruppe beziehen ihn nämlich nur auf die gerade angesprochenen, im transphänomenalen Bereich unterstellten psychologischen Funktionsstörungen und heben die hypothetisch aus ihnen abgeleiteten, selbst erlebten Defizienzen davon eben als Basissymptome ab (181).

Auch die für die hier verfolgte Frage entscheidenden Annahmen zum Zusammenhang der schizophrenietypischen Phänomene mit der derart letztlich auf die Aktivität eines zerebral-somatischen Substrats zurückgeführten defizitären Komponente der Symptombildung weisen Berührungspunkte mit einigen der zur Problemstellung charakterisierten Ableitungsversuche auf. Das gilt einmal wieder im Rückblick auf die ursprüngliche Theorie der schizophrenen Symptome von E. Bleuler, nach der – wie gezeigt – in der Produktivitätsentwicklung eine Reaktion der Psyche zum Ausdruck kommt (108). Die Basisstörungskonzeption sieht nämlich gleichfalls eine „psychisch-reaktive Ableitung" vor, die ganz ähnlich die produktiv-psychotischen Überbauungs-

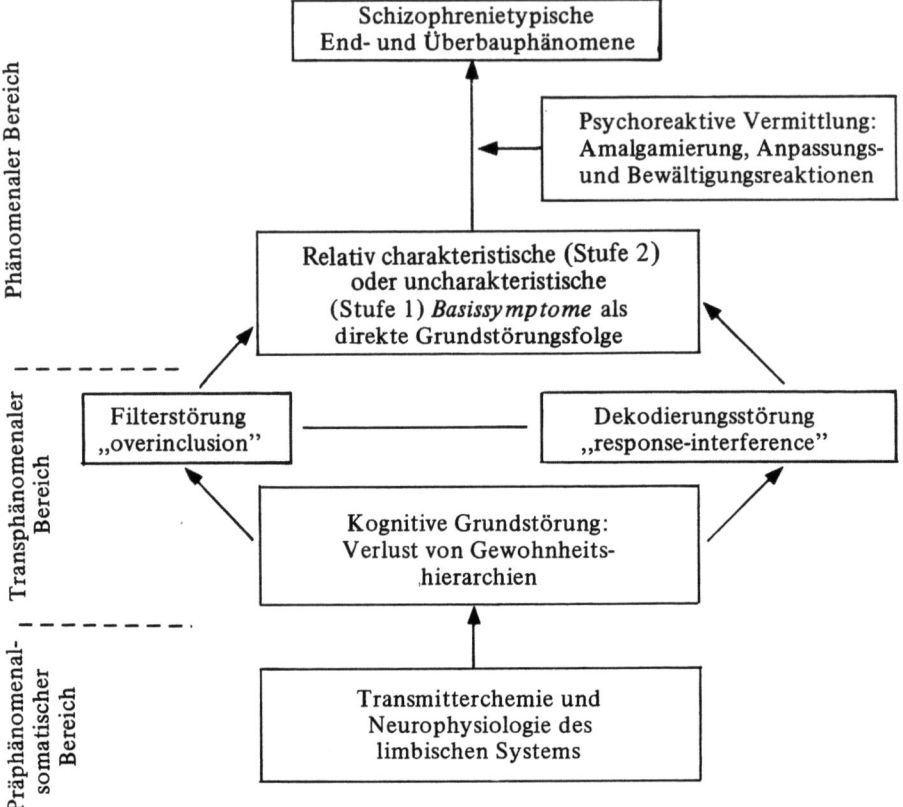

Abb. 1. Basisstörungskonzept. [Aus Huber (84)]

episoden „als nicht mehr unmittelbar morbogene" (84, S. 26), sondern vermittelte und somit indirekte Folge des Verlusts von Gewohnheitshierarchien erscheinen läßt. Allerdings reagiert danach das betroffene Individuum selbst auf das Erleben der kognitiven Basissymptome und nicht seine Psyche unbewußt mit einer Neueinstellung des kognitiv-affektiven Gleichgewichts auf die „primäre Assoziationslockerung". Diese andersartige Reaktion wird als sekundärer Verarbeitungs- und Umformungsprozeß aufgefaßt, an dem es 2 Komponenten voneinander zu unterscheiden gilt. Die eine tritt unter der Formel von der Amalgamierung der Basissymptome mit der „anthropologischen Matrix" im Sinne von Weitbrecht (188, 189) auf und ist im Hinblick auf die auch von Huber angenommene „solipsistisch-ptolemäische" Prägung dieses phylo- und ontogenetisch älteren Bezugssystems jenem früher mit dargelegten Freilegungsvorgang ähnlich, dem man nach Conrad die Entstehung der Symptome 1. Ranges zuzuschreiben hat. Dagegen sind mit der zweiten Komponente die Prozesse gemeint, die zur Konkretisierung der psychotischen Erlebnisformen — beispielsweise der Wahnwahrnehmungen der Stufe 2 wiederum im Sinne von Conrad — führen unter Rückgriff auf Inhalte, deren Herkunft sich mit den Mitteln des genetischen Verstehens aus Lebensgeschichte und Persönlichkeit ableiten läßt. Für beide wird zudem die Auffassungsmöglichkeit als Anpassungsvorgang und Bewältigungsreaktion zur Diskussion gestellt, so daß auch dieser, in unterschiedlicher Weise von Kisker im deutschen und den genannten Vertretern der experimentalpsychologischen Schizophrenieforschung im angloamerikanischen Sprachraum hervorgehobene und später noch im Hinblick auf die entsprechenden heuristischen Überlegungen von Süllwold zu charakterisierende funktionale Gesichtspunkt im Basisstörungskonzept Berücksichtigung findet.

Betrachtet man nunmehr die Symptomtheorie insgesamt, wie sie in Abb. 1 grob schematisch dargestellt ist, dann zeigt sich eines sehr klar: Die Triftigkeit des Ableitungszusammenhanges hängt offenkundig ganz davon ab, ob der phänomenale Ausdruck der hypostasierten Grundstörungen wirklich die Basis, nämlich das erlebnismäßige Fundament der schizophrenietypischen Endphänomene ausmacht. Daher läßt sich die zentrale Aussage der Basisstörungskonzeption in der folgenden Feststellung sehen: ,,Es gibt einen phänomenologisch fließenden Übergang", der von noch vollständig schizophrenieuncharakteristischen über schon leidlich charakteristische Basissymptome zu schizophrenietypischen Endphänomenen und somit vom ,,Minus" zum im konventionellen Sinne psychotischen ,,Aliter" (84, S. 26) führt. Sie eben stellt die Arbeitshypothese dar, die von der vorliegenden Untersuchung einer systematischen Überprüfung unterzogen werden soll. In Präzisierung des alten, von Kraepelin ungeklärt hinterlassenen und durch die Basisstörungskonzeption erstmals einer, die phänomenalen Gegebenheiten voll berücksichtigenden Lösung zugänglich gemachten Zusammenhangsproblems stehen somit 2 Teilfragen zur Beantwortung an:

— Gehen die schizophrenietypischen Erlebnisweisen 1. Ranges in der Tat auf dem Wege psychopathologischer Übergangsreihen aus einer Basis von selbst erlebten und als Beschwerden verbalisierten Defizienzen hervor?
— Läßt sich im Falle einer Bestätigung dieses Hervorgehen im Sinne der Basisstörungskonzeption als Ausdruck eines sekundären Verarbeitungs- und Umformungsprozesses auffassen, in dem das betroffene Individuum basale, auf neurobiochemisch und neurophysiologisch bedingten Funktionstörungen der Informationsverarbeitung beruhende Symptombildungen mit der ,,anthropologischen Matrix amalgamiert"?

3 Material und Methode

Fragt man sich, wie die soeben entwickelte Arbeitshypothese einer empirischen Überprüfung unterzogen werden kann, dann zeichnen sich 2 grundsätzliche Schwierigkeiten ab. Die erste ist allgemein wissenschaftstheoretischer Natur, während die zweite schon spezieller den Gewinn eines geeigneten Materials betrifft, an dem sich der hypostasierte Zusammenhang zwischen Basis- und Erstrangsymptomatik darstellen und analysieren läßt.

3.1 Vorüberlegung zur empirischen Überprüfbarkeit

Von einer empirischen Untersuchung darf strenggenommen nur die Rede sein, wenn zur Überprüfung der jeweiligen Arbeitshypothese objektivierbare und intersubjektiv reproduzierbare Erfahrungstatsachen zur Verfügung stehen. An dieser Forderung nach Beobachtungsdaten im strikten naturwissenschaftlichen Sinn hat auch der selbstkritische Reflexionsprozeß nichts geändert, mit dem der „unkritische" in den „logischen Empirismus" und dieser schließlich in den „kritischen Rationalismus" (147) überging. Wer sich darum zur Bearbeitung einer psychopathologischen Fragestellung Termini wie „empirische Überprüfung" oder „Arbeitshypothese" zu eigen macht, muß aufdecken, in welchem Maße seine Erfahrungsgrundlage dieser Beobachtbarkeitsforderung genügt. Denn bei dem „Kredit", den der „realwissenschaftliche Sprachgebrauch" gegenwärtig genießt (100, S. 124), liefe eine solche Begriffswahl sonst leicht auf einen nur terminologisch erschlichenen Geltungsanspruch hinaus. Wenn hier nur der Nachweis und die Analyse von psychopathologischen Übergangsreihen über die Triftigkeit der verfolgten Arbeitshypothese entscheiden können, dann wird diese „Empirie" den genannten Objektivierbarkeitsansprüchen zweifellos nicht gerecht. Für die Symptome 1. Ranges, die K. Schneider ausdrücklich als abnorme Erlebnisse den an Ausdruck und Verhalten beobachtbaren Abnormitäten gegenübergestellt hat (158, S. 133), liegt das auf der Hand. Doch sind ja auch die Basissymptome — wie gezeigt — als erlebte Beschwerden definiert, deren subjektive Gegebenheitsweise nicht einfach durch einen vorschnellen Rückgriff auf experimental- (148) oder testpsychologisch (58) objektivierbare Basisstörungen übergangen werden darf. Beide, die mutmaßlichen Ausgangs- wie die Endphänomene der gesuchten Übergangsreihen lassen demnach keine direkte Beobachtung zu und legen damit natürlich auch die Zwischenstufen im jeweiligen Übergang auf den Status reiner Erlebnisbestände fest. Gerade diese erwarteten Bindeglieder, von deren Nachweisbarkeit es abhängig zu machen ist, ob man überhaupt bestimmte Basis- mit bestimmten Erstrangsymptomen zu kohärenten Übergangsreihen zusammenschließen kann, zeigen dabei den ganzen Abstand zur Beobachtung objektiv gegebener Tatbestände an. Denn hier ist ja nach dem bisherigen Kenntnisstand nicht nur mit gut umschreibbaren Einzelphänomenen zu rechnen, sondern mit einem möglicherweise höchst diffizilen Komplex, der in seinem Gesamtzusammenhang aus dem fremdseelischen Erleben vergegenwärtigt werden muß. Gleichwohl lassen sich 2 Bedingungen angeben, unter denen ein solcher Vergegenwärtigungsvorgang gerade bei genauer Beachtung seiner methodologischen Eigenständigkeit einer empirischen Untersuchung entsprechen kann.

Die erste besteht in der schon erwähnten phänomenologischen Einstellung, die Jaspers vom psychopathologischen Untersucher gefordert und durch ein hohes Maß an selbstkritischer Kontrolle über alle denkbaren Voreingenommenheiten und Vorurteile im Vergegenwärtigungsakt gekennzeichnet hat (102). Sie soll durchaus analog zur Objektivierung beobachtbarer Tatbestände garantieren, daß mit dem „Aussondern, Begrenzen, Unterscheiden und Beschreiben" (102, S. 22) der deskriptiv-phänomenologischen Methode die geschilderten Phänomene genauso getroffen werden, wie sie auch wirklich im Erleben der Patienten gegeben sind. Da sich die Beschreibung sowohl der Erstrang- als auch der Basissymptome eben dieser methodologischen Tradition verdankt, kommt auch für die hier geplante Untersuchung nur der phänomenologische Weg zu den gesuchten Übergangsreihen in Betracht. Allerdings bleibt zu bedenken, daß die Phänomenologie in dem von Jaspers gemeinten Sinn die fremdseelischen Erlebnisse nur „statisch", gleichsam wie „einzelne, als ruhend angesehene Zustände" (102, S. 23) zur Gegebenheit bringt. Demnach bekäme der Untersucher mit ihrer Hilfe lediglich die Ausgangs-, Zwischen- und Endphänomene in ihrer jeweils einzelnen Qualität in die Hand und nicht auch ihren Reihenzusammenhang, der hier ja gerade in Frage steht. Für die Erforschung der Erlebniszusammenhänge haben Jaspers und die auf ihn gegründete Tradition nämlich 2 weitere, in ein Ausschlußverhältnis zueinander gebrachte Methoden vorgesehen. Danach ist das „Auseinanderhervorgehen" (102, S. 23) psychischer Phänomene entweder genetisch verstehbar oder als ein unverständliches und damit prozeßhaft-psychotisches Ganzes aufzufassen, das keine psychopathologische Analyse mehr erlaubt, sondern den Rückgriff auf präphänomenale Gesetzmäßigkeiten zur Kausalerklärung verlangt. So gesehen stünde konsequenterweise auch der Reihenzusammenhang nur im Fall seiner genetischen Verstehbarkeit einer nachvollziehenden Beschreibung offen, etwa dann, wenn sich die Erstrangsymptomatik als psychologisch ableitbare Reaktion auf das Erlebnis der Basisbeschwerden begreifen ließe. Ob ein solches Verständnis aber zutrifft, soll die Übergangsreihenanalyse ja erst erweisen, so daß man nicht schon im Vorgriff eine volle genetische Verstehbarkeit unterstellen kann. Daher wäre mit einem gewissen Recht die Frage zu stellen, warum nicht besser eines jener ganzheitspsychologisch orientierten Untersuchungsverfahren herangezogen wird, deren Resultate zur Übergangsreihenanalyse in den Ausführungen zur Problemstellung dieser Untersuchung bereits mit angeklungen sind. Denn ihre Anwendung lief ja, ähnlich wie zuvor schon der daseinsanalytisch-anthropologische Forschungsansatz (7, 8, 14, 16, 169, 206), gerade auf den Versuch hinaus, das „Auseinanderhervorgehen" der seelischen Phänomene auch dort mit psychologischen Mitteln durchsichtig zu machen, wo es als Ganzes genetisch unverständlich bleibt. Eine genauere Betrachtung der jeweils erzielten Resultate zeigt jedoch an, daß die gestalt-, feld- oder strukturpsychologisch ermittelten Zusammenhänge zumeist gar nicht mehr selbst im Erleben der betroffenen Patienten gegenwärtig sind. Sie gehören vielmehr einer anderen, bereits transphänomenalen Ebene an, die zu den Erlebnissen und ihrer Sukzession in einem Interpretationsverhältnis steht. Der Zugang zur phänomenalen Ebene dagegen bleibt mitsamt seinen symptomatologischen Resultaten unverändert deskriptiv, so daß dieses ganzheitspsychologische Methodenangebot die phänomenologische Forschungsrichtung nicht ersetzen, sondern nur ergänzen kann. In diesem Sinne hat auch die Basistörungskonzeption — wie bereits angedeutet — erst auf feldpsychologische (33), strukturdynamische (98) und allgemein anthropologische (189) Konstrukte zurückgegriffen und schließlich mehr den Bezugsrahmen der modernen Experimentalpsychologie zur Interpretation ihrer phänomenologisch gewonnenen Erfahrungsgrundlage benutzt. Daher muß sich die Diskussion der hier zu erwartenden Ergebnisse ebenfalls auf diese unterschiedlichen Interpretationsmodelle, erweitert noch durch neuere kognitions- und entwicklunspsychologische Konzepte, beziehen. Denn mit der Übergangsreihenanalyse steht ja — der Arbeitshypothese gemäß — zugleich auch die bisherige Interpretation des Zusammenhangs zwischen Basis- und Erstrangsymptomatik zur Überprüfung an. Unberücksichtigt dagegen bleiben die rollentheoretisch, soziologisch im Sinne des „symbolischen Interaktionismus", strukturallinguistisch oder tiefenpsychologisch fundierten Konzepte, die heute im deutschsprachigen psychopathologischen Methodenstreit miteinander konkurrieren (101). Hier werden nämlich in der Tat andere Wege zu den Phänomenen selbst erprobt oder zumindest doch die Möglichkeiten ihrer phänomenologisch unvoreingenommenen Vergegenwärtigung bestritten, wie das etwa in dem interaktionalen Konzept von Glatzel geschieht. Gerade dieser Ansatz stellt die phänomenologische Einstellung überhaupt in Frage und hätte demnach das gesamte „erfahrungswissenschaftliche" (41) Gebäude der Psychiatrie auf neue, interaktionale Grundlagen zu stellen, wenn dabei mehr als nur ein methodenkritischer Einwand herauskommen soll.

Die zweite der oben genannten Bedingungen, unter denen die Vergegenwärtigung fremdseelischen Erlebens einem empirischen Verfahren angenähert werden kann, zielt auf die Zuverlässigkeit des phänomenologischen „Aussonderns, Begrenzens und Unterscheidens" ab. Denn gemeint ist die Anwendung jener standardisierten Symptomerhebungsinstrumente, mit deren Entwicklung die moderne angloamerikanische Psychiatrie das zuerst klinisch-nosologisch (114) und später eben klinisch-psychopathologisch ausgerichtete Umgrenzungsanliegen der deutschsprachigen Tradition wieder aufgenommen hat. Dabei steht die definitorische Standardisierung durch explizit gemachte Ein- und Ausschlußkriterien zur phänomenologischen Deskription wie ein pragmatisches Hilfsmittel, das sich durchaus mit der von Jaspers erhobenen Forderung nach Begriffen vereinbaren läßt, „mit denen man immer dasselbe meinen kann" (102, S. 23). Zu der Objektivierungsbemühung, die in der phänomenologischen Einstellung selbst gelegen ist, kommt auf diese Weise noch eine definitorische Analogie zu der intersubjektiven Reproduzierbarkeit naturwissenschaftlicher Beobachtungsdaten hinzu. Für die Symptome 1. Ranges bedeutet das freilich keinen großen Gewinn, weil ihre Definitionen schon von K. Schneider selbst mit jenen klar umrissenen Anwendungsregeln versehen worden sind, für die sich heute der irreführende Ausdruck der sog. „Operationalisierung" (103, S. 27) eingebürgert hat. Von der Wahnwahrnehmung einmal abgesehen, tritt diese Symptomgruppe denn in Manualen der angloamerikanischen Diagnoseforschung wie der „Present-State-Examination" [PSE (196)] oder dem

„Diagnostic and Statistical Manual of Mental Disorders" [DSM III (35)] auch ganz unverändert in der ursprünglich rein phänomenologisch-deskriptiv gewonnenen Abgrenzung und Unterscheidung auf. Die Basissymptome dagegen waren, ihrem mehr oder minder uncharakteristischen Erscheinungsbild gemäß, noch bis vor kurzem mannigfachen Verwechslungsmöglichkeiten ausgesetzt, naheliegenderweise vor allem mit den Grundsymptomen von E. Bleuler (17) und ihren operationalisierten Neufassungen in Form der „negative symptoms" nach Andreasen (1) oder den sog. „Minussymptomen" des alltäglichen klinischen Sprachgebrauchs. Daher stellt hier die neuentwickelte Bonner Skala für die Beurteilung von Basissymptomen [BSABS – Bonn Scale for the Assessment of Basic Symptoms (51)] wirklich eine reliabilitätsfördernde Unterstützung der psychopathologischen Deskriptionen dar, ohne die gerade ein Projekt wie der hier geplante Untersuchungsgang gar nicht auskommen kann. Denn die angestrebte Darstellung und Analyse der Übergangsreihen verspricht ja nur dann ein nachvollziehbares und damit erst aussagekräftiges Resultat, wenn für die als Ausgangs- und Rückbildungsphänomene erwarteten Basissymptome ebenfalls ein ausreichendes Reliabilitätsmaß gesichert ist. In der Festlegung auf die deskriptiv-phänomenologische Methode, unter der schon Jaspers selbst ausdrücklich ein empirisches Verfahren verstand, und der Anwendung des Bonner Untersuchungsinstruments sind somit die beiden Rechtfertigungsgrundlagen für das Selbstverständnis dieser Beschäftigung mit den psychopathologischen Übergangsreihen als empirische Untersuchung zu sehen.

3.2 Vorüberlegung zum Materialgewinn

Das erste, durch die subjektive Natur des Untersuchungsgegenstandes bezeichnete Problem trifft noch auf jeden, genuin psychopathologischen Forschungsansatz zu, ganz gleich, welchen normalpsychologischen Bezugsrahmen er dann zur Interpretation seiner phänomenologisch gewonnenen „Tatsachen" benutzt. Gravierender fällt darum erst eine zweite Schwierigkeit ins Gewicht, die nicht mehr aus dem Erlebnischarakter der Erfahrungsgrundlage überhaupt, sondern der Eigenart der hier zu erfassenden Phänomene erwächst. Wenn nämlich der Übergang zwischen Basis- und Erstrangsymptomatik aus fremdseelischem Erleben entnommen werden soll, dann setzt das auf Seiten der betroffenen schizophrenen Patienten ein außerordentliches Maß an Selbstvergegenwärtigungsvermögen voraus. Nicht allein die Ausgangs- und Endglieder der gesuchten Phänomenketten müssen ihrem Erleben zugänglich und darüber hinaus auf so differenzierte Weise mittelbar sein, daß eine verläßliche psychopathologische Beurteilung nach standardisierten Ein- und Ausschlußkriterien möglich wird. Hinzu kommen die zwischengeschalteten Übergangsphänomene, ohne deren prägnante Selbstwahrnehmung und Verbalisierung der Rückschluß des Untersuchers auf ein wirklich erlebnismäßiges Hervorgehen der schizophrenietypischen Enderlebnisweisen aus den jeweiligen Basisbeschwerden mit allzuviel Spekulation behaftet bliebe. Bei so hohen Anforderungen an Selbstreflexivität und Mitteilungsvermögen wundert es nicht, daß der später noch für jeden der nachfolgenden Untersuchungsabschnitte zu spezifizierende Kenntnisstand zur Übergangsreihenthematik aus den Erlebnisberichten von insgesamt nur wenigen „Schlüsselfällen" angereichert worden ist. So hat schon Wernicke die Annahme allo-, auto- und somatopsychischer „Erklärungswahnvorstellungen" lediglich auf einzelne Falldemonstrationen im Rahmen seiner klinischen Vorlesungen stützen können (191). Auch die Fortentwicklung dieser „rationalistischen" Konzeption durch Schröders Darstellung des „Fremddenkens" als dem gemeinsamen Ausgangspunkt von „Erklärungen" im Sinne schizophrener Gedankenbeeinflussungserlebnisse und akustischer Erstranghalluzinationen kommt nicht über 8, zudem noch eher beiläufig erwähnte, kasuistische Belege hinaus (160). Die gleiche Beschränkung auf vereinzelte Fallbeispiele gilt für C. Schneiders Vergleich solcher kognitiver Ausgangsveränderungen mit dem „Einschlafdenken" Gesunder (155) und den zuvor schon einmal angesprochenen, späteren Versuch von Kisker, die „Erklärungswahnvorstellungsreihen" einer feldpsychologischen Uminterpretation zu unterziehen (106). Sucht man weiter die Erfahrungsgrundlage für die von Conrad angegebene Wahnwahrnehmungsstufung oder seine Auffassung akustischer Erstranghalluzinationen als Fortentwicklungsfolgen von Gedankenbeeinflussungserlebnissen auf, dann finden sich wiederum nur 6, allerdings sehr subtil dokumentierte Fallberichte, aus denen sich diese Übergangsreihen zwingend entnehmen lassen (33). Janzarik kann demgegenüber auf 22 von 100 Fällen verweisen, bei denen der Gesamtverlauf einen Übergang selbst erlebter Automatismen des Fühlens, Handelns und Wollens über Bannungserlebnisse in Willensbeeinflussungsphänomene und ebenso selbst wahrgenommener, noch nicht schizophrenietypischer Denkstörungen über Gedankenbeeinflussungseindrücke in akustische Erstranghalluzinationen mit sich gebracht hat (96, S. 75). Huber schließlich führt in der Monographie von 1957 (68) und den beiden weiteren Beiträgen zur Beschreibung der coenästhetischen Schizophrenie (69, 76) insgesamt 4 exemplarische Fälle mit einer eindeutigen zeitlichen Aufeinanderfolge von uncharakteristischen Leibgefühlstörungen, qualitativ eigenartigen Coenästhesien und Leibhalluzinationen in ein und demselben Individualverlauf an. Als ähnlich schwierig erwies sich in seinem zusammen mit Gross verfaßten Wahnwerk offenbar auch die Demonstration einer solchen sukzessiven Gegebenheitsweise im Blick auf die phänomenale Stufung der Übergänge zu den voll ausgeformten Wahnwahrnehmungen und wahnhaften Personenverkennungen hin. Denn hier stehen insgesamt 12 Fälle für ein zweifelsfrei zeitliches Nacheinander von Wahnwahrnehmungen bis zur Stufe 3 mit Konkretisierung zu einem bestimmten, abnormen Bedeutungserleben ein, während eine innere, wesensmäßige Beziehung sensorischer Störungen zu Wahnwahrnehmungen durch 4 von 207 und zu wahnhaften Personenverkennungen durch 11 von 96 Fällen belegbar war (86).

Die Nachweisbarkeit von Übergangsreihen in dem strengen, hier verfolgten, durch eine selbst erlebte Abfolge von mehr oder minder uncharakteristischen Ausgangserfahrungen, Zwischenphänomenen, Erstrangsymptomen, wieder Zwischenphänomenen und uncharakteristischen Basissymptomen zu kennzeichnenden Sinn muß somit nach den bisherigen Mitteilungen in der Literatur als ein ungewöhnlicher Glücksfall gelten. Keiner der genannten Autoren hätte hieraus so weitreichende Rückschlüsse auf den psychopathologischen Aufbau und die Pathogenese der Schizophrenien ziehen können, wenn sich nicht auch an der Gegenüberstellung von Patienten in verschiedenen Stadien eines Überganges der Zusammenhang der jeweils angetroffenen Phänomene verdeutlichen ließe (68, S. 208). Noch entscheidender ist aber wohl der sich klinisch immer wieder aufdrängende Eindruck, daß es überhaupt keine Erstrangsymptommanifestation ohne mehr oder minder uncharakteristische Vorläuferphänomene gibt und nur die rasche psychotische Exazerbation mit ihrer dramatischen affektiven Durchschlagskraft den Einblick in die genauere Beschaffenheit dieser „Vorbereitungsfelder" zumeist verwehrt (158, S. 111). In den wenigen, bislang kasuistisch ausgewiesenen Übergangsreihen wäre demnach nur der winzige Ausschnitt von einer im übrigen hinter den Schwierigkeiten der adäquaten Selbst- und Fremdvergegenwärtigung verborgenen Regelmäßigkeit schizophrenen Erlebens zu sehen.

Dementsprechend findet sich in der internationalen Literatur auch kein Beispiel, das der hier erstmals geplanten, systematischen Übergangsreihenuntersuchung einen besonders gangbaren Weg zur Materialgewinnung weisen könnte. Die bisherige Darstellung solcher Phänomenketten fiel ungeachtet der hohen Beweislast, die sie dann jeweils zu übernehmen hatte, meist so wie in den Monographien von Huber (68), Conrad (33), Kisker (106), Janzarik (96), Huber u. Gross (86) gleichsam als Nebenprodukt thematisch anders zentrierter Beiträge zur Schizophrenieforschung ab. Nur so viel läßt sich aus diesen Vorgaben entnehmen, daß eine bloße symptomatologische Querschnittsanalyse naturgemäß als zu kurz, eine Längsschnittuntersuchung aber nach Art der großen Katamnesen aufgrund des Datenreichtums umfänglicher, lange verfolgter Kollektive wiederum als zu grob angesehen werden muß. Vielmehr wäre die psychopathologische Differenziertheit von Querschnittsanalysen in einer Weise mit Längsschnittbetrachtungen zu verbinden, die gerade jene oft rasch durchlaufenen Abschnitte zur detaillierten Darstellung kommen läßt, in denen der jeweilige Verlauf durch den Übergang eines Prodroms in eine Psychosemanifestation, durch intrapsychotische Fluktuationen zwischen Erstrang- und Basissymptomen oder die Rückbildung einer Psychosemanifestation in ein postpsychotisches Basisstadium gekennzeichnet ist. Süllwold hat zu der Frage, wie man Hypothesen über Beziehungen zwischen defizitären und produktiven Schizophreniesymptomen empirisch überprüfen kann, auf die Arbeit von Helmchen über „Bedingungskonstellationen paranoid-halluzinatorischer Syndrome" (64) aufmerksam gemacht (176, S. 32). Darin wird der Zusammenhang elektroenzephalographischer Störungsmuster mit psychopathologischen Syndromprofilen durch eine Längsschnittuntersuchung mit gleichbleibenden Kontrollintervallen verfolgt. Für die präpsychotischen Basisstadien jedoch, an deren Verlaufsbetrachtung Süllwold bei der Empfehlung dieser Materialgewinnungsweise denkt, ist keineswegs abzusehen, zu welchem Zeitpunkt und ob sie überhaupt in eine Psychosemanifestation mit Symptomen 1. Ranges übergehen. Daher liefe ein solches prospektives Vorgehen Gefahr, den gesuchten Übergang ganz zu verfehlen oder ihn doch erst nach einer hohen und praktisch schwer zu verwirklichenden Kontrolluntersuchungszahl so rekonstruieren zu können, daß sich die Abfolge der Phänomene vollständig übersehen läßt. So bleibt schließlich nur wieder der Rückgriff auf jene „Schlüsselfälle" übrig, deren differenzierter Erlebnisschilderung die Schizophrenieforschung schon seit jeher ihre Übergangsreihenbefunde verdankt. Anders aber als bei den bisherigen Gelegenheitsfunden wird im folgenden unter Anwendung expliziter Ein- und Ausschlußkriterien in einem größeren Patientenkollektiv systematisch nach den in Frage stehenden Phänomenfolgen gesucht. Dabei verspricht neben der Anwendungsmöglichkeit der an der Bonner Psychiatrischen Universitätsklinik entwickelten Basissymptomskala noch ein anderer, an diesen Untersuchungsort gebundener Umstand Aussicht auf Erfolg. Denn man wird sicher zu Recht vermuten dürfen, daß an keiner anderen psychiatrischen Institution mehr auf den hier interessierenden Zusammenhang zwischen

Basis- und Erstrangsymptomatik geachtet worden ist, als das in Bonn nach der Übernahme der Klinikleitung durch Huber im Jahre 1978 geschah.

3.3 Diagnose und Auswahl des Untersuchungskollektivs

Diesen Vorüberlegungen gemäß wurde bei der Zusammenstellung des Untersuchungskollektivs von 3 Gesichtspunkten ausgegangen. Zunächst einmal sollte das für die Auswahl geeigneter Fälle heranzuziehende Ausgangskollektiv aufgrund der zu erwartenden Seltenheit brauchbarer Symptomentwicklungsschilderungen so umfangreich als möglich sein. Sodann empfahl es sich im Blick auf die eben erwähnte, mutmaßliche Steigerung der hier geforderten Dokumentationsqualität seit Anfang 1978, eine Beschränkung auf nach diesem Zeitpunkt in der Bonner Psychiatrischen Universitätsklinik zur Aufnahme gelangte Patienten vorzusehen. Schließlich mußte schon die nähere diagnostische Kennzeichnung mit hinlänglicher Wahrscheinlichkeit Symptome 1. Ranges erwarten lassen, weil ja der psychopathologische Ausbildungs- und Rückbildungsgang eben dieser Symptomgruppen in Frage stand. Demnach hatte die Untersuchung von vornherein alle Schizophreniefälle auszuschließen, bei denen nach ihrer klassifikatorischen Zuordnung im Rahmen des an der Bonner Klinik gebräuchlichen Diagnoseverzeichnisses nicht oder nicht sicher mit Symptomen 1. Ranges zu rechnen war. Dieser Gruppe gehörten die jeweils der einfachen, hebephrenen, katatonen oder coenästhetischen Schizophrenieform und den typischen oder uncharakteristischen Defektsyndromen entsprechenden Krankheitsfälle an. Weiter entfielen auch alle als schizoaffektive Randpsychose, Spätschizophrenie und schizophrene Psychose in Gravidität oder Wochenbett eingestuften oder bloß unter Schizophrenieverdacht gestellten Fälle, weil hier nicht die nötige diagnostische oder differentialtypologische Sicherheit gewährleistet schien. Nach diesem Ausschluß verblieben die unter der Diagnose einer paranoid-halluzinatorischen Schizophrenie (ICD-Nr. 295.3) geführten Patienten und ergaben bezogen auf den Aufnahmezeitraum zwischen Januar 1978 und Dezember 1984 ein Kollektiv, dessen Gesamtstärke sich auf 635 Fälle belief. Diese Gruppe entsprach ersichtlich nach Umfang, Dokumentationszeitraum und zu erwartender Symptomatik gut den 3 oben genannten Vorüberlegungsaspekten und gab damit ein geeignetes Ausgangskollektiv für die Suche nach psychopathologischen Übergangsreihen ab.

Demgemäß bestand der nächste Schritt in einem Selektionsprozeß, der das gesamte, zu dieser Gruppe verfügbare Dokumentationsmaterial einer systematischen Durchmusterung unterzog. Die dazu verwandten Kriterien gaben die folgenden 4, einander ergänzenden, mindestens einmal in den dokumentierten Verlaufsabschnitten von einem jeden Fall zu bietenden, symptomatologischen und Verlaufscharakteristika ab:

a) Nachweisbarkeit von abnormen Erlebnisweisen, deren Schilderung eindeutig die von K. Schneider angegebenen und in der „Present-State-Examination" [PSE (196)] standardisierten Kriterien für eine Annahme von Erstrangsymptomen – hier unter Einschluß wahnhafter Personenverkennungen und akustischer Halluzinationen von imperativen Stimmen – erfüllte;

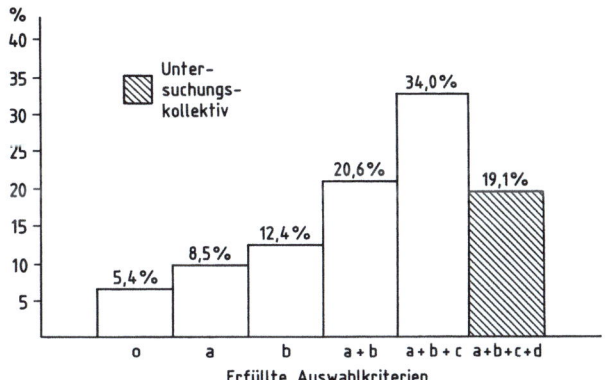

Abb. 2. Anwendung der Selektionskriterien a—d auf das Ausgangskollektiv (n = 635 = 100%). o = weder Erstrang- noch Basissymptome; a = Erstrangsymptome; b = Basissymptome; a+b = Erstrang- und Basissymptome; a+b+c = Erstrang- und Basissymptome in zeitlicher Aufeinanderfolge; a+b+c+d = Erstrang- und Basissymptome in zeitlicher Aufeinanderfolge mit Zwischenphänomenen

b) Nachweisbarkeit von Beschwerdephänomenen, deren Schilderung zweifelsfrei den im Bonner Untersuchungsinstrument [BSABS (51)] enthaltenen Kriterien für eine Annahme von mehr oder minder uncharakteristischen Basissymptomen entsprach;

c) Nachweisbarkeit einer eindeutig sukzessiven Gegebenheitsweise von mehr oder minder uncharakteristischen Basis- und schizophrenietypischen Erstrangsymptomen unter einer oder mehrerer der folgenden Verlaufsbedingungen:
1) Übergang von prodromalen Basisstadien in Psychosemanifestationen,
2) intrapsychotische Fluktuationen zwischen Basisstadien und Psychosemanifestationen,
3) Rückbildung von Psychosemanifestationen in postpsychotische Basisstadien;

d) Nachweisbarkeit von Symptomschilderungen, die phänomenal und in Anbetracht ihrer Stellung im Übergang eindeutig als Zwischenglieder erkannt und damit als Indikatoren für den Hervorgang bestimmter Erstrang- aus bestimmten Basissymptomen in einem Reihenzusammenhang verwandt werden konnten.

Dabei sollten die Selektionskriterien a) und b) eine Qualität für die auszuwählenden Erlebnisberichte und Beschwerdeschilderungen sichern, die von vornherein auch den Anforderungen einer operationalisierten Dokumentation Rechnung trug. Dagegen dienten die Zusatzkriterien c) und d) der Kennzeichnung solcher Bedingungskonstellationen, unter denen die Frage nach einer möglichen Reihenzugehörigkeit der geschilderten Basis- und Erstrangsymptome auch wirklich einer Beantwortung zugänglich schien. Nur die gemeinsame Erfüllung aller 4 Auswahlkriterien bei ein und demselben Fall konnte so den Ausschlag geben für die Aufnahme in das endgültige Untersuchungskollektiv. Erwartungsgemäß führte ein derart streng betriebener Selektionsvorgang zu einer deutlichen Reduktion des Ausgangskollektivs, deren einzelne Schritte Abb. 2 verdcutlichen soll:

Von 34 (5,4%) zumeist knapp dokumentierten Fällen mit kurzen Aufenthaltsdauern lag nur eine Symptomschilderung vor, die weder dem Kriterium a), noch dem Kriterium b) entsprach. Die Diagnose einer paranoiden Schizophrenie blieb hier somit lediglich auf solche Zweitrangsymptome gestützt, die nicht zugleich auch in der Bonner Basissymptomskala vertreten sind. 54 weitere Fälle (8,5%) erfüllten darüber hinaus zwar das Kriterium a), wiesen aber wiederum keine verläßlich faßbare Basissymptomatik auf. Darunter fielen vor allem die rein paranoiden oder paranoid-halluzinatorischen Syndrome mit einer ebenso raschen Exazerbation der Erstrangsymptomatik wie anschließenden Vollremission. Umgekehrt wurden 79 Fälle (12,4%) wohl dem Kriterium b), nicht aber der Forderung nach einer eindeutig identifizierbaren Erstrangsymptomatik gerecht. Auch für dieses dritte ging also wie in dem ersten Patientenkontingent die diagnostische Einschätzung auf eine vor dem gesamten klinischen Hintergrund bewertete Zweitrangsymptomatik zurück, die allerdings durch Basissymptome unterlegt und angereichert war. In 131 Fällen (20,6%) ließ sich sodann eine kriteriengerechte Erstrang- und Basissymptomatik erkennen, die jedoch nicht in dem nach Kriterium c) zu verlangenden Verhältnis einer eindeutig eruierbaren sukzessiven Gegebenheitsweise zueinander stand. Dabei gingen in dieses Teilkollektiv die meisten informationsarmen Krankengeschichten ein, so daß hier ein möglicherweise überhöhter Aussonderungseffekt durch Dokumentationsunzulänglichkeiten mit in Rechnung zu stellen war. Denn gerade die Abgrenzung eines oft rasch durchlaufenen Prodroms von der Psychose anhand retrospektiver Symptomschilderungen in der Aufnahmesituation oder mehr noch die Differenzierung intrapsychotischer Fluktuationen setzt ja die Anfertigung besonders ausführlicher und mitunter auch zahlreicher Explorationsprotokolle voraus. Eine Gruppe von 216 Fällen (34,0%) schließlich mit Erstrang- und Basissymptomen genügte auch dem Kriterium c) und kam daher allein aufgrund einer vergeblichen Suche nach potentiellen Zwischenphänomenen i.S. des Kriteriums d) nicht für eine Aufnahme in das Untersuchungskollektiv in Betracht. Diese letzte Aussonderung stellte naturgemäß den schwierigsten Selektionsschritt dar, weil sie an einem Vorbegriff von Übergangsphänomenen zu orientieren war, der weder zu weit, noch zu eng gefaßt sein durfte. Welche Wege nämlich der psychopathologische Übergang von der Basis- zur Erstrangsymptomatik im einzelnen nehmen kann, sollte die Untersuchung ja erst erweisen. Daher kam es bei der Anwendung des Kriteriums d) darauf an, auch solche Erlebnisweisen auf ihre mögliche Zwischenstellung in psychopathologischen Reihenzusammenhängen hin zu überprüfen, die nicht schon in dem nach bisherigem Kenntnisstand als Übergangsphänomene geltenden Symptombestand enthalten sind. Auf der anderen Seite aber mußte die Forderung nach zwingenden Hinweisen auf eine tatsächliche Vermittlungsfunktion zwischen den jeweils initial gebotenen Basisbeschwerden und den anschließend entwickelten Erstrangsymptomen natürlich im Blick auf jedes der hier in Betracht kommenden Phänomene aufrechterhalten bleiben. Diese Minimalbedingung schon erwies sich als so selten erfüllt, daß sie den Ausschluß des offensichtlich größten Teilkollektivs erzwang.

Somit blieb für die Untersuchung ein restlicher Anteil von 19,1% des Ausgangskollektivs übrig, der alle 4 Selektionskriterien erfüllte und trotz der immer wieder betonten Seltenheit geeigneter „Schlüsselfälle" immerhin noch aus 121 Patienten bestand.

Die diagnostische Homogenität dieses ausgewählten Untersuchungskollektivs konnte schon im Blick auf die jeweils gebotene Erstrangsymptomatik als hinreichend gesichert gelten, zumal nach dem an der Bonner Psychiatrischen Universitätsklinik üblichen Untersuchungsgang selbstverständlich keine alternative körperliche Begründung mehr in Betracht zu ziehen war. Darüber hinaus aber entsprach — wie aus der Aufschlüsselung der Verlaufsdaten noch hervorgehen wird — eine Mehrzahl von 113 Fällen (93,4%) nicht nur den aussagekräftigsten Schizophreniekriterien nach K. Schneider, sondern auch der im DSM-III-Manual für eine schizophrene Störung vorgesehenen Definition (35).

Alle Mitglieder des Untersuchungskollektivs konnten vom Verfasser einmal oder mehrfach im Hinblick auf die Übergangsreihenproblematik einer persönlichen Untersuchung unterzogen werden. 47 allein aus dem Aufnahmejahr 1984 selektierte Fälle gehörten dem eigenen, stationär behandelten Patientengut an. Weitere 29 Fälle waren zwar aufgrund einer Symptomatik in das Untersuchungskollektiv mit eingegangen, die sie anläßlich einer stationären Aufnahme zwischen dem 1. Januar 1978 und dem 31. Dezember 1983 und somit vor dem Eintritt des Verfassers in die Bonner Psychiatrische Universitätsklinik geboten hatten. Doch gab hier eine erneut, jeweils 1984 und 1985 erfolgte stationäre Aufnahme dann die Gelegenheit zur selbst vorgenommenen Exploration. Ambulant wieder einbestellt werden konnten 45 ebenfalls aus den Aufnahmejahrgängen vor dem 1. Januar 1984 ausgewählte Fälle, so daß auch jedes Mitglied aus dieser Gruppe 1984 oder 1985 mindestens einmal zur persönlichen Untersuchung zur Verfügung stand. Bevor die dabei angewandte Methodik im folgenden noch näher zu kennzeichnen ist, werden zunächst die allgemeinen und anamnestischen Daten des Untersuchungskollektivs vorgestellt.

3.3.1 Allgemeine Daten des Untersuchungskollektivs

Zur allgemeinen Charakteristik des Kollektivs wurden zunächst Geschlechtsverteilung und Altersaufbau bei Einsatz der psychotischen Erstmanifestation und bei Abschluß der Übergangsreihenuntersuchung erfaßt. Das zwischen den beiden Altersparametern verstrichene Zeitintervall gab dann die Berechnungsgrundlage für die Verlaufsdauer seit der Erstmanifestation ab. Zudem lief in einer Mehrzahl von 106 Fällen (87,6%) der jeweiligen Erstmanifestation ein präpsychotisches Basisstadium mit fließendem Übergang in die Psychose voraus. Daher gehen mit dem Altersaufbau zu Beginn dieses Prodroms und der Verlaufsdauer von Prodrombeginn bis zum Untersuchungsabschluß noch 2 weitere Merkmale in die allgemeinen Daten des Kollektivs mit ein.

3.3.1.1 Geschlechtsverteilung

Von den 121 Fällen gehörten 60 (49,6%) dem weiblichen und 61 (50,4%) dem männlichen Geschlecht an. Diese annähernde Gleichverteilung steht im Gegensatz zu jener Dominanz der Frauen, die sich an großen Kollektiven aus zur Hospitalisierung gelangten schizophrenen Patienten wiederholt bestätigt hat (88). Daher muß man in ihr einen der Selektionseffekte sehen, die auf die Anwendung der geschilderten Ein- und Ausschlußkriterien auf die 635 Fälle des Ausgangskollektivs zurückzuführen sind. Dabei war diese Auswahl nicht etwa zusätzlich noch auf eine solche gleichgewichtige Repräsentanz der Geschlechter abgestellt, sondern allein an den 4 psychopathologischen Voraussetzungen und Verlaufsbedingungen für die Übergangsreihensuche orientiert.

Tabelle 1. Lebensalter zur Zeit der Untersuchung

Lebensalter (in Jahren)	♀	%	♂	%	♀ + ♂	%
15–19	7	11,7	7	11,5	14	11,6
20–29	16	26,7	24	39,3	40	33,1
30–39	17	28,3	14	23,0	31	25,6
40–49	16	26,7	13	21,3	29	24,0
50–59	3	5,0	3	4,9	6	5,0
60–69	1	1,7	–	–	1	0,8
n	60	49,6	61	50,4	121	100

Chi^2-Anteil 3,2 bei 5 df = nicht signifikant.

3.3.1.2 Altersaufbau

Das jüngste Lebensalter bei Abschluß der aktuellen Untersuchung lag bei 16, das höchste bei 66 und der Durchschnittswert für das Untersuchungsalter insgesamt bei 32,7 Jahren (s = ± 11,14 Jahre). Die entsprechende Altersverteilung geht, jeweils differenziert nach weiblichem und männlichem Geschlecht, aus Tabelle 1 hervor.

Beim Einsatz der psychotischen Erstmanifestation machten 16 Jahre das jüngste, 54 Jahre das höchste Alter und 27,9 Jahre den Durchschnittswert für das Gesamtkollektiv aus (s = ± 9,14 Jahre) (Tabelle 2).

Aus Tabelle 3 folgt der auf entsprechend niedrigere Jahresdaten verteilte Altersaufbau zu Beginn des Prodroms. Hier gaben 13 Jahre das jüngste, 49 Jahre das höchste und 25,9 Jahre das durchschnittliche Alter (s = ± 8,68 Jahre) ab.

Insgesamt handelt es sich also um ein Kollektiv, das zum Zeitpunkt der Übergangsreihenuntersuchung in 70,3% der Fälle noch jünger als 40 Jahre war. Damit nehmen die hier herangezogenen Patienten gemessen am Altersaufbau derjenigen Kollektive, denen die neuere Schizophrenieforschung bislang die aufschlußreichsten Übergangsreihenschilderungen zu verdanken hatte, eine Mittelstellung ein. Denn die „beginnenden" Schizophrenien von Conrad wiesen zwar mit ca. 96% von 111 Fällen

Tabelle 2. Lebensalter zur Zeit der Erstmanifestation

Lebensalter (in Jahren)	♀	%	♂	%	♀ + ♂	%
15–19	11	18,3	11	18,0	22	18,2
20–29	23	38,3	34	55,7	57	47,1
30–39	14	23,3	9	14,8	23	19,0
40–49	11	18,3	7	11,5	18	14,9
50–59	1	1,7	–	–	1	0,8
60–69	–	–	–	–	–	–
n	60	49,6	61	50,4	121	100

Chi^2-Anteil 5,1 bei 4 df = nicht signifikant.

Tabelle 3. Lebensalter zu Beginn des Prodroms vor der Erstmanifestation

Lebensalter bei Prodrombeginn (in Jahren)	♀	%	♂	%	♀ + ♂	%
unter 15	4	8,0	–	–	4	3,8
15–19	12	24,0	15	26,8	27	25,5
20–29	13	26,0	30	53,6	43	40,6
30–39	14	28,0	7	12,5	21	19,8
40–49	7	14,0	4	7,1	11	10,4
n	50	47,2	56	52,8	106	100

Chi^2-Anteil 13,9 bei 4 df = signifikant auf dem 1-%-Niveau.

bei Ausscheiden aus der Beobachtung noch einen deutlich höheren Anteil unterhalb des 40. Lebensjahres auf (33, S. 24), umgekehrt aber lag diese Quote für die 119 Wahnkranken aus dem Heidelberger Beobachtungsgut von Huber u. Gross selbst bei der ersten persönlichen Untersuchung schon etwas niedriger, nämlich bei 68% (86, S. 165). Die Wieslocher Anstaltspatienten schließlich zuerst von Huber (70) und später Janzarik (96) lassen schon gar keinen Vergleich mit dem hier ausgewählten Untersuchungskollektiv mehr zu, weil ihr Alter zumal bei der letzten Untersuchung jeweils, den Zielen einer langfristigen Verlaufsuntersuchung gemäß, viel höher war. Die früheren Übergangsreihendarstellungen gehen – wie schon erwähnt – noch mehr als die Beobachtungen von Conrad, Janzarik, Huber u. Gross auf einzelne „Schlüsselfall"-Analysen zurück, so daß man ihnen gegenüber auf einen Altersvergleich verzichten kann. Im übrigen zeichnet sich das Untersuchungskollektiv, abgesehen von einer relativen Unterrepräsentanz der Frauen im Abschnitt vom 20.–29. Lebensjahr, durch eine ausgewogene Altersverteilung zwischen den Geschlechtern aus.

3.3.1.3 Verlaufsdauer

Die Verlaufsdauern vom Einsatz der Erstmanifestation bis zum Zeitpunkt der Übergangsreihenuntersuchung waren mit einer kürzesten Strecke von 3 Wochen und einem längsten Zeitraum von 28 Jahren breit gestreut. Dabei entsprach dem niedrigen Durchschnittswert von 4,8 Jahren (s = ± 6,67 Jahre), daß ein relativ großer Anteil von 46,3% (56 Fälle) unter einer Verlaufsdauer von 1 Jahr lag (Tabelle 4).

Unter Berücksichtigung der Prodrome vor der jeweiligen psychotischen Erstmanifestation nahm die durchschnittliche Verlaufsdauer auf 6,3 Jahre zu (s = ± 5,82 Jahre). Nur noch ein Anteil von 15,7% (19 Fälle) blieb nunmehr in den Verlaufsdauerbereichen unter 1 Jahr zurück (Tabelle 5).

Gemessen an dem Durchschnittswert von 3,2 Jahren, der in der Bonn-Studie für die Prodromdauer ermittelt worden ist (88, S. 62), fiel die hier allein für Prodrome vor der psychotischen Erstmanifestation errechnete mittlere Länge mit 1,5 Jahren vergleichsweise niedrig aus. Das erklärt, warum sich hinter der Zunahme der durchschnittlichen Verlaufsdauer unter Berücksichtigung der Prodrome vor allem eine Anteilsverlagerung von den minimalen Verlaufsdauerbereichen unter 1 Jahr auf die

Tabelle 4. Verlaufsdauer ab Erstmanifestation der Psychose

Verlaufsdauer ab Erstmanifestation (in Jahren)	♀	%	♂	%	♀+♂	%
bis 1/2	15	25,0	16	26,2	31	25,6
1/2– 1	10	16,7	15	24,6	25	20,7
1– 4	21	35,0	11	18,0	32	26,4
5– 9	4	6,7	8	13,1	12	9,9
10–19	6	10,0	6	9,8	12	9,9
20–29	4	6,7	5	8,2	9	7,4
n	60	49,6	61	50,4	121	100

Chi^2-Anteil 5,6 bei 5 df = nicht signifikant.

Tabelle 5. Verlaufsdauer unter Berücksichtigung der Prodrome vor Erstmanifestation

Verlaufsdauer ab Prodrombeginn (in Jahren)	♀	%	♂	%	♀+♂	%
bis 1/2	4	6,7	4	6,6	8	6,6
1/2– 1	3	5,0	8	13,1	11	9,1
1– 4	25	41,7	24	39,3	49	40,5
5– 9	17	28,3	13	21,3	30	24,8
10–19	7	11,7	6	9,8	13	10,7
20–29	4	6,7	6	9,8	10	8,3
n	60	49,6	61	50,4	121	100

Chi^2-Anteil 2,3 bei 5 df = nicht signifikant.

immer noch niedrigen Zeiträume zwischen 1 und 9 Jahren verbirgt. Die Häufigkeit der mittleren und höheren Verlaufsdauern zwischen 10 und 29 Jahren blieb dagegen von der Veranschlagung der Prodrome vor Erstmanifestation nahezu unberührt. Trotz Einbezug ihres jeweiligen Prodroms erreichten 8 Fälle, nämlich 4 Frauen und 4 Männer, keine Verlaufsdauer, die mindestens 6 Monate betragen hätte. In ihnen wäre somit jener bereits angekündigte geringe Anteil von solchen Verläufen zu sehen, die nach DSM-III-Kriterien noch nicht als gesicherte Schizophrenien gelten, sondern nur die Annahme einer schizophrenieformen Störung rechtfertigen können (35). Aufgrund der vorrangigen Orientierung an einer diagnostischen Konvention i.S. von K. Schneider blieben jedoch auch diese, ja sämtlich durch eine kriteriengerechte Erstgangssymptomatik ausgezeichneten Fälle unter den hier zur Übergangsreihenanalyse herangezogenen Krankheitsfällen stehen. Insgesamt zeigt sich das Untersuchungskollektiv demnach ohne gravierende Differenzen zwischen dem weiblichen und dem männlichen Geschlecht durch überwiegend kurze Verlaufsdauern bestimmt. Dieser Umstand war bei der Zusammenstellung des Ausgangskollektivs aus den aktuellen Aufnahmejahrgängen einer Universitätsklinik von vornherein abzusehen und durchaus auch erwünscht. Denn die Übergangsreihensuche setzte – den Vorüberlegungen gemäß – ja wohl eine gewisse Verlaufsdauer voraus, ohne die ein zusammenhängender Erlebnisbericht von zeitlich aufeinanderfolgenden Basisstadien und Psychosemanifestationen nicht zu gewinnen ist. Auf der anderen Seite sollten aber nach Möglichkeit auch keine so späten Verlaufsabschnitte erreicht worden sein, in denen eine persistierende Persönlichkeitsverformung, ein schizophrenietypisches oder auch reines Residuum u.U. durch kompensatorische Erinnerungsverweigerung (51) den Einblick in psychopathologische Übergangserlebnisse erschweren kann. So hat man denn auch die bislang ergiebigsten „Schlüsselfälle" zur Übergangsreihenproblematik weniger unter dauerhospitalisierten Anstaltspatienten mit hoher Verlaufsdauer (70, 96) oder in den großen, katamnestisch untersuchten Kollektiven von M. Bleuler (19), Ciompi u. Müller (31), Huber et al. (88) ausfindig gemacht. Sie stammen vielmehr vor allem aus schizophrenen Patientengruppen, die wie das Lazarettkollektiv von Conrad durch vergleichbar kurze oder noch kürzere Verlaufsdauern als die hier selektierten Erkrankungsfälle gekennzeichnet sind. Was darüber hinaus die durch die Dauer noch nicht ausgedrückte Typik der Verläufe betrifft, werden Art und Abfolge derjenigen Stadien, auf die sich die jeweiligen Übergangserlebnisse beziehen, anläßlich der einzelnen Reihendarstellungen später noch genauer kenntlich gemacht.

3.3.2 Anamnestische Daten des Untersuchungskollektivs

Als anamnestische Daten sind im folgenden zunächst nur die Angaben zur familiären Belastung, zur prämorbiden Persönlichkeit und zum Schulerfolg als Indikator für das vor der Erkrankung erreichte Intelligenzniveau zusammengestellt. Situative Faktoren dagegen interessieren im Rahmen dieser Untersuchung vor allem unter der Frage, ob ihnen ein auslösender Einfluß auf den Übergang der Basis- in die Erstrangsymptomatik zugeschrieben werden kann. Darum sollen die hierzu gewonnenen Ergebnisse erst nach der Reihenanalyse in einem Abschnitt zur Sprache kommen, der die Bedingungsfaktoren der psychopathologischen Übergänge betrifft.

3.3.2.1 Familiäre Belastung

Alle Untersucher, deren Auskunft über Erblichkeitsverhältnisse sich lediglich auf die Angaben der schizophrenen Kranken und ihrer Angehörigen anläßlich einer oder wiederholter stationärer Aufnahmen oder schließlich katamnestischer Nachuntersuchungen stützt, betonen zu Recht die Ungenauigkeiten, die eine solche Erfahrungsgrundlage zwangsläufig mit sich bringt (88). In der Tat bleibt eine derart betriebene klinische Datengewinnung weit hinter den Ansprüchen exakter genetischer Forschung zurück (200), so daß man ihr Resultat grundsätzlich nur unter mehr oder weniger großen methodologischen Vorbehalten zur Kenntnis nehmen kann. Diese Einschränkung gilt erst recht, wenn sich der zur Sekundärfallerfassung nutzbare Zeitraum nicht mit den hohen, in den großen Katamnesen überschauten Verlaufsdauern vergleichen läßt, sondern wie hier im Durchschnitt 6,3 Jahre beträgt. Darin dürfte der Hauptgrund für die Ermittlung von nur 18 Fällen aus dem vorliegenden Kollektiv zu suchen sein, bei denen eine gesicherte schizophrene Erkrankung in der engeren und weiteren Bluts-

Tabelle 6. Familiäre Belastung

Familiäre Belastung	Bei Eltern, Geschwistern, Kindern		In der weiteren Blutsverwandtschaft		n	
		%		%		%
Schizophrenie	9	32,1	9	40,9	18	36,0
Zyklothymie	2	7,1	3	13,6	5	10,0
Unklare Psychosen	4	14,3	4	18,2	8	16,0
Unklare psychische Störung	13	46,4	6	27,3	19	38,0
n	28	56,0	22	44,0	50	100

verwandtschaft zu eruieren war. Das entsprach einem Belastungsanteil von 14,9%, der etwa halb so hoch wie die von Huber unter den chronisch Schizophrenen der Anstalt Wiesloch registrierte Rate (29,2%) lag. Ähnlich deutliche Differenzen bestehen zu den besonders verläßlichen Ergebnissen der 3 klassischen Katamnesen mit Belastungsanteilen durch Schizophrenien in der Blutsverwandtschaft von 37% für das Züricher (19), 23,5% für das Lausanner (31) und 30% für das Bonner (88) Beobachtungsgut. Man darf also in dem hier ermittelten Prozentsatz nur eine Minimalziffer sehen, die allein für dieses ganz spezielle, rein nach psychopathologischen Kriterien ausgewählte Universitätsklinikskollektiv aus paranoid-halluzinatorischen Schizophrenien eine relative Gültigkeit beanspruchen kann. Werden die Fälle mit einer gesicherten Zyklothymie und differentialtypologisch unklar gebliebenen Psychosen in der engeren und weiteren Blutsverwandtschaft mit in Rechnung gestellt, dann macht die familiäre Belastung durch endogene Psychosen insgesamt noch immer nicht mehr als 25,6% aus. Allerdings ist auch unter den 19 Fällen mit einer unklaren psychischen Störung in der Blutsverwandtschaft noch ein gewisser Belastungsanteil durch endogene Psychosen zu vermuten. Denn unter die Kategorie der unklaren psychischen Störungen wurden eben solche Verwandtenauffälligkeiten subsumiert, die allein auf der Grundlage anamnestischer Angaben nicht verläßlich genug als Ausdruck einer abnormen Erlebnisreaktion, Neurose, abnormen Persönlichkeit oder endogenen Psychose differenzierbar waren. Nimmt man diesen Anteil noch zu den 31 Fällen mit gesicherten endogenen Psychosen in der Blutsverwandtschaft hinzu, dann errechnet sich eine familiäre Belastung der ausgewählten Patienten mit psychischen Auffälligkeiten überhaupt von immerhin 41,3%. Die Anteilsdifferenzierung zwischen der engeren und der weiteren Blutsverwandtschaft geht für die 4 angewandten Diagnosekategorien der familiären Belastung aus Tabelle 6 hervor.

3.3.2.2 Prämorbide Persönlichkeit

Auch die Kennzeichnung der prämorbiden Persönlichkeitsstrukturen verlangt, wenn sie präzise und verläßlich ausfallen soll, eigentlich ein spezielles Untersuchungsarrangement. So ist in der prospektiven Entwicklungskontrolle von Risikopopulationen, für die es heute bereits einige überzeugende methodische Beispiele gibt (137), sicher ein

Tabelle 7. Prämorbide Persönlichkeit

Prämorbide Persönlichkeit	♀	%	♂	%	♀ + ♂	%
Unauffällig	44	73,3	36	59,0	80	66,1
Leicht auffällig	13	21,7	20	32,8	33	27,3
Ausgeprägt abnorm	3	5,0	5	8,2	8	6,6
n	60	49,6	61	50,4	121	100

Chi^2-Anteil 2,8 bei 2 df = nicht signifikant.

besonders geeignetes Verfahren zur Beantwortung dieser Fragestellung zu sehen. Hier dagegen lagen wie bei jedem klinisch-retrospektiven Charakterisierungsversuch nur wenige und zudem qualitativ sehr unterschiedliche Ergebnisse von psychiatrischen und testpsychologischen Untersuchungen aus dem prämorbiden Lebensabschnitt vor. Daher waren auch die Auskünfte über den Primärcharakter zum überwiegenden Teil wieder nur aus den anamnestischen Angaben der betroffenen schizophrenen Patienten selbst und ihrer Angehörigen anläßlich einer oder mehrerer stationärer Untersuchungen zu beziehen. Schlüsselt man diese, ebenfalls nur unter methodischem Vorbehalt verwertbaren Eigenschaftszuschreibungen auf, dann stellt sich das hier untersuchte Kollektiv auch im Hinblick auf die prämorbiden Persönlichkeitsauffälligkeiten als vergleichsweise wenig belastet heraus. Danach erwies sich nämlich eine Mehrzahl von 80 Fällen vor der Erkrankung als durchaus selbstsicher, durchsetzungsfähig, aufgeschlossen und kontaktbereit (Tabelle 7).

Die prämorbid unauffälligen standen also zu den prämorbid auffälligen Persönlichkeiten unter den 121 Kollektivmitgliedern in einem Verhältnis von 66,1 zu 33,9%. Dabei schloß das auffällige Teilkollektiv aus 41 Fällen wiederum nur einen kleinen Anteil von 6,6% des Gesamtkollektivs ein, der prämorbid als ausgeprägt abnorm i.S. des Psychopathiebegriffs von K. Schneider (158) einzustufen war. Von diesen 8 Fällen gehörten 5 dem schizoiden und jeweils 1 Fall dem selbstunsicher-sensitiven, selbstunsicher-anankastischen und stimmungslabilen Persönlichkeitstypus an. Der Hauptanteil der prämorbid als auffällig anzusprechenden Gruppe von 33 Patienten erreichte dagegen nicht diesen eindeutig psychopathischen Ausprägungsgrad. Hier wurden zwar ebenfalls Eigenschaftszuschreibungen erfaßt, die sich zusammen mit 3 prämorbid asthenisch-hypochondrischen Fällen qualitativ einer der abnormen Persönlichkeitsformationen aus der unsystematischen, von Huber erweiterten (81) Psychopathentypologie zuordnen ließen. Quantitativ gesehen stellten diese Abnormitäten jedoch nach der anamnestischen Schilderung keine so klar vom Betroffenen selbst oder seinem sozialen Umfeld beklagte Beeinträchtigung dar, wie sie der Psychopathiebegriff verlangt. Dieser graduelle Unterschied ist durch die Zweiteilung in leicht auffällige und ausgeprägt abnorm Primärcharaktere in Tabelle 8 zum Ausdruck gebracht.

Wie die Häufigkeitsverteilung zeigt, überwiegt auch unter den Fällen mit nur leichter prämorbider Auffälligkeit ein schüchtern-still, verschlossen-mißtrauisches Einzelgängertum, das schon in der Richtung des schizoiden Persönlichkeitstypus liegt. Zusammen mit seinem ausgeprägt abnormen Anteil kennzeichnet dieser von Huber in die Typologie von K. Schneider miteingeführte Merkmalskomplex allein nahezu die Hälfte (48,8% = 20 Fälle) aller prämorbiden Persönlichkeitsauffälligkeiten in dem hier herangezogenen Kollektiv. Ihm folgen, ähnlich wie sich das auch an dem ungleich größeren Teilkollektiv der Bonn-Studie von 301 Patienten mit prämorbid abnormen Persönlichkeitszügen erwiesen hat (88, S. 48), in der Häufigkeitsreihenfolge die leichten und ausgeprägten Auffälligkeiten vom sensitiv-ängstlich-gehemmten Typ mit 34,1%

Tabelle 8. Typen prämorbider Persönlichkeiten bei den Mitgliedern des Untersuchungskollektivs mit leicht auffälliger und ausgeprägt abnormer Persönlichkeit

Prämorbide Persönlichkeit	Leicht auffällig	%	Ausgeprägt abnorm	%	n	%
Kontaktarm-mißtrauisch-verschlossen	15	45,5	5	62,5	20	48,8
Sensitiv-ängstlich-gehemmt	13	39,4	1	12,5	14	34,1
Asthenisch-hypochondrisch	3	9,1	–	–	4	7,3
Gewissenhaft-skrupulös-anankastisch	2	6,1	1	12,5	3	7,3
Stimmungslabil-haltlos	–	–	1	12,5	1	2,4
n	33	80,5	8	19,5	41	100

(14 Fälle). Demgegenüber machen die 3 weiter angeführten Merkmalskomplexe in leicht auffälliger und ausgeprägt abnormer Form, selbst wenn man sie zusammennimmt, nur den verbliebenen kleinen Anteil von 17,1% (7 Fälle) der prämorbid abnormen Fälle aus. Dabei bleibt zu betonen, daß sich sämtliche anamnestisch gewonnenen Abnormitätshinweise zwanglos unter die 5 insgesamt in Tabelle 8 genannten Merkmalskomplexe aufteilen ließen und daher zur prämorbiden Charakteristik dieses Kollektivs kein Rückgriff auf weitere Persönlichkeitstypen oder auch Neuroseformen erforderlich war.

Faßt man zusammen und zieht zum Vergleich noch einmal die bisherigen Kollektive mit aufschlußreichen Fällen für die Übergangsreihenproblematik heran, dann liegen bei den hier untersuchten Patienten relativ wenig prämorbide Persönlichkeitsauffälligkeiten vor. Denn unter den Anstaltspatienten von Janzarik wiesen 48 von 100 Fällen negativ zu wertende Persönlichkeitsvarianten auf, wobei sich auch in dem Restkollektiv ohne schwerwiegende Auffälligkeiten nur ein kleiner Teil von 6 Fällen mit prämorbid heiterer, kontaktbereiter und tatkräftiger Wesensart fand (96, S. 10). Auch das Heidelberger Beobachtungsgut von Huber u. Gross bot mit 30% noch mehr prämorbide Auffälligkeiten, wenn man bedenkt, daß dieser Anteil allein aus abnormen Persönlichkeiten i.S. des Psychopathiebegriffs bestand (86, S. 46). Dagegen enthielt das Lazarettkollektiv von Conrad nur 5 von 107 Fällen, auf deren Primärcharakter die Bezeichnung Psychopathie anwendbar war (33, S. 25), und kommt damit im Hinblick auf den ausgeprägt abnormen Anteil schon eher der hier untersuchten Patientengruppe nahe. Daß bei den schizophrenen Kranken in der Tat sehr viel weniger psychopathische, zumal schizoide Primärcharaktere anzutreffen sind, als das früheren Auffassungen entspricht (88, S. 47), haben die großen Katamnesen inzwischen aufgedeckt. Wenn hier zudem auch die leichten Persönlichkeitsauffälligkeiten mit 27,3% (33 von 121 Fällen) – gemessen etwa an dem entsprechenden Anteil von 52,2% (249 von 477 Fällen) in der Bonn-Studie – relativ selten vertreten sind, so läßt sich darin sicher auch eine günstige Bedingung für die Umsetzung der prämorbiden Intelligenz in den überwiegend guten, im folgenden mitgeteilten Schulerfolg sehen.

Tabelle 9. Prämorbide Intelligenz (gemessen am Schulerfolg)

Prämorbide Intelligenz	♀	%	♂	%	♀ + ♂	%
Sonderschule, Volks- bzw. Hauptschulversagen	–	–	–	–	–	–
Volks- bzw. Hauptschulabschluß	28	46,7	17	27,9	45	37,2
Mittlere Reife	15	25,0	23	37,7	38	31,4
Abitur	12	20,0	13	21,3	25	20,7
Abgeschlossenes Fachhochschulstudium	1	1,7	1	1,6	2	1,7
Abgeschlossenes Universitätsstudium	4	6,7	7	11,5	11	9,1
n	60	49,6	61	50,4	121	100

Chi^2-Anteil 5,5 bei 4 df = nicht signifikant.

3.3.2.3 Schulerfolg

Mehr noch als die Persönlichkeitscharakteristik setzt eine verläßliche Intelligenzbestimmung eigentlich voraus, daß man den klinisch gewonnenen Eindruck durch entsprechende Testergebnisse absichern kann. Aus dem prämorbiden Lebensabschnitt lag jedoch wiederum nur in wenigen Fällen ein vergleichbares, meist anläßlich schulpsychologischer Beratung ermitteltes Testergebnis vor, so daß auch die Kennzeichnung der intellektuellen Primärausstattung überwiegend auf die Angaben zur Anamnese angewiesen blieb. Die anamnestischen Daten stellen indessen zur Intelligenzbestimmung keinen methodologisch so problematischen Bezugspunkt dar, wie das für die geschilderten Rückschlüsse auf Erblichkeitsverhältnisse und Primärcharaktere gilt. Denn mit dem jeweils ermittelten Schulerfolg gibt ja die Anamnese hier ein leicht überprüfbares, lebensgeschichtliches Faktum an die Hand, das zwar auch von Milieufaktoren und den eben angedeuteten Voraussetzungen persönlichkeitseigener Durchsetzungskraft und sozialer Integrationsfähigkeit mitbestimmt werden kann. Seine entscheidende Determinante aber ist sicher im prämorbiden Intelligenzniveau zu sehen, wenn sich nicht schon die Erkrankung selbst in Form präpsychotischer Basisstadien beeinträchtigend auf die schulische Leistungsfähigkeit ausgewirkt hat. Daher wurde in den meisten Untersuchungsansätzen, bei denen nur eine retrospektive Beurteilung prämorbider Merkmale in Frage kam, der Schulerfolg als brauchbarer Indikator für die intellektuelle Kapazität vor der Erkrankung benutzt (88, S. 49). Folgt man diesem Verfahren und schließt auch für das hier untersuchte Patientengut vom Schulerfolg auf die prämorbide Intelligenz zurück, dann ergibt sich das in Tabelle 9 zusammengestellte Resultat.

Danach fand sich unter den 121 schizophrenen Kranken ersichtlich kein Fall, dessen intellektuelle Grundausstattung lediglich zu einer Sonderschulausbildung für geistig oder Lernbehinderte ausgereicht hätte. Auch war die Grund- und Hauptschule von sämtlichen Kollektivmitgliedern erfolgreich absolviert worden, ohne einmal oder mehrfach eine Klasse wiederholt zu haben. Zudem fiel der Anteil, für den die Ausbildung mit einer anschließenden Lehre, Berufs- oder Handelsschule ohne die Qualifikation der Mittleren Reife bereits zum Abschluß gekommen war, mit 37,2% (45 Fälle) relativ niedrig aus. Denn damit war in etwa 2/3 aller Fälle (62,8% = 76 Fälle) von einem prämorbiden Intelligenzniveau auszugehen, das immerhin eine weiterführende Schulbildung ermöglicht hat. Strenggenommen müssen die Ausbildungsmöglichkeiten sogar noch höher veranschlagt werden, als das in den beiden folgenden Anteilen von 31,4% (38 Fälle) mit Mittlerer Reife und 20,7% (25 Fälle) mit abgelegtem Abitur zum Ausdruck kommt. Dem frühen Prodrombeginn entsprechend (vgl. Tabelle 3) ging nämlich in diese Teilkollektive auch eine ganze Reihe von solchen Fällen mit ein, in denen schon die Erkrankung selbst für den Abbruch eines durchaus erfolgversprechenden Ausbildungsganges entweder kurz vor dem Abitur oder dann während des Hochschulstudiums verantwortlich zu machen war. Darum repräsentieren die weiteren Gruppen mit abgeschlossenem Fachhochschul- (1,7% = 2 Fälle) oder Universitätsstudium (9,1% = 11 Fälle) auch noch keineswegs alle Fälle, bei denen ein solcher Abschluß im Bereich ihrer, durch das prämorbide Intelligenzniveau jeweils eröffneten Möglichkeiten lag. Abgesehen von dem erwartungsgemäßen Übergewicht der Frauen in der Patientengruppe ohne weiterführende Schulbildung zeichnet sich dabei kein gravierender Unterschied zwischen dem weiblichen und männlichen Geschlecht ab. Insgesamt weist somit das hier herangezogene Untersuchungskollektiv gemessen am Schulerfolg ein prämorbides Intelligenzniveau auf, das deutlich höher als in den früher untersuchten Kollektiven mit „Schlüsselfällen" für die Übergangsreihenproblematik liegt. Denn unter den Fällen mit einer „beginnenden" Schizophrenie von Conrad war immerhin ein Anteil von 23% mit mangelhaften Schulleistungen enthalten (33, S. 25), so wie sich auch bei der Verlaufsuntersuchung von Janzarik eine Rate von 22% intellektuell unterbegabter Fälle fand (96, S. 11). Stellt man darüber hinaus einen Vergleich mit dem repräsentativen Krankengut der Bonn-Studie an, dann kommen die dort erfaßten zu den hier ermittelten Fällen mit einer weiterführenden Schulbildung in ein Verhältnis von 35,3 (177 von 502 Fällen) zu 62,9% zu stehen (88, S. 50). Dabei schließt dieser Prozentsatz in der Bonn-Studie auch noch eine Fallzahl ohne Mittlere Reife aus äußeren, nicht einem prämorbiden Intelligenzmangel erwachsenen Gründen ein, der für das vorliegende Untersuchungskollektiv entfiel. Bei solchen Unterschieden liegt es nahe, in der ungewöhnlich günstigen intellektuellen Primärausstattung dieser Patienten eine Bestätigung für jene Vorüberlegungen zu sehen, die eingangs zu den kognitiven Bedingungen einer analysierbaren Übergangsreihenschilderung angestellt worden sind. Offenbar setzen diese Erlebnisberichte in der Tat ein besonderes Maß an Selbstvergegenwärtigungsvermögen und Verbalisierungsfähigkeit voraus, so daß nur solche Patienten den 4 genannten Auswahlkriterien genügen konnten, denen schon prämorbid ein relativ hohes Intelligenzniveau zur Verfügung stand. So gesehen erweist sich der gute Schulerfolg, wie zuvor schon die vergleichsweise geringe Zahl an prämorbiden Persönlichkeitsauffälligkeiten und die relativ niedrige Verlaufsdauer, als ein Merkmal, mit dem dieses Patientengut sehr gut dem hier verfolgten Anliegen einer Übergangsreihenuntersuchung entspricht.

3.4 Methodik

In ihren allgemeinen Prinzipien sind die Methoden, die diese Untersuchung gemäß ihrer Fragestellung anzuwenden hat, durch die erste, wissenschaftstheoretische Vorüberlegung bereits dargestellt und begründet worden. Hier kommt es demnach nur noch auf eine kurze Beschreibung ihrer konkreten Handhabung in den jeweiligen Untersuchungsgängen an.

3.4.1 Bonner Untersuchungsinstrument
(BSABS: Bonn Scale for the Assessment of Basic Symptoms)

Dieses in Vorauspublikationen mehrfach schon bekannt gemachte (44) und inzwischen auch mit Dokumentationsbogen, Manual und Kommentar der psychiatrischen Öffentlichkeit zur Verfügung stehende Instrument (51) ist nach Art einer Fremdbeurteilungsskala angelegt. Ihre Anwendung verlangt eine Gesprächssituation, in der eine freie psychopathologische Exploration nach den Regeln der deskriptiv-phänomenologischen Methode den jeweiligen Untersuchungsgang einleiten kann, bevor dann erst im zweiten Schritt eine Folge von vorgegebenen, gezielten Fragen an die Patienten gerichtet wird. Den gemeinsamen Gegenstand sowohl für den unstrukturierten als auch den strukturierten Untersuchungsschritt geben definitionsgemäß nur solche Symptome ab, die der oder die Betroffene selbst erlebt, wahrgenommen, berichtet und im Vergleich mit dem Zustand vor der Erkrankung selbst als Veränderung, Beschwerde und Störung bewertet hat.

Zur differenzierenden Beurteilung stehen dem Untersucher 5 symptomatologische Hauptkategorien mit insgesamt 98 Einzelitems zur Verfügung, die aus der klassifikatorischen Ordnung der Beschwerdeschilderung von 202 Patienten mit reinen Defizienzsyndromen hervorgegangen sind. Dieses Teilkollektiv der Bonn-Studie allein macht jedoch noch keineswegs die volle Entwicklungsgrundlage aus, weil auch Klagen aus 184 Prodromen (43) und 64 postpsychotischen reversiblen Basisstadien Berücksichtigung fanden und das Instrument darüber hinaus die gesamte von Huber seit 1957 geleistete Systematisierungsarbeit repräsentiert. Der 1. Hauptkategorie (A) sind 8 Symptomkategorien mit zusammen 18 Einzelitems subordiniert, in denen dynamische Defizienzen direkt zum Ausdruck kommen, während der 2. übergreifende Ordnungsgesichtspunkt (B) deren indirekte Manifestationsweisen in 3 Symptomkategorien mit 14 Einzelitems zusammenfaßt. Darauf folgen die Symptomkategorien der Denkstörungen (C.1) mit 17 Einzelitems, Wahrnehmungsstörungen (C.2) mit 11 Einzelitems, Handlungs-(Bewegungs-)Störungen (C.3) mit 5 Einzelitems, die als 3 unterschiedliche Ausprägungsbereiche einer Alteration der informationsaufnehmenden und -verarbeitenden Prozesse gemeinsam unter der Hauptkategorie der kognitiven Störungen (C) stehen. Die Coenästhesien (D) mit 15 Einzelitems und die zentral-vegetativen Störungen inklusive Schlafstörungen sowie Intoleranz gegen bestimmte Substanzen (E) mit 17 Einzelitems geben die 2 weiteren Hauptkategorien und die Bewältigungsmechanismen (F) mit 6 Einzelitems noch eine Zusatzkategorie ab, wobei das Erhebungsinstrument durchgängig situations- und belastungsabhängige Basissymptome von den entsprechenden

Beschwerden ohne erkennbaren Anlaß trennt. Danach können Denkstörungen wie zwanghaftes Grübeln oder Konzentrationsschwäche, Coenästhesien und zentral-vegetative Störungen auch unter der 1. (A.1.2) oder 2. (B) Hauptkategorie rubrizierbar sein, wenn sich aus der jeweiligen Schilderung für sie ein Abhängigkeitsverhältnis zu einem oder mehreren der dort differenzierten Beschwerdeanlässe ergibt. Zeitlich ist als Bezugspunkt für die Symptomerhebung im Regelfall nicht nur das aktuelle Beschwerdebild in der Untersuchungssituation, sondern die gesamte Dauer des jeweils erfaßten, prä- oder postpsychotischen Basisstadiums vorgesehen. Im übrigen steht mit der Günzburger Selbstbeurteilungsskala von Schüttler et al. (161) inzwischen noch ein weiteres Untersuchungsinstrument für Basissymptome zur Verfügung, das nach ersten Erprobungen zwischen schizophrenen Erkrankungen und organischen Psychosyndromen auf der einen und neurotischen Symptombildungen auf der anderen Seite trennt.

3.4.2 Verfahrensmodifikation

Zusammengenommen machen diese Instruktionen und das symptomatologische Gerüst der Bonner Skala klar, daß für den hier geplanten Einsatz eine Verfahrensmodifikation erforderlich war.

Zum einen mußten die symptomatologischen Kategorien erweitert werden, um in ein und demselben Untersuchungsgang auch die psychotischen Symptome erfassen zu können, deren Zusammenhang mit der Basissymptomatik hier ja gerade in Frage stand. Daher wurden die Items der Bonner Skala um die Symptome 1. Ranges unter Einschluß der wahnhaften Personenverkennungen und akustischen Halluzinationen von imperativen Stimmen ergänzt und auch darüber hinaus noch die folgenden weiteren Phänomene miteingebracht: sonstige akustische Halluzinationen, olfaktorische, gustatorische und optische Halluzinationen, illusionäre Verkennungen, Wahnstimmung, einfache Eigenbeziehungen, Wahneinfälle, Déjà-vu- und Déjà-vécu-Erlebnisse, Zerfahrenheit, Neologismen, objektivierbares Gedankenabbrechen, an Ausdruck und Verhalten faßbare Affekt-, Kontakt- und Ausdrucksstörungen im engeren Sinn. Soweit diese zusätzliche und die Erstrangsymptomatik ebenfalls gezielt zu erfragen war, ging die Exploration dabei nach der „Present State Examination" [PSE (196)] vor, so daß auch die Erhebung der nicht zu den Basissymptomen zu rechnenden Phänomene noch nach Möglichkeit unter Standardisierungsbedingungen stand.

Demgemäß zielte der instruktionsgemäß freie psychopathologische Explorationsteil bei der vorliegenden Untersuchung auf den Gewinn möglichst zusammenhängender, den jeweiligen Übergang bruchlos überdeckender Erlebnisberichte ab. Sie wurden durch Tonbandprotokolle festgehalten und im strukturierten Explorationsteil dann durch die standardisierten, gezielten Fragen ergänzt. Der Dokumentationszeitraum reichte dabei jeweils vom Einsatz eines Prodroms bis zur Manifestation von Symptomen 1. Ranges und/oder von der letzten Manifestation von Symptomen 1. Ranges bis zum Ende eines nachfolgenden postpsychotischen Basisstadiums zurück. Bei 47 zum Zeitpunkt der Untersuchung stationär behandelten Patienten mit einer raschen Fluktuation zwischen Basis- und Erstrangsymptomen ließ sich der erneute Übergang in die jeweilige Psychosemanifestation zusätzlich prospektiv verfolgen durch eine Reihe von sukzessiven, bis zu 6maligen Befunderhebungen im festgesetzten Zeitintervall von jeweils einer Woche.

Insgesamt wurden somit jeweils Untersuchungen durchgeführt, die 124 symptomatologische Einzelitems umfaßten und zugleich auch die nachgefolgten oder vorausgelaufenen Psychosemanifestationen miteinbezogen. Zur Verwertung dieser Dokumentation bleibt jedoch an den Unterschied zu erinnern, der in der ersten Vorüberlegung zwischen einer „operational" unterstützten Deskription von Einzelphänomenen und der psychopathologischer Darstellung ihrer Zusammenhänge hervorgehoben worden ist. Danach kann die differenzierte Fremdbeurteilung nach den angegebenen Einteilungskriterien wohl die Verläßlichkeit der symptomatologischen Einschätzung für ein jedes der Phänomene garantieren, die miteinander im Zusammenhang einer Übergangsreihe stehen. Ob aber das damit jeweils sicher als bestimmtes Basis-, Zweitrang- oder Erstrangsymptom identifizierte Phänomen auch wirklich den psychopathologischen Stellenwert einer Ausgangserfahrung, eines Zwischen- oder Endphänomens besitzt, läßt sich nur durch die sorgfältige Nachzeichnung der Erlebniszusammenhänge erweisen, in denen es geschildert wird. Darum reichte auch eine rein statistische Bearbeitung des symptomatologischen Dokumentationsmaterials nicht zur Beantwortung der hier verfolgten Fragestellung aus. Selbst bei geschickter Handhabung hätte sie bestenfalls belegen können, daß bestimmte Basissymptome in einem den jeweiligen Übergang abdeckenden Erhebungszeitraum korrelativ zu bestimmten Erstrangsymptomen in Beziehung stehen. Allein aus derartigen korrelationsstatistischen Zusammenhängen jedoch auf die Reihenzugehörigkeit dieser Phänomene schließen zu wollen, bliebe ein gewagter, ohne Bestätigung durch entsprechende Erlebniszusammenhänge nicht genügend abgesicherter Schritt. Die deskriptive Wiedergabe der im Einzelfall erlebten Phänomenzusammenhänge war somit als methodologisch unersetzbar anzusehen und macht aus diesem Grunde in der folgenden Wiedergabe der Ergebnisse jeweils den Darstellungsteil der Übergangsreihenuntersuchung aus. Die Analyse der dargestellten Erlebnissequenzen greift dann allerdings auf das Bezugssystem der standardisierten Dokumentation zurück, weil es ja zunächst einmal die phänomenologische Identität einer jeden der nacheinander aufgetretenen Erlebnisweisen nach den Definitionskriterien des Bonner Untersuchungsinstrumentes genau zu bestimmen galt, bevor ihr geschildertes „Auseinanderhervorgehen" den erwünschten Aufschluß geben konnte über jenen Zusammenhang zwischen Basis- und Erstrangsymptomatik, den die vorliegende Untersuchung klären soll.

4 Untersuchung

Zur Überprüfung der Arbeitshypothese muß eine jede der schizophrenietypischen Erlebnisweisen 1. Ranges daraufhin untersucht werden, ob sie in der Tat aus einem oder mehreren Basissymptomen auf dem Wege psychopathologischer Übergangsreihen entsteht. Diese Aufgabenstellung legt es nahe, die Darstellung und Analyse der Reihenbefunde von vorneherein nach den Erstrangsymptomen zu ordnen, die jeweils als Endphänomene in ihnen vertreten sind. Daher gibt der folgende Abschnitt zunächst einmal einen Überblick über den insgesamt von der Untersuchung gewonnenen Reihenbestand.

4.1 Allgemeine Charakteristik der Übergangsreihenbefunde

Diese allgemeine Befundcharakteristik soll vorab 4 Fragen beantworten: Auf welche Verlaufsabschnitte sich nämlich die ermittelten Übergangsreihen beziehen, ob die Betroffenen zum Zeitpunkt des jeweiligen Übergangs Psychopharmaka einnahmen oder nicht, wieviele und welche Symptome 1. Ranges die Mitglieder des Untersuchungskollektivs im überschauten Gesamtverlauf geboten haben und welcher Anteil hiervon sich schließlich jeweils wirklich in seinem Hervorgehen aus noch mehr oder minder uncharakteristischen Vorläuferphänomenen erfassen ließ.

4.1.1 Verlaufsabschnitte und Medikation zum Zeitpunkt des Übergangs

Von den 121 Patienten konnten insgesamt 216 Erlebnisschilderungen gewonnen werden, bei denen nach den 4 genannten psychopathologischen Selektionskriterien (vgl. 3.3) eine begründete Aussicht auf die Nachweisbarkeit einer Übergangsreihe zu Symptomen 1. Ranges bestand. Diese Gesamtzahl zeigt schon an, daß nicht etwa jedes Kollektivmitglied immer nur eine zur Darstellung und Analyse von Übergangsreihen taugliche Phänomenfolge geboten hat. Vielmehr waren sukzessiv oder simultan im überschauten Verlauf bei 60 Fällen mehrere solcher Erlebnissequenzen faßbar, wobei auf den angegebenen Gesamtbestand hier nur die wirklich phänomenal voneinander differenten Schilderungen mit angerechnet sind. Insbesondere die gleichzeitig mit anderen Ausbildungsgängen durchlaufenen Reihen machten einen erheblichen Befundanteil aus und warfen dadurch einen Komplex von Fragen nach den möglichen Kombinationsweisen der Erstrangsymptomentwicklungslinien auf, dem gegen Ende der Ergebnisdarstellung in einem eigenen Abschnitt nachgegangen wird. Was weiter die

Tabelle 10. Verlaufsabschnitte und Medikation zum Entwicklungszeitpunkt der 216 erfaßten Übergangsreihen

Verlaufsabschnitte	Medikation NL und/oder TL und/oder NTL		Keine		n	
		%		%		%
Prodrom ➔ 1. Psychosemanifestation	46	21,3	50	23,1	96	44,4
Prodrom ➔ 2. Psychosemanifestation	24	11,1	18	8,3	42	19,4
Prodrom ➔ 3. Psychosemanifestation	12	5,6	–	–	12	5,6
Prodrom ➔ 6. Psychosemanifestation	1	0,5	–	–	1	0,5
Prodrom ➔ 7. Psychosemanifestation	1	0,5	–	–	1	0,5
Intrapsychot. Basisstadium ➔ 1. Psychosemanifestation	29	13,4	–	–	29	13,4
Intrapsychot. Basisstadium ➔ 2. Psychosemanifestation	19	8,8	–	–	19	8,8
Intrapsychot. Basisstadium ➔ 3. Psychosemanifestation	10	4,6	–	–	10	4,6
Intrapsychot. Basisstadium ➔ 4. Psychosemanifestation	3	1,4	–	–	3	1,4
Intrapsychot. Basisstadium ➔ 5. Psychosemanifestation	2	0,9	–	–	2	0,9
Intrapsychot. Basisstadium ➔ 6. Psychosemanifestation	1	0,5	–	–	1	0,5
n	148	68,6	68	31,4	216	100

NL = Neuroleptika, TL = Thymoleptika, NTL = Neurothymoleptika.

schon in die Auswahlkriterien mit eingeführten Bezugspunkte im Verlauf betrifft, so brachten allein 152 von den 216 insgesamt auf Übergangsreihen verdächtigen Schilderungen (70,4%) einen Erlebniswandel zum Ausdruck beim kontinuierlichen Übergang eines präpsychotischen Basistadiums in eine durch Symptome 1. Ranges geprägte Psychosemanifestation. Dabei sind die hier gemeinten Prodrom-Psychose-Folgen ersichtlich nicht alle mit dem Initialstadium der jeweiligen Erkrankung gleichzusetzen, das ja – wie schon dargelegt – nur in 106 Fällen durch ein Prodrom vor der Erstmanifestation gekennzeichnet war. Sie schließen im Gegenteil auch eine Reihe von Prodromen vor wiederholten Psychosemanifestationen ein, deren genaue Stellung im überschauten Gesamtverlauf aus Tabelle 10 entnommen werden kann.

Bei immerhin 68 Erlebnissequenzen mit einem solchen Verlaufsbezug standen die Betroffenen in dem gesamten Zeitraum vom Einsatz der Basissymptomatik an bis zu der jeweiligen Psychosemanifestation nicht unter neuroleptischer und/oder thymoleptischer und/oder neurothymoleptischer Therapie. Dieser, im Blick auf die heutigen ambulanten Behandlungsstrategien überraschend hohe Anteil (31,4%) wird verständlicher, wenn man die Stellung der entsprechenden Prodrom-Psychose-Übergänge im Verlauf zur Kenntnis nimmt. Von den vollständig frei von einer solchen Medikation durchlaufenen Erlebnisfolgen bezogen sich nämlich 50 auf den Übergang in die psychotische Erstmanifestation und somit auf einen Verlaufsabschnitt, vor dessen Abschluß überhaupt noch keine schizophreniecharakteristische, diagnostisch wegweisende Symptomatik aufgetreten war. Hier mögen die noch nicht erfolgte Diagnosestellung und der oft erst kurz vor der Klinikeinweisung einsetzende Übergang zu qualitativ eigenartigen und mit mehr affektiver Beteiligung erlebten Beschwerden begründen, warum es zuvor noch nicht zur Anwendung der genannten Psychopharmaka kam, wiewohl dies nicht anders für die Mehrzal der 46 unter und – was die Neuroleptika anbelangt – trotz solcher medikamentöser Behandlung entwickelten Symptomreihen mit dem gleichen Verlaufsbezug galt. Die übrigen 18 von Anfang bis Ende derart medikationsfrei durchlaufenen Erlebnissequenzen gaben jeweils Symptomentwicklungslinien beim Übergang eines prodromalen Basisstadiums in die psychotische Zweitmanifestation wieder, wobei ihnen mit 24 auf den nämlichen Verlaufsabschnitt bezogenen Reihen schon ein vergleichsweise größerer unter Behandlung vollzogener Anteil gegenüberstand. In diesen Fällen hatte die nach der ersten Psychosemanifestation wiedergewonnene vollständige Beschwerdefreiheit den Anlaß gegeben zu einem mitunter auch selbsttätigen Absetzen einer zur Stabilisierung zunächst noch weiter geplanten Medikation, was dann z.T. sehr rasch den erneuten Einsatz von Basisbeschwerden mit einem nachfolgenden, ambulant nicht mehr rechtzeitig abfangbaren Übergang in Erstrangsymptome nach sich zog. Dagegen standen die Betroffenen in den übrigen in Tabelle 10 noch angeführten Verlaufsabschnitten durchweg unter einer ambulant zu Präventionszwecken fortgesetzten oder stationär wieder aufgenommenen medikamentösen Therapie, so daß für insgesamt 148 (68,6%) der im folgenden dargestellten und analysierten Erlebnissequenzen von einer Einnahme überwiegend neuroleptischer und neurothymoleptischer Psychopharmaka zum Zeitpunkt der jeweiligen Erstrangsymptomentwicklung auszugehen ist. Dazu gehörten – über die schon erwähnten Schilderungen von unter Behandlung vollzogenen Übergängen in die erste oder zweite Psychosemanifestation hinaus – noch solche der entsprechenden Einmündungen in die jeweils dritte, sechste oder siebte durch Erstrangsymptome geprägte Krankheitsexazerbation und weiter jene Erlebnisberichte, deren Verlaufsbezug aus Fluktuationen zwischen basalen und schizophrenietypischen Phänomenen innerhalb der ersten, zweiten, dritten, vierten, fünften oder sechsten Psychosemanifestation bestand. Diese während der stationären Behandlung entwickelten und daher auch prospektiv verfolgbaren Schwankungen wären nach der bislang vom Basisstörungskonzept bereitgestellten Terminologie als rasch durchlaufene Sequenzen von Psychosemanifestationen und Basisstadien anzusprechen, in denen jedes postpsychotische Stadium zugleich schon wieder einen präpsychotischen Charakter besitzt. Durch eine solche begriffliche Zerlegung würde jedoch offenkundig zu wenig zum Ausdruck gebracht, daß hier nicht flüchtige Psychosemanifestationen prä- und postpsychotische Basisstadien voneinander trennen, sondern gerade umgekehrt die Basissymptomatik kurzfristig eine andauernde Psychosemanifestation unterbricht. Darum empfiehlt es sich, zur Angleichung an den sonstigen verlaufsbezogenen Sprachgebrauch für solche Unterbrechungen eine eigene Stadienbezeichnung zu reservieren, die das zeitliche Übergewicht der psychotischen Symptomatik durch den Zusatz „intrapsychotisch" zur Geltung bringt. In diesem Sinne tritt die Basissymptomatik der intrapsychotischen Fluktuation, abgehoben von den präpsychotischen Vorpostensyndromen und Prodromen und den postpsychotischen reversiblen und irreversiblen Stadien, im folgenden auch unter dem von Huber (51) inzwischen hierfür vorgesehenen Terminus „intrapsychotisches Basisstadium" auf. Insgesamt sind es ersichtlich 64 (39,6%) unter den gewonnenen Erlebnissequenzen, die den erneuten Umschlag eines solchen intrapsychotischen Basisstadiums in die jeweils vorbestehende Manifestation zum Ausdruck bringen, gegenüber den 152 (70,4%) auf Prodrom-Psychose-Übergänge bezogenen Reihenschilderungen, und im Vorgriff läßt sich schon anmerken, daß die Untersuchung gerade ihrer Analyse einige der aufschlußreichsten Einblicke in die Entstehung der Erstrangsymptome verdankt. Im übrigen konnten für zusammen 100 (46,3%) der Symptomausbildungsgänge auch die zugehörigen, ebenfalls verständlicherweise sämtlich unter Behandlung mit einer oder mehrerer der genannten Psychopharmakagruppen durchlaufenen Rückbildungswege dokumentiert werden beim Übergang der jeweiligen Psychosemanifestation in ein postpsychotisches Basisstadium. Diese Verlaufsabschnitte stellen somit — den Selektionskriterien gemäß — nach den Prodrom-Psychose-Übergängen und den intrapsychotischen Fluktuationen den dritten Bezugspunkt der Reihenbefunde dar, wobei der ihnen zuzuordnende Bestand jedoch zweckmäßigerweise erst nach Durchführung der Erstrangsymptomentwicklungsanalysen zur Darstellung gelangt.

4.1.2 Erstrangsymptombestand

Die Anzahl der insgesamt erfaßten Symptome 1. Ranges — unter Anrechnung auch der wiederholten Manifestationen in ein und demselben Krankheitsfall — lag, wie das der psychopathologisch orientierte Auswahlprozeß nicht anders erwarten ließ, für ein Kollektiv aus 121 Mitgliedern und eine mittlere Verlaufsdauer von 6,3 Jahren mit 461 Einzelphänomenen vergleichsweise hoch. Darunter waren sämtliche Erlebnisweisen repräsentiert, denen K. Schneider diese hochrangige diagnostische Validität beigemessen hat, und zwar bezogen auf den genannten Gesamtbestand (461 Einzelphänomene = 100%) die erstrangigen Wahnphänomene mit 28,6% (132 Einzelphänomene), die Gedankenbeeinflussungs- und Gedankenausbreitungserlebnisse mit 23,6% (109 Einzelphänomene), die akustischen Halluzinationen 1. Ranges mit 25,6% (118 Einzelphänomene), die Beeinflussungserlebnisse auf dem Gebiet des Fühlens, Strebens, Wollens mit 8,0% (37 Einzelphänomene) und die leiblichen Beeinflussungsphänomene mit 14,1% (65 Einzelphänomene). Der Zusammenschluß der wahnhaften Personenverkennungen mit den Wahnwahrnehmungen und der Hinzuzug der imperativen Form des „Stimmenhörens" zu den akustischen Erstranghalluzinationen, die in der folgenden Häufigkeitszusammenstellung für die einzelnen schizophrenietypischen Erlebnisweisen unter Mitberücksichtigung der Geschlechtsverteilung zu erkennen sind, werden in den zugeordneten Untersuchungsabschnitten noch zu rechtfertigen sein. Auch die relativ niedrige Repräsentanz der zumal von Conrad (33) als besonders häufig

Tabelle 11. Anteile der als Übergangsreihenendphänomene erfaßten Symptome 1. Ranges (unter Einschluß wahnhafter Personenverkennungen und akustischer Halluzinationen imperativer Stimmen) und deren Geschlechtsverteilung im Untersuchungskollektiv

Symptome 1. Ranges	♀				♂				♀ + ♂			
	Im Gesamtverlauf	%	Endphänomene	%	Im Gesamtverlauf	%	Endphänomene	%	Im Gesamtverlauf	%	Endphänomene	%
Wahnwahrnehmungen	51	100	22	43,1	60	100	23	38,3	111	100	45	40,5
Wahnhafte Personenverkennungen	15	100	9	60,0	6	100	3	50,0	21	100	12	57,1
Gedankeneingebungserlebnisse, Gedankenentzugserlebnisse Genuine Gedankenausbreitungserlebnisse	59	100	22	37,3	50	100	14	28,0	109	100	36	33,0
Gedankenlautwerden Imperative Stimmen Kommentierende Stimmen Dialogische Stimmen	57	100	19	33,3	61	100	29	47,5	118	100	48	40,7
Willensbeeinflussungserlebnisse	22	100	14	63,6	15	100	10	66,7	37	100	24	64,9
Leibliche Beeinflussungserlebnisse	28	100	26	92,9	37	100	25	67,6	65	100	51	78,5
n	232	100	112	48,3	229	100	104	45,4	461	100	216	46,9

Chi^2-Anteil 8,0 bei 5 df = nicht signifikant.

angesehenen Gedankenausbreitungserlebnisse soll hier noch ohne Erläuterung bleiben, weil erst die entspechende Symptomentwicklungsanalyse die Separierung der in Tabelle 11 allein mit angegebenen genuinen von den bloß abgeleiteten Phänomenen dieser Art wirklich einsichtig machen kann.

Der entscheidende Aufschluß, den die Tabelle gibt, ist für die geplanten Untersuchungsschritte in den Anteilen zu sehen, zu denen sich die schizophrenietypischen Erlebnisweisen in der Tat am Ende psychopathologischer Übergangsreihen erfassen ließen. Denn eine solche Position bedeutet ja eben den Nachweis einer darstell- und analysierbaren Erlebnissequenz von noch mehr oder weniger uncharakteristischen Vorläuferphänomenen bis zu der jeweiligen Symptomatik 1. Ranges hin. Ersichtlich lagen die entsprechenden Quoten zwischen 33,0% für die Gedankeneingebungs-, Gedankenentzugs- und Gedankenausbreitungsphänomene und 78,5% für die leiblichen Beeinflussungserlebnisse und machten damit gemeinsam einen Gesamtanteil von immerhin 46,9% an allen vom Untersuchungskollektiv gebotenen Symptomen 1. Ranges aus. Verglichen mit der früher hervorgehobenen Seltenheit gelungener Erstrangsymptomentwicklungsdokumentationen in der Schizophrenieforschung darf diese Ermittlung von auf Übergangsreihen verdächtigen Phänomenfolgen im Vorfeld nahezu der Hälfte der schizophrenietypischen Erlebnisweisen wohl als außerordentlich ergiebig gelten und darum auch erfolgversprechend für die beabsichtigte Klärung ihres jeweiligen Entstehungszusammenhangs. Da, den dargestellten Anteilen gemäß, eine jede der 216 zur Übergangsreihenanalyse gewonnenen Erlebnissequenzen auf eines der angeführten Symptome 1. Ranges bezogen ist, geben die in Tabelle 11 enthaltenen Phänomengruppen zugleich ein geeignetes Ordnungsschema für die Durchführung der einzelnen Untersuchungsschritte an die Hand. Im folgenden werden demnach zunächst die Wahnwahrnehmungen und wahnhaften Personenverkennungen, sodann die Gedankenbeeinflussungs-, Gedankenausbreitungserlebnisse und akustischen Erstranghalluzinationen, danach die Beeinflussungsphänomene auf dem Gebiet des Fühlens, Strebens, Wollens und schließlich die leiblichen Beeinflussungserlebnisse auf ihre arbeitshypothetisch unterstellte Fundierung durch mehr oder minder uncharakteristische Basissymptome hin untersucht. Wie in der Methodenbeschreibung bereits angedeutet, macht dabei die Wiedergabe exemplarischer Selbstschilderungen von Erlebnissequenzen den Anfang, die jeweils in ein oder mehrere Phänomene der in Frage stehenden Symptomgruppen 1. Ranges eingemündet sind. Hierauf folgt unmittelbar anschließend die Analyse der dargestellten Phänomenfolgen nach Maßgabe der Einzelitems im Bonner Untersuchungsinstrument. Die Zusammenfassung zu dem jeweiligen Untersuchungsabschnitt präsentiert dann sämtliche als Ausgangserfahrungen oder Zwischenphänomene aus den zugehörigen Befunden entnehmbaren Erlebnisweisen und sichert auf diese Weise summarisch die Ergebnisse der exemplarisch durchgeführten Reihenanalysen ab. Wenn sich daher in der Tat für eine jede Symptomgruppe 1. Ranges erweisen lassen sollte, daß und wie sie auf dem Wege psychopathologischer Übergänge aus Basissymptomen erwächst, dann wird am Ende ihrer Untersuchung jeweils die integrative Kennzeichnung des ihr prägnanztypisch zuzuordnenden Reihenzusammenhanges stehen.

4.2 Entstehung der Wahnwahrnehmungen und wahnhaften Personenverkennungen

Bevor die Darstellung und Analyse des Übergangs zu Wahnwahrnehmungen und wahnhaften Personenverkennungen beginnen kann, bedarf es zunächst einer Rückversicherung, die kurz die Annahmen der Basisstörungskonzeption zu den phänomenalen Vorstufen und Ausbildungsregelmäßigkeiten speziell dieser ersten, in die Untersuchung einzubeziehenden Symptomgruppe verdeutlichen soll. Denn die anfängliche Entwicklung der Arbeitshypothese mußte, den Untersuchungszielen gemäß, ja global auf die gesamte schizophrenietypische Symptomatik abgestellt sein, so daß ihre detaillierte Überprüfung noch eine nähere, auf die einzelnen zur Analyse anstehenden Übergänge zugeschnittene Präzisierung verlangt. Daher wird zu Beginn eines jeden der 4 folgenden Untersuchungsabschnitte die bisherige psychopathologische Beschäftigung mit der jeweiligen Übergangsproblematik so weit nachgezeichnet, bis sich die spezielle Position der Basisstörungstheorie von diesem Hintergrund mit der nötigen Klarheit abheben läßt.

4.2.1 Bisheriger Kenntnisstand

Was dabei zunächst die Wahnwahrnehmungen betrifft, so darf man wohl ohne Übertreibung feststellen, daß keine andere schizophrenietypische Erlebnisweise von der neueren deutschsprachigen Psychopathologie seit den 50er Jahren so ausgiebig und subtil auf ihre Vorstufen hin untersucht worden ist, wie gerade dieses einzige, zu den Symptomen 1. Ranges gerechnete Wahnphänomen. Die Gründe für diese Sonderstellung sind leicht zu erkennen, wenn man jene anfangs im Rahmen der Problemstellung schon erwähnte Haltung maßgeblicher Vertreter der ersten Heidelberger Schule gegenüber den frühen Ansätzen zur Übergangsreihenforschung bedenkt (vgl. S. 6). Ihre phänomenologisch motivierte Kritik kam nämlich, wie das später im einzelnen noch zu zeigen sein wird, im Hinblick auf die Ableitungsversuche typischer aus weniger typischen, nur mehr charakteristischen oder gar uncharakteristischen Symptomen bei der Schizophrenie einem erfolgreich vorgeschobenen Riegel gleich, den K. Schneider allein für die Wahnwahrnehmungen gelockert hat. Seine ausdrückliche Bestätigung der Wahnstimmung als „Vorstufe" der Wahnwahrnehmung gab gleichsam eines der „Vorbereitungsfelder" schizophrenietypischer Symptome wieder zur Erforschung frei (158, S. 111), die zuvor von Autoren wie Wernicke (191), E. Bleuler (17), Schröder (160), Berze (11), C. Schneider (155) u.a. auch für die Beeinflussungserlebnisse auf dem Gebiet des Denkens, Fühlens, Strebens, Wollens und die akustischen Halluzinationen 1. Ranges unterstellt und bearbeitet worden waren. Freilich hielt diese Neueröffnung der psychopathologischen Beschäftigung mit der Übergangsreihenproblematik zugleich unmißverständlich daran fest, daß sich weder die bestimmte, in der Regel eigenbezügliche, abnorme Bedeutung, noch auch die „gefühlsmäßige Farbe" der späteren Wahnwahrnehmung auf dem Wege einer genetisch zu verstehenden Ableitung aus der inhaltlich noch „vagen", zumeist durch Unheimlichkeits- und seltener Erhebungserlebnisse geprägten Wahnstimmung gewinnen läßt (157, S. 17; 158,

S. 111). Demgemäß haben die wichtigsten nachfolgenden Forschungsbemühungen den Entwicklungsprozeß der Wahnwahrnehmungen nicht etwa einfach nach Art einer „endogenen", eben von der Wahnstimmung „unterbauten" paranoiden Erlebnisreaktion verstanden (86, S. 101; 158, S. 108), sondern das „Auseinanderhervorgehen" der Phänomene nun andersartig, nämlich durch Anwendung der schon wiederholt angesprochenen gestaltpsychologischen, strukturdynamischen oder dynamisch-topologischen Interpretationsmodelle durchsichtig zu machen versucht. Auch für das vorliegende Untersuchungsprojekt bleibt in diesem Rahmen noch einmal zu betonen, daß die Kennzeichnung bestimmter Erlebnisweisen als Ausgangserfahrungen, Zwischen- oder Endphänomene durchweg noch keinen „verständlichen Zusammenhang des Seelenlebens" i.S. von Jaspers präjudizieren und erst die Darstellung des Gesamtresultates über mögliche psychoreaktive Anteile am Bedingungsgefüge der Erstrangsymptomgenese Auskunft geben soll.

4.2.1.1 Wahnstimmung als Vorbereitungsfeld

Der Einfluß, den K. Schneider mit seiner Anerkennung von Wahnwahrnehmungsvorstufen auf die Fortentwicklung der neueren psychopathologischen Schizophrenieforschung genommen hat, läßt sich besonders deutlich an jenem zentralen Stellenwert ablesen, der dieser Übergangskonstellation von den beiden bedeutendsten Interpretationsversuchen des psychotischen Erlebniszusammenhanges mit einem ganzheitspsychologischen Begriffsinstrumentarium beigemessen wird. Sowohl in der „Gestaltanalyse des schizophrenen Wahns" von Conrad (33) als auch in der „strukturdynamischen Interpretation schizophrener Verläufe" durch Janzarik (96) tritt nämlich die Wahnstimmung nicht mehr nur als „Vorbereitungsfeld" für die erstrangigen Wahnphänomene, sondern damit zugleich für den gesamten schizophrenen Erlebniswandel auf. Dabei kann es hier lediglich um eine ausschnitthafte Vergegenwärtigung der jeweiligen Aussagen zur erlebnismäßigen Abfolge der Wahnphänomene gehen, soweit sie auch die Basisstörungstheorie als maßgebliche Bezugspunkte für die eigene Konzeptualisierung der Wahnwahrnehmungsentwicklung benutzt. Entsprechend werden die phänomenbezogenen Angaben zum Ausbildungsgang der übrigen Erstrangsymptome in die Eröffnung der weiteren Abschnitte dieser Untersuchung mit einzubeziehen sein, während die Auseinandersetzung mit den einleitend schon vorgezeichneten, transphänomenal gerichteten Aussagebereichen der gestaltanalytischen und strukturdynamischen Interpretation der abschließenden Diskussion vorbehalten bleiben muß.

Janzarik hat seine Vorstellungen zu der hier interessierenden Übergangsproblematik bereits in dem groß angelegten Beitrag entwickelt, der die differentialtypologischen Unterschiede zwischen den endogenen Psychosen insgesamt mit bestimmten „Grundkonstellationen" einer fundamentalen Abwandlung der „seelischen Dynamik" in Verbindung bringt (94). Danach lassen sich die Wahnphänomene „in einer Übergangsreihe zwischen zwei Polen anordnen", von denen der eine aus „reinen Anmutungserlebnissen" noch ohne bestimmte Bedeutung und der andere aus ihrerseits noch wahrnehmungsunabhängigen „Aktualisierungen" besteht. Die Anmutungen vermitteln „den Eindruck des Anziehenden, Fesselnden, Ergreifenden, des Seltsamen, Künstlichen, Verstellten, Unheimlichen, Bedrohlichen und auf jeden Fall Außerordentlichen" (94, S. 50), der als phänomenales Äquivalent eines entwicklungsgeschichtlich früheren, "impressiven Wahrnehmungsmodus" jederzeit in Aktualisierungsbereitschaft steht, jedoch unter den Bedingungen des „repräsentativen", an den „übergeordneten Gerichtetheiten der seelischen Struktur" orientierten Wahrnehmens normalpsychologisch „zurückgedrängt" bleibt (94, S. 17; 96, S. 89). Mit der Beschreibung solcher Impressionen wird gleichsam jene im phänomenologischen Begriff der Wahnstimmung mit enthaltene Erfahrung, nach der „die Wahrnehmungen schon ‚etwas' bedeuten, aber noch nichts Bestimmtes" (158, S. 110), separiert und als erste noch unbestimmte Erscheinungsform unter die Kategorie der Wahnwahrnehmungen subsumiert. Entsprechend hebt die Definition der Wahnstimmung selbst hier ganz auf die eigentlichen Stimmungsmomente ab und sieht das „Wesen" dieses initialen, den reinen Anmutungserlebnissen noch vorangestellten Phänomens durch eine „Diskontinuität, Fluktuation und Gegenläufigkeit der emotionalen Regungen" (94, S. 48) charakterisiert. Mit den Aktualisierungen ist auf der anderen Seite ein ungeordneter Eintritt persönlichkeitseigener, durch lebensgeschichtliche Prägung mit unterschiedlicher Durchsetzungsbereitschaft versehener „Bestände" in das jeweilige Erlebnisfeld gemeint, der seinerseits ebenfalls im unpsychotischen Seelenleben durch den kontrollierenden Einfluß der strukturellen Gerichtetheiten verhindert wird. Versagt aber „das Gefüge der Gerichtetheiten" (96, S. 87) im Zuge eines phänomenal mit der Wahnstimmung einsetzenden „Unstetigwerdens seelischer Dynamik", dann kommt es nach dieser Konzeption zunächst zu einer „Entzügelung" des impressiven Wahrnehmungsmodus, die sich im Erleben der Betroffenen durch eine Überflutung eben von reinen Anmutungen bemerkbar macht. In dem Maße, in dem das gleiche Versagen weiter auch strukturelle Bestände zur Verselbständigung gelangen läßt, gehen diese Anmutungserlebnisse dann zunehmend eine Verbindung mit abnormen aktualisierten Bedeutungen ein. In solchen, zwar einheitlich erlebten, jedoch zweigliedrig aufgebauten Komplexen aus Anmutungen mit einer bestimmenden Aktualisierungskomponente oder umgekehrt Aktualisierungen mit einer bestätigenden Anmutungskomponente ist schließlich die strukturdynamische Fassung jener voll ausgeformten Wahnwahrnehmungen zu sehen, die ja auch K. Schneider durch ein erstes, nach ihm freilich unverändertes Wahrnehmungs- und ein zweites Deutungsglied gekennzeichnet hat (158, S. 112). Somit nimmt diese Reihenanordnung im Hinblick auf den Ausbildungsgang erstrangiger Wahnphänomene insgesamt eine Schrittfolge an, die initial von der Wahnstimmung zu unbestimmten Anmutungen als erster Erscheinungsform der Wahnwahrnehmungen führt und von hier aus dann fließend über deren fortschreitende Verknüpfung mit Aktualisierungen bis zu inhaltlich voll gedeuteten Anmutungserlebnissen weitergeht.

Im ganzen ähnlich sieht das von Conrad gestaltanalytisch erstellte Übergangsreihenmodell zur Bestimmung der Wahnwahrnehmungsgenese aus, wenngleich es in der detaillierten Charakteristik der einzelnen Entwicklungsstufen auch deutliche Unterschiede erkennen läßt. So tritt hier die wiederum an den Anfang gestellte Wahnstimmung noch mehr in dem phänomenologischen, von Jaspers (102, S. 82) und K. Schneider gemeinten Begriffssinn auf, der die Stimmungsveränderung von vornherein mit ersten, noch unbestimmten Erlebnissen einer abnormen Bedeutsamkeit von Wahrnehmungen zusammenschließt. Dabei ist es keine umschriebene, einzelne Wahrnehmung, sondern ein ganzes „Ensemble" von für sich genommen winzigen, kaum merklichen Veränderungserlebnissen, das der Situation eine „neue" und „befremdliche Physiognomie" verleiht und dadurch den Betroffenen jenen Gesamteindruck aufdrängt, nach dem

„etwas" noch Unbekanntes wie ein drohendes „Unheil los zu sein, nicht zu stimmen oder in der Luft zu liegen" scheint (33, S. 44). Dieser Unstimmigkeitseindruck signalisiert „nicht mehr und nicht weniger als eine Infragestellung der eigenen Existenz" (33, S. 44) und geht dementsprechend weniger mit einer unstetigen, als vielmehr durchaus kontinuierlich anwachsenden, zuletzt dramatisch erhöhten, dem Lampenfieber eines Bühnenschauspielers vergleichbaren („Trema") „Bodenaffektivität" einher. Der weitere von Conrad vorgesehene Ausbildungsgang kommt erlebnisimmanent einer fortschreitenden Offenbarung („Apophänie") des am Wahrnehmungsfeld als unstimmig erlebten „etwas" über 3 Wahnwahrnehmungsstufen gleich. Die beiden ersten konsolidieren und verdeutlichen den globalen, in der Wahnstimmung gewonnenen Eindruck einer Bedrohung der eigenen Existenz, während ihn die dritte und letzte dann an Einzelwahrnehmungen festmacht und auf diesem Wege schließlich inhaltlich voll konkretisiert. Mit dem Einsatz der ersten Wahnwahrnehmungsstufe geht die in der Wahnstimmung bereits gefährdete Fähigkeit zum „Überstieg" in jenes normalpsychologisch-kommunikative („kopernikanische") Bezugssystem endgültig verloren, aus dem heraus sich die beunruhigend erlebte Veränderung des Wahrnehmungsfeldes noch „mit den Augen des anderen" (33, S. 43) betrachten ließe und dabei dann eben auch als ein Zufall im Sinne von Berner (9, 10) ohne jene eindruckshaft aufdringliche Bedeutsamkeit für die eigene Person. Von nun an „zeigt der wahrgenommene Gegenstand dem Kranken" mit unnachgiebiger Evidenz an, „daß er ihm gelte, wobei der Kranke aber noch nicht sagen kann, inwiefern" („reine Apophänie") (33, S. 43). Ähnlich dem Rückbezug der „reinen Anmutungserlebnisse" auf einen impressiven Wahrnehmungsmodus wird der „Verlust der Überstiegsmöglichkeit" dabei ebenfalls mit der Reaktualisierung eines persistierenden, phylo- und ontogenetisch früheren („ptolemäischen") Bezugssystems in Verbindung gebracht, in dem sich das Ich als Weltmittelpunkt erlebt („Anastrophé") und ihm demgemäß eine in allen ihren Bedeutsamkeiten durchweg subjektzentrierte Wahrnehmungswelt („Apophänie") gegenübersteht. Diese auch für die Konzeption der Übergangsreihen zu den weiteren Erstrangsymptomen bedeutsamen und daher an entsprechender Stelle später wieder mit einzubringenden regressionstheoretischen Überlegungen gehören jedoch bereits soweit den transphänomenal gerichteten Aussagebereichen an, daß ihre weitere Charakteristik erst im Rahmen der abschließenden Befunddiskussion erfolgen kann. Auf der zweiten Wahnwahrnehmungsstufe wissen dann die Betroffenen nach Conrad schon, „inwiefern ihnen der wahrgenommene Gegenstand gilt", daß man ihn eigens im Rahmen einer Prüfungs-, Testungs- oder Überwachungsszenerie für sie „aufgestellt", „hergerichtet" oder „vorbereitet" hat (33, S. 61). Diese Antworten auf das „inwiefern" des beim Übergang in die erste Wahnwahrnehmungsstufe offenbar gewordenen Eigenbezuges sind genau wie ihr ursprünglicher Bezugspunkt, das scheinbar bedrohlich „in der Luft gelegene etwas" der Wahnstimmung, noch ganzheitlich im Sinne einer übergreifenden wahnhaften „Interpretation" aller initialer Wahrnehmungsveränderungserlebnisse gemeint. Daher nimmt auf der zweiten Wahnwahrnehmungsstufe wieder mehr oder weniger das gesamte, zunächst unbestimmt bedrohlich und dann deutlich eigenbezüglich erlebte Wahrnehmungsfeld den Charakter einer unechten, die Wirklichkeit bloß vortäuschenden „Filmkulisse", „Theaterbühne" oder „Prüfungsszenerie" an (33, S. 53, 58). Erst auf der dritten Wahnwahrnehmungsstufe heben sich schließlich Einzelheiten von diesem Hintergrund ab und werden nunmehr, vergleichbar der Anlagerung von Aktualisierungen an Anmutungserlebnisse, mit einer bestimmten abnormen Bedeutung versehen, die freilich nach gestaltanalytischer Auffassung nicht aus verselbständigten Beständen der Persönlichkeitsstruktur, sondern den „hervortretenden Wesenseigenschaften" des jeweiligen Gegenstandes stammen soll. Dabei greift diese Bedeutungszuschreibung aus der „Wolke" von solchen, den einzelnen Wahrnehmungsgegenstand umlagernden Wesenseigenschaften (33, S. 66) immer gerade diejenige Ausdrucksqualität heraus, die inhaltlich genau mit den allgemeinen „Interpretationen" des „inwiefern" auf der zweiten Wahnwahrnehmungsstufe zusammenstimmt. Somit stellt die Spezifikation des abnormen Bedeutungsbewußtseins zu einzelnen, voll ausgeformten Wahnwahrnehmungen der dritten Stufe grundsätzlich zugleich eine Bestätigung und Konkretisierung dar, die wie ein mitunter lange gesuchter „Schlüssel" den Betroffenen zuletzt auch das „wozu", die genauen Zwecke des mit ihnen getriebenen „Spieles" erschließt. Transphänomenal gesehen wird allerdings das „Vordrängen der Wesenseigenschaften" nicht nur für die endgültige Bedeutungszuschreibung, sondern als gegenstandsbezogener Ausdruck („Apophänie") jenes entwicklungsgeschichtlich früheren, subjektzentrierten Wahrnehmungsmodus auch für die Genese der schließlich abnorm gedeuteten Wahrnehmungsveränderungserlebnisse selbst verantwortlich gemacht. Daher müßte man konsequenterweise das initiale Wahnstimmungserlebnis einer befremdlich abgewandelten situativen Physiognomie ebenfalls schon auf einen leichten Reaktualisierungsgrad dieses Wahrnehmungsmodus zurückbeziehen, wiewohl Conrad das Vordrängen der Wesenseigenschaften noch auf der ersten Wahnwahrnehmungsstufe als „kaum vorhanden" und die mit ihm verbundene „Lockerung des Wahrnehmungszusammenhanges" ganz entsprechend als „unerheblich" bezeichnet hat (33, S. 62). Zudem entziehen sich die psychopathologisch doch höchst bedeutsamen „Interpretationen" des Wahrnehmungsfeldes insgesamt als „aufgestellt" oder anderweitig manipuliert offenbar dem gestaltanalytischen Erklärungsmodell, insofern sie eingestandenermaßen nicht mit jenem schon ausgeprägteren, mittleren Grad der Zusammenhangslockerung und Wesenseigenschaftsregistrierung in Verbindung zu bringen sind, der die zweite Wahnwahrnehmungsstufe transphänomenal bestimmen soll. Auf solche und andere Plausibilitätsprobleme der gestaltanalytischen Interpretation wird im Diskussionsteil der vorliegenden Untersuchung wieder zurückzukommen sein, während hier als nächstes eine knappe Charakteristik jener modifizierten Form erfolgen muß, in der die Basisstörungstheorie die beiden soeben skizzierten Darstellungen der Wahnwahrnehmungsentwicklung in die eigene Konzeption dieses Überganges mit aufgenommen hat.

Nach Huber u. Gross (86) macht die von K. Schneider als Vorstufe der Wahnwahrnehmung angesprochene, inhaltlich noch vage Wahnstimmung bereits die erste Wahnwahrnehmungsstufe aus. Dies bedeutet gegenüber der strukturdynamisch begründeten Differenzierung zwischen reinen Anmutungserlebnissen als erster Erscheinungsform der Wahnwahrnehmungen und einer ihnen schon vorauslaufenden, völlig auf die dynamische Komponente reduzierten Wahnstimmung, daß die Stimmungsveränderung wieder in eine Erlebniseinheit mit der beginnenden, inhaltlich noch unbestimmten Wahrnehmungsbedeutsamkeit zurückgenommen und ganz im Sinne des phänomenologischen Wahnstimmungsbegriffs als deren unablösbares emotionales Korrelat betrachtet wird. Daher schließt die Wahnstimmung, so wie die Basisstörungskonzeption dieses Phänomen definiert, die reinen Anmutungserlebnisse nach Janzarik mit ein und umfaßt darüber hinaus in der Bestimmung als erste Wahnwahrnehmungsstufe auch jene Erlebnisweisen, die Conrad an den Anfang seiner 3 Ausbildungstufen gestellt und ebenfalls von der Wahnstimmung abgehoben hat. Denn die Bezeichnung erste Wahnwahrnehmungsstufe ist unter ausdrücklicher Bezugnahme auf das gestaltanalytische Übergangsreihenmodell gewählt, so daß in ihr eben ein Zusammenschluß der reinen, dort als erste Ausbildungstufe gewerteten Eigenbeziehungserlebnisse („reine Apophänie") mit der Wahnstimmung zum Ausdruck kommt. Mit dieser Integration tragen Huber u. Gross Beobachtungen an ihrem Heidelberger Patientengut Rechnung, nach denen in der vagen Wahnstimmung „der Rückschlag auf das eigene Ich kaum je vollständig fehlt" (86, S. 80) und man daher das inhaltlich unbestimmte „etwas" der initialen Wahnwahrnehmungsbedeutsamkeit zumeist in zahlreiche, wenngleich noch undeutliche Eigenbeziehungserlebnisse auffächern kann. In der Tat deutet ja auch Conrads Definition der Wahnstimmung, aus der sich der erste, durch reine „Beziehungssetzung ohne Anlaß" (52, 86) gekennzeichnete Grad des abnormen Bedeutungsbewußtseins („Apophänie") erst langsam herausgliedern soll (33, S. 62), schon auf einen solchen Rückschlag hin, wenn man etwa jenes nach ihm aus den initialen Unstimmigkeitseindrücken resultierende Erlebnis einer „Infragestellung der eigenen Existenz" bedenkt. Die zweite und dritte Wahnwahrnehmungsstufe des gestaltanalytischen Übergangsmodells gehen dagegen — von den gravierenden und im vorliegenden Zusammenhang wiederum erst später detailliert darzulegenden Unterschieden auf der Interpretationsebene einmal abgesehen — weitgehend definitorisch unverändert in die neu formierte Reihenanordnung der Basisstörungskonzeption ein. Dabei läßt die Bestimmung „der Stufe 2 nach Conrad durch Anmutungserlebnisse im Sinne von Janzarik mit deutlicher Eigenbeziehung, doch ohne bestimmte konkrete Bedeutung" (86, S. 13) erkennen, welchen Stellenwert hier das zuvor als Merkmal dieses ersten Entwicklungsschritts geschilderte Wissen um das „inwiefern" der Geltung des Wahrnehmungsgegenstandes für die Betroffenen bekommt. Die „Interpretationen" der „physiognomisch" verändert erlebten Situation als eigens für sie „hergerichtete, aufgestellte Filmkulisse, Prüfungsszenerie" u.a. stellen danach nämlich eben die Verdeutlichung des in der Wahnstimmung erst undeutlich anklingenden Eigenbezuges dar und machen so gesehen nichts anderes als die zwangsläufigen strukturgebundenen Charakteristika einer eindeutig subjektzentristisch gegebenen Wahrnehmungswelt aus. Auf der dritten Wahnwahrnehmungsstufe tritt dann zu den Anmutungserlebnissen mit deutlicher Eigenbeziehung noch die „Offenbarung" der bestimmten Bedeutung solcher „Inszenierungen", die Aufdeckung ihres „wozu" im Sinne einer genauen Identifikation der „Drahtzieher" und des mit der Umweltveränderung verfolgten Beeinträchtigungszweckes hinzu. Der besondere Inhalt solcher abschließenden Konkretisierungen geht dabei nach der Basisstörungstheorie — in diesem Punkt wieder mehr den Auffassungen von Janzarik als denen von Conrad entsprechend — nicht aus sich aufdrängenden Ausdrucksqualitäten der Wahrnehmungsgegenstände, sondern einer psychisch-reaktiv verstehbaren Aktualisierung persönlichkeitseigener, von der jeweiligen Lebensgeschichte geprägter Bedeutsamkeiten hervor. Wenn somit insgesamt wohl ein hohes Maß an Übereinstimmung mit der strukturdynamisch und der gestaltanalytisch konzipierten Reihenanordnung besteht, so kommt die Vorverlagerung der ersten, durch reine Eigenbeziehungserlebnisse („reine Apophänie") bestimmten Wahnwahrnehmungsstufe nach Conrad in die vage Wahnstimmung doch der Eröffnung einer neuartigen Fundierungsdimension gleich. Solange nämlich die Erstmanifestation der Beziehungssetzungen dem Einsatz der Wahnstimmung erlebnismäßig noch eindeutig als ein konsekutiver Entwicklungsschritt nachgeschaltet bleibt, liegt es nahe, auch in den transphänomenalen Aussagebereichen diese Sukzession im Sinne einer interpretativen Ableitung kognitiver Beeinträchtigungen aus emotionalen Veränderungen nachzuvollziehen. So geht nach Janzarik das Versagen der strukturellen — allerdings auch vorauslaufend schon insuffizienten (94, S. 76; 96, S. 123) — Gerichtetheiten und damit zugleich auch des repräsentativen Wahrnehmungsmodus auf die dynamische Unstetigkeit zurück und nach Conrad entsprechend der Verlust jener, an die Befähigung zum „Bezugssystemwechsel" gebundenen „epikritischen Leistungsformen" auf eine dramatische, den „Überstieg" bereits gefährdende Erhöhung der Bodenaffektivität (33, S. 41). Treten jedoch die ersten noch „sphärisch-unbestimmten" (51) Manifestationsweisen der „Eigenbeziehungstendenz" gleich am Anfang der Übergangsreihe auf, dann muß auch mit der Möglichkeit gerechnet werden, daß man in dem kognitiven Versagen eine eigenständige, nicht ohne weiteres auf emotionale Überforderung reduzierbare Störungsdimension vor sich hat. Dementsprechend sieht die Basisstörungstheorie die normalpsychologisch wie selbstverständlich geleistete Desaktualisierung des impressiven Wahrnehmungsmodus oder der ebenso als ein phylo- und ontogenetisch älteres Bzugssystem begriffenen „solipsistisch-ptolemäischen Einstellung" (86, S. 148) durch die Stabilität kognitiver, im Laufe der Lerngeschichte erfahrungsadäquat aufgebauter „Hierarchien von zielgerichteten Reaktionstendenzen" garantiert (86, S. 149). In dem Maße nämlich, in dem diese Hierarchien eine Nivellierung erleiden und damit gleichsam die kognitive Bewertungsmöglichkeit von Reizaspekten nach ihrer Relevanz und Reaktionstendenzen nach ihrer Situationsadäquanz verlorengeht, versagt auch jener Selektionsvorgang, der unangemessene zugunsten angemessener Wahrnehmungsdeutungen unterdrückt. Wenn daher für die Beziehung des wahrgenommenen Gegenstandes auf die eigene Person eine besondere, entwicklungsgeschichtlich früh verankerte Durchsetzungsbereitschaft besteht, werden bei fortschreitender Unterdrückungsschwäche allmählich nicht mehr beliebige, in ihrer Realisierungswahrscheinlichkeit nur mehr angeglichene mit den situationsadäquaten Deutungen konkurrieren, sondern zunehmend eben solche mit Eigenbezug. Diese Herleitung der Eigenbeziehungserlebnisse aus jenem einleitend schon angesprochenen, als „kognitive Grundstörung substruierten Verlust von Gewohnheitshierarchien" (84, S. 24) gehört wiederum den transphänomenal gerichteten Aussagebereichen an, die gerade auch im Hinblick auf einen kritischen Plausibilitätsvergleich erst der Diskussionsteil der vorliegenden Untersuchung befundbezogen weiter verfolgen kann. Festzuhalten bleibt jedoch an dieser Stelle schon, daß hiernach die „Freilegung und pathologische Persistenz der Eigenbeziehungstendenz" (84, S. 28; 86, S. 149) gleichsam eine indirekte phänomenale Ausdrucksform des Hierarchieverlustes repräsentieren und damit nahe an dessen direkte psychopathologische Manifestationsweisen in Form von Basissymptomen herangerückt werden. Das erklärt, warum gewisse flüchtige, sofort wieder korrigierbare Vorankündigungen der Eigenbeziehungserlebnisse im Bonner Untersuchungsinstrument unter der hier nur phänomenologisch gemeinten Bezeichnung „Subjektzentrismus" mit in der Subkategorie der kognitiven Denkstörungen enthalten sind. Verglichen mit den übrigen kognitiven Denkstörungen und darüber hinaus auch allen weiteren Basissymptomen zeichnet sich dieser „Subjektzentrismus" zwar durch eine deutlich komplexere, schon schizophreniecharakteristische Erscheinungsweise aus, die das kognitive Versagen eben nicht mehr direkt defizitär, sondern indirekt nur noch in seinen Freilegungsfolgen zum Ausdruck bringt. Doch liegt es bereits in der Konsequenz des kategorialen Zusammenschlusses, daß auch die defizitäre, mehr oder minder uncharakteristische, eigentliche Basissymptomatik einen Platz in der Wahnwahrnehmungsgenese einnehmen muß, der dem 3stufigen, vom „Subjektzentrismus" und der Wahnstimmung über die zweite zur dritten Wahnwahrnehmungsstufe führenden Übergangsweg noch vorgeschaltet ist. So gesehen macht die Vorverlegung der ersten Wahnwahrnehmungsstufe in eine Basissymtomkategorie hinein in der Tat einen entscheidenden Unterschied ebensowohl gegenüber der strukturdynamisch wie auch der gestaltanalytisch angenommenen Phänomenfolge aus und deutet in der Richtung bereits auf jene weitere, nunmehr darzulegende Fundierungsmodalität hin, die freilich gegenwärtig in der Basisstörungskonzeption noch unverbunden neben dem bislang charakterisierten Übergangsreihenmodell steht.

4.2.1.2 Wahrnehmungsfundierung

Der „Subjektzentrismus" stellt nämlich keineswegs das einzige Phänomen dar, auf das sich die Annahme einer Fundierung der erstrangigen Wahnphänomene durch Basissymptome stützen kann. Wäre dem so, dann ließe sich nur allzu leicht einwenden, daß diese Fundierungshypothese streng genommen gar nicht durch die Aufdeckung neuartiger, bisher noch nicht berücksichtigter, im konventionellen Sinne nicht psychotischer phänomenaler Vorstufen empirisch belegt, sondern lediglich theoretisch durch eine Uminterpretation der ohnehin schon bekannten und auch in allen anderen Übergangskonzeptionen bereits vertretenen Eigenbeziehungserlebnisse als Basissymptomatik begründet worden ist. Denn auch die frühesten, reinen, sphärisch-unbestimmten und rasch wieder korrigierbaren Manifestationsweisen des Eigenbezuges heben sich eben aufgrund ihre komplexen, schizophreniecharakteristischen Gepräges doch schon zu deutlich von den übrigen kognitiven Denkstörungen ab, als daß man durch ihre Ermittlung am Anfang der Übergangsreihe allein den Basissymptomcharakter der Ausgangserfahrungen bereits für zwingend genug erwiesen halten könnte. Daher ist es von um so größerer Bedeutung, daß Huber u. Gross auch anderen Basissymptomen eine Fundierungsfunktion im Hinblick auf Wahnwahrnehmungen und wahnhafte Personenverkennungen beigemessen haben, die nach den symptomatologischen Ordnungsgesichtspunkten des Bonner Untersuchungsinstruments ebenfalls unter die Hauptkategorie der kognitiven Störungen fallen. Gemeint sind jene, in der Subkategorie kognitiver Wahrnehmungsstörungen zusammengestellten und erstmals schon 1972 (46) ausführlich als sensorische Störungen beschriebenen, wiederum selbst wahrgenommenen und als Beschwerde verbalisierten Symptome, von denen nun in der Tat ein jedes ein mehr oder minder uncharakteristisches, höchstens leidlich schizophreniecharakteristisches Erscheinungsbild erkennen läßt und somit keines schon wie der „Subjektzentrismus" eine – wenngleich flüchtige – wahnhafte Qualität besitzt. Die für diese Symptomgruppe ermittelte Fundierungsfunktion wird demgemäß auf den Begriff der Wahrnehmungsfundierung gebracht und so schon terminologisch unverkennbar in die Nachfolge jener beiden Mitteilungen über die Wahnwahrnehmung eingerückt, mit denen Matussek (123, 124) den ganzheitspsychologisch orientierten

Neuansatz der modernen psychopathologischen Wahnforschung nach dem 2. Weltkrieg eröffnet hat. Denn deren Resümee lief eben auf die Annahme hinaus, daß „für den akuten Wahnkranken" die „eigentliche Bedeutung durch das fundiert ist, was er sieht und hört, und nicht durch das, was er weiß" (123, S. 316). Freilich führt diese Vorläuferkonzeption die fundierende Funktion der Wahrnehmungen auf 2 psychologische Bedingungsfaktoren zurück, von denen man nur den zweiten als Ausdruck eines anklingenden, noch mehr transphänomenal hypothetischen, in phänomenaler Richtung nicht weiterverfolgten Wissens um solche Ausgangserfahrungen der Wahnwahrnehmungs- und Personenverkennungsentwicklung betrachten kann, wie sie von Huber u. Gross dann detailliert beschrieben worden sind.

Der erste besteht nämlich auch hier schon in dem „gesteigerten und erweiterten Hervortreten" von überindividuellen Wesenseigenschaften, das wenig später in der umfassenderen Wahnanalyse von Conrad wiederkehrt und — wie gezeigt — in gradueller Abstufung die subjektzentrierte Gegebenheitsweise des Wahrnehmungsfeldes auf den 3 hintereinandergeschalteten Wahnwahrnehmungsstufen (Grade der „Apophänie") plausibel machen soll. Wahrnehmungsfundierung besagt somit im Hinblick auf diesen ersten Bedingungsfaktor nichts anderes, als daß eben das zweite Glied der Wahnwahrnehmungsstruktur, die abnorme Bedeutungszuschreibung, mit einer ausdruckshaft, „sinnlich-physiognomisch" (123, S. 297), anmutungshaft oder impressiv (96, S. 88) veränderten Repräsentanz des jeweiligen Wahrnehmungsgegenstandes in Verbindung steht. Dabei werden die Wahrnehmungsveränderungen nicht etwa wie die unveränderten Wahrnehmungen bei den „wahrnehmungsgebundenen Einfällen" (157, S. 12) oder den „mehr zwanghaften Bedeutungserlebnissen" (123, S. 314) nur als ein „Anlaß" oder „Assoziationsreiz" für die Anknüpfung wahnhaft oder zwanghaft aktualisierter Bedeutungsbestände aus einer vermögenspsychologisch getrennt zu haltenden Dimension des individuell erworbenen Wissens aufgefaßt. Vielmehr soll die abnorme Bedeutung schon dem Wahrnehmungsgegenstand selbst „innewohnen", eben als dessen schließlich vollständig hervorgetretene Wesenseigenschaft, wobei jedoch Matussek klarer als Conrad auch eine Einflußnahme persönlicher Erfahrungen auf die begriffliche Fixierung und Verarbeitung der „primären" Anmutungen von gegenständlichen Ausdrucksqualitäten zu voll konkretisierten Wahnwahrnehmungen eingeräumt hat (124, S. 210). Für ihn kennzeichnet daher die phänomenologisch ausgemachte Zweigliedrigkeit im Sinne von Gruhle (52), K. Schneider (157, 158), Huber (67, 71, 86) u.a. die Wahnwahrnehmungsstruktur „logisch" durchaus richtig und nur „psychologisch" unzulänglich, weil der „sekundäre", schon begrifflich mit individueller Erfahrung verschmolzene Bedeutungsgehalt den Kranken genauso als wahrgenommene Wesenseigenschaft des betreffenden Gegenstandes erscheint (124). Diese erlebnismäßige Einheitlichkeit des strukturell Zweigliedrigen ist indessen auch von der phänomenologischen Analyse von Anfang an berücksichtigt worden (67), so daß sich die neue Einsicht der gestaltpsychologischen Revision genau besehen auf die Veränderung des ersten Wahnwahrnehmungsgliedes, nämlich der Strecke vom Subjekt zum wahrgenommenen Gegenstand beschränkt.

Was weiter die wahnhaften Personenverkennungen anbelangt, so hat die klinisch-psychopathologische Tradition im deutschen Sprachraum sie bei ungetrübter Auffassung und funktionstüchtigem Gedächtnis nach anfänglichen Diskussionen um ihren möglichen Illusionscharakter (167) als eine Sonderform der Wahnwahrnehmungen eingestuft. Insbesondere kommt nach der frühen und auch heute für die deskriptiv-phänomenologische Betrachtungsweise noch repräsentativen Untersuchung von Scheid (151) die fälschlich, wahnhaft zugeschriebene Identität einer abnormen, meist ebenfalls eigenbezüglichen Bedeutung gleich, die ganz wie das zweite Glied einer Wahnwahrnehmung wahrnehmungsmäßig völlig unverändert repräsentierten Personen beigelegt werden soll. Bei dieser Gleichsetzung wundert es nicht, daß die gestaltanalytische Revision des phänomenologischen Wahrwahrnehmungsbegriffs auch die wahnhaften Personenverkennungen mit einbezieht, zumal der Terminus „Wesenseigenschaften" in seiner ursprünglichen Verwendung durch Klages gerade die Ausdrucksqualitäten von Lebendigem betraf. So stellt Conrad dem „Hervortreten" gegenständlicher Wesenseigenschaften ein sich „Vordrängen" physiognomischer Ähnlichkeiten beiseite und führt die wahnhaften Personenverkennungen auf eine Identifikation nach solchen dominant erlebten menschlichen Ausdrucksqualitäten zurück (33, S. 70). Wie in der Wahnwahrnehmungsgenese die Wesenseigenschaften, so sollen hier Ähnlichkeitseindrücke das normalpsychologische, an den „Strukturqualitäten" des Wahrgenommenen orientierte Unterscheiden oder Wiedererkennen derart überspielen, daß ein Unbekannter als Bekannter oder umgekehrt ein Bekannter sich selbst gleichsam unähnlich und damit als Unbekannter erscheinen kann.

Auch der zweite, vom gestaltanalytischen Konzept der Wahrnehmungsfundierung berücksichtigte Bedingungsfaktor wird folgerichtig für Wahnwahrnehmungsentwicklung wie Personenverkennungsgenese gleichermaßen in Rechnung gestellt. Gemeint ist jene, anläßlich der Darstellung der 3 Wahnwahrnehmungsstufen nach Conrad schon erwähnte, ähnlich auch von Janzarik zur Erläuterung des Versagens repräsentativer Wahrnehmungsvorgänge herangezogene und wiederum zuerst durch Matussek psychopathologisch genutzte Annahme einer „Lockerung des natürlichen Wahrnehmungszusammenhangs" (123, S. 302). Von der Zusammenhangslockerung heißt es einmal, daß sie sich zu dem Hervortreten von Wesenseigenschaften parallel vollziehe und von gleicher Wichtigkeit für den Aufbau der erstrangigen Wahnphänomene wie dieser erste, zuvor charakterisierte Bedingungsfaktor sei. Zum anderen aber macht die gestaltpsychologische Analyse auch eine Abhängigkeit des erstgenannten von dem zweiten Bedingungsfaktor deutlich, insofern nämlich „eine natürliche Festigkeit des Wahrnehmungszusammenhanges" das gesteigerte und erweiterte Hervortreten der Wesenseigenschaften ausschließen soll (123, S. 308). In der Tat wäre es offenkundig verfehlt, wollte man in den beiden Bedingungsfaktoren der Wahrnehmungsfundierung 2 voneinander unabhängige, gleich ursprüngliche „Grundtatsachen" sehen, wie das der wiederholte Hinweis auf ihre parallel verlaufende, zeitgleiche Manifestation zunächst nahezulegen scheint. Vielmehr stellt die Zusammenhangslockerung nach den wahrnehmungspsychologischen Prämissen der Gestaltanalyse die Voraussetzung dar, unter der es überhaupt erst zu „einer Dominanz von Wesenseigenschaften und physiognomischen Ähnlichkeitseindrücken über Strukturqualitäten" (33, S. 70) kommen kann. Dem entspricht, daß der Hervortritt solcher Ausdrucksqualitäten – wie gezeigt – die objektive Charakteristik einer in „solipsistisch-ptolemäischer Einstellung" wahrgenommenen Welt ausmachen und somit ähnlich den Anmutungsqualitäten im Sinne von Janzarik erst aus der Entzügelung oder Freilegung eines phylo- und ontogenetisch früher angelegten Bezugssystems resultieren soll. Die Zusammenhangslockerung gibt demnach nichts anderes als die wahrnehmungspsychologische Dimension jenes transphänomenal unterstellten kognitiven Versagens an, zu dem die phänomenalen Manifestationsweisen der Wesenseigenschafts- und Ähnlichkeitseindrucksdominanz wiederum in einem indirekten Verhältnis der konsekutiven Ermöglichung stehen. So gesehen ist es weiter höchst aufschlußreich, daß Matussek, anders als Conrad und im Rahmen der strukturdynamischen Konzeption auch Janzarik, zugleich 2 Phänomene beschrieben hat, in denen die Zusammenhangslockerung nicht mehr nur indirekt, wie in dem sinnlich-physiognomischen, auf dem Wege der Wesenseigenschaftsfreilegung entstandenen Charakter des Wahrnehmungsfeldes, sondern direkt als erlebte Defizienz zum Ausdruck kommt. Das eine besteht in der Detailwahrnehmung und das andere in der sog. „Wahrnehmungsstarre", der abnormen Fesselung oder Bannung eben durch solche Wahrnehmungsdetails (123, S. 305). Diese beiden direkten Manifestationsweisen des kognitiven Versagens in Form einer defizitären Störung des normalpsychologischen Wahrnehmungsvorganges werden im Verlauf der Untersuchung noch im einzelnen zu charakterisieren sein und interessieren hier nur insofern, als sie offenkundig bereits genau auf der symptomatologischen Ebene liegen wie die kognitiven Wahrnehmungsstörungen der Basisstörungskonzeption. Denn die Basissymptomatik der kognitiven Wahrnehmungsstörungen ist eben gleichfalls direkt, im Sinne unmittelbarer selbst erlebter und als Beschwerde verbalisierter Auswirkungen der wahrnehmungspsychologischen Dimension des transphänomenal unterstellten „Verlusts an Gewohnheitshierarchien" zugeordnet, die man durchaus auf eine später noch genau herauszuarbeitende Weise als eine Fortentwicklung des Lockerungskonstrukts auffassen kann. Rückbezogen auf das gestaltanalytische Begriffssystem würde daher zwischen den kognitiven Wahrnehmungsstörungen und den Phänomenen der Wesenseigenschafts- und Ähnlichkeitseindrucksdominanz das gleiche Verhältnis wie zwischen den mehr oder minder uncharakteristischen kognitiven Denkstörungen und dem bereits schizophreniecharakteristischen „Subjektzentrismus" als indirekter Freilegungsfolge des kognitiven Versagens bestehen. Nur konsequent treten denn auch — wie das aus den nachfolgenden Übergangsreihenbeschreibungen und -analysen noch hervorgehen wird — der Detailwahrnehmung und der Wahrnehmungsstarre ähnliche Phänomene mit unter den Einzelitems der Subkategorie kognitiver Wahrnehmungsstörungen im Bonner Untersuchungsinstrument auf. Diese Entsprechung gibt — noch über die dargelegten transphänomenalen Berührungspunkte hinaus — zu erkennen, daß sich die Basissymptomatik der kognitiven Wahrnehmungsstörungen in der Tat als Resultat einer subtil differenzierenden Beschreibung jener defizitären Störungsdimension begreifen läßt, die Matussek mit der Lockerungsannahme bereits anvisiert, jedoch phänomenal nur ansatzweise gekennzeichnet hat. Wenn somit Wahrnehmungsfundierung in der Basisstörungskonzeption das erlebnismäßige Hervorgehen der Wahnwahrnehmungen und wahnhaften Personenverkennungen aus kognitiven Wahrnehmungsstörungen meint, dann bringt diese Bedeutung eine Reihenanordnung zur Geltung, die letztlich durch den gestaltanalytischen Begriffssinn schon vorgezeichnet worden ist. Denn hiernach kommen jetzt die Symptome, die direkt einen defizitären Wahrnehmungsvollzug anzeigen, im Übergang folgerichtig vor jene anderen, von den ganzheitspsychologischen Konzeptionen überwiegend berücksichtigten Phänomene zu stehen, in denen sich die gleiche kognitive Störung nur noch indirekt bemerkbar macht.

4.2.1.3 Spezifikation der Arbeitshypothese

Damit sind die Annahmen der Basisstörungstheorie zum Ausbildungsgang der Wahnwahrnehmungen und der mit diesen Erstrangsymptomen strukturverwandten wahnhaften Personenverkennungen vor dem Hintergrund der neueren psychopathologischen Wahnforschung so weit entwickelt worden, daß sich nunmehr die Arbeitshypothese für den ersten Abschnitt der Untersuchung spezifizieren läßt.

Nach dem Gesagten stehen gewissermaßen 2 verschiedene Modellvorstellungen zur Überprüfung an, von denen die eine nahezu ausschließlich schon wahnhafte Entwicklungsschritte vorsieht, während die andere zwar mehr oder minder uncharakteristische Vorstufen angibt, aber noch ohne Kennzeichnung ihres weiteren Ausbildungsweges bis zu den jeweiligen Endphänomenen hin. Die erste dieser Übergangskonzeptionen wäre eben in der 3stufigen Reihenfolge zu sehen, nach der die Wahnwahrnehmungsentwicklung von reinen Anmutungserlebnissen mit noch undeutlicher Eigenbeziehung ihren Ausgang nimmt und von dort über Anmutungserlebnisse mit verdeutlichter Eigenbeziehung zu Anmutungserlebnissen mit deutlicher Eigenbeziehung und bestimmter Bedeutung weitergeht. Wie gezeigt ist hierin der Ausgangspunkt integrativ konzipiert und deckt neben den Anmutungserlebnissen nach Janzarik definitorisch auch die Phänomene der vagen Wahnstimmung im Sinne von K. Schneider und der ersten Wahnwahrnehmungsstufe nach Conrad mit ab, während die Bestimmung der beiden anschließenden Ausbildungsschritte dann weitgehend den von Conrad für die zweite und die dritte Wahnwahrnehmungsstufe angegebenen Charakteristika entspricht. Den Anschluß an die symptomatologische Dimension der Basissymptome stellt dabei die Auffassung jener ersten, noch undeutlichen, sphärisch-unbestimmten und rasch wieder korrigierbaren Eigenbeziehungen als kognitive Denkstörungen her. Dieser „Subjektzentrismus" läßt freilich bereits ein schizophreniecharakteristischeres Gepräge erkennen und unterscheidet sich auch transphänomenal gesehen von allen übrigen Basissymptomen, insofern in ihm eine entwicklungsgeschichtlich früher entstandene Erlebnismodalität zum Ausdruck kommen soll, die unter den Bedingungen des „Verlust an Gewohnheitshierarchien" freigelegt wird und pathologisch persistiert. Dagegen führt die Annahme einer Wahrnehmungsfundierung die erstrangigen Wahnphänomene in der Tat auf eine mehr oder minder uncharakteristische Erlebnisgrundlage, die der Subkategorie kognitiver Wahrnehmungsstörungen angehört und nach der Theorie eine unmittelbare Auswirkung des kognitiven Versagens darstellt, in Form selbst wahrgenommener und als Beschwerde geklagter Defizienzen eben im wahrnehmungspsychologischen Funktionsbereich zurück. Hier bleibt jedoch die Bestimmung des weiteren Entwicklungsweges auf die Angabe einer „inneren, wesensmäßigen Beziehung" (86, S. 134, 137) der Wahnwahrnehmungen und wahnhaften Personenverkennungen zu kognitiven Wahrnehmungsstörungen beschränkt. Wenn daher das 3stufige Reihenmodell vor allem den Ausbildungsgang vom Eintritt in die Wahnstimmung an detailliert charakterisiert und über den „Subjektzentrismus" hinaus kein eigentliches Basissymptomfundament erkennen läßt, so zeichnet sich die Wahrnehmungsfundierungsannahme gerade umgekehrt durch die differenzierte Beschreibung einer mehr oder minder uncharakteristischen Erlebnisgrundlage aus, deren Übergang aber zu den Endphänomenen keine nähere Kennzeichnung erfährt. Daß diese beiden Symptomentwicklungskonzeptionen bislang noch nicht — gleichsam im Sinne einer wechselseitigen Ergänzung — miteinander verbunden worden sind, hat offenbar in jenen für die Wahrnehmungsfundierung ermittelten Häufigkeitsbefunden seinen Grund. Danach erwiesen sich nämlich auf eine später — anläßlich der Befundvergleiche — noch im einzelnen zu quantifizierende Weise die Wahnwahrnehmungen im Unterschied zu den wahnhaften Personenverkennungen nur selten einmal als eindeutig wahrnehmungsfundiert. Gleichwohl gehen Huber u. Gross von einem in Wirklichkeit höheren Anteil an wahrnehmungsfundierten Wahnwahrnehmungen wie Personenverkennungen aus und rechnen auch damit, daß sich diese Vermutung in zukünftigen, eigens auf eine solche Fragestellung zugeschnittenen Untersuchungen noch bestätigen lassen wird (86, S. 163). Ein derartiges Resultat hätte zweifellos konzeptologische Konsequenzen für die augenblickliche Differenzierung zwischen der Wahrnehmungsfundierung einerseits und dem schon nach K. Schneider „wohl stets" (158, S. 111) zutreffenden Ausbildungsmodell auf der anderen Seite, nach dem die voll ausgeformten Wahnwahrnehmungen nicht voraussetzungslos, sondern aus dem Vorbereitungsfeld der Wahnstimmung heraus entstehen. Wenn sich nämlich die Wahnwahrnehmungen mit einer bestimmten eigenbezüglichen Bedeutung wirklich regelmäßig aus den beiden dargestellten Vorstufen entwickeln, dann würde dies für den Fall ihrer Wahrnehmungsfundierung ja bedeuten, daß auch dann zwischen die kognitiven Wahrnehmungsstörungen und die Endphänomene noch der Ausbildungsweg zuerst über die Wahnstimmung und weiter die zweite Wahnwahrnehmungsstufe eingeschaltet sein muß. Daher wäre von der Ermittlung häufigerer Wahrnehmungsfundierungen zugleich auch der Nachweis von Ausbildungsgängen zu erwarten, in denen die Wahnwahrnehmungsstufung nun in der Tat die wahnhafte Fortentwicklung von Wahrnehmungsstörungserlebnissen darstellt und umgekehrt die Symptomatik kognitiver Wahrnehmungsstörungen diesen bereits schizophreniecharakteristischen Abschnitt der Wahnwahrnehmungsgenese um eine basale, im konventionellen Sinne noch nicht psychotische Erfahrungsgrundlage ergänzt. Je nach der Häufigkeit hätte dann auch die prägnanztypische Reihendarstellung solchen, von den kognitiven Wahrnehmungsstörungen über Wahnstimmung und zweite Wahnwahrnehmungsstufe zu den voll ausgeformten Endphänomenen führenden Entwicklungswegen Rechnung zu tragen durch eine Vereinigung des 3stufigen Ausbildungsschemas mit der Wahnwahrnehmungsfundierung zu einem integrativen Übergangsmodell. So gesehen liegt die Zusammengehörigkeit der beiden bisher noch voneinander getrennt gehaltenen Ausbildungsmodalitäten durchaus schon in jenem Erwartungshorizont, den man aus dem gegenwärtigen Entwicklungsstand der Basisstörungskonzeption ableiten kann. Die offene Frage nach der genauen Beschaffenheit der inneren, wesensmäßigen, mit der Wahrnehmungsfundierungsannahme unterstellten Beziehung zwischen erstrangigen Wahnphänomenen und kognitiven Wahrnehmungsstörungen ließe sich im Falle einer solchen Integrationsmöglichkeit ersichtlich leicht beantworten, soweit sie nämlich den in der 3stufigen Reihenfolge schon detailliert charakterisierten wahnhaften Entwicklungsabschnitt betrifft. Diese Kennzeichnung reicht jedoch von der Seite der Endphänomene her betrachtet lediglich bis zur Wahnstimmung und den initialen Eigenbeziehungserlebnissen herab und wäre daher zur Verdeutlichung der wesensmäßigen Beziehung nur unter der Voraussetzung nutzbar, daß zuvor der erlebnismäßige Rückbezug der ersten Wahnwahrnehmungsstufe auf kognitive Wahrnehmungsstörungen zwingend dargetan worden ist. Hierzu aber, dem ersten und entscheidenden, von den selbst erlebten Defizienzen des normalpsychologischen Wahrnehmungsvollzuges in die Wahnstimmung hineinführenden Übergangsschritt, gibt die Vermutung einer größeren Bedeutung der Wahrnehmungsfundierung für die Wahnwahrnehmungs- und Personenverkennungsgenese der vorliegenden Untersuchung noch keine genauere, arbeitshypothetisch verwendbare Vorzeichnung an die Hand. Eine sehr gut mit den Annahmen der Basisstörungskonzeption vereinbare Feststellung bleibt freilich in diesem Zusammenhang doch noch zu erwähnen, die Süllwold im Rahmen ihrer heuristischen Überlegungen zu der „noch weitgehend ungelösten Frage" (177, S. 36) nach den Beziehungen zwischen defizitären und produktiven Schizophreniesymptomen getroffen hat. Danach können sich nämlich die basalen Wahrnehmungsveränderungserlebnisse derart häufen, „daß sich für den Patienten das Erleben einer Derealisation verfestigt" mit Eindrücken, die „vor allem das Verhalten von Menschen als gespielt und gemacht, deren Ausdrucksverhalten als unnatürlich und theaterhaft" (177, S. 37) erscheinen lassen. Ausgestattet mit einem vollen Realitätsurteil kämen solche Erlebnisweisen nach dem Gesagten zumal dann, wenn der Unnatürlichkeitseindruck die Bedeutung des „für-mich", die eigene Person „Gemachten" bekommt, ersichtlich bereits Phänomenen der zweiten Wahnwahrnehmungsstufe im Sinne von Conrad gleich. Daher wirft diese, allerdings nicht weiter ausgeführte und in ihrem Kontext auch nicht eigens auf das hier interessierende Fundierungsproblem bezogene Feststellung die Frage auf, ob man in dem Übergang zu solchen Derealisationserfahrungen möglicherweise das erlebnismäßige Bindeglied zwischen den sensorischen Ausgangserfahrungen und den initialen Wahnwahrnehmungs- oder Personenverkennungsphänomenen sehen kann.

Insgesamt zeigt die Spezifikation der Arbeitshypothese für den ersten Untersuchungsabschnitt an, daß die Basisstörungskonzeption bislang mit dem 3stufigen Übergangsreihenmodell und der Wahrnehmungsfundierungsannahme zwar 2 klar umrissene Ausbildungsmodalitäten vorsieht, die den unterstellten Generierungsvorgang von erstrangigen Wahnphänomenen durch Basissymptome phänomenologisch faßbar und dadurch einer Überprüfung zugänglich machen. Ihr Verhältnis aber zueinander und eng damit verbunden auch die Beschaffenheit des inneren, wesensmäßigen Rückbezugs der Wahnwahrnehmungen und wahnhaften Personenverkennungen auf kognitive Wahrnehmungsstörungen bedürfen noch der näheren Bestimmung und bezeichnen deshalb 2 Probleme, deren Lösung der weiteren Forschung überlassen bleibt. Wenn somit nunmehr mit der Darstellung des ersten Untersuchungsabschnittes begonnen wird, dann sollen die darin vorgenommenen Übergangsreihendeskriptionen und -analysen über die Triftigkeit der beiden hypostasierten Ausbildungsmodalitäten auf eine Weise Auskunft geben, die zugleich auch einen Beitrag zur Lösung dieser noch offenen Probleme erlaubt.

4.2.2 Vollständiger Übergang bis zur Wahnwahrnehmungsstufe 3

Definiert man den Übertritt auf die dritte Wahnwahrnehmungsstufe streng erst durch jenen Schritt, in dem noch über das „inwiefern" hinaus auch das „wozu" der Eigenbeziehungen wahnhaft beantwortet wird, dann lassen sich zunächst einmal 18 Reihenschilderungen herausgreifen, die zur Demonstration der vollständigen Erlebnissequenz mit typischen Ausgangs- und Zwischenphänomenen geeignet sind. Die Differenzierung in Schilderungen mit oder ohne ein erkennbares zeitliches Intervall zwischen der zweiten und dritten Wahnwahrnehmungsstufe bietet sich dabei als ein erster Gliederungsgesichtspunkt für die hierher gehörigen Erlebnisbeschreibungen und Symptomanalysen an.

4.2.2.1 Übergangsreihen mit erkennbarem zeitlichem Intervall zwischen Wahnwahrnehmungsstufe 2 und 3

Fall 1 (♀, 46 J.) hatte ein ca. 3 Jahre langes Prodrom hinter sich gebracht, bevor ihre Erkrankung allmählich in die zum Zeitpunkt der Untersuchung bereits 2 Jahre unbehandelt anhaltende psychotische Erstmanifestation übergegangen war. Ihr Erlebnisbericht bezieht sich somit auf die Entwicklung der Psychose aus dem Prodrom vor der Erstmanifestation:

„Also ich sah da z.B. auf dieser Nato-Tagung, als ich mit dieser Freundin in London war, da sah ich im Café plötzlich Lichtblitze. Das hat mich unwahrscheinlich verwirrt, ich wußte gar nicht, was das zu sagen hatte. Und da war ich mit ihr unterwegs in London und da sah ich, ein Plakat bewegte sich auf mich zu. Ich hatte das Gefühl, als ob dieses Plakat in mich hineinkrieche. Ich bin noch nie vor einem Bild so erschrocken wie vor diesem Bild. Ich kann es Ihnen gar nicht mal sagen. Es war ein totales Angstgefühl, als wenn mich das anfassen würde. Ganz anders als im Film. Das habe ich eigentlich nur noch erlebt in einem Film in Washington und zwar, das war ein ganz normaler 3-D-Film, was ich unwahrscheinlich toll fand, und da hatten die also die 3-D-Geschichte gemacht, daß sich alles auf einen zubewegt. Das fand ich toll, aber mit dem Plakat, das war völlig anders, wirklich verbunden mit einer totalen Gefahr. Das war also gleich am Anfang und dann kam das mit den Größen und Farben dazu. Ja, auch die Größe meines Mannes hat sich laufend verändert, immer ganz plötzlich."

Dazu der Ehemann: „Also, wenn ich nach Hause kam oder wenn wir spazieren gegangen sind, dann schaute sie mich plötzlich an und sagte, du bist kleiner geworden proportional."

Patientin: „Ich hatte allmählich das Gefühl, daß also die gesamte Umwelt ganz eigenartig wurde, daß ich alles irgendwie anders sah, daß ich auch die Farben der Gegenstände teilweise anders sah. Daß ich einen Baum anschaute, da änderte sich die Farbe von Rosa nach Gelb. Ja, ich bewunderte einen Baum und der veränderte plötzlich die Farbe. Das lief ab wie in einem Film, und dieser Film lief so schnell, daß ich gar nicht alle Veränderungen mitbekommen konnte. Ich dachte, das kann nur ein Phänomen deiner Augen sein. Es mußte natürlich an meinen Augen liegen, daß das alles so wie ein Spiegelkabinett ist oder wie ein Zerrbild oder so etwas ähnliches. Alles irgendwie verschoben, irgendwie verzerrt. Es kam mir immer unwirklicher vor, wie ein völlig fremdes Land. Also wie ein fremdes Land, so etwas hatte ich noch nicht erlebt, daß ich mir Gedanken machte, ob ich wirklich jetzt in diesem Hause bin, ob das mein Haus ist. Die ganze Umgebung kam mir unwirklich vor und das machte mir wahnsinnige Angst. Man kann also sagen, der Start des Ganzen war, was ich Ihnen sagte. Der Start war diese Angstphase, diese Phase der wahnsinnigen Angst, dann kamen erst die Phasen, wo ich überhaupt anfing zu probieren. Ich war einfach in Zweifel geraten, ob das wirklich echt ist. Dann kam also diese Idee, das ist doch alles gar nicht mehr deine alte Umgebung. Ich dachte, selbst dieses Zimmer könnte ja überhaupt nicht dein Zimmer sein. Ja, ich habe die verschiedensten Überlegungen angestellt, ich überlegte, es könnte ja überhaupt nicht unser Haus sein. Irgend jemand könnte mir das als Kulisse einstellen. Eine Kulisse, oder man könnte mir ein Fernsehspiel einspielen. Ich habe überlegt, welche Möglichkeiten es gibt. Dann habe ich die Wände abgetastet, ich habe also überhaupt versucht zu erklären, was überhaupt, was also jetzt noch vorhanden ist und ob sich das tatsächlich bewegt oder nicht. Das konnte eine normale Veränderung sein oder auch eine andere Veränderung oder plötzlich beides, ein plötzlicher Übergang, es konnte eingespielt sein, deswegen kam ich immer wieder auf das Einspielen. Ich probierte es jetzt, ich habe es also probiert. Ich schritt es ab und ging also, versuchte nun festzustellen, ist es unser Haus. Ich habe geprüft, ob das wirklich eine Fläche ist oder, wenn es ein Bild wäre, hätte ich mit der Hand ruhig hinlangen können, aber wenn es kein Bild ist, dann bekomme ich einen Widerstand. Ich dachte also, jemand könnte mich auch irgendwohin gebracht haben und hier wäre jetzt ein Haus, was dem unseren gleicht, oder viel einfacher, ich habe irgendwelche Fotografien aufgenommen, irgend jemand hätte das fotografiert und er stellt es jetzt zusammen und macht jetzt Wände, Wände oder eine Kulisse und ich bilde mir jetzt ein, daß ich mich in dem gewohnten Rahmen bewege und dabei ist es nicht der gewohnte Rahmen. Auch mein Mann war vielleicht gar nicht mein Mann. Ich ging dann mit ihm ins Bad, machte einen Strich dahin, wo mein Mann hinpaßte. Ich stellte ihn das nächste Mal rein, dann war er um soundsoviel kleiner. Dann habe ich das wieder probiert, x-mal. Ich machte einen Strich, dann ging ich raus und ging dann ohne Denken wieder rein und dann war der Strich ein Stück weiter oben. Und so ging das immer weiter, ich machte das auch mit den Büchern, Bildern und Stühlen so. Ich suchte ja einen Fixpunkt zu finden, ja, einen Fixpunkt irgendwo an einer Stelle. Ich hatte solche Bedenken, ich habe gedacht, es hätte auch sein können, jemand hätte mich entführen können und ich könnte mich ganz woanders befinden. Ich versuchte, mich zu orientieren, ich sah die Windrichtung von den Bäumen an, ich dachte, hier müßte irgendwo das Meer sein, also klar, hier muß ein Meer gewesen sein. Zwar, wenn ich meinen Mann zur Arbeitsstelle gefahren habe, habe ich immer wieder gedacht, das kann nicht sein, hier ist die Straße von Troisdorf und ich dachte, das ist Köln-Wahn. Aber die Bäume standen in einer Windrichtung, alles so, als ob hier direkt ein Meer sein müßte. Da weht ja immer der Wind, so daß also die Bäume eine bestimmte Wachstumsrichtung aufweisen. Ich dachte jetzt immer, hier müßte jetzt also das Meer sein, dann bin ich also ausgestiegen und habe geguckt, aber doch nichts gefunden. Ich habe immer weiter ausprobiert, bis mir klar war, du kommst nicht dahinter, das ist alles so perfekt gemacht. Da muß irgendwo ein riesiges Gerät stehen, an dem ich in irgendeiner Form hänge. Eine Maschine oder ein Gerät, man kann das ja auch stromlos machen, über einen Magneten oder induktiv. Ich hatte schon die ganze Zeit das Gefühl, im Mittelpunkt zu stehen, dauernd beobachtet. Ich dachte, du liegst unter einem großen Mikroskop, durch das man dich betrachtet. Das waren dann eigentlich die Endphasen und dann kam eigentlich jetzt die Idee mit den Werksspionen. Irgendwann stand ein Artikel, wieviel Spione oder wieviel Leute auf einen Arbeitsplatz kommen, die also irgendwelche Dinge rauskriegen wollen. Ich war vielleicht aufmerksam geworden, nachdem bei Interatom zusätzlich ein Fall abgelaufen war, und ich war dann der nächste Fall, ja, das war der entscheidende Punkt. Ich habe Physik studiert, ich weiß, daß man Gedächtnismoleküle mit magnetischen Kräften umprogrammieren kann. Ich und vielleicht auch mein Mann sollten mit der Maschine langsam umprogrammiert werden. Man wollte uns dazu bringen, Reaktorbrennstäbe zu stehlen. Dann sah ich beim Tennisspielen jemanden, einen Mann in blond, der trug eine, ja, so eine Art Gummihose. Alle reagierten irgendwie, ich merkte das richtig, alle reagierten, als dieser Mann reinging, und ich schaute mir den an, und alle waren irgendwie nicht ganz glücklich, daß ich da hingeguckt hatte. Das bedeutete für mich, der hat was mit der Magnetmaschine zu tun, ist einer von den Spionen. Ich hatte dann auch den Eindruck, daß im Haus, das hinter uns lag, das Licht immer ausgegangen ist, und die haben einen Bürobau. Auch bei uns machte ständig jemand das Licht an und wieder aus. Richtig das elektrische Licht, das ist also laufend der Fall gewesen. Das konnte keine Feuchtigkeitsgeschichte sein, kein Kurzschluß. Das habe ich dann schon ausgestellt, ich habe sämtliche elektrische Einrichtungen ausgemacht. Das ging immer wieder aus und ging wieder an, und ich hatte also das Gefühl, daß jemand in meiner Nähe ist, ich hörte mindestens 3mal an diesem Tag die Gartentüre gehen und sich wieder schließen, und ich sah niemanden; auch Schritte am Haus vorbeigehen, ich dachte, da wird die Maschine bedient. Also, wie das weitergegangen ist, kann ich gar nicht sagen. Dann habe ich als erstes etwas geworfen. Ich wollte das Gerät unbedingt finden und zerstören. Ich habe die Bücherwand heruntergerissen, das Telefon zerschlagen, Bilder zertrümmert, alles mögliche aus dem Haus geholt und weggeworfen."

Unterzieht man diese Erlebnissequenz der geplanten Symptomanalyse, dann machen offenkundig plötzliche Lichtblitze, abrupte Bewegungen von Gegenständen auf die Patientin zu, flüchtige Verkleinerungsbeobachtungen am Ehemann wie am häuslichen Mobiliar und Wahrnehmungen von Verschiebungen, Verzerrungen und Farbveränderungen an den Gegenständen zu Hause und in der Natur die von vorneherein angstvoll registrierten Anfangserfahrungen aus. Solche Phänomene gehören nach den symptomatologischen Kriterien der Basissymptomskala sämtlich der sensorischen Dimension kognitiver Störungen an, die in 11 einzelne Symptomgruppen weiter unterteilt worden ist. Darunter enthält die zweite (C.2.2) auch Photopsien und die dritte (C.2.3) ebenfalls neben anderen Phänomenen Mikro- und Makropsien, Metamorphopsien, Metachromopsien und Scheinbewegungen feststehender Wahrnehmungsobjekte. Somit besitzt in der Tat eine jede der geschilderten Ausgangserfahrungen unter den kognitiven Wahrnehmungsstörungen eine genaue phänomenale Repräsentanz, die Lichtblitze in den Photopsien, die Bewegungserlebnisse in den Scheinbewegungen, die Größenveränderungen in der Mikropsie, die Form- und Farbveränderungen schließlich in den Metamorphopsien und Metachromopsien. Diese offenbar nacheinander zu einer komplexen Wahrnehmungsveränderung zusammengetretenen Basissymptome sind es, die schließlich die umgebende Wirklichkeit unter zunehmender Angstentwicklung so erscheinen lassen, als werde sie durch einen „Zerrspiegel" oder ein „Spiegelkabinett" reflektiert. Erst dadurch verliert sie allmählich ihre Vertrautheit und wird der Patientin fremd, so daß hier die Derealisation als das nächste symptomatologisch identifizierbare Reihenglied sichtlich aus sensorischen Störungen resultiert, mit denen sie im Bonner Untersuchungsinstrument denn auch als die letzte und komplexeste Erlebnisweise unter der Subkategorie kognitiver Wahrnehmungsstörungen (C.2.11) zusammengeschlossen ist. Dieses Entfremdungserlebnis steht danach zu den vorausgelaufenen Basissymptomen wie ein folgerichtiger Gesamteindruck, der alle einzelnen, an der Umgebung bemerkten Veränderungen zu einem übergreifenden Unwirklichkeitseindruck integriert. Dabei zeigt die Formulierungssequenz von der Bemerkung: „das kann nur ein Phänomen deiner Augen sein", über die Eindrucksbeschreibung: „wie ein völlig fremdes Land", zur Feststellung: „ich war einfach in Zweifel geraten, ob das wirklich echt ist", subtil die einzelnen Schritte der Erlebnisabwandlung an. Denn der Übergang von der ersten zur zweiten Formulierung bringt offensichtlich bereits eine richtungsweisende Verlagerung des Erlebnisschwerpunktes zum Ausdruck, die vom Bewußtsein der subjektiven Täuschungsmöglichkeit zum Eindruck einer objektiven Veränderung im Modus des „als ob" hinführt. Sie vollzieht sich Hand in Hand mit einem durch den Zusammentritt mehrerer Wahrnehmungsstörungserlebnisse wohl geförderten Generalisierungsprozeß, in dem die Steigerungsfolge der Veränderungs-, Fremdheits-, Unwirklichkeits- und Unechtheitseindrücke aus ihrer ursprünglichen Bindung an einzelne, sensorisch umschriebene Ausgangserfahrungen herausgelöst, verselbständigt und dadurch zugleich auf mehr oder weniger das gesamte Wahrnehmungsfeld übertragen wird. Die dritte der Formulierungen in der herausgegriffenen Sequenz gibt dann zu erkennen, daß die Aufdringlichkeit dieser Eindrücke nunmehr den in der Derealisationserfahrung noch enthaltenen Vorbehalt des „als ob" überwältigt hat. Die Umgebung erscheint nicht mehr nur „wie ein fremdes Land", als ob sie nämlich verändert, fremd, unwirklich und schließlich unecht sei, sondern kommt bereits unter den Verdacht der tatsächlichen Unechtheit zu stehen. Mit ihm ist der entscheidende Wendepunkt erreicht, an dem der Eintritt in den Wahn beginnt, wo aus dem bis dahin die kognitiven Wahrnehmungsstörungen begleitenden Angstaffekt eine Wahnstimmung erwächst. Denn von nun an stimmt etwas nicht und liegt schon mit einem bedrohlichen Bezug auf die Patientin in der Luft, das erst nach einer langen „Probierphase" zu einer bestimmten Bedeutung konkretisiert werden kann. Allerdings ist mit der Wahnstimmung nahezu gleichzeitig auch die 2. Wahnwahrnehmungsstufe nach Conrad schon erreicht, weil auf den unbestimmten Zweifel an der „Echtheit" sofort die Annahme einer kulissenhaft „aufgestellten" oder wie im Film „eingespielten" Wirklichkeit folgt. Bezieht man diese „Erklärungen" der Patientin auf ihre Ausgangserfahrungen zurück, dann kommt hier gleich am Anfang eine bedeutsame Parallele zu den Beeinflussungserlebnissen zum Vorschein, die es für den weiteren Gang dieser Übergangsreihenuntersuchung festzuhalten gilt. Denn die „Aufgestelltheits-, Eingestelltheits- oder Eingespieltheits-" Möglichkeit soll ja doch jene angstvoll erlebte Befremdlichkeit plausibel machen, die ihrerseits auf den geschilderten Veränderungen in der optischen Repräsentanz der Außenwelt beruht. Demnach geschieht hier auf der 2. Wahnwahrnehmungsstufe offenbar letztlich gar nichts anderes, als daß eben diesen anfänglichen Veränderungen der Gegebenheitsweise der Wirklichkeit die Qualität des „Gemachten" im Sinne von K. Schneider (158, S. 136) beigemessen wird. Dabei dürfen die umfänglichen „Probierbemühungen" der Patientin nicht darüber hinwegtäuschen, daß für diese „Gemachtheit" selbst als globale Erlebnisqualität von Beginn ihres Auftretens an eine volle Wahngewißheit besteht. Nur das genaue „wie", „warum" und „wozu" der „Gemachtheit" läßt noch unterschiedliche, unverkennbar durch biographische Erfahrungen nahegelegte Erklärungsmöglichkeiten zu, die man wie die Vortäuschung von Zimmer- und Hauswänden durch zusammengestellte Fotografien oder Bilder im Rahmen einer Filmprojektion auf ihre Richtigkeit hin überprüfen kann. Dabei zeigt der weitgefächerte Umkreis der überprüften Gegenstände an, daß keineswegs nur die „Echtheit" der optisch verändert gegebenen Wahrnehmungsobjekte in Frage steht. Gerade auch solche Bestände der Außenwelt scheinen der Patientin im Sinne deutlicher Eigenbeziehungen „verdächtig" zu sein, deren scheinbar „natürliches" Aussehen die Bestätigung ihrer wahnhaften „Gestelltheitsinterpretation" erschwert. Im Rückblick auf die Ausgangserfahrungen bestätigt dies, daß der Übergang der anfangs noch umschriebenen Wahrnehmungsveränderungserlebnisse in den Gesamteindruck der Derealisation in der Tat eine Generalisierung herbeigeführt und dadurch den nun erfolgten Übergriff des Zweifels an der Echtheit auf das übrige Wahrnehmungsfeld gleichsam vorbereitet hat. So gesehen, sind auch alle die reinen und rasch darauf schon mit deutlichem Eigenbezug versehenen Anmutungserlebnisse durch Wahrnehmungsgegenstände, die keine sensorisch veränderte Repräsentanz erkennen lassen, gleichwohl im Sinne einer indirekten Fundierung auf die kognitiven Wahrnehmungsstörungen am Anfang der Übergangsreihe zurückzubeziehen. Daher wundert es auch nicht, daß die letztlich gefundene, noch deutlicher biographisch geprägte Antwort auf die Frage nach dem „wozu", nach den Zwecken der eigenbezüglich erlebten Umweltmanipulation ebenfalls mit sensorisch ganz unveränderten, optischen und akustischen Einzelwahrnehmungen in Verbindung steht. Mit ihr wird am Ende der langen „Probierphase" die 3. Wahnwahrnehmungsstufe erreicht, auf der nun der Tennisspieler in der Gummihose, Schritte vor dem Haus, das An- und Ausgehen von Lampen der Patientin die Anwesenheit einer mit der elektromagnetischen Umprogrammierung ihrer Person befaßten Werksspionagegruppe signalisiert. Diese nach dem Kriterium der Zweigliedrigkeit voll ausgeformten Wahnwahrnehmungen lassen somit zwar wiederum, genau wie ein Großteil der vorausgelaufenen Eigenbeziehungen schon, keinen direkten Zusammenhang mit den basalen Wahrnehmungsveränderungen erkennen. Doch nimmt ihre bestimmte Bedeutung unverkennbar als Bestätigung und Konkretisierung auf jene „Gestelltheitsqualität" Bezug, die sich ihrerseits erst auf dem Wege über die sensorisch bedingten Verfremdungs- und nachfolgenden Unechtheitserlebnisse über das Wahrnehmungsfeld ausgebreitet hat. Daher gehört trotz seiner neuerlichen Anknüpfung an sensorisch intakte Einzelwahrnehmungen auch dieser letzte Konkretisierungsschritt noch in den Übergangsreihenzusammenhang mit den initialen kognitiven Wahrnehmungsstörungen hinein.

Vergleicht man die weiteren 9 hierher gehörigen Erlebnissequenzen mit dem nunmehr dargestellten und analysierten Beispiel, dann erweisen sie sich sämtlich durch sehr ähnliche Phänomenfolgen bestimmt.

4.2.2.2 Übergangsreihen ohne erkennbares zeitliches Intervall zwischen Wahnwahrnehmungsstufe 2 und 3

Die erste exemplarische Analyse hat bestätigt, daß die endgültige Konkretisierung des sich mit der Wahnstimmung ankündigenden „etwas" zu einer bestimmten abnormen Bedeutung tatsächlich noch von dem deutlich gewordenen Eigenbezug auf der 2. Wahnwahrnehmungsstufe als ein weiterer, 3. Ausbildungsschritt abgehoben werden muß. Ein wie langes Zeitintervall verstreichen kann, bis sich dem Betroffenen der eigenbezügliche „Gestelltheitscharakter" der umgebenden Wirklichkeit zugleich bestätigt und in seinen genauen Zwecken erschließt, ging dabei aus dem dargestellten Erlebnisbericht klar hervor. Demgegenüber schließt sich in den folgenden Schilderungen die 3. so rasch an die 2. Wahnwahrnehmungsstufe an, daß man kein zeitliches Intervall mehr zwischen dem deutlich gewordenen Eigenbezug und der Konkretisierung zu einer bestimmten abnormen Bedeutung erkennen kann.

Fall 11 (♂, 24 J.) gibt einen Erlebnisbericht, der auf den Übergang eines intrapsychotischen Basisstadiums in eine neuerliche Erstrangsymptomatik während der 3. psychotischen Manifestation seiner Erkrankung zu beziehen ist:

> Er sei wieder unruhiger geworden, das komme wellenförmig. Er kenne die „Zustände" schon. „Die Optik ist dann anders, kräftiger, greller, farbiger, irgendwie genauer. Es wirkt alles etwas intensiver, das Rot ist z.B. etwas stärker und das Blau auch. Alles wirkt stärker auf mich ein. Die Wahrnehmung ist irgendwie klarer und dann plötzlich wieder verschwommener. Hintereinander, fast gleichzeitig, das kann man schlecht beschreiben. Plötzlich bekommen die Farben der Bilder ein fahles Aussehen, und dann treten wieder verschiedenartige farbige Muster vor den Augen auf. Auch die Gesichter der Menschen hier auf der Station sind verzerrt, ihre Gesichtsausdruck ändert sich, irgendwie ganz subtil. Ich bin dann hinaus zum Garten, weil ich das schon kannte. Aber da war schrecklicher Lärm. Ich bin in dem Zustand so lärmempfindlich, höre jedes Geräusch. Auch die Musik hört sich anders an, schriller und schärfer, fährt

einem richtig unter die Haut. Ich versuchte dann wieder, nicht weiter nachzudenken, damit ich nicht weiter in den Prozeß hineinrutsche. Aber das klappt dann nicht, wo man auch hinguckt, sieht alles schon so unwirklich aus. Die ganze Umgebung, alles wird fremd und man bekommt wahnsinnige Angst. Das ganze Bild von der Station ändert sich, irgendwie ist plötzlich alles für mich da, für mich gestellt. Alles um einen bezieht sich plötzlich auf einen selber. Man steht im Mittelpunkt einer Handlung wie unter Kulissen. Ich hatte wieder das Gefühl, ganz woanders zu sein, überhaupt nicht auf der Station. Kein Pflegepersonal, sondern Verfolger, alle Leute machen das Spiel mit. Die Blicke zeigen einem, daß man schon woanders hingebracht worden ist und aufs Schafott geführt werden soll."

Die Ausgangserfahrungen entsprechen einer Kombination aus Verschwommensehen (C.2.1), intensitativen Veränderungen des Farbensehens (C.2.3), Photopsien (C.2.2), Wahrnehmungsveränderungen am Gesicht anderer Menschen (C.2.3) und Geräuschüberempfindlichkeit (C.2.5). Wiederum ist es kein einzelnes dieser Basissymptome, sondern durchweg der gesamte Beschwerdekomplex, aus dem genau wie in den ersten 10 Erlebnissequenzen mehr oder weniger deutlich eine Derealisationserfahrung (C.2.11) mit fließendem Übergang in die Wahnstimmung erwächst. Ebenso nahtlos und rasch wird auch die 2. Wahnwahrnehmungsstufe der deutlichen Eigenbezüglichkeit erreicht. Warum er derart im Mittelpunkt einer unechten, bloß vorgetäuschten, eigens für ihn „inszenierten" Scheinwirklichkeit steht, muß von Dieter W. nicht mehr erkundet und schließlich wie die lange gesuchte Lösung eines Rätsels aufgeschlüsselt werden. Die bestimmte abnorme Bedeutung, vor dem Schafott zu stehen, drängt sich im Gegenteil offenbar gleichzeitig mit dem Mittelpunktserlebnis auf, so daß hier in der Tat der Übergang von der 2. in die 3. Wahnwahrnehmungsstufe nicht als eigenständiger Ausbildungsschritt erkennbar ist. Allerdings weist der Bericht auch den Übergang von der sensorisch bedingten Verfremdung zur Wahnwahrnehmung der Außenwelt als eine Erlebniskette aus, die ihrer intrapsychotischen Manifestation gemäß nicht zum ersten Mal durchlaufen wird. Insbesondere stellt der initiale Beschwerdekomplex für den Betroffenen schon einen bekannten, „eigenartig" von den übrigen Krankheitsäußerungen abgehobenen „Zustand" dar, den man aufgrund seiner erlebnisverändernden und nach den Vorerfahrungen offenbar nur schwer aufzuhaltenden Konsequenzen fürchten muß. Wenn daher die wahnhafte Konkretisierung hier zeitlich mit den deutlichen Eigenbeziehungserlebnissen auf der 2. Wahnwahrnehmungsstufe zusammenfällt, dann läßt sich darin sicher auch ein Wiederholungseffekt sehen, der bestimmte abnorme Deutungsweisen von vornherein leichter verfügbar macht.

Was die weiteren 7, hierher gehörigen Phänomenfolgen betrifft, so sind sie im Grundzug wieder durch die dargestellten und analysierten Beispiele bereits ausreichend charakterisiert. Nur der von Fall 15 gewonnene Bericht weist noch eine phänomenale Besonderheit auf, die am Anfang der Erlebnissequenz steht und somit die Typik der Ausgangserfahrungen selbst betrifft. Hier geht nämlich der wahnhafte Eindruck, einer zu „Testungs"-zwecken arrangierten Scheinwirklichkeit ausgesetzt zu sein, aus einem Beschwerdekomplex hervor, der neben einem überlauten Hören von Geräuschen noch aus den folgenden Erlebnisweisen besteht:

Fall 15 (♂, 48 J.) geht ebenfalls auf Phänomene während eines intrapsychotischen Basisstadiums mit schließlich wiederkehrender Erstrangsymptomatik, hier im Rahmen der 5. Psychosemanifestation, ein.

Seit heute nachmittag nehme er seine Umgebung unwirklich und fremd wahr. Er fühle sich dadurch beunruhigt und bedroht. Wenn er auf die Hand schaue, nehme er die Poren überdeutlich wahr oder er nehme die Maserung auf dem Holz deutlicher als sonst wahr. Er sehe nicht die Dinge, sondern die Feinstruktur der Dinge deutlich. Er habe den gleichen „komischen Zustand" bereits am Samstag und am Sonntag und auch am Mittwoch dieser Woche schon einmal gehabt, aber nicht so schlimm. Wenn er jetzt um sich schaue, auf andere Menschen schaue, so erkenne er diese Menschen zwar, aber er sehe dann auf einzelne Haare zum Beispiel, der Blick sei auf diese Details förmlich fixiert. Oder die Rauhigkeit an der Wand, die mit Farbe erzeugt worden ist. darauf sei der Blick fixiert. Er würde nur diese kleinen Einzelheiten sehen, zum Beispiel auch das Haar, das sich in der Farbe der Wand festgesetzt hat, dort eingetrocknet ist. Dabei habe er seinen Blick unter Kontrolle, er könne überall hinschauen. Wenn er es aber tue, dann fielen ihm ganz gleich, wo er hinschaue, lauter solche „Oberflächenmerkmale" und „winzige Details" der Dinge auf. Man könne ihm solche Zustände auch äußerlich ansehen. Seine Frau sage dann immer: „Jetzt hast du wieder so etwas, ist es dir komisch?" Dadurch, daß die Umgebung unwirklich werde, mustere er sie nämlich desto aufmerksamer. Er schaue dann suchend und forschend an den Gegenständen der sichtbaren Umgebung auf und ab und hin und her, was natürlich auffalle und nach außen hin bemerkbar sei. So schlimm wie heute auf der Station sei der „unwirkliche Zustand" aber nur früher am Anfang seiner Schwierigkeiten mit den Nachbarn schon mal gewesen. Er mustere jetzt alle Kleinigkeiten seiner Umgebung und habe dabei das Gefühl, daß da etwas nicht stimmt. Die anderen hier wüßten offenbar schon darüber Bescheid, denn man rede und lache ja über ihn.

Diese Wahrnehmungsveränderungen sind unter den Phänomenen, die der Gesamtbestand der zur Wahnwahrnehmungs- und wahnhaften Personenverkennungsentwicklung erfaßten Übergangsschilderungen als Ausgangserfahrungen erweist, nur ein einziges Mal, eben durch den vorstehenden Erlebnisbericht, vertreten. Daher müssen, wie die spätere Zusammenstellung aller nachgewiesenen Vorläuferphänomene noch genauer zeigen wird, solche Ausgangserfahrungen als selten gelten, wiewohl gerade ihre Beschreibung am Anfang der folgenreichen, nach dem 2. Weltkrieg aufgenommenen Beschäftigung mit dem Vorbereitungsfeld der Wahnwahrnehmungen stand. Denn offenkundig gibt die Schilderung ja sehr prägnant jene beiden früher schon erwähnten, eng aufeinander bezogenen Wahrnehmungsveränderungen wieder, die Matussek als unverzichtbare Bestandteile in jenem Störungszusammenhang angesehen hat, aus dem heraus der „Vorrang der Wesenseigenschaften" erst seine „wahnkonstitutive" Kraft entfalten kann (123, S. 302). Wenn nämlich hier an Stelle der Dinge ihre Feinstruktur gesehen wird, dann entspricht diese Wahrnehmungscharakteristik genau der „Herausspaltung" sonst bedeutungsloser Einzelheiten, die in der ersten „Untersuchung über die Wahnwahrnehmung" auf eine „Lockerung des natürlichen Wahrnehmungszusammenhanges" zurückgeführt worden ist. Zudem ziehen eben diese übergewichtig hervorgetretenen Wahrnehmungsdetails im Sinne einer „abnormen Fesselung oder Bannung" (123, S. 305) die durchaus steuerbaren und nicht etwa motorisch krampfhaft behinderten Blicke des Patienten an, so daß dieses Beispiel zugleich auch jenen damals auf den Begriff einer „Wahrnehmungsstarre" gebrachten Störungstyp repräsentiert. Die Wahnwahrnehmungsausbildung selbst jedoch nimmt hier nicht oder jedenfalls nicht erkennbar den von Matussek und Conrad vorgezeichneten Weg, nach dem die konkretisierte Wahndeutung schließlich aus einer der zunehmend dominant gewordenen und unter den Bedingungen der „Wahrnehmungsstarre" zuvor möglicherweise schon „eingerahmten Wesenseigenschaften" (123, S. 306) stammt. Denn die abnorme

Bedeutung einer mit Bloßstellungsabsichten betriebenen Testung knüpft nicht direkt an die vorausgegangenen Detailwahrnehmungen an und läßt auch keinen inhaltlichen Zusammenhang mit dem wahrgenommenen Lachen und Gerede in der Stationsumgebung erkennen, den man zwanglos im Sinne einer hieraus entnommenen „Wesenseigenschaft" interpretieren könnte. Der „Lockerung des natürlichen Wahrnehmungszusammenhanges" und der „Wahrnehmungsstarre" kommt hier vielmehr genau der gleiche Stellenwert wie den durch die bisherigen Analysen herausgearbeiteten kognitiven Wahrnehmungsstörungen zu, unter denen sie demgemäß auch eine genaue phänomenale Entsprechung besitzen in dem Basissymptom der Fesselung (Bannung) durch Wahrnehmungsdetails, dem Einzelitem C.2.9 des Bonner Untersuchungsinstruments. Verbunden mit einer Geräuschüberempfindlichkeit (C.2.4) ruft diese Fesselung durch Wahrnehmungsdetails in dem vorstehenden Fall wieder eine Verfremdung der Umgebung hervor, die auf dem Ausprägungshöhepunkt des „unwirklichen Zustandes" in den angstvoll erlebten Eindruck übergeht, daß mit dieser derart fremd gewordenen Wirklichkeit ein zunächst unbestimmtes und dann wieder rasch zur voll ausgeformten Wahnwahrnehmung konkretisiertes „etwas" nicht stimmt.

4.2.3 Unvollständiger Übergang bis zur Wahnwahrnehmungsstufe 2

Wenn die Konkretisierung zu einer bestimmten abnormen Bedeutung einen eigenständigen, gerade zu Beginn der Erkrankung oft nach langwierigen Aufschlüsselungsbemühungen erst vollzogenen Schritt in der Wahnwahrnehmungsentwicklung ausmacht, dann kann es nicht verwundern, daß der Übergang mitunter gar nicht über die 2. Wahnwahrnehmungsstufe hinausgelangt. Insgesamt 20 unter den hier erfaßten Erlebnissequenzen geben Beispiele für einen derart unvollständigen Durchlauf der Übergangsreihen zu Wahnwahrnehmungen ab. Dabei läßt dieses Kontingent seinerseits eine weitere Aufteilung zu, die von den Erlebnissequenzen bis zum Eintritt deutlicher Eigenbeziehungen noch einmal solche Schilderungen trennt, an deren Ende der Betroffene nicht nur weiß, „daß", sondern auch „inwiefern" ihm der wahrgenommene Gegenstand „gilt". Denn Conrad hat zwar dem Ausprägungsgrad, den das „Mittelpunktserlebnis" für die eigene Person („Anastrophé") auf der 2. Wahnwahrnehmungsstufe erreicht, die Antwort auf das „inwiefern" im Sinne einer „aufgestellten", „eingespielten", auf vielfältige Weise „inszenierten" und somit insgesamt „gemachten" Gegenständlichkeit („Apophänie") als zwangsläufige Korrespondenz in ein und derselben Erlebnisstruktur gegenübergestellt (33, S. 79). Doch liegt offenbar auch vor solchen Erlebnissen schon ein Ausprägungsgrad, den man gemessen an der Deutlichkeit der Eigenbeziehungen der 2. Wahnwahrnehmungsstufe zurechnen muß, so daß die Antwort auf das „inwiefern" bereits einen ersten, noch allgemein gehaltenen Bestimmungsschritt im Übergang zur 3. Stufe repräsentiert. Diese unter Verweis auf die definitorischen Modifikationen durch Huber u. Gross (86, S. 84) früher schon angedeutete Differenzierbarkeit wird durch die folgende Darstellung bestätigt, wobei der Einbezug der „Gemachtheitserlebnisse" in die 2. Wahnwahrnehmungsstufe allerdings beibehalten bleibt. In den zunächst mitgeteilten Reihenbefunden wären demnach Phänomenfolgen zu sehen, die gleichsam schon im Verlassen der 2. Wahnwahrnehmungsstufe mit Richtung auf eine volle Konkretisierung begriffen sind, während

4.2.3.1 Übergangsreihen bis zur Antwort auf das „inwiefern" deutlicher Eigenbeziehungen

Fall 19 (♀, 35 J.) charakterisiert mit dem folgenden Bericht „Zustände", die über einen Zeitraum von ca. 1 Woche mit zunehmender Dauer und Intensität aufgetreten und schließlich in die psychotische Zweitmanifestation ihrer Erkrankung eingemündet sind:

> Anfangs sei das „unwirkliche Gefühl" nur kurz dagewesen, habe nur ein paar Minuten angehalten. Trotzdem sei das schon schlimm genug gewesen, sie sei dabei immer schrecklich unruhig geworden und habe Angst bekommen. „Ein quälendes Auf und Ab". Als es dann länger geworden sei, habe sie manchmal gedacht, „das werden jetzt die schlimmsten 1 1/2 oder 2 Stunden deines Lebens". Aber es sei noch viel schlimmer gekommen und habe jetzt zuletzt fast den ganzen Tag über angehalten. Sie könne dann nicht mehr richtig sehen und auch nur noch schlecht hören. Alles verschwimme vor ihren Augen, die Umrisse der Gegenstände und die Gesichtszüge der Menschen. Gleichzeitig höre sie alles von ganz weit weg. Besonders die Stimmen, wenn jemand in ihrer Umgebung spreche, seien dann plötzlich so leise, als kämen sie aus weiter Ferne. Alles in der Umgebung sehe und höre sich dann so fremd und andersartig an, als ob das gar nicht mehr die „richtige Wirklichkeit" sei. Gestern sei das noch schrecklicher gewesen, sie habe die Stimmen ihrer Kinder noch nie so weit weg gehört. Alles sei plötzlich wie ein „böser Traum" gewesen. Sie habe Gegenwart und Vergangenheit nicht mehr auseinanderhalten können und gemeint, alles laufe „rückwärts" in die eigene Vergangenheit zurück. Die Situationen seien ihr abwechselnd so vorgekommen, als habe sie alles schon einmal erlebt, und dann wieder „unheimlich fremd". Sie sei dann noch weiter in das „Traumgefühl" hineingeraten und habe gemeint, „das alles hier ist doch gar nicht wahr". Sie habe sich zum Beispiel gefragt, „ist die Frau, die jetzt sich so bückt, eigentlich echt?" So sei es ihr mit vielen Kleinigkeiten und Verhaltensweisen auf der Station gegangen. Das Verhalten der Mitpatienten, Pflegekräfte und Ärzte sei so „unnatürlich", so „unecht", regelrecht „vorgespielt". Da sei klar gewesen, daß man ein „Spiel" mit ihr treibe und sie die „Hauptrolle" spiele. Alle hätten Bescheid gewußt und mitgemacht. Als ein Mann in einem Rollstuhl sie gebeten habe, seine Jacke zusammenzufalten und in einen Korb zu tun, habe sie gewußt, „das war ein Test". „Auch als die Schwester mir vorschlug, die Blumen zu gießen, war das ein Test". Von jedem, der auf die Station gekommen sei, habe sie gemeint, daß er sie testen wolle. Selbst das Essen habe eine „Testung" für sie dargestellt. Sie sei fast „wahnsinnig" geworden vor Angst, weil sie nicht begriffen habe, was das sollte. Sie habe an irgendeine Veränderung ihrer Persönlichkeit gedacht, aber nicht gewußt in welcher Weise und warum.

Die Erlebnissequenz bestätigt zunächst einmal die bislang durchgängig aufgewiesene Schrittfolge, nach der aus unterschiedlichen Kombinationen von kognitiven Wahrnehmungsstörungen eine umfassende Derealisationserfahrung mit fließendem Übergang in die „ganzheitlich primäre Wahnsituation" (86, S. 79) erwächst. Dabei durchläuft der Wirklichkeitsverlust wieder erkennbar den Erlebnismodus des „als ob" und geht anschließend noch eine Verbindung mit Déjà-vu-Qualitäten ein, bevor es mit zunehmender Ausprägung des „unwirklichen Gefühls" zum Zweifel an der Echtheit der Umgebung kommt. Wiederum teilt sich die ursprünglich wahrnehmungsfundierte Unechtheitsqualität rasch weiteren, sensorisch ungestörten Einzelbeobachtungen mit und ruft auf diese Weise eine Vielfalt von Eigenbeziehungen hervor, die ihrerseits zum

Gesamteindruck einer „Testung" oder eines „Spiels" zusammengefaßt wird. Das „wozu" jedoch, die genauen Zwecke dieses auf die eigene Person als Mittelpunkt bezogenen Arrangements bleiben auf quälende Weise undurchsichtig, so daß hier in der Tat die Konkretisierung zu einer bestimmten abnormen Bedeutung fehlt. Im Blick auf die Typik der Phänomene, die in diesen Reihen aufeinanderfolgen, macht somit der ausbleibende Übertritt auf die 3. Wahnwahrnehmungsstufe den einzigen Unterschied gegenüber den zuvor exemplarisch dargestellten, vollständigen Erlebnissequenzen aus. Doch bleibt neben der eng mit der Derealisation verbundenen Déjà-vu-Qualität noch eine phänomenale Besonderheit zu erwähnen, die den Kreis der Ausgangserfahrungen betrifft. Von Fall 19 wird nämlich erstmals unter den bislang dokumentierten Schilderungen über ein leiseres Hören von Geräuschen und vor allem Stimmen in der Umgebung berichtet, das zusammen mit einem Verschwommensehen (C.2.1) den initialen Beschwerdekomplex bestimmt und den Basissymptomen der Intensitätsminderung von Gehörwahrnehmungen (C.2.5) zuzurechnen ist. Im übrigen folgen die weiteren, von Fall 20–26 zur Wahnwahrnehmungsausbildung geschilderten und aufgrund ihrer Unvollständigkeit hierher gehörigen Phänomenreihen genau dem exemplarisch angegebenen Muster und gehen auch in ihren jeweiligen Ausgangserfahrungen nicht über den bisher umrissenen Kreis von sensorischen Basissymptomen hinaus.

4.2.3.2 Übergangsreihen bis zu deutlichen Eigenbeziehungen

Insgesamt 12 (von Fall 27–38) zur Wahnwahrnehmungsausbildung gewonnene Reihenschilderungen erreichen zwar die Stufe deutlicher Eigenbeziehung, lassen aber an ihrem jeweiligen Ende noch keinerlei Wissen darum erkennen, „inwiefern" der wahrgenommene Gegenstand den Betroffenen „gilt". Dabei machen durchweg Blicke, Äußerungen und sonstige Verhaltensweisen anderer Menschen zu Hause, im beruflichen Alltag und auf der Straße diese eigenbezüglich wahrgenommenen Gegenstände aus, so daß man das gemeinsame Resultat aller Schilderungen in den Eindruck zusammenfassen kann, im Blickpunkt eines unerklärlichen und gerade darum so beunruhigenden, mehr oder weniger allgemeinen Interesses zu stehen. Was weiter die Ausbildung dieser Mittelpunktserlebnisse betrifft, so zeichnen sich die hierher gehörigen Sequenzen wiederum durch ein hohes Maß an Übereinstimmung mit der Schrittfolge aus, die nach den vorausgegangenen Symptomanalysen regelmäßig den Übergang bis zur 2. Wahnwahrnehmungsstufe bestimmt. Die einzelnen Eigenbeziehungen kristallisieren sich nämlich allesamt aus dem Gefühl heraus, daß mit der umgebenden Wirklichkeit „etwas" nicht stimmen kann, weil sie so „unwirklich", „unnatürlich", „unwahr" oder „unecht" erscheint. Diese Qualitäten aber stellen ihrerseits wieder die Zuspitzung jener Erlebnisabwandlung dar, die einen Komplex aus sensorisch veränderten Einzelwahrnehmungen zum Gesamteindruck der Verfremdung des Gewohnten, Bekannten und Alltäglich-Vertrauten zusammennimmt.

Fall 28 (♀, 35 J.) gibt Erlebnisse wieder, die als Ausdruck intrapsychotischer Basisstadien im Rahmen der psychotischen Zweitmanifestation aufzufassen sind.

Sie leide in den letzten beiden Wochen wieder häufiger unter dem „überdrehten Gefühl". Alles, was sie sehe oder höre, werde dann deutlicher aufgenommen, von quälender Intensität. Sie höre dann Geräusche, z.B. ein Knarren des Schrankes, überlaut und sehe die Farben der Gegenstände schärfer und klarer als sonst. Manchmal schwanke ein Gegenstand auch hin und her oder er scheine ihr näher auf sie zugerückt. Alles wirke dann „falsch" und „unecht", auch das Verhalten der Leute im Labor. Sie fühle sich von denen angeschaut und habe den Eindruck, besonders wichtig zu sein und im Mittelpunkt zu stehen.

Fall 29 (♂, 35 J.) nimmt auf Beschwerden beim Übergang eines kurzfristigen Prodroms in die 3. psychotische Manifestation seiner Erkrankung Bezug.

Er habe in den vergangenen 3 Tagen zunehmend damit zu tun gehabt, daß Geräusche von außen überlaut auf ihn einströmten. Ähnlich sei es mit den optischen Eindrücken gewesen, die auch sehr viel stärker seien als sonst. Sowohl Farben als auch Bewegungen träten deutlicher hervor. Die ganze Umgebung habe sich dadurch verändert, sei „fremd" und „unnatürlich" geworden. Er habe Angst bekommen, daß etwas gegen ihn im Gange sei. Am Arbeitsplatz seien Blicke ausgetauscht worden und Bemerkungen gefallen. Die hätten eine besondere Bedeutung für ihn gehabt, die er sich jedoch nicht näher habe erklären können.

Auf die Ausgangserfahrungen in diesen beiden Erlebnissequenzen muß nicht mehr eigens eingegangen werden, weil sie in den bislang analysierten basalen Beschwerdekomplexen schon einmal vertreten waren und den Kriterien des Untersuchungsinstrumentes entsprechend in der späteren Zusammenfassung mit aufgelistet werden.

4.2.4 Übergang zu wahnhaften Personenverkennungen

Die Gründe, die für eine Aufnahme der Übergangsreihenbefunde zum Phänomenkreis der wahnhaften Personenverkennungen in diesen ersten, dem Ausbildungsgang der Wahnwahrnehmungen gewidmeten Teil der Untersuchung sprechen, wurden bereits dargelegt. Danach stellen die wahnhaften Personenverkennungen in einem Großteil der Fälle keine eigenständigen Phänomene, sondern nur eine besondere Form von Wahnwahrnehmungen dar. Diese Gleichsetzung beruft sich zwar zunächst einmal nur auf die Strukturverwandtschaft der wahnhaften Personenverkennungen mit jenen voll ausgeformten Phänomenen, die am Ende der Wahnwahrnehmungsentwicklung stehen. Wenn jedoch diese Endphänomene, wie das die bislang dokumentierten Befunde durchgängig zeigen, das Resultat ganz bestimmter psychopathologischer Übergangsreihen sind, dann wird man auch erwarten dürfen, daß die strukturverwandten wahnhaften Personenverkennungen aus sehr ähnlichen phänomenalen Vorstufen entstehen. In der Tat weisen die durch die folgenden Beispiele charakterisierten Erlebnissequenzen die wahnhaften Personenverkennungen denn auch im Hinblick auf die basalen Ausgangserfahrungen und regelmäßig durchlaufenen Zwischenstufen der Wahnwahrnehmungsentwicklung als eine spezielle Ausprägungsform dieser Wahnsymptomatik 1. Ranges aus. Allein in 10 von den insgesamt 12 hierher gehörigen Befunden traten zudem am Ende der jeweiligen Übergangsreihe die wahnhaften Personenverkennungen nicht allein, sondern gleichzeitig oder im regellosen Wechsel (86, S. 123) mit Wahnwahrnehmungen auf, so daß sich eine jede dieser beiden Phänomengruppen auf das gleiche Feld an Ausgangserfahrungen zurückprojizieren ließ. Dabei knüpften die wahnhaften Personenverkennungen in 8 dieser Reihen an bestimmte, von den begleitenden Ausgangserfahrungen der Wahnwahrnehmungsentwicklung separierbare Basissymptome an, während man in den beiden übrigen Phänomenfolgen mit einer gleichzeitigen Einmündung in Wahnwahrnehmungen und wahnhafte Personenverkennungen keine derart direkte Entwicklungslinie aus dem gemeinsamen Übergangsreihenzusammenhang hervorheben konnte. Auch die 2 verbleibenden Erlebnissequenzen mit einer isolierten Personenverkennungsentwicklung belegen zwar die potentielle Selbständigkeit dieser Übergangsreihen und unterstreichen noch einmal die Besonderheit ihrer direkten Zusammenhänge, deuten aber ebensosehr auch wieder auf die weitreichende Übereinstimmung mit den phänomenalen Bestandteilen und der Schrittfolge des Überganges zu Wahnwahrnehmungen hin.

4.2.4.1 Übergangsreihen zur wahnhaften Verkennung Bekannter als Unbekannte

Fall 46 (♂, 49 J.) bezieht sich in dem folgenden Erlebnisbericht auf den Übergang eines kurzen Prodroms in die psychotische Erstmanifestation:

„In der letzten Woche fing das an. Da kam mein Bruder Ruhmhold von einer Reise zurück. Ich mußte ein paar mal um ihn herumgehen, um ihn überhaupt wiederzuerkennen. Er sah ganz verändert aus. Die linke Gesichtshälfte war irgendwie verzerrt und sein linkes Auge sah so trübe aus. Ich habe ihn gefragt: ‚Was ist los mit Dir, Du siehst ja völlig verändert aus, wie ein fremder Mensch?' Irgendwie hat mich das weiter beunruhigt. Ich wurde das Gefühl nicht los, daß mit ihm irgend etwas nicht stimmt. Es ging so was Befremdliches von ihm aus. Ich bin wieder rauf in sein Zimmer gelaufen und habe ihn noch mal gefragt: ‚Bist Du das? Bist Du wirklich mein Bruder? Zeig mal Deinen Ausweis!' Der Paß stimmte, aber überzeugt war ich immer noch nicht. Ich habe ihm dann in den nächsten Tage immer wieder Testfragen gestellt: wie wir das in der Kindersprache genannt haben, wenn ein Fenster beschlagen war, wie uns unsere Mutter früher immer gerufen hat. Er hat alles richtig gesagt, aber der Zweifel um ihn ließ mich trotzdem nicht los. Für mich war der nicht echt. Dann habe ich gestern plötzlich bemerkt, daß er viel größer geworden war. Er stand riesengroß vor mir, und ich war dagegen plötzlich so klein. Da bin ich dahinter gekommen: Das muß ein Doppelgänger sein. Die haben einen Doppelgänger auf mich angesetzt, damit der mich unauffällig vergiften kann."

Unter allen hier zum Ausbildungsgang der wahnhaften Personenverkennungen erfaßten Erlebnissequenzen zeigt die aus diesem Bericht eruierbare Phänomenfolge am deutlichsten die Gemeinsamkeiten mit der Wahnwahrnehmungsentwicklung an. Die Ausgangserfahrungen werden zunächst durch Wahrnehmungsveränderungen am Gesicht eines anderen Menschen (C.2.3) bestimmt und wenig später durch eine Makropsie (C.2.3) bezogen auf das gesamt Erscheinungsbild dieser gleichen Person ergänzt. Der derart verzerrt und anschließend auch vergrößert Gesehene verliert aufgrund dieser Veränderungen seiner optischen Gegebenheitsweise rasch die Erlebnisqualitäten der Bekanntheit und langjährigen, familiär bedingten Vertrautheit, die er als Bruder für den Betroffenen bis dahin besessen hatte. Damit rufen in dieser Sequenz 2 kognitive Wahrnehmungsstörungen mit jeweils verändernden Auswirkungen auf die optische Repräsentanz einer bekannten Person eine Erlebnisweise hervor, die zwar umschrieben und ihrerseits auf den gleichen anderen Menschen bezogen bleibt, darüber hinaus aber durchaus mit den Derealisationserfahrungen im Ausbildungsgang der Wahnwahrnehmung gleichgesetzt werden kann. Wie dort zumeist eine Kombination aus mehreren, sensorisch fundierten Veränderungen verschiedener Wahrnehmungsgegenstände die bekannte Umgebung mehr oder weniger vollständig so entfremdet erscheinen läßt, als ob sie gar nicht wirklich, sondern unecht sei, so stellt sich hier unter dem Eindruck ganz bestimmter, personenbezogener Wahrnehmungsveränderungen ein Bekannter derart verfremdet dar, als ob er in Wirklichkeit ein Unbekannter sei. Auch der fließende Übergang, mit dem in der Wahnwahrnehmungsentwicklung die Erlebnismodalität des „als ob" verlorengeht und der Unwirklichkeitseindruck mit einem Realitätsurteil versehen wird, findet im Ausbildungsgang der wahnhaften Personenverkennungen offenbar eine Korrespondenz. Denn das sensorisch fundierte Veränderungserlebnis, in dem sich der Bruder wie ein fremder, unbekannter Mann ausnimmt, wird ja auch hier sehr rasch von dem bedrohlich empfundenen Eindruck abgelöst, daß mit der befremdlich veränderten Person tatsächlich etwas im Sinne einer bloß vorgetäuschten Bekanntheit nicht stimmt. Wenn man daher die Unbekanntheitsqualität, so lange sie im Modus des „als ob" verbleibt, als eine umschriebene Derealisationserfahrung begreift, dann wäre in dem nachfolgenden, nicht mehr zerstreubaren Unbekanntheitsverdacht konsequenterweise der Ausdruck einer ebenso umschriebenen, nämlich auf die Wahrnehmung einer bestimmten, bekannten Person bezogenen Wahnstimmung zu sehen. Eine Verdeutlichung allerdings jener Eigenbezüglichkeit, die in dem bedrohlichen Charakter der nun wahnhaft gewordenen Unbekanntheitsqualität zweifellos ebenfalls gelegen ist, gibt diese Erlebnissequenz nicht so klar als einen eigenen weiteren Ausbildungsschritt zu erkennen, wie das für die Übergangsreihen zur Wahnwahrnehmung gilt. Immerhin schließt sich jedoch an den einmal geschöpften Unbekanntheitsverdacht ein Erlebnisstadium an, in dem der Betroffene durch „Testfragen" hinter das „etwas" zu kommen versucht, das mit der als unecht erlebten, im Hinblick auf ihre brüderliche Identität angezweifelten Person nicht stimmt. Diese Versuche gleichen ersichtlich jenen umfassenden „Probier"- oder Überprüfungsbemühungen, die in den zuvor analysierten Erlebnissequenzen mehrfach geschildert wurden und dort jeweils aus einem wahnhaften Zweifel an der Echtheit zahlreicher, verändert wahrgenommener Gegenstände oder Mienen, Gesten und Verhaltensweisen von anderen Personen hervorgegangen sind. Wenn darin nach dem früher Gesagten eben der verdeutlichte Eigenbezug der 2. Wahnwahrnehmungsstufe zum Ausdruck kommt, in dem der Betroffene das Wahrgenommene als eigens für ihn „Aufgestelltes" oder anderweitig „Gemachtes" weiß, dann darf man in den hier gestellten „Testfragen" sicher den Hinweis auf ein ganz ähnlich strukturiertes Erlebnisstadium sehen. Auch für die 2. Wahnwahrnehmungsstufe ließe sich demnach im Ausbildungsgang der wahnhaften Personenverkennungen noch eine Entsprechung ausfindig machen, die in dem dargestellten Beispiel zwischen den vagen Unbekanntheitsverdacht und dessen bestätigende Konkretisierung zur Annahme eines Doppelgängers mit Vergiftungsabsichten eingeschaltet ist. Erst mit diesem Enderlebnis der Sequenz wird dann schließlich jene Phänomenstruktur erreicht, die zu der Auffassung der wahnhaften Personenverkennungen als besondere Wahnwahrnehmungsformen Anlaß gegeben hat. Die wahnhafte Überzeugung, einen Doppelgänger des Bruders vor sich zu sehen, tritt in der Tat zu der Wahrnehmung des Bruders in ein ähnliches Verhältnis, wie es sonst zwischen den bestimmten abnormen Bedeutungen und den Wahrnehmungsgegenständen auf der 3. Wahnwahrnehmungsstufe besteht. Allerdings weist das hier resultierende abnorme Bedeutungserlebnis, mit dem man im übrigen einen Großteil der vor allem in der französischen und angloamerikanischen Literatur unter der Bezeichnung „Capgras-Symptom" (40) geführten Phänomene gleichsetzen kann, eine besonders enge Beziehung zu den vorausgelaufenen Veränderungen im optischen Wahrnehmungsbereich auf. Daß nämlich die Unbekanntheitsqualität des Bruders für den Betroffenen gerade die Bedeutung eines absichtsvollen Ersatzes dieser Person durch einen Doppelgänger annimmt, hat offenbar in der Berücksichtigung physiognomischer Ähnlichkeiten seinen Grund. Die wahrgenommene Physiognomie scheint der des bekannten Bruders immerhin noch in einem so hohen Maß ähnlich zu sein, wie sich das unter allen möglichen bestimmten Unbekannten nur von einem Doppelgänger vorstellen läßt. Dieser Ähnlichkeitseindruck aber geht seinerseits in dem dargestellten Beispiel zweifellos darauf zurück, daß die sensorisch bedingte Veränderung das Erscheinungsbild des Bruders zwar bis zur Unbekanntheitsqualität verfremdet, aber darin doch zugleich auch noch physiognomische Übereinstimmung erhält. Die Veränderungen an Gesicht und in der Größe verstellen gleichsam die wiedererkennende Identifikation nicht total, sondern setzen die optische Repräsentanz nur vom Niveau der vollen Identität mit der vertrauten Physiognomie des Bruders auf den Übereinstimmungsgrad bloßer Ähnlichkeit herab. Wenn somit die Ausgangserfahrungen den Ähnlichkeitseindruck bedingen und dieser wiederum zur wahnhaften Annahme eines Doppelgängers führt, dann gibt diese Erlebnissequenz erstmals eine noch weitergehende Kohärenz zu erkennen, als sie in den dargestellten Übergangsbeispielen zu Wahnwahrnehmungen besteht. Denn dort nehmen die abschließenden Konkretisierungen des wahnhaften Unstimmigkeitsverdachts zu einer bestimmten abnormen Bedeutung zwar ebenfalls auch direkt — und mitunter (Fälle 14 u. 16) sogar nur direkt ohne weitere Generalisierung — genau auf diejenigen Wahrnehmungsgegenstände Bezug, deren sensorische Repräsentanz zuvor durch kognitive Wahrnehmungsstörungen verfremdet worden ist. Der abnorme Bedeutungsgehalt selbst bleibt jedoch unabhängig von dieser sensorisch bedingten Verfremdung, während sie hier auch noch die inhaltliche Bestimmtheit der wahnhaften Personenverkennung prägt. Für den Verkannten kommt eben in dem letzten, das Phänomen voll ausformenden Konkretisierungsschritt gar keine andere als nur die Identität einer solchen Person in Betracht, die zu ihm im Verhältnis der physiognomischen Ähnlichkeit steht. Auf die Funktion des sensorisch bedingten Ähnlichkeitseindrucks im Ausbildungsgang der wahnhaften Personenverkennungen wird anschließend bei der Darstellung von Übergangsreihen zur Verkennung Unbekannter als Bekannte noch einmal zurückzukommen sein. An dieser Stelle bleibt vorerst nur festzuhalten, daß die Verkennung eines Menschen als bestimmte andere Person in der Tat Vorstufen besitzt, die man im Hinblick auf phänomenale Beschaffenheit und erlebnismäßige Abfolge den psychopathologischen Entwicklungsschritten auf dem Wege zu voll ausgeformten Wahnwahrnehmungen an die Seite stellen kann. Auf bestimmte Basissymptome aus dem Kreis der bislang für die Wahnwahrnehmungsentwicklung schon nachgewiesenen Ausgangserfahrungen folgen Erlebnisweisen, die nacheinander einer Derealisationserfahrung und allen 3 Wahnwahrnehmungsstufen entsprechen, wobei hier der Bezugspunkt jeweils umschrieben, nämlich durch die Wahrnehmung einer Person festgelegt bleibt.

4.2.4.2 Übergangsreihen zur wahnhaften Verkennung Unbekannter als Bekannte

Die nachfolgende, auf den zweiten von Pauleikhoff (138) angegebenen Phänomentypus zu beziehende Erlebnissequenz stellt eine direkte Entwicklungslinie in einem

Übergangsreihenzusammenhang dar, der simultan zu wahnhaften Personenverkennungen und Wahnwahrnehmungen führt. Daher trifft die herausgearbeitete Übereinstimmung mit den Ausbildungsstufen der Wahnwahrnehmung für diese Reihe ebenfalls zu und muß in der weiteren Darstellung und Analyse nur noch durch den Entwicklungsgesichtspunkt ergänzt werden, der die umgekehrte Verkennungsrichtung vom Unbekannten zum Bekannten bestimmt.

Fall 50 (♀, 47 J.) nimmt mit dem folgenden Bericht auf den Übergang eines Prodroms in die psychotische Zweitmanifestation Bezug, die wiederum auch durch Wahnwahrnehmungen gekennzeichnet ist:

> Sie habe jetzt eine lange Zeit hinter sich, in der sie Schwierigkeiten gehabt habe, Farben zu unterscheiden. Oft habe sie nur Grautöne gesehen, wodurch sich alles einander ähnlich geworden sei. Die Häuser hätten sich manchmal so ähnlich gesehen, als ob sie vor lauter Fachwerkhäusern gestanden habe. Umgekehrt habe es auch vorkommen können, daß ihr die Farben besonders hell und grell in die Augen gesprungen seien oder plötzlich gewechselt hätten. Eine weiße Gardine habe mit einem Mal tiefrot ausgesehen oder eine braune Tür grün. Die Umgebung sei ihr dann unwirklich vorgekommen, und sie habe gemeint, plötzlich wieder in ihrem Heimatort zu sein. Sie habe scheinbar von früher her bekannte Wege eingeschlagen und sich dabei häufig in den Straßen verlaufen. Auch bei den Leuten auf der Straße habe sie in solchen Zuständen plötzlich rasch wechselnde Farben am Haar und im Gesicht gemerkt. Manche seien ihr dadurch wie ihre alten Nachbarn vorgekommen. Sie habe auf sie zugehen und sie begrüßen wollen und sei sich dann erst kurz vor ihnen stehend wieder unsicher geworden, ob es nicht doch jemand Fremdes sei. Schließlich habe sie gemeint, daß man sie aus irgendeinem Grunde nur nicht mehr kennen wolle. Auch ihr Bruder habe sie geschnitten, als sie ihm auf der Straße begegnet sei. Mit so rotem Gesicht und so hellen Haaren könne der Mann nur ihr Bruder gewesen sein.

Die Ausgangserfahrungen entsprechen Farbveränderungen an Gesicht und Haaren, die mit Phänomenen der Herabsetzung, Intensitätssteigerung und qualitativen Veränderung des Farbensehens (C.2.3) verbunden sind. Ihr erlebnismäßiges Resultat läuft, dem geschilderten Übergang zum ersten Personenverkennungstypus entsprechend, wiederum auf den Eindruck physiognomischer Ähnlichkeiten hinaus, der hier jedoch kein Fremdheitserlebnis für Bekannte, sondern umgekehrt ein Bekanntheitserlebnis für Fremde mit sich bringt. Bezeichnenderweise läßt sich diese Bekanntheitsqualität als Bestandteil eines umfassenderen, die Häuser der Umgebung mit einschließenden Déjà-vu-Erlebnisses verstehen, wie es schon unter den dargelegten Befunden zur Wahnwahrnehmungsentwicklung in insgesamt 3 Fällen mit der jeweiligen Derealisationserfahrung verbunden war. Solche Déjà-vu- oder Déjà-vécu-Gefühle sind genau wie ihr Gegenstück, die Jamais-vu-, -entendu- oder -vécu-Eindrücke, vornehmlich aus den „Dreamy-States" (54) im Rahmen psychomotorischer Dämmerattacken oder Auren bei primärer oder sekundärer „Temporalisierung" (110, 192, 197) hirnorganischer Anfallsleiden bekannt. Auch dort steht ihre Manifestation mit Phänomenen in Zusammenhang, die sensorischen und darüber hinaus auch coenästhetischen, affektiven und zentral-vegetativen Basissymptomen so genau entsprechen, daß Huber (81, S. 109) derartige Epilepsiepsychosen geradezu als paroxysmale schizophrene Basissyndrome mit auto-, somato- und allopsychischen Depersonalisationserfahrungen aufgefaßt hat. Umgekehrt scheint es daher auch legitim, die Erlebnisweisen des Jamais-vu und Déjà-vu zur Erläuterung für die unterschiedlichen Wirkungsrichtungen der hier gefundenen

Derealisationserfahrungen im Vorbereitungsfeld von Wahnwahrnehmungen und wahnhaften Personenverkennungen heranzuziehen. Wenn sich nämlich die Bekanntheitsqualität in der zweiten oben dargestellten Erlebnissequenz in der Tat als ein personenbezogener Aspekt eines Déjà-vu-Eindrucks begreifen läßt, dann muß man konsequenterweise in diesem Phänomen seinerseits eine besondere Ausprägungsweise jener Unwirklichkeitserfahrung sehen, die dort ebenfalls geschildert wird. Die Richtung der später wahnhaften Verkennung wäre demnach auf den Umstand zurückzubeziehen, daß die unwirklich erlebten Gegenstände und Personen der Betroffenen hier so erscheinen, als habe sie sie schon einmal gesehen. Dagegen nehmen sich dann die ganz überwiegend gefundenen Derealisationserfahrungen in der Wahnwahrnehmungsentwicklung und umschrieben auch im Ausbildungsgang der wahnhaften Verkennungen Bekannter als Unbekannte umgekehrt wie Jamais-vu, -entendu- oder -vécu-Erlebnisse aus. Unterscheidet man diesen Charakterisierungen entsprechend 2 Ausprägungsweisen der Derealisation, dann leuchtet ein, daß anstelle der häufigen Fremdheits- und Unbekanntheitsgefühle gegenüber Bekanntem und Vertrautem gelegentlich und mitunter in raschem Wechsel (vgl. Fall 19) auch ein Bekanntheitsgefühl gegenüber Unbekanntem treten kann. Die Gründe dafür, warum es einmal zu Fremdheits- und das andere Mal zu Bekanntheitseindrücken kommt, müssen nach den hier erhobenen Übergangsreihenbefunden eben in den initialen Wahrnehmungsstörungen und der Bekanntheit oder Unbekanntheit jener Gegenstände oder Personen gesucht werden, die dem Betroffenen entsprechend verändert gegeben sind. Am Anfang der Entwicklung von Wahnwahrnehmungen und wahnhaften Verkennungen Bekannter als Unbekannte treffen diese Ausgangserfahrungen offenbar auf etwas Bekanntes und wandeln seine sensorische Repräsentanz derart ab, daß es sich selbst nur noch ähnlich und anschließend dann als Unbekanntes mit unechten, bloß vorgetäuschten Bekanntheitsqualitäten erscheint. Dagegen bezieht sich die gleiche sensorisch bedingte Abwandlung in der zuletzt geschilderten Erlebnissequenz auf etwas Unbekanntes und verleiht ihm ähnliche Züge, wie sie eine bekannte, schon gesehene Umgebung oder eine vertraute, schon oft gesehene Person besitzt. Dabei ist das Déjà-vu- oder -vécu-Phänomen (102, S. 66; 156, S. 2) genau wie die typische, hier mit dem Jamais-vu-Eindruck verglichene Ausprägungsform der Derealisationserfahrung durch eine Erlebnisweise im Modus des „als ob" bestimmt. Diese Modalität kann jedoch, wie schon Jaspers (102, S. 54) im Blick auf schizophrene Prozesse gezeigt hat, ebenfalls verlorengehen, so daß auf dem Wege fließender Übergänge aus dem Déjà-vu-Erlebnis eine volle Wahnbekanntheit (86) erwächst. Ersichtlich schreitet die oben geschilderte Erlebnissequenz genau auf solche Weise weiter fort und läßt damit insgesamt — gleichsam unter umgekehrten Vorzeichen — wieder die gleiche Schrittfolge erkennen, die auch den Ausbildungsgang der wahnhaften Verkennungen bekannter Personen als Unbekannte bestimmt. Wie dort unter Verlust der Realitätskritik auf umschriebene, personenbezogene Entfremdungserlebnisse ein wahnhafter Unbekanntheitseindruck mit anschließender Konkretisierung zur Annahme eines bestimmten Unbekannten folgt, so münden hier die personenbezogenen Vertrautheitserlebnisse in einen wahnhaften Bekanntheitsverdacht ein mit nachfolgender Konkretisierung zur Annahme einer bestimmten bekannten Person. Welche bestimmte abnorme Bedeutung die Bekanntheitsqualität dabei letztlich erhält, hängt wiederum — und bei dieser Verkennungsrichtung noch deutlicher — von den personalen Identitäten ab, auf die der Eindruck physiognomischer

Ähnlichkeiten von vorneherein verweist. Die Unbekannten werden, wie der fremde Mann auf der Straße als Bruder, genau als diejenigen bestimmten Personen verkannt, deren bekanntem Erscheinungsbild ihr sensorisch abgewandeltes Aussehen am meisten gleicht.

Die Aufwertung dieses „Moments der physiognomischen Ähnlichkeit" zum zentralen Gesichtspunkt in der Analyse wahnhafter Personenverkennungen überhaupt, stellt ein weiteres der Verdienste dar, die sich Conrad (33, S. 70) um die psychopathologische Rekonstruktion der einzelnen symptomatologischen Entwicklungslinien im schizophrenen Erlebniswandel erworben hat. Allerdings kommen nach ihm — wie früher schon dargelegt — die physiognomischen Ähnlichkeiten im weiteren Sinne jenen Wesenseigenschaften gleich, für die der gestaltpsychologische Ansatz ein stufenweises „Hervortreten" aus dem Wahrnehmungszusammenhang unter den Bedingungen einer „gelockerten Reizbindung" unterstellt. Analog zur Wahnwahrnehmungsentwicklung, in der dem Betroffenen die abnorme Bedeutung der Wahrnehmungsgegenstände durch die zunehmende Dominanz ihrer Wesenseigenschaften geradezu aufgedrängt werden soll, nötigt in dieser Betrachtungsweise das anwachsende Übergewicht der physiognomischen Ähnlichkeiten zu der wahnhaften Überzeugung, anstelle der wahrgenommenen eine andere, ihr ähnliche Person vor sich zu sehen. Offenkundig ließen sich auch die hier erhobenen Befunde mit solchen Erklärungsversuchen in Einklang bringen, würde darin nicht übergangen, daß die fundamentale Lockerung des Wahrnehmungszusammenhanges selbst schon eine phänomenale Repräsentanz im Ausbildungsgang der wahnhaften Personenverkennungen und Wahnwahrnehmungen besitzt. Anders als Matussek, dem er im übrigen bei diesen gestaltpsychologischen Analysen weitgehend folgt, berücksichtigt Conrad nämlich nicht jene Wahrnehmungsstörungen, in denen diese transphänomenal hypostasierte Lockerungsbedingung unmittelbar zum Ausdruck kommt. Dazu gehören die Phänomene der Detailwahrnehmung und der Wahrnehmungsstarre, die anläßlich der Wiedergabe der von Fall 15 erhobenen Ausgangserfahrungen bereits charakterisiert und mit den ihnen entsprechenden Einzelitems im Bonner Untersuchungsinstrument in Verbindung gebracht worden sind (vgl. S. 70/71). Zwar erlaubt die gestaltpsychologische Auffassung streng genommen keine Differenzierung, die solche Phänomene als direkte und initiale Manifestationsweisen der Lockerung des Wahrnehmungszusammenhanges von dem durch diese Störung erst ermöglichten Hervortreten der Wesenseigenschaften und Ähnlichkeiten im Sinne einer erlebnismäßigen Aufeinanderfolge trennt. Denn die physiognomischen Eigenschaften sollen ja beim Wahrnehmungsakt in einem so fein austarierten Gleichgewicht mit den Strukturqualitäten der Gegenstände stehen, daß jede noch so leichte Lockerung des „Strukturellen" zwangsläufig schon ein entsprechendes Übergewicht des „Physiognomischen" mit sich bringt (33, S. 70). Gleichwohl greift auch Conrad genau besehen auf Erlebnissequenzen nach Art der hier erhobenen Befunde zurück, wenn er etwa ein „eigenartiges Sich-Vordrängen" von Details bei der Wahrnehmung fremder Gesichter für den Eindruck ihrer Ähnlichkeit mit bekannten Physiognomien verantwortlich macht (33, S. 70). In solchen Erläuterungen zur Personenverkennungsentwicklung scheint dann offenbar doch ein Phänomen der strukturellen Lockerung dem Hervortreten physiognomischer Ähnlichkeiten erlebnismäßig vorauszugehen, ohne daß diese Detailwahrnehmung allerdings als eigenständige Ausgangserfahrung festgehalten wird. Gerade hierin, in der Darstellung und Analyse derartiger Ausgangserfahrungen, liegt somit der Gesichtspunkt, mit dem das Resultat der bislang wiedergegebenen Übergangsreihenuntersuchungen über die gestaltpsychologischen Vorgaben hinaus verweist. Dabei läßt sich in der Ergänzung der beiden wenigstens von Matussek berücksichtigten Phänomene durch die weiteren, hier viel häufiger gefundenen Ausgangserfahrungen durchaus eine differenzierende und weiterführende Bestätigung jener Grundannahme sehen, nach der die Wahnwahrnehmungs- und Personenverkennungsentwicklung auf einer fundamentalen Wahrnehmungsstörung beruht. Denn denkt man sich die Lockerung des Wahrnehmungszusammenhanges in das Bezugssystem der modernen Experimentalpsychologie umgesetzt, dann resultiert eine so komplexe und umfassende Störung, daß auch die übrige, unter den Ausgangserfahrungen nachgewiesene Basissymptomatik darauf zurückgeführt werden kann. In diesem später noch detailliert zu entwickelnden Sinne stellen die hier erfaßten kognitiven Wahrnehmungsstörungen dann in der Tat erst die volle phänomenale Repräsentanz der gestaltpsychologisch supponierten Lockerungsbedingung dar. Was weiter die Fortentwicklung zur wahnhaften Personenverkennung betrifft, so machen eben diese direkten Manifestationsweisen der fundamentalen Wahrnehmungsstörung das „Vordrängen von Ähnlichkeiten" plausibel, ohne daß eigens auf das leicht überdehnbare Konstrukt der Wesenseigenschaften zurückgegriffen werden muß. Denn in der sensorischen Gegebenheitsweise von Personen lassen sich ja — wie gezeigt — unschwer Veränderungen vorstellen, durch die ein Bekannter wie ein ihm ähnlicher Unbekannter erscheint, umgekehrt ein Unbekannter ähnliche Züge wie ein Bekannter annimmt oder schließlich ein Unbekannter nicht seinem erwarteten Erscheinungsbild, sondern dem eines anderen Unbekannten gleicht.

4.2.4.3 Übergangsreihen zur wahnhaften Verkennung Unbekannter als andere Unbekannte

Bei der letztgenannten, von Huber u. Gross (86) als dritter Phänomentyp herausgestellten Verkennungsvariante liegt die Strukturverwandtschaft mit den Wahnwahrnehmungen schon allein im Blick auf das jeweils resultierende Endphänomen besonders deutlich auf der Hand. Denn hier werden soeben erst kennengelernte Unbekannte in der Regel als Agenten von solchen Kräften verkannt, die, genau wie in dem gleichförmig wiederkehrenden abnormen Bedeutungserleben der Wahnwahrnehmungen, nach der wahnhaften Überzeugung des Betroffenen mit der Testung, Überprüfung, Überwachung oder anderweitigen Kontrolle der eigenen Person beschäftigt sind. Daher wundert es nicht, daß die zu diesem Phänomentyp gefundenen Erlebnissequenzen in einer noch engeren Verbindung mit zeitgleichen Wahnwahrnehmungsentwicklungen stehen, als sie schon in den bislang geschilderten Reihenschilderungen mit einem gemeinsamen Übergang erkennbar war (vgl. Fälle 11 u. 19).

4.2.5 Erste Zwischenbilanz: Zusammenfassung der Untersuchungsbefunde zur Wahnwahrnehmungs- und Personenverkennungsentstehung

Mit der zuletzt vorgenommenen Entwicklungscharakteristik auch für den dritten Verkennungstypus kann der erste, dem psychopathologischen Entstehungszusammenhang

Tabelle 12. Art und Häufigkeit der Übergangsreihen zu Wahnwahrnehmungen und wahnhaften Personenverkennungen

Übergangsreihen	n = 57	100%
Von kognitiven Wahrnehmungsstörungen bis zu Wahnwahrnehmungen der Stufe 3	18	31,6
Von kognitiven Wahrnehmungsstörungen bis zu Wahnwahrnehmungen der Stufe 2	20	35,1
Von Störungen der rezeptiven Sprache mit oder ohne begleitende kognitive Wahrnehmungsstörungen bis zu Wahnwahrnehmungen der Stufen 2 und 3	7	12,3
Von kognitiven Wahrnehmungsstörungen mit verändernden Auswirkungen auf die optische Repräsentanz anderer Menschen bis zu wahnhaften Personenverkennungen	12	21,0

der Wahnwahrnehmungen und wahnhaften Personenverkennungen gewidmete Teilschritt der Untersuchung als abgeschlossen gelten. Darum empfiehlt es sich, an dieser Stelle eine Art Zwischenbilanz zu ziehen, die den Ertrag aus den bisher ermittelten Übergangsreihenbefunden zu einem aufschlußreichen Gesamtresultat für die hier verfolgte Arbeitshypothese zusammenstellt (Tabelle 12).

4.2.5.1 Ausgangserfahrungen

Ruft man sich angesichts dieser Befunde die eingangs (vgl. Tabelle 11) mitgeteilten Gesamtzahlen der aus der bisher analysierten Erstrangsymptomgruppe von dem hier untersuchten Patientenkollektiv gebotenen Phänomene in Erinnerung, dann muß zunächst einmal festgehalten werden, daß damit für 45 von zusammen 111 (40,5%) Wahnwahrnehmungen und 12 von insgesamt 21 (57,1%) wahnhaften Personenverkennungen ein Entwicklungsgang im Sinne psychopathologischer Übergangsreihen als nachgewiesen gelten kann. Dieses Resultat kommt jedoch nur dann einer ersten, partiellen Bestätigung der Arbeitshypopthese gleich, wenn der am Anfang dieser Übergangsreihen angetroffene Phänomenbestand auch wirklich den symptomatologischen Kriterien des Bonner Untersuchungsinstrumentes entspricht. Denn in phänomenaler Hinsicht gehen die hier zur Überprüfung anstehenden Vorannahmen ja davon aus, daß genau der durch diese Standards definierte Beschwerdekreis die Entwicklung schizophrenietypischer Erstrangsymptome nach sich zieht und eben darum den Namen „Basissymptomatik" verdient. Somit hat der nächste Schritt dieser Befundzusammenfassung zweckmäßigerweise in der Darstellung aller Phänomene zu bestehen, die in den oben aufgelisteten Übergangsreihen als Ausgangserfahrungen aufgetreten sind (Tabelle 13).

Ersichtlich stimmen die angegebenen Ausgangserfahrungen am Anfang der Wahnwahrnehmungs- und Personenverkennungsentwicklung allesamt so vollständig mit der phänomenalen Charakteristik bestimmter Basissymptome überein, daß ihre zusammenfassende Darstellung zwanglos nach den entsprechenden Einzelitems in der Bonner

Tabelle 13. Art und Häufigkeit der in den Übergangsreihen zu Wahnwahrnehmungen als Ausgangserfahrungen erfaßten Basissymptome (geordnet entsprechend den Einzelitems im BSABS für kognitive Denk- und Wahrnehmungsstörungen: C.1 und C.2)

BSABS	Ausgangserfahrungen	Übergangsreihen n = 45	100%
C.1.6	– Störung der rezeptiven Sprache	7	15,6
C.2.1	– Paroxysmales oder phasenhaftes Verschwommen- und Trübsehen	18	40,0
	– Herabsetzung des Sehvermögens bis zur passageren Blindheit	3	6,7
	– Partielles Sehen	6	13,3
C.2.2	– Lichtüberempfindlichkeit, Überempfindlichkeit gegenüber visuellen Reizen	3	6,7
	– Photopsien	11	24,4
	– Geblendetsehen	1	2,2
C.2.3	– Porropsie (Entferntsehen) oder Nahsehen	2	4,4
	– Mikro- und Makropsie	16	35,6
	– Metamorphopsie	5	11,1
	– Veränderung des Farbensehens	16	35,6
	– Farbigsehen	3	6,7
	– Wahrnehmungsveränderungen an Gesicht und/oder Gestalt anderer (inklusive Veränderungen der Gesichts-, Augen- oder Haarfarbe)	16	35,6
	– Wahrnehmungsveränderungen am eigenen Gesicht (Spiegelphänomen) oder Körper	7	15,6
	– Scheinbewegungen von Wahrnehmungsobjekten	10	22,2
	– Doppelt-, Dreifach-, Schief-, Schräg- und Verkehrtsehen	2	4,4
	– Störungen der Schätzung von Entfernungen und der Größen von Gegenständen	2	4,4
	– Auflösung der Geradlinigkeit gegenständlicher Konturen (i.S.v. Knickung, Krümmung, Schlängelung)	3	6,7
C.2.4	– Überempfindlichkeit gegenüber Geräuschen, Lärm und allgemein gegenüber akustischen Reizen	22	48,9
C.2.5	– Veränderungen von Intensität und/oder Qualität von Gehörwahrnehmungen	11	24,4
	– Abnorm langes Haften akustischer Reize	2	4,4
C.2.6	– Intensitative und/oder qualitative Wahrnehmungsveränderungen auf olfaktorischem und gustatorischem Gebiet	6	13,3
	– Taktile Wahrnehmungsveränderungen (i.S. einer Störung der sensiblen Wahrnehmung von Oberflächenstrukturen beim Wahrnehmen von Gegenständen)	2	4,4
C.2.8	Sensorische Überwachtheit	3	6,7
C.2.9	– Fesselung (Bannung) durch Wahrnehmungsdetails	1	2,2

Skala vorgenommen werden kann. Wie das aus den Reihenbeispielen schon entnehmbar war, gehören die derart in ihrer basalen Begründungskraft bestätigten Phänomene ganz überwiegend der Kategorie kognitiver Wahrnehmungsstörungen an. Nur die mit unter den Ausgangserfahrungen gefundene Störung der rezeptiven Sprache fällt aus diesem Funktionsbereich heraus, insofern sie eben nach den Ordnungsgesichtspunkten des Untersuchungsinstruments unter die Rubrik der kognitiven Denkstörungen (C.1) zu stehen kommt. Bedenkt man jedoch die störenden Auswirkungen auf die zwischenmenschliche Kommunikation, die eine solche Erschwernis der Sinnerfassung von gehörter oder gelesener Sprache (C.1.6) mit sich bringt, dann zeichnet sich eine funktionale Gemeinsamkeit für alle hier als Ausgangserfahrungen erfaßten Basissymptome ab. In einem weiteren, auch die kommunikative Dimension mit umfassenden Sinne zeigt nämlich so gesehen eine jede dieser Beschwerden Rezeptionsstörungen an, durch die gerade das gewohnte und alltäglich-vertraute Erscheinungsbild der Außenwelt verändert wird. Diese gemeinsame funktionelle Charakteristik stimmt gut mit dem Bezugspunkt überein, den die resultierende Symptomatik am Ende des jeweiligen Ausbildungsganges erkennen läßt. Denn in den Wahnwahrnehmungen und ihnen gleichwertigen Personenverkennungen sind ja die einzigen Erlebnisweisen 1. Ranges zu sehen, die sich im Sinne einer abnormen Bedeutungszuschreibung ebenfalls auf Bestände der äußeren Wahrnehmungswelt beziehen. Somit geht die schizophrenietypische Symptomatik, soweit sie interpretativ oder verkennend äußere Wahrnehmungsgegenstände betrifft, eben auch genau auf diejenigen Beschwerden aus dem Gesamtbestand der Basissymptomatik zurück, in denen eine abgewandelte Repräsentanz dieser Außenwelt zum Ausdruck kommt. Diese Korrespondenz, nach der die als Ausgangserfahrungen wirksamen Basissymptome dem gleichen psychologischen Funktionsbereich zuzuordnen sind wie die Ansatzpunkte der schizophrenietypischen Enderlebnisse, stellt eine Regelmäßigkeit dar, die der weitere Gang der Untersuchung auch für die Entwicklung der übrigen Erstrangsymptome noch herausarbeiten wird.

Was die Zahlenangaben betrifft, so weisen die hier als Ausgangserfahrungen ermittelten kognitiven Wahrnehmungsstörungen nach der Zusammenstellung in Tabelle 13 eine Häufigkeitsverteilung auf, die man durchaus mit den sonstigen, unabhängig von der Einbindung in psychopathologische Übergangsreihen gegebenen Manifestationsverhältnissen dieser Basissymptome im Gesamtverlauf schizophrener Erkrankungen vergleichen kann. Unter den sensorischen Störungen, die das diesbezügliche Teilkollektiv der Bonn-Studie aus 106 Patienten ebenfalls vornehmlich zu Erkrankungsbeginn, jedoch auch während späterer Stadien noch geboten hat, nehmen nämlich die gleichen Einzelphänomene wie hier die ersten Ränge in der Häufigkeitsreihenfolge ein (46). Wahrnehmungsveränderungen an Gesicht und Gestalt anderer Menschen einschließlich der Gesichts-, Augen- oder Haarfarbe wurden von dieser Gruppe in 28, Phänomene des Verschwommen- und Trübsehens in 19 und solche der Geräuschüberempfindlichkeit in 18 Fällen berichtet, während hier der letztgenannte Störungstypus mit 22 vor dem Verschwommensehen mit 18 und den entsprechenden Veränderungen im Erscheinungsbild anderer Personen mit 16 Schilderungen führt. Nahezu alle weiteren sensorischen Störungstypen ließen auch dort niedrigere Manifestationsraten erkennen, wobei freilich die mit angeführten Phänomene der taktilen Wahrnehmungsveränderungen, der sensorischen Überwachheit und der Fesselung durch Wahrnehmungsdetails unter diesen von Gross u. Huber 1972 mitgeteilten Befunden noch nicht vertreten sind. Nur die Photopsien reichten mit einem Nachweis in 17 Fällen gegenüber 11 hier registrierten Schilderungen an die Häufigkeit der 3 meist gefundenen Phänomene heran, so wie umgekehrt die dort nur von 8 Fällen berichteten Mikro- und Makropsien nach dem vorliegenden Untersuchungsbefund mit 16 Angaben genauso häufig neben den Wahrnehmungsveränderungen an Gesicht und Gestalt anderer Menschen stehen (Tabelle 14).

Dabei belegen die Photopsien in Tabelle 14 den Rang 7 der Häufigkeitsreihenfolge, der nach den Befunden der Bonn-Studie gerade von den Mikro- und Makropsien eingenommen wird, hinter dem dort wie hier jeweils von den Veränderungen der Intensität und/oder Qualität von Geräuschwahrnehmungen besetzten Rang 6. Betrachtet man somit die ersten 7 Ränge zusammen, dann treten an diesen Spitzenpositionen in beiden Häufigkeitsverteilungen, geringfügig gegeneinander versetzt, die gleichen Einzelphänomene auf mit Ausnahme nur der Intensitätssteigerungen und/oder qualitativen Veränderungen des Farbensehens, die hier mit 12 Schilderungen auf Rang 5 erscheinen und nach der Befunderhebung an dem Teilkollektiv der Bonn-Studie keinen der ersten 7 Ränge erreichen, und gegenläufig den Wahrnehmungsveränderungen auf olfaktorischem und gustatorischem Gebiet, die dort Rang 5 mit 14 Fällen belegen und hier nicht unter den 7 häufigsten Phänomenen mit anzutreffen sind. Aus dem Kreis der übrigen, insgesamt durch niedrigere und darum auch nur wenig voneinander differierende Manifestationsraten gekennzeichneten Einzelphänomene verdienen allein noch die Scheinbewegungen von Wahrnehmungsgegenständen besondere Erwähnung, weil sie als Ausgangserfahrung mit immerhin 10 Schilderungen deutlich häufiger auftreten, als das nach ihrer nur vereinzelten Registrierung in der nicht eigens auf diese Fundierungsfunktion abgestellten Voruntersuchung zu erwarten war. Insgesamt sind es 171 von 45 Patienten am Anfang der Übergangsreihen zu Wahnwahrnehmungen geschilderte Einzelphänomene aus der Kategorie kognitiver Wahrnehmungsstörungen, die nach diesem Vergleich 160 entsprechenden, von 106 Probanden unter Bezug auf einen durchschnittlich 20 Jahre währenden Krankheitsverlauf berichteten und ohne Beschränkung auf Übergangsreihenglieder erfaßten Basissymptomen gegenüberstehen. Diese trotz ungleich kleinerer Kollektivstärke, wesentlich kürzeren Verlaufsüberblicks und psychopathologischer Besonderung sogar noch ein wenig höher gelegene Gesamtzahl bestätigt jene Vermutung, die Gross u. Huber anläßlich der originären Beschreibung und konstitutiven Differenzierung sensorischer Störungen schon geäußert haben. Die Einzelphänomene dieser Störungskategorie sind bei gezielter Exploration in der Tat weit häufiger zu eruieren, als das unter den naturgemäß noch nicht speziell darauf ausgerichteten Rahmenbedingungen ihrer Erstuntersuchung möglich war. Daher läßt diese Gegenüberstellung bei der Andersartigkeit der hier verwandten Selektionskriterien und Befunderhebungsmethoden auch streng genommen keinen Vergleich im Hinblick auf die absoluten, für die Einzelphänomene jeweils ermittelten Häufigkeitsraten zu. Was aber die Gesamtbreite des Phänomenbestandes und seine immanenten Häufigkeitsrelationen betrifft, so stellt die weitgehende Übereinstimmung der oben zusammengestellten mit den im Rahmen der Bonn-Studie gewonnenen Befunden doch ein Ergebnis dar, das es an dieser Stelle festzuhalten gilt. Denn hiernach sind es eben keine besonderen, aus dem Gesamtbestand eigens heraushebbare Wahrnehmungsstörungen, die als Ausgangserfahrungen für den Übergang zu Wahnwahrnehmungen und wahnhaften Personenverkennungen wirksam werden, sondern nach Art und Häufigkeit

Tabelle 14. Rangreihe der häufigsten kognitiven Wahrnehmungsstörungen am Anfang der Entwicklung von Wahnwahrnehmungen (WW) im Vergleich zur entsprechenden Rangreihe bei 106 Patienten der Bonn-Studie mit sensorischen Störungen [vgl. (46)]

Übergangsreihen zu WW	n = 45	100%	Teilkollektiv der Bonn-Studie	n = 106	100%
1. Geräuschüberempfindlichkeit (C.2.4)	22	48,9	1. Wahrnehmungsveränderungen (inklusive Farbveränderungen) an Gesicht und/oder Gestalt anderer (C.2.3)	28	26,4
2. Verschwommen- und Trübsehen (C.2.1)	18	40,0	2. Verschwommen- und Trübsehen (C.2.1)	19	17,9
3. Wahrnehmungsveränderungen (inklusive Farbveränderungen) an Gesicht und/oder Gestalt anderer (C.2.3)	16	35,6	3. Geräuschüberempfindlichkeit (C.2.4)	18	17,0
4. Mikro- und Makropsien (C.2.3)	16	35,6	4. Photopsien (C.2.2)	17	16,0
5. Intensitätssteigerungen und/oder qualitative Veränderungen des Farbensehens (C.2.3)	12	26,6	5. Wahrnehmungsveränderungen auf olfaktorischem und gustatorischem Gebiet (C.2.6)	11	10,4
6. Veränderungen von Gehörwahrnehmungen (C.2.5)	11	24,4	6. Veränderungen von Gehörwahrnehmungen (C.2.5)	11	10,4
7. Photopsien (C.2.2)	11	24,4	7. Mikro- und Makropsien (C.2.3)	8	7,5
8. Scheinbewegungen von Wahrnehmungsobjekten (C.2.3)	10	22,2	8. Scheinbewegungen von Wahrnehmungsobjekten (C.2.3) + Doppelt-, Schief-, Schrägsehen (C.2.3) + Auflösung der Geradlinigkeit gegenständlicher Konturen (C.2.3)	8	7,5
9. Spiegelphänomen (C.2.3)	7	15,6	9. Herabsetzung des Sehvermögens bis zur passageren Blindheit (C.2.1)	7	6,6
10. Partielles Sehen (C.2.1)	6	13,3	10. Lichtüberempfindlichkeit (C.2.2)	7	6,6
11. Wahrnehmungsveränderungen auf olfaktorischem und gustatorischem Gebiet (C.2.6)	6	13,3	11. Spiegelphänomen (C.2.3)	5	5,7
12. Metamorphopsien (C.2.3)	5	11,1	12. Farbigsehen (C.2.3)	5	4,7
13. Herabsetzung des Farbensehens (C.2.3)	4	8,8	13. Metamorphopsien (C.2.3)	4	3,8
14. Passagere Blindheit (C.2.1)	3	6,7	14. Intensitätssteigerungen und/oder qualitative Veränderungen des Farbensehens (C.2.3)	3	2,8
15. Farbigsehen (C.2.3)	3	6,7	15. Herabsetzung des Farbensehens (C.2.3)	1	0,9

nahezu die gleichen Phänomene, die auch sonst das unabhängig von der Fundierungsfunktion gegebene Manifestationsprofil dieser Basissymptomkategorie bestimmen.

Das nächste, aus dem Blickwinkel der Arbeitshypothese bedeutsame und aus den vorstehenden Häufigkeitsangaben schon zu folgernde Resultat besteht in dem Nachweis, daß die Wahnwahrnehmungsentwicklung ganz überwiegend von mehreren, im Hinblick auf die erlebnismäßige Begründungsfunktion durchaus als gleichwertig zu betrachtenden Primärerfahrungen ihren Ausgang nimmt. Wie das die exemplarischen Darstellungen und Analysen bereits verdeutlicht haben, erweisen sich dabei die Kombinationsmöglichkeiten nach den hier erhobenen Befunden als außerordentlich breit gestreut.

Dieses Resultat, nach dem nur ausnahmsweise einmal ganz umschrieben ein einzelnes Basissymptom auszureichen scheint, um die psychopathologischen Erlebnisfolgen der Wahnwahrnehmungsentwicklung in Gang zu bringen, kommt nicht überraschend, wenn man die zumeist ganzheitliche Verfassung der primären Wahnsituation bedenkt. Auch an den 4 von 207 Fällen mit Wahnwahrnehmungen im Bonner Krankengut, bei denen Huber u. Gross einen inneren Zusammmenhang der jeweiligen Endphänomene mit Wahrnehmungsveränderungen aufdecken konnten (86, S. 134), zeichnet sich die hier so überwiegend ermittelte Fundierung durch ganze Beschwerdekomplexe aus vornehmlich sensorischen Störungen schon ab.

Für das anfangs, anläßlich der Arbeitshypothesenentwicklung schon erwähnte und später anläßlich der Beschäftigung mit dem Ausbildungsgang der übrigen Erstrangsymptome noch breiter wieder aufzunehmende Stufenmodell der Basisstörungskonzeption bedeutet dies, daß man den darin vorgesehenen Zuwachs an diagnostischer Validität zumindest für die Wahnwahrnehmungsentwicklung in der Regel nicht umschrieben mit einer Abfolge von Einzelphänomenen in Verbindung bringen kann. Der Übergang von Stufe 1 zu Stufe 2 scheint hier weniger durch die Ablösung eines noch gänzlich uncharakteristischen Basissymptoms durch ein ebenso bestimmtes, nun aber schon einigermaßen schizophreniecharakteristisches Einzelphänomen der gleichen Kategorie gekennzeichnet zu sein, als vielmehr durch das Zusammentreten mehrerer, für sich allein genommen z.T. noch uncharakteristischer Ausgangserfahrungen zu einer Kombination, die dann in der Tat zumal im Blick auf die resultierenden Derealisationserfahrungen schon das Validitätsniveau der Stufe 2 besitzt.

Dagegen nimmt sich der Ausbildungsweg der wahnhaften Personenverkennungen sehr viel linearer aus, insofern allein in 8 von den 12 Übergangsreihen zu dieser Phänomengruppe eine einzelne kognitive Wahrnehmungsstörung mit verändernden Auswirkungen auf die optische Repräsentanz anderer Menschen am Anfang der jeweiligen Erlebnisfolge steht (Tabelle 15).

Lediglich die beiden zuletzt angeführten Übergangsreihenbefunde weisen hiernach Beschwerdekomplexe als Ausgangserfahrungen auf, deren Umfang mit dem der überwiegend am Anfang der Wahnwahrnehmungsentwicklung angetroffenen Kombinationsweisen verglichen werden kann, so wie gegenläufig dort nur in 3 der ermittelten Reihen das Initialerleben mit einem einzelnen Basissymptom zusammenfällt. Dabei entsprechen gerade diese Personenverkennungsgenesen mit mehreren Ausgangserfahrungen den Erlebnissequenzen, deren Analyse eine weitreichende Übereinstimmung mit dem typischerweise indirekten Entstehungsmodus der Wahnwahrnehmungen ergeben hat. Der unverkennbare Unterschied in der Breite der Ausgangserfahrungen

Tabelle 15. Art und Häufigkeit der Manifestations- bzw. Kombinationsweisen der als Ausgangserfahrungen wirksamen kognitiven Wahrnehmungsstörungen an den Anfängen der Übergangsreihen zu wahnhaften Personenverkennungen

Manifestations- und Kombinationsweisen der Ausgangserfahrungen	Übergangsreihen n = 12	100%
Wahrnehmungsveränderungen an Gesicht und/oder Gestalt anderer Menschen (inklusive Veränderungen der Gesichts-, Augen- oder Haarfarbe) (C.2.3)	6	50,0
Personenbezogene Mikro- und Makropsien (C.2.3)	2	16,7
Wahrnehmungsveränderungen (inklusive Farbveränderungen) an Gesicht und/oder Gestalt anderer (C.2.3) + Mikro- und Makropsien (C.2.3)	2	16,7
Verschwommensehen (C.2.1) + Photopsien (C.2.2) + Veränderungen des Farbensehens (C.2.3) + Wahrnehmungsveränderungen (inkluvise Farbveränderungen) an Gesicht und/oder Gestalt anderer (C.2.3) + Geräuschüberempfindlichkeit (C.2.4) + Veränderungen von Intensität und/oder Qualität von Gehörwahrnehmungen (C.2.5)	1	8,3
Verschwommensehen (C.2.1) + Partielles Sehen (C.2.1) + Störungen der Entfernungsschätzung (C.2.3)	1	8,3

zwischen Wahnwahrnehmungs- und Personenverkennungsentwicklungen deutet somit bereits auf jene strukturellen Besonderheiten hin, die nach den bisherigen Untersuchungsergebnissen jeweils für den Entstehungszusammenhang der beiden Endphänomene charakteristisch sind. Wenn daher das Augenmerk bis hierher dem gelungenen Nachweis von Basissymptomen als Ausgangserfahrungen und weiter deren näherer Bestimmung nach Art und Umfang galt, so müssen nun noch die Zwischenphänomene, die Schrittfolgen und damit letztlich der Gesamtzusammenhang dieser Übergangsreihen verdeutlicht werden, wie er sich aus den durchgeführten Einzeldarstellungen und -analysen zusammenfassend entnehmen läßt.

4.2.5.2 Zwischenphänomene

Für die Wahnwahrnehmungsentwicklung belegen die entsprechenden Ergebnisse zunächst einmal die Anwendbarkeit des früher dargelegten, von Conrad (33) herausgearbeiteten Übergangsreihenmodells, nach dem den voll ausgeformten Endgliedern regelmäßig 2 Ausbildungsstufen vorausgehen, die man phänomenologisch ebenfalls schon als Wahnwahrnehmungen ansprechen kann. Denn in allen 45 hierzu gewonnenen Reihenschilderungen erweist sich ja — wie exemplarisch gezeigt — der wahnhafte Entwicklungsabschnitt auf zeitlich und phänomenal gut differenzierbare Weise zuerst durch reine und dann im Hinblick auf ihr jeweiliges „inwiefern" schon präzisierte Eigenbeziehungen bestimmt, bevor es am Ende zur vollständigen Konkretisierung auch noch des „wozu" und „warum" im Rahmen der abschließenden abnormen Bedeutungserlebnisse kommt. Dabei fällt der Eintritt in das „ptolemäisch" subjektzentrierte Bezugssystem der Außenweltvergegenwärtigung durchweg mit dem wahnhaften Verdacht zusammen, daß mit der umgebenden Wirklichkeit ein inhaltlich noch nicht faßbares, aber eben schon bedrohlich auf die eigene Person bezogenes „etwas" nicht stimmt. Insofern erübrigt sich ganz im Sinne der von Huber u. Gross (86) vorgeschlagenen Modifikation jene weitere Distinktion, mit der Conrad den reinen Eigenbezug als erste Stufe der Wahnwahrnehmungsentwicklung noch von der Wahnstimmung getrennt gehalten hat. Auch darf die Bestätigung der Dreistufigkeit des wahnhaften Entwicklungsabschnitts, unter Zusammenzug von Wahnstimmung und 1. Wahnwahrnehmungsstufe, nicht so verstanden werden, als schließe sie die transphänomenale Dimension des ursprünglich gestaltpsychologisch konzipierten Übergangsreihenmodells bereits mit ein. Während danach nämlich dem Übergang von der 1. über die 2. zur 3. Wahnwahrnehmungsstufe ein entsprechend graduell zunehmendes Hervortreten gegenstandseigener Wesenseigenschaften zugrunde liegen soll, greift nach den hier ermittelten Ergebnissen die inhaltliche Konkretisierung vielmehr auf persönlichkeitseigene, aus der Lebensgeschichte erwachsene Bedeutungsgehalte zurück. Sie sind es, die den Betroffenen mitunter erst auf dem Wege umfänglicher „Überprüfungs"- oder „Probier"-Bemühungen schließlich „offenbaren", was sich hinter dem anfangs noch unbestimmten und dann auf der 2. Wahnwahrnehmungsstufe schon bis zu den Annahmen der Gestelltheit oder anderweitigen Gemachtheit präzisierten „etwas" der Wahnstimmung an Manipulationsweisen und Beeinflussungszwecken verbirgt. Daß sich die abnorme Bedeutungszuschreibung vor dem Hintergrund der beiden vorausgehenden Wahnwahrnehmungsstufen erlebnisimmanent in der Tat wie eine derart aktiv betriebene Aufklärungs- oder Entschlüsselungsarbeit ausnimmt, geht unter den einzelnen dargestellten und analysierten Beispielen besonders einprägsam aus der von Fall 1 gewonnenen Reihenschilderung hervor (vgl. S. 64–68). Gerade dieser Beleg deutet aber — wie übrigens alle in Tabelle 12 als vollständig ausgewiesenen Reihenbefunde — auch auf jene weiter zurückreichenden, noch vor der Wahnstimmung gelegenen Bezugspunkte für die abschließende Konkretisierungsarbeit hin. Der hier mit der 1. Wahnwahrnehmungsstufe gleichzusetzende, von vorneherein eigenbezüglich ausgelegte Unstimmigkeitsverdacht, daß etwas gegen die eigene Person im Gange sei, stellt danach nämlich selbst schon die Anwendung eines wahnhaften Interpretationsmusters auf die Auswirkungen der zuvor dargelegten Beschwerdekomplexe aus kognitiven Wahrnehmungsstörungen und Störungen der rezeptiven Sprache dar. Diese Ausgangserfahrungen bringen ja jeweils eine plötzliche Abwandlung mit sich, die der äußeren Wahrnehmungswelt eine Reihe ungewohnter, von ihrem üblichen Erscheinungsbild abweichender Züge verleiht und dadurch die situative Komplexität auf verunsichernde und beängstigende Weise erhöht. Wenn sich der Verdacht, daß mit der umgebenden Wirklichkeit etwas nicht stimmt, daher hierauf zurückbeziehen läßt, dann läuft seine bestätigende Konkretisierung durch Wahnwahrnehmungen der Stufe 3 letztlich auf eine zwar wahnhafte, aber gleichwohl „sinngebend erklärende" Reduktion eben dieser vornehmlich wahrnehmungsfundierten Komplexität hinaus (118, 119). Die damit bereits angesprochene Verbindung zwischen Wahnstimmung und Ausgangserfahrungen wird als das entscheidende, die Dreistufigkeit des wahnhaften Entwicklungsabschnitts erweiternde Untersuchungsresultat zur Übergangsschrittfolge sogleich noch weiter zu charakterisieren sein.

Zuvor müssen im Blick auf die bisher genannten Zwischenphänomene erst jene ebenfalls schon über den geläufigen Kenntnisstand hinausgehenden Befunde zur Sprache kommen, nach denen auch zu den wahnhaften Personenverkennungen ein Vorbereitungsfeld gehört, das man phänomenal und in der Stufung durchaus mit dem Übergang zu voll ausgeprägten Wahnwahrnehmungen vergleichen kann. In 10 von den insgesamt 12 hier zu ermittelnden Reihenschilderungen durchläuft der Ausbildungsgang nämlich die gleichen Schritte wie jeweils parallel vollzogene Wahnwahrnehmungsentwicklungen, und auch die Erlebnissequenzen mit einer isolierten Personenverkennungsgenese weisen analog auseinanderhervorgehende Zwischenphänomene auf, deren Unterschied gegenüber den Wahnwahrnehmungsstufen sich lediglich auf ihren umschriebenen Personenbezug beschränkt. Am Anfang des wahnhaften Reihenabschnitts steht danach hier ein wahnstimmungsanaloger Verdacht, daß mit der scheinbaren Bekanntheit oder Unbekanntheit anderer Personen „etwas" im Sinne einer tatsächlichen, jedoch noch nicht konkretisierbaren Unbekanntheit oder Bekanntheit nicht stimme. Darauf folgen Erlebnisweisen in Analogie zur Wahnwahrnehmungsstufe 2, die den personenbezogenen Unstimmigkeitsverdacht bereits zu Annahmen einer vorgetäuschten „falschen" oder getarnten „echten" Identität präzisieren und ebenfalls mit Überprüfungsbemühungen einhergehen können zur „Aufdeckung" der „wahren" Identität und des mit ihrer Verstellung verfolgten Beeinträchtigungszwecks. Erst der Erfolg dieser „Enttarnung" — etwa als Doppelgänger einer bekannten Person mit Überwachungsaufgaben, als bestimmte sich unbekannt gebende Bekannte oder maskierte Verfolger in der Rolle eben (in ihrer scheinbar unverdächtigen Identität) erst kennengelernter Unbekannter — vollendet dann den jeweiligen Verkennungstypus zur endgültigen Phänomenstruktur, in der er den voll ausgeformten Wahnwahrnehmungen der Stufe 3 weitgehend entspricht. Diese Schrittfolge zeigt an, daß auch die wahnhaften Personenverkennungen nicht schon von Anfang an jene bestimmte Bedeutung enthalten, die den als unbekannt verkannten Bekannten und als bekannt oder anderweitig unbekannt verkannten Unbekannten schließlich beigelegt wird. Wie bei der bislang allein auf das volle Ausbildungsniveau bezogenen Strukturverwandtschaft mit den Wahnwahrnehmungen nicht anders zu erwarten, treten die wahnhaften Unbekanntheits- oder Bekanntheitsqualitäten zunächst gleichfalls in Form eines bloßen Unstimmigkeitsverdachts auf, der in der Abfolge von 2 weiteren Ausbildungsstufen erst noch eine bestätigende Präzisierung und inhaltliche Konkretisierung erfahren muß. Somit besitzt das 3stufige Übergangsreihenmodell der neueren psychopathologischen Wahnforschung auch für diesen Phänomenkreis seine Gültigkeit, wobei wiederum zu beachten bleibt, daß die dementsprechende Zwischenphänomenfolge nach den hier erhobenen Befunden nicht schon die ganze Personenverkennungsentwicklung, sondern lediglich deren wahnhaften Abschnitt charakterisiert. Freilich bringen die wahnhaften Identifikationen, um die es bei der inhaltlichen Konkretisierung der Verkennungen neben der weiteren Zuschreibung von Verstellungsabsichten und Beeinträchtigungszwecken vorrangig geht, noch einen weiteren Unterschied gegenüber der Wahnwahrnehmungsausformung mit sich, der eng mit dem Differenzierungsmerkmal des durchgängigen Personenbezugs zusammenhängt. Während nämlich die abnormen Bedeutungserlebnisse der 3. Wahnwahrnehmungsstufe ihre Bestimmtheit — wie schon erwähnt — aus der lebensgeschichtlich geprägten Themenwahl der wahnhaften Aktualisierungen beziehen, üben zumal auf die Identifikation Unbekannter als bestimmte Bekannte auch

Eindrücke der physiognomischen Ähnlichkeit einen richtungsgebenden Einfluß aus. Ihr Hervortreten geht jedoch nach den vorliegenden Ergebnissen auf die zuvor dargelegten Ausgangserfahrungen der Personenverkennungsentwicklung zurück, so daß man auch angesichts dieser Bestimmungsmomente keineswegs zwingend auf die Freilegung einer besonderen Form von gegenstandseigenen Wesenseigenschaften zurückschließen muß. Alle entsprechenden Reihenschilderungen weisen eindeutig genug die initiale Abwandlung im optischen Erscheinungsbild der später Verkannten als den erlebnismäßigen Ursprung von bis dahin unbemerkten Übereinstimmungseindrücken mit der Physiognomie jener anderen Personen aus, deren Identität schließlich die wahnhaften Verkennungen bestimmt. Damit rückt in der Konsequenz dieser Zwischenphänomenzusammenstellung auch von der Seite der Personenverkennungsgenese her der oben bereits anvisierte, anfängliche Entwicklungsabschnitt ins Blickfeld, der die ersten wahnhaften Ausbildungsstufen mit den jeweiligen Ausgangserfahrungen zusammenschließt und daher für die hier verfolgte Fragestellung von besonderer Bedeutung ist.

Was zunächst wieder die Wahnwahrnehmungsentwicklung betrifft, so besteht seine phänomenale Charakteristik bei 35 von den 45 Übergangsreihenbefunden (77,8%) aus zweifelsfrei eruierbaren Erfahrungen der Derealisation. Wernicke (191) und in seiner Nachfolge Kleist (107) haben auf derartige Erfahrungen der Außenweltverfremdung den Terminus der „allopsychischen Depersonalisation" angewandt und dadurch die strukturelle Übereinstimmung der Derealisation mit den übrigen psychopathologisch relevanten Entfremdungserlebnissen auf den Gebieten des Denkens, Fühlens, Strebens, Wollens und der gefühlmäßigen Körpervergegenwärtigung zum Ausdruck gebracht. Gerade diese psychologischen Funktionsbereiche geben offenkundig zugleich die Bezugspunkte der weiteren, im folgenden auf ihr mögliches Basissymptomfundament hin zu analysierenden Erstrangphänomene ab, so daß man durchaus auch für die auto- und somatopsychischen Depersonalisationserlebnisse einen entsprechenden Stellenwert in den Übergangsreihen erwarten kann, die nach dem Gesamtprogramm der Untersuchung noch herauszuarbeiten sind. Darum empfiehlt es sich im Hinblick auf eine denkbare Einheitlichkeit der Erlebnisabwandlung im Übergang zur schizophrenietypischen Symptomatik insgesamt, schon anläßlich dieser ersten Befundzusammenfassung zu der alten, weniger geläufigen, jedoch aufgrund ihrer psychopathologischen Integrationskraft sehr viel aufschlußreicheren Bezeichnung für die Derealisationserfahrungen überzugehen. Zu ihrer Vermittlungsfunktion im Übergang von den Ausgangserfahrungen zur Wahnstimmung ist zunächst jene Generalisierung hervorzuheben, die das initial noch umschriebene Abwandlungserleben durch seine Umsetzung in Zwischenphänomene nach Art der allopsychischen Depersonalisation erfährt. Der erste, noch nicht wahnhafte Entwicklungsschritt faßt die unterschiedlichen, sukzessiv oder simultan gemachten Erfahrungen einer abgewandelten Außenweltrepräsentanz zu globalen Eindrücken der Veränderung, Fremdheit, Unwirklichkeit oder Unechtheit zusammen und löst sie dadurch von ihrer Bindung an die ursprünglich sensorisch oder semantisch gestört rezipierten Wahrnehmungsgegenstände ab. Daher wundert es nicht, daß der nachfolgende Unstimmigkeitsverdacht auf der 1. Wahnwahrnehmungsstufe mehr oder weniger die ganze umgebende Wirklichkeit und damit neben den initial gestört auch anfänglich ungestört rezipierte Außenweltbestände betrifft. Die Generalisierung der Ausgangserfahrungen zu Erlebnisweisen der allopsychischen Depersonalisation bereitet gleichsam die Ganzheitlichkeit der primären Wahnsituation vor und schafft auf diese Weise Voraussetzungen, unter denen die spätere abnorme Bedeutungszuschreibung erlebnismäßig konsequent auch an ursprünglich unveränderten Wahrnehmungen als dem ersten Glied in der vollständig ausgeformten Wahnwahrnehmungsstruktur festgemacht werden kann. Das weitere, für die Vermittlungsfunktion zwischen Wahnstimmung und Ausgangserfahrungen bedeutsame und darum in dieser Zusammenfassung noch einmal herauszustellende Charakteristikum der allopsychischen Depersonalisation liegt in der Verlagerung des Erlebnisschwerpunktes vom Bewußtsein subjektiver Täuschungen zum Eindruck objektiver Veränderungen im Modus des „als ob". Schon die unterschiedlichen, initialen Abwandlungen in ihrer sensorischen oder semantischen Repräsentanz lassen die jeweiligen Wahrnehmungsgegenstände so erscheinen, als ob sie an sich selbst verändert seien, doch bekommt diese objektbezogene Seite der Ausgangserfahrungen naturgemäß im Zuge der Generalisierung zu umfassenderen Entfremdungserlebnissen ein größeres Gewicht. Der global auf die äußere Wahrnehmungswelt bezogene Entfremdungseindruck enthält ja, voll ausgeprägt, keines der ihn fundierenden einzelnen Abwandlungserlebnisse mehr, aus denen die Betroffenen anfangs noch auf optische, akustische u.a. Rezeptionsstörungen und damit auch auf eine durch sie bewirkte subjektive Täuschung zurückschließen können. Insofern kündigt sich die weitere Entwicklungsrichtung, in der die verunsichernde Andersartigkeit gegenüber dem gewohnten, alltäglich-vertrauten Erscheinungsbild immer aufdringlicher als objektives Faktum erscheint und dementsprechend auch mehr und mehr dazu nötigt, sie mit einem Realitätsurteil zu versehen, schon in der Generalisierung der Ausgangserfahrungen zu allopsychischen Depersonalisationserlebnissen an. Die ersten Überwältigungen der Erlebnismodalität des „als ob" durch den Eindruck der Faktizität markieren dann sehr genau den Entwicklungspunkt, an dem der wahnhafte Abschnitt der Übergangsreihen zu Wahnwahrnehmungen mit seinen 3 oben charakterisierten Stufen beginnt. Sobald nämlich die selbstreflexive Distanzierungsmöglichkeit von den Eindrücken der objektiven Veränderung und Verfremdung verlorengeht, setzt folgerichtig der Zweifel an der Echtheit der umgebenden Wirklichkeit ein und mit ihm zugleich auch der unabweisbare, meist mit Bedrohungsgefühlen verbundene Verdacht, daß ihre Unnatürlichkeit etwas noch Unbestimmtes für die eigene Person zu bedeuten habe.

Die 10 ermittelten Reihenbefunde (22,2%) ohne allopsychische Depersonalisation als verläßlich abgrenzbares Zwischenphänomen zeigen darüber hinaus an, wie sehr bereits die Verunsicherung durch den plötzlichen Einsatz mehrerer, zu unterschiedlichen Kombinationsweisen zusammentretender Ausgangserfahrungen die Erlebnismodalität des „als ob" gefährden kann. Denn hier tritt das Realitätsurteil im Hinblick auf die Abwandlung in der Repräsentanz äußerer Wahrnehmungsgegenstände im unmittelbaren Anschluß an die Manifestation der jeweiligen Rezeptionsstörungen ein und bringt damit die kennzeichnende Erlebnismodalität der 1. Wahnwahrnehmungsstufe auf eine rasche und kontinuierliche Weise hervor, die keinen eigenständigen, generalisierenden Zwischenschritt mehr erkennen läßt. Insgesamt 3 von den 45 Reihenbefunden (6,7%) zur Wahnwahrnehmungsgenese bieten – in einem Fall anstelle der typischen Entfremdungsqualität und in 2 weiteren im Wechsel mit ihr – auch sensorisch fundierte Bekanntheitserlebnisse in dem Entwicklungsstadium, das zwischen den Ausgangserfahrungen und der Wahnstimmung liegt. Ein faßbarer Einfluß auf den weiteren Ausbildungsgang kommt diesen Phänomenen nach Art eines Déjà-vu- oder

-vécu-Gefühls jedoch – wie in den Einzeldarstellungen und -analysen gezeigt – nur in den zur Entstehung des 2 Typs von Personenverkennungen (Fall 50) gewonnenen Erlebnissequenzen zu. An ihrem Ende stehen nämlich wahnhafte Identifikationen von unbekannten Personen als bestimmte Bekannte gemäß initial freigesetzter Ähnlichkeitseindrücke, so daß sich das jeweilige Déjà-vu- oder -vécu-Gefühl mit seiner den allopsychischen Depersonalisationserfahrungen entsprechenden Erlebnismodalität des „als ob" hier durchaus als ein maßgebliches Vermittlungsglied zwischen den Ausgangserfahrungen und den wahnstimmungsanalogen Erlebnisformen der Personenverkennungsgenese erweist.

Damit sind für einen der 3 Phänomentypen bereits jene Befunde angeführt, nach denen man die Übergangsreihen zu wahnhaften Personenverkennungen auch im Hinblick auf das noch nicht wahnhafte Zwischenphänomen der allopsychischen Depersonalisation der Wahnwahrnehmungsentwicklung an die Seite stellen kann. Für die Verkennungen Bekannter oder Unbekannter als bestimmte andere Unbekannte wird dieses Entsprechungsverhältnis durch den Nachweis von Vermittlungsgliedern belegt, die phänomenologisch umgekehrt der typischen, auf Fremdheitseindrücke hinauslaufenden Ausprägungsform der allopsychischen Veränderungserlebnisse nahestehen. In allen 10 hierzu ermittelten Reihenschilderungen geht der wahnhafte Unbekanntheitsverdacht nämlich auch nicht unmittelbar aus den jeweiligen Ausgangserfahrungen hervor, sondern entwickelt sich – freilich unter Beibehaltung des umschriebenen Personenbezuges, ohne generalisierenden Übergriff auf weitere Wahrnehmungen – wiederum erst auf dem Wege über Unbekanntheitserlebnisse im Modus des „als ob". Dabei entscheidet offenbar die Art der initialen Abwandlungen im optischen Erscheinungsbild der später verkannten Personen darüber, ob die Ausgangserfahrungen in solche Unbekanntheits- oder die eben genannten Bekanntheitseindrücke übergehen, so wie ja auch in der Wahnwahrnehmungsentwicklung anstelle der überwiegenden Fremdheits- mitunter Bekanntheitserlebnisse entstehen.

In 2 (4,4%) Reihenschilderungen zur Wahnwahrnehmungsentwicklung und einer weiteren zur Personenverkennungsentstehung traten jeweils in unterschiedlicher Plazierung auch illusionäre Verkennungen auf, trugen jedoch ähnlich den Déjà-vu-Eindrücken nur in dem letztgenannten Fall erkennbar zur Umsetzung der Ausgangserfahrungen in wahnstimmungsanaloge Erlebnisweisen mit umschriebenem Personenbezug bei.

4.2.5.3 Prägnanztypische Übergangsreihenzusammenhänge

Mit den illusionären Verkennungen sind die letzten, noch in die Zusammenfassung der Zwischenphänomenbefunde hineingehörenden Erlebnisweisen bekannt. Daher können nunmehr die Resultate der beiden vorstehenden Zusammenfassungsschritte miteinander zu einer integrativen Darstellung verbunden werden, die den Gesamtzusammenhang der Übergangsreihen zu Wahnwahrnehmungen und wahnhaften Personenverkennungen veranschaulichen soll (Abb. 3, 4).

Fragt man sich abschließend, welche Rückschlüsse dieses Gesamtresultat bereits auf die Triftigkeit der dem ersten Untersuchungsabschnitt vorangestellten arbeitshypothetischen Annahmen erlaubt, dann läuft die Antwort auf die folgenden, im Diskussionsteil dann wieder aufzunehmenden Feststellungen hinaus: Der Standort der Aus-

Endphänomene

Wahnwahrnehmungen der Stufe 3: Techniken und Beeinflussungszwecke der Gestellt- und anderweitigen Gemachtheit werden im Zuge wahnhafter Aktualisierung lebensgeschichtlicher Vorgaben „aufgedeckt" und als „erklärende" Konkretisierung ihre abnormen Bedeutung für die eigene Person initial ungestört und/oder gestört rezipierten Gegebenheiten der äußeren Wahrnehmungswelt beigelegt.

⇑

Wahnwahrnehmungen der Stufe 2: Der umfassende Unnatürlichkeits- und Unechtheitsverdacht wird zu Erlebnissen der absichtsvollen Gestellt- oder anderweitigen Gemachtheit für die eigene Person präzisiert. Überprüfungsbemühungen mit dem Ziel einer konkretisierenden „Aufdeckung" dessen, was sich hinter der beängstigenden Außenweltabwandlung an Manipulationstechniken und Beeinflussungszwecken verbirgt.

⇑

Zwischenphänomene

Wahnstimmung bzw. Wahnwahrnehmungen der Stufe 1: Überwältigung der Erlebnismodalität des „als ob". Natürlichkeit und Echtheit der äußeren Wahrnehmungswelt werden tatsächlich in Frage gestellt, wobei dieser Zweifel ganzheitlich ebensowohl initial gestört wie ungestört rezipierte Bestände umgreift. Wahnhafter Verdacht, daß mit der beängstigend komplex und befremdlich erlebten Umgebung etwas noch Unbestimmtes, aber schon bedrohlich auf die eigene Person Bezogenes nicht stimmt.

⇑

Allopsychische Depersonalisationserfahrungen: Die verunsichernd abgewandelte Repräsentanz mehrerer Außenweltbestände läßt die alltäglich-vertraute Umgebung mehr oder weniger vollständig so fremd erscheinen, „als ob" sie nicht wirklich, sondern unecht sei. Für zuvor Unbekanntes gemäß sensorisch provozierter Ähnlichkeitseindrücke auch Bekanntheitserlebnisse (Déjà-vu) im Modus des „als ob".

⇑

Ausgangserfahrungen

Beschwerdekomplexe aus kognitiven Wahrnehmungsstörungen und/oder Störungen der rezeptiven Sprache: Plötzlich einsetzende, zu unterschiedlichen Kombinationen zusammentretende Rezeptionsstörungen rufen beunruhigend erlebte Abwandlungen in der gewohnten – optischen, akustischen, olfaktorischen, gustatorischen, taktilen und/oder semantischen – Repräsentanz von Gegenständen, Mienen, Gesten, Verhaltensweisen, Gehörtem und Gelesenem in der äußeren Wahrnehmungswelt hervor.

Abb. 3. Prägnanztypischer Reihenzusammenhang des Übergangs zu Wahnwahrnehmungen

Endphänomene	*Wahnhafte Verkennungen als Unbekannte:* Die wahren Identitäten Bekannter oder eben erst kennengelernter Unbekannter und die mit ihrer „Tarnung" verfolgten Beeinträchtigungszwecke werden durch Identifikationen als maskierte Verfolger, Doppelgänger u.a. konkretisiert.	*Wahnhafte Verkennungen Unbekannter als Bekannte:* In der endgültigen Verkennung werden zugleich die mit der „Verstellung" als Unbekannte verfolgten Beeinträchtigungszwecke konkretisiert.	Endphänomene
	⇧	⇧	
	Personenbezogene Erlebnisweisen in Analogie zur Wahnwahrnehmungsstufe 2: Der wahnhafte Unbekanntheitsverdacht wird zu Erlebnissen einer vorgetäuschten „falschen" Identität präzisiert. Überprüfungsbemühungen zur Aufdeckung der „wahren" Identität.	*Personenbezogene Erlebnisweisen in Analogie zur Wahnwahrnehmungsstufe 2:* Der wahnhafte Bekanntheitsverdacht wird zu Erlebnissen einer vorgespielten „falschen" Identität präzisiert.	
	⇧	⇧	
Zwischenphänomene	*Wahnstimmungsanaloge Erlebnisweisen mit umschriebenem Personenbezug:* Überwältigung der Erlebnismodalität des „als ob". Verdacht, daß mit der scheinbaren Bekanntheit etwas i.S. einer faktischen, noch unbestimmten Unbekanntheit nicht stimmt.	*Wahnstimmungsanaloge Erlebnisweisen mit umschriebenem Personenbezug:* Überwältigung der Erlebnismodalität des „als ob". Verdacht, daß mit der scheinbaren Unbekanntheit etwas i.S. einer tatsächlichen Bekanntheit nicht stimmt.	Zwischenphänomene
	⇧	⇧	
	Personenbezogene allopsychische Depersonalisationserfahrungen: Die Unähnlichkeitseindrücke lassen Bekannte und eben erst kennengelernte Unbekannte „fremd" erscheinen, „als ob" ihre personale Identität unecht sei.	*Personenbezogene allopsychische Depersonalisationserfahrungen:* Die Ähnlichkeitseindrücke rufen gegenüber Unbekannten Bekanntheitserlebnisse (Déjà-vu) im Modus des „als ob" hervor.	
	⇧	⇧	
Ausgangserfahrungen	*Sensorisch fundierte Unähnlichkeitseindrücke:* Die abgewandelte optische Repräsentanz läßt Bekannte oder eben erst kennengelernte Unbekannte dem erwarteten Erscheinungsbild gegenüber unähnlich erscheinen.	*Sensorisch fundierte Ähnlichkeitseindrücke:* Die abgewandelte optische Repräsentanz läßt Unbekannte Bekannten physiognomisch ähnlich erscheinen.	Ausgangserfahrungen
	↖	↗	
		Einzelne personenbezogene Mikro- und Makropsien und/oder andere Wahrnehmungsveränderungen an Gesicht und/oder Gestalt anderer Menschen inklusive Gesichts-, Augen- und Haarfarbe: Plötzlich einsetzende, einzelne kognitive Wahrnehmungsstörungen rufen beunruhigende Abwandlungen in der optischen Repräsentanz anderer Personen hervor.	

Abb. 4. Prägnanztypischer Reihenzusammenhang des Übergangs zu wahnhaften Personenverkennungen

gangserfahrungen entspricht in den dargestellten Reihenzusammenhängen ersichtlich einem Fundament, auf das sich ein jedes der nachfolgenden Phänomene im Sinne des erlebnismäßigen Auseinanderhervorgehens zurückführen läßt. Somit kommt die durchgängig gefundene Besetzung der Ausgangserfahrungsposition mit Basissymptomen dem Nachweis gleich, daß diese Symptomatik in der Tat die Basis für die Entwicklung aller konsekutiven Erlebnisweisen und zuletzt eben auch der voll ausgeformten Wahnphänomene abgibt, die am Ende der beiden Reihenzusammenhänge stehen.

Des näheren machen — den erlebnismäßigen Bezugspunkten dieser Endphänomene gemäß — ganz überwiegend kognitive Wahrnehmungsstörungen den derart in seiner namengebenden Funktion bestätigten Bestandteil der Basissymptomatik aus. Dieses Entsprechungsverhältnis stimmt sehr genau mit der Begründungskonstellation überein, die das Basisstörungskonzept auf den zu Anfang dieses Untersuchungsabschnitts eingeführten Begriff der Wahrnehmungsfundierung gebracht hat. Er kennzeichnet nämlich eben solche Erlebniszusammenhänge, in denen sensorische Störungen die Position der Ausgangserfahrungen einnehmen und ganz wie hier die gleiche umgebende Wirklichkeit verändert erscheinen lassen, auf die sich dann anschließend auch die abnormen Deutungen und wahnhaften Identifikationen beziehen. Demnach ist speziell in der Wahrnehmungsfundierung der Wahnwahrnehmungen und wahnhaften Personenverkennungen jene Vorannahme aus dem phänomenbezogenen Aussagebereich der Arbeitshypothese zu sehen, deren Gültigkeit durch die bislang vorgelegten Befunde erhärtet wird.

Dabei nimmt sich der für immerhin 40,5% aller im Gesamtverlauf gebotenen Wahnwahrnehmungen und 12 von insgesamt 21 wahnhaften Personenverkennungen (57,1%) erbrachte Nachweis einer Wahrnehmungsfundierung nur auf den ersten Blick wie ein in der Relation doch gravierender Unterschied gegenüber den entsprechenden von Huber u. Gross ermittelten Fundierungsbefunden aus. Denn die „innere, wesensmäßige Beziehung" (86, S. 134, 137) zu Wahrnehmungsveränderungen, die sich nach diesen Vorbefunden für Wahnwahrnehmungen — wie schon erwähnt — nur in 4 von 207 (1,9%) und für wahnhafte Personenverkennungen in 11 von 86 (12,8%) Fällen ergab, hebt offenbar vornehmlich auf die hier direkt genannten Phänomenzusammenhänge ab. Derart direkte Fundierungskonstellationen, in denen sich die Bezugspunkte der abschließenden wahnhaften Konkretisierungen noch genau auf die einzelnen, initial verändert repräsentierten Wahrnehmungsgegebenheiten beschränken, stellen allein für die Personenverkennungsentwicklung das prägnanztypische Ausbildungsmuster dar (vgl. Abb. 3 und 4). Auch nach den hier ermittelten Ergebnissen folgt nämlich die Wahnwahrnehmungsgenese diesem Muster nur in 2 Fällen sicher (4,4%) und in 3 weiteren allenfalls fraglich, während es umgekehrt die Personenverkennungsentwicklung — wie gezeigt — lediglich in 2 der hierzu gewonnenen Erlebnissequenzen vermissen läßt. Nimmt man somit die Reihenbefunde mit einem direkten Zusammenhang zwischen Endphänomenen und Ausgangserfahrungen für sich, dann läuft das Gesamtresultat wieder auf eine Bestätigung jener Relation hinaus, nach der die Personenverkennungsentwicklung zwar vergleichsweise häufig, die der Wahnwahrnehmungen aber nur sehr selten eine Wahrnehmungsfundierung zu erkennen gibt. Huber u. Gross haben jedoch selbst bereits vermutet, daß der Anteil sensorisch fundierter Wahnphänomene auch und gerade im Hinblick auf die Wahnwahrnehmungen im Rahmen zukünftiger, eigens auf diesen Nachweis abgestellter Forschungsbemühungen möglicherweise deutlich höher ausfallen wird. Wenn sich daher der geringfügige Anteil von 1,9% hier — freilich an einem ungleich kleineren und zudem nach eng gefaßten psychopathologischen Kriterien ausgewählten Untersuchungskollektiv — gleich auf 40,5% erhöht, so liegt dieses Resultat durchaus noch im Erwartungshorizont der Basisstörungskonzeption. Die Voraussetzungen dieser Anteilserhöhungen sind dabei vor allem in der Freilegung jenes weiteren, bislang noch nicht explizit berücksichtigten Reihenzusammenhangs zu sehen, der durch ein zwar indirektes, darum aber nicht weniger „inneres", „wesensmäßig" zu nennendes Verhältnis der Endphänomene zu initialen Wahrnehmungsveränderungen gekennzeichnet ist. Darin greifen die Auswirkungen der Ausgangserfahrungen im weiteren Ausbildungsgang von den ursprünglich betroffenen auf eine Vielzahl weiterer Wahrnehmungsgegenstände über, so daß sich die abschließende abnorme Bedeutungszuschreibung auch dann noch als wahrnehmungsfundiert begreifen läßt, wenn sie an initial unverändert repräsentierten Außenweltbeständen festgemacht wird. Dieser indirekte Reihenzusammenhang kommt in dem Ausbildungsmuster zum Ausdruck, das Abb. 3 gemäß der Häufigkeitsverteilung prägnanztypisch auf die Wahnwahrnehmungsentwicklung bezieht. Denn bei seiner alleinigen Berücksichtigung kehrt sich die eben genannte Relation ersichtlich zu einem deutlichen Übergewicht in der Wahnwahrnehmungsentwicklung mit 43 (95,6%) entsprechenden Reihenbefunden gegenüber nur 2 in der Personenverkennungsgenese um. Was weiterhin die Stellung der beiden prägnanztypisch angegebenen Ausbildungsmuster zueinander betrifft, so wäre die Annahme eines Ausschlußverhältnisses schon im Hinblick auf die gelegentliche Nachweisbarkeit ausschließlich indirekter Fundierungskonstellationen auch in der Verkennungsgenese und umgekehrt nur direkter Reihenzusammenhänge auch in der Wahnwahrnehmungsentwicklung verfehlt. Das Gesamtresultat des ersten Untersuchungsabschnitts spricht im Gegenteil dafür, in dem hier neu erfaßten indirekten Entstehungszusammenhang den übergeordneten, die direkten Phänomenbezüge oft erst ermöglichenden Modus der Wahrnehmungsfundierung zu sehen. Die direkte Anknüpfung der Endphänomene an bestimmte Wahrnehmungsveränderungen stellt danach nämlich zumeist nicht mehr als nur eine umschriebene Entwicklungslinie in dem umfassenden Erlebniswandel eines zeitgleich vollzogenen indirekten Entstehungszusammenhanges dar. Die Mehrzahl der direkten Phänomenbezüge in den Verkennungsgenesen wies ganz in diesem Sinne eine Einbettung in generalisierte Wahnwahrnehmungsentwicklungen auf, und selbst die beiden einzigen Wahnwahrnehmungsausformungen mit einem entsprechend verläßlich eruierbaren Rückbezug nur auf initial schon veränderte Wahrnehmungen fanden in einem weiter ausgreifenden, auch andere Außenweltbestände erfassenden Reihenzusammenhang statt. Angesichts dieser Erlebnissequenzen muß offenbleiben, ob nicht die einzelne Wahrnehmungsveränderung am Anfang der direkten Entwicklungslinien das ihr zugeordnete Endphänomen erst unter Vermittlung der parallelen wahnhaften Gesamtabwandlungen des Erlebens hervorgebracht und damit das direkte jeweils in einem indirekten Ausbildungsmuster seine Voraussetzung hat. Der zentrale Stellenwert der indirekten Begründungskonstellation kommt erst recht zum Vorschein, wenn man die Konsequenz bedenkt, die aus der erstaunlich hohen, hier ermittelten Quote an Wahrnehmungsfundierungen im Hinblick auf die übrigen, zu Anfang dieses Untersuchungsabschnitts dargelegten Vorstellungen zur Wahnwahrnehmungsentwicklung erwächst. Bislang steht die Wahrnehmungsfundierung in der Basisstörungskonzeption trotz der Erwartung ihrer mutmaßlich größeren Bedeutung für die Entstehung erstrangiger Wahnphänomene noch unverbunden, gleichsam wie ein seltener eigenständiger Ausbildungsmodus neben dem Übergangsreihenmodell, das den Ausbildungsgang gleich mit eigenbezüglichen Erlebnisweisen beginnen läßt. Als maßgebliche Basissymptomatik gelten daher, dem oben wiedergegebenen Seltenheitsbefund entsprechend, auch weniger die kognitiven Wahrnehmungsstörungen als vielmehr jene flüchtigen Vorformen der Wahnstimmung, die das Bonner Untersuchungsinstrument unter der Bezeichnung „Subjektzentrismus" mit in der Kategorie kognitiver Denkstörungen (C.1.17) enthält. Derartige durch rasche Revidierbarkeit bestimmte Eigenbeziehungen haben möglicherweise auch an manchen der zuvor dargestellten Übergänge mitgewirkt, wiewohl sie – bei dem meist raschen Durchlauf nur verständlich – in keinem Fall von der nachfolgenden Wahnstimmung eindeutig genug separierbar waren. Dafür weisen die hier erfaßten Erlebnissequenzen aber den schon stabilisierten Eigenbezug der Wahnstimmung als eine Symptomatik aus, die zumeist unter Vermittlung allopsychischer Depersonalisationserfahrungen aus kognitiven Wahrnehmungsstörungen hervorgegangen ist. Sollten daher in der Tat verborgen gebliebene, erste, noch flüchtige Manifestationsweisen der Eigenbeziehungstendenz mit in Rechnung zu stellen sein, dann müßte man auch sie – genau wie ihre anschließende Fixierung zur Wahnstimmung – auf dieses initiale Wahrnehmungsfundament zurückbeziehen. Die erste Wahnwahrnehmungsstufe besäße so gesehen ein Vorbereitungsfeld, das mit den kognitiven Wahrnehmungsstörungen, den allopsychischen Depersonalisationserlebnissen und dem initialen Subjektzentrismus insgesamt aus 3 aufeinanderfolgenden, allesamt zur Basissymptomatik gerechneten Erlebnisweisen von zunehmender Komplexität besteht. Die Berücksichtigung passagerer Wahnstimmungsvorformen würde demgemäß nichts an dem zentralen Ergebnis ändern, nach dem die 3stufige Wahnwahrnehmungsausformung nicht schon die ganze Übergangsreihe ausmacht, sondern nur den weiterführenden, überwiegend schon wahnhaften Entwicklungsabschnitt eines Gesamtzusammenhanges, der eben mit der Manifestation kognitiver Wahrnehmungsstörungen beginnt. Wenn daher der Ausbildungsgang vom Einsatz eigenbezüglicher Erlebnisweisen an wirklich so häufig auf einem Wahrnehmungsfundament beruht, wie das nach den durchgeführten Reihenanalysen der Fall zu sein scheint, so läßt sich daraus nur die Konsequenz eines Zusammenschlusses der beiden bisher voneinander getrennt gedachten Entstehungsmodalitäten – einerseits Subjektzentrismus und andererseits Wahrnehmungsfundierung – zu einem integrativen Übergangsreihenmodell ziehen. Ohnehin kommt schon die Nachweisbarkeit von wahrnehmungsfundierten Wahnwahrnehmungen überhaupt einem empirischen Beleg für das Vorkommen solcher Gesamtzusammenhänge gleich, in denen die Symptomentwicklung von basalen, noch nicht wahnhaften Vorstufen ausgeht und dann die wahnhaften Ausformungsschritte von der Wahnstimmung bis zu voll konkretisierten abnormen Bedeutungserlebnissen durchläuft. Denn bei der Regelmäßigkeit, mit der die Wahnwahrnehmungen nach dem übereinstimmenden Resultat aller maßgeblichen Beiträge zur neueren psychopathologischen Wahnforschung ihre Bestimmtheit erst schrittweise annehmen, kann natürlich auch ein wahrnehmungsfundiertes abnormes Bedeutungserleben nicht anders als nur auf dem Wege über die bekannten wahnhaften Ausbildungsstufen entstehen. Für die Ausgangserfahrungen bedeutet dies eine Fundierungsaufgabe, die ohne Generalisierung der initialen, auf einzelne Wahrnehmungsgegenstände bezogenen Veränderungserlebnisse im Modus des „als ob" nur schwer verständlich bliebe. Sie setzt nach den hier erhobe-

nen Befunden eben mit allopsychischen Depersonalisationserlebnissen ein, für die
Süllwold bereits eine solche Umsetzungsfunktion der Auswirkungen sensorischer
Störungen in allgemeinere Eindrücke des „unnatürlich, theaterhaft" für die eigene
Person „Gespielten" oder anderweitig „Gemachten" (177, S. 37) vermutet hat. Zum
Übergang in die mehr oder weniger vollständig auf das gesamt Wahrnehmungsfeld
übergreifende Wahnstimmung bedarf es nach dieser Vorbereitung ersichtlich allein
jenes Ablösungsvorganges, in dem ein zunächst möglicherweise noch fluktuierendes
Realitätsurteil allmählich die Erlebnismodalität des „als ob" ersetzt. Diese Generali-
sierungsleistung bringt aber nach dem Gesagten nur der noch nicht wahnhafte Entwicklungsabschnitt gerade solcher Reihenzusammenhänge auf, in denen schließlich
die Endphänomene zumeist nur noch in einer indirekten Verbindung mit den jeweiligen Ausgangserfahrungen stehen. Daher ist in der Ganzheitlichkeit der primären
Wahnsituation mit ihrer umfassenden und oft eben auch die umschriebenen Personenverkennungsgenesen einschließenden Erlebnisabwandlung wohl der entscheidende
Gesichtspunkt zu sehen, der für eine übergeordnete Bedeutung der hier freigelegten
indirekten Wahrnehmungsfundierungsverhältnisse spricht. Auf die Frage schließlich,
welchen Aufschluß die ermittelte Fundierung durch kognitive Wahrnehmungsstörungen und Störungen der rezeptiven Sprache weiterhin über die Gültigkeit der transphänomenal gerichteten, aus der Arbeitshypothese entnehmbaren Aussagen zur
Wahnwahrnehmungs- und Personenverkennungsentwicklung gibt, geht erst der Diskussionsteil dieser Untersuchung näher ein. Nur so viel läßt sich im Rückblick auf die
Entwicklung der deutschsprachigen Wahnforschung nach dem 2. Weltkrieg hier noch
einmal festhalten, daß nämlich dieses Resultat unter allen früheren Vorstellungen zu
den transphänomenalen Generierungsfaktoren der erstrangigen Wahnsymptomatik
noch am ehesten die Annahme einer fundamentalen „Lockerung des Wahrnehmungszusammenhanges" (123, S. 302) stützt. In der Tat zeigen die dargelegten Ausgangserfahrungen vor dem Wahnstimmungseinsatz, der Freilegung der Eigenbeziehungstendenz und damit auch jener Rezeptionsabwandlung, die Janzarik als Ausdruck einer
Entzügelung des impressiven Wahrnehmungsmodus (96, S. 86) verstanden hat, schon
die Wirksamkeit eben eines solchen kognitiven Funktionsdefizits an, wie es mit dem
gestaltpsychologischen Lockerungskonstrukt bereits anvisiert worden ist.

4.3 Entstehung der Gedankenbeeinflussungserlebnisse, Gedankenausbreitungserlebnisse und akustischen Halluzinationen 1. Ranges unter Einschluß imperativer Stimmen

Der Eintritt in den zweiten Untersuchungsabschnitt verlangt zunächst wieder eine
kurze Rückversicherung, die den allgemeinen psychopathologischen Kenntnisstand
zu den phänomenalen Vorstufen der Gedankenbeeinflussungs- und Gedankenausbreitungserlebnisse sowie akustischen Erstranghalluzinationen unter Einschluß der
imperativen Stimmen vergegenwärtigt und vor diesem Hintergrund dann speziell
die hierauf bezogenen Aussagen der Arbeitshypothese deutlich macht.

4.3.1 Bisheriger Kenntnisstand

Dabei läßt sich gleich im vorhinein feststellen, daß ein ähnlich differenziert ausgearbeitetes, gut fundiertes und dementsprechend auch weitgehend anerkanntes Übergangsreihenmodell wie die 3stufige Wahnwahrnehmungsausformung im Sinne von Conrad und Huber u. Gross für die in dieser Symptomgruppe zusammengefaßten schizophrenietypischen Erlebnisweisen bislang nicht existiert. Dies dürfte wiederum mit der schon erwähnten Beschränkung zusammenhängen, in der K. Schneider lediglich im Blick auf die Wahnwahrnehmungen die Annahme eines phänomenalen Vorbereitungsfeldes — eben in Gestalt der Wahnstimmung — akzeptiert und dadurch das Interesse der neueren psychopathologischen Forschung vornehmlich auf den Ausbildungsgang dieser Erstrangsymptomatik hingelenkt hat. Denn zumal für die älteren Ableitungsversuche der akustischen Erstranghalluzinationen aus gewissen Denkvollzugsstörungen blieb damit vorerst noch jener kritische Vorbehalt in Kraft, der sich auf die von Jaspers gezogene Grenze zwischen „echten" und bloßen Pseudohalluzinationen stützt. Diese Distinktion verhindert nach ihm zwar „nicht, daß in der Wirklichkeit Übergänge vorkommen, insofern als sich eine Pseudohalluzination in eine Halluzination verwandelt oder ein reiches pathologisches Sinnenleben stattfindet, in dem sich die Phänomene kombinieren. Eine klare Analyse gelingt aber nur, wenn man scharfe Trennungen macht, durch die allein man Maßstäbe hat" (102, S. 60). Bei einem derart akzentuierten Programm wundert es nicht, daß die frühen Bemühungen um eine Klärung des psychopathologischen Ausbildungsgangs von akustischen Halluzinationen 1. Ranges durch das Trennungsanliegen der phänomenologischen Forschungsrichtung zunächst einmal zurückgedrängt worden sind. Denn als die letzte, der endgültigen Ausformung unmittelbar vorauslaufende Entwicklungsstufe kamen nach all diesen Ansätzen für die echten, „leibhaftig im äußeren objektiven Raum" gegebenen Verbalhalluzinationen nur jene akustischen Versinnlichungsprozesse von Gedanken in Betracht, die sich zuvor im „inneren subjektiven Vorstellungsraum" (102, S. 59) vollziehen. Vorstellungscharakter aber und damit auch Manifestation in der subjektiven Innendimension machen gerade die beiden phänomenologisch angegebenen Unterscheidungsmerkmale der Pseudohalluzinationen von den echten Halluzinationen aus, so daß die Annahme einer regelmäßigen Entwicklung der „außen" gegebenen Stimmen aus „innen" laut gewordenen Gedanken in der Tat einem Brückenschlag genau an der Stelle gleichkam, wo sich nach einer anderen, weniger konzilianten Bemerkung von Jaspers vielmehr ein „Abgrund von übergangsloser Verschiedenheit" (102, S. 60) auftun soll.

4.3.1.1 „Rationalistische" Übergangskonzeptionen

Die früheste, in diesem Zusammenhang bedeutsame Übergangskonzeption, die der vom phänomenologischen Trennungsanliegen getragenen Kritik durch maßgebliche Vertreter der ersten Heidelberger Schule wie Gruhle (52) oder Mayer-Gross (125) verfiel, geht auf Wernicke zurück. In ihrem Zentrum stehen die „autochthonen Gedanken" (191, S. 104), deren Definition sich retrospektiv wie eine begriffliche Integration von selbst wahrgenommenen und als Beschwerde beklagten Erlebnissen der Gedankeninterferenz mit solchen der autopsychischen Depersonalisation ausnimmt. Der Terminus

„autochthon" soll nämlich zweierlei zum Ausdruck bringen: einmal das lästig und störend empfundene Eindringen nicht dazugehöriger Bewußtseinsinhalte in den jeweils aktuellen zielgerichteten Gedankengang und zum anderen auch jenen sich hierdurch den Betroffenen aufdrängenden Eindruck, der die interferierenden Gedanken nicht mehr als „meinige", sondern ich-fremde, gleichsam „automatisch, aus sich selbst oder wie von anderswoher" (102, S. 101) in Gang gebrachte Vollzüge erscheinen läßt. Diese zweite Bedeutungskomponente der autopsychischen Depersonalisation legt dann nach Wernicke im nächsten Schritt wahnhafte Erklärungsversuche der fremd erlebten als „eingegebene" oder im Hinblick auf den interferenzbedingten Abbruch der vorangegangenen Sequenz auch „abgezogene" Gedanken nahe, so daß er die später von K. Schneider zu schizophrenen Symptomen 1. Ranges erhobenen Ich-Störungen der Gedankeneingebung und des Gedankenentzuges nur konsequent „autopsychische Erklärungswahnideen" nennt. „Auf der Höhe der Situation", heißt es weiter zu einer seiner auch heute noch höchst aufschlußreichen Kasuistiken (191, S. 106), finde man die aus den Gedankenbeeinflussungsideen erwachsene Überzeugung, andere Personen wüßten genauestens über die subjektive Innenwelt Bescheid, eng mit dem Eindruck des Lautgewordenseins der eigenen Gedanken verschränkt. Zwar ist diese Durchlässigkeitserfahrung zwischen subjektivem Innen- und objektivem Außenraum hier, zu einer Zeit, die ja psychiatriehistorisch noch vor der Erstumschreibung der schizophrenen Erkrankungsgruppe liegt, nicht schon auf den Begriff der Gedankenausbreitung gebracht, unter dem sie heute das dritte und letzte auf das Denken bezogene Erstrangsymptom ausmacht. In der Sache jedoch trifft das beschriebene „Mit- und Bescheidwissen" die schizophrene Gedankenausbreitung oder Gedankenenteignung (158, S. 102) sehr genau, und auch seine innige erlebnismäßige Verbindung mit dem dann später in die akustischen Erstranghalluzinationen eingereihten Gedankenlautwerden hat in der neueren Psychopathologie eine Bestätigung erfahren, die gleich noch zur Sprache kommen wird. Mit der Gedankenausbreitung langt demnach der Übergang gleichsam an der Grenze zwischen Denken und Hören an, wobei Wernicke freilich nicht wie heute etwa Janzarik (96, S. 75) die Mitwisserschaftsüberzeugung als Schlußfolgerung aus dem Gedankenlautwerden, sondern eher umgekehrt die Hör- und also auch Mithörmöglichkeit der eigenen Gedanken als „Erklärungswahnvorstellung" für die Gedankenausbreitung begreift. Dementsprechend nimmt denn die Fortentwicklung zu den beiden weiteren, von K. Schneider als Erstrangsymptomatik aufgefaßten akustischen Halluzinationen – den dialogischen und den kommentierenden Stimmen – genauso wie die zu den imperativen Phonemen in seiner Darstellung auch weniger auf das Gedankenlautwerden als vielmehr direkt auf die Gedankenbeeinflussungserlebnisse Bezug. Die unmittelbare phänomenale Vorbereitungsstufe wird nämlich hier wieder in den Interpretationen der „autochthonen Ideen" als von außen „gemachte Gedanken" gesehen, die ihren unsinnlichen Charakter verlieren können und dann über unterschiedlichste, von den Betroffenen selbst nicht sicher diskriminierbare Versinnlichungsgrade in von außen „gehörte Stimmen" übergehen.

Der Übergang zu den Stimmen klingt jedoch in den Analysen von Wernicke nur an und ist erst in seiner Nachfolge durch die ausgiebige Halluzinationsforschung von Schröder (159, 160) zu einer differenzierten und dabei das gesamte vorgegebene Reihenkonzept zugleich auch modifizierenden Ausarbeitung gelangt. Die erste, gewichtige, für den heutigen Betrachter freilich nicht gerade plausibilitätsfördernde Modifikation betrifft gleich die Ausgangserfahrungen, insofern nun an die Stelle der „autochthonen Ideen" das sog. „Fremddenken" tritt. Dieser Ersatz soll zwar nicht mehr als nur eine bloße Umbenennung darstellen, koppelt aber genau besehen die Bedeutungskomponente der autopsychischen Depersonalisation von den im „Autochthonie"-Begriff noch mit enthaltenen und fundierend gedachten Erlebnissen der Gedankeninterferenz ab. Daß die scheinbar nur terminologische Veränderung in der Tat einer Verkürzung der Ausgangserfahrungen gleichkommt, gerade um den erlebnismäßigen Niederschlag der für Wernicke so zentralen „Lockerung im Gefüge der Assoziationen" (191, S. 109), geht besonders deutlich aus der definitorischen Abgrenzung hervor, mit der das „Fremddenken" vom sog. „unwillkürlichen Denken" unterschieden wird. Denn dieser weitere, vor allem von Berze (11) verwandte Terminus meint genau jene Interferenz von Nebenassoziationen und andere, eng hiermit verbundene Phänomene etwa der Perseveration, des kognitiven Drängens oder Entgleisens, die der Betroffene dann insgesamt als Einbuße an intentionaler Verfügbarkeit über seine eigenen Denkvorgänge erlebt. Wenn daher der Übergang gerade nicht mit einem solchen „unwillkürlichen Denken" beginnen soll, dann verliert die nachfolgende, ganz von Wernicke übernommene „Erklärungswahnvorstellungsreihe" bis zu den Gedankenbeeinflussungserlebnissen hin damit ihr ursprünglich für die Entfremdung des eigenen Denkens verantwortlich gemachtes Fundament. Noch eine weitere, gleichfalls die Kohärenz der Vorläuferkonzeption sprengende Modifikation ist in diesem Zusammenhang erwähnenswert, weil sie in der neueren Psychopathologie noch einmal wiederkehrt. Schröder hebt nämlich den Ausbildungsgang der akustischen Erstranghalluzinationen derart von dem der Gedankenbeeinflussungserlebnisse ab, daß er eine zweite, eigenständige, wiederum vom „Fremddenken" ausgehende, nun aber direkt über das Gedankenlautwerden zu den dialogischen, kommentierenden und auch imperativen Stimmen führende Übergangsreihe ausmacht. Das „Gefühl des Nicht-selber-Denkens" läuft danach einmal auf den Eindruck hinaus, als ob die fremd empfundenen Bestandteile des „eigenen In-Worten-Denkens" von außen eingegeben worden seien, und mündet auf diesem Weg in Gedankenbeeinflussungserlebnisse ein, sobald die Erlebnismodalität des „als ob" verlorengeht. Andererseits kann aber die gleiche Ausgangserfahrung den fremd erlebten Denkprozeß auch so erscheinen lassen, als ob man ihn vernommen habe, wobei diese Verbalisierungsimpression oft nacheinander zuerst den aktuellen Vollzug und später dann jene ihn auch im gesunden Zustand jederzeit „umkreisenden", normalerweise desaktualisierten, nun jedoch zunehmend verselbständigten „Reflexionen, Einwände und Gegenvorstellungen" (160, S. 525) erfaßt. Werden die Schritte dieser zweiten Erlebnislinie, „gewöhnlich zunächst tastend, suchend, mehr in Form der Exclusio, des Ausschlusses aller anderen Möglichkeiten" (160, S. 525), mit einem vollen Realitätsurteil versehen, dann erleben die Betroffenen den eigenen aktuellen kognitiven Vollzug als mit-, nach- oder vorgesprochen im Sinne des Gedankenlautwerdens und dementsprechend die ihn begleitenden Selbstkommentare, -einwände und -gebote schließlich in Form einer kommentierenden, dialogischen oder imperativen Verbalhalluzination. Den endgültigen Übergang zu echten, vom inneren subjektiven Manifestationsraum bloßer Pseudohalluzinationen nach außen projizierten Halluzinationen sieht Schröder dabei an eine „noch hinzukommende Einbuße an Urteilskraft und Kritikneigung" (160, S. 523) gebunden, die das Diskriminationsvermögen zwischen Vorstellungs- und Wahrnehmungscharakter derart in Mitleidenschaft ziehen soll, daß man die Phoneme nicht mehr von akustischen Sinnesreizen unterscheiden kann. Warum freilich die gleichen Ausgangserfahrungen einmal die „Erklärungswahnvorstellungsreihe" zu den Gedankenbeeinflussungserlebnissen näher legen und ein anderes Mal dann die zu den akustischen Erstranghalluzinationen hin, bleibt eingestandenermaßen offen. Dieses Erklärungsdefizit stellt neben der Ablösung des „Fremddenkens" von seiner erlebnismäßigen Begründung durch die erwähnte Gedankeninterferenz die zweite Inkonsistenz dar, mit der das Nachfolgemodell bei allem Zuwachs an Differenziertheit doch hinter die Geschlossenheit der Vorläuferkonzeption zurückgefallen ist.

Zahlreiche hier nicht mehr im einzelnen zu charakterisierende Berührungspunkte mit den bislang wiedergegebenen Übergangsanalysen weist der groß angelegte Versuch von C. Schneider (155) auf, den Ursprung schizophrenietypischer Symptome aus gewissen kognitiven Beeinträchtigungen sichtbar zu machen, die nach ihm mit dem „Einschlafdenken Gesunder" vergleichbar sind. Dabei wird folgerichtig der Rückbezug der Gedankenentzugs- und -eingebungserlebnisse auf Vorgänge des „Entgleitens" gerade gefaßter Gedanken und ihrer „Substitution" durch interferierende Bewußtseinsinhalte wiederhergestellt. Auch die versinnlichende und externalisierende Fortentwicklung über das Lautwerden bis zu den außen gehörten Stimmen hin kommt zur Geltung und macht verständlich, daß man diesem Autor gleichfalls eine ungenügende Beachtung jener von Jaspers angegebenen Distinktionskriterien für die Trennung zwischen echten und Pseudohalluzinationen vorgehalten hat (52).

Schließlich besitzt auch der Beitrag von E. Bleuler (18) zu dieser Übergangsproblematik für den vorliegenden Zusammenhang noch Gewicht, soweit er nämlich nicht schon die transphänomenal zu unterstellenden Generierungsfaktoren, sondern die erlebnismäßig durchlaufenen Entwicklungsstufen betrifft. Danach machen wiederum selbst wahrgenommene Denkvollzugsstörungen unterschiedlichster Ausprägungsgrade bis zur dann auch an Verhalten und Ausdruck objektivierbaren Zerfahrenheit hin die maßgeblichen Ausgangserfahrungen für den Übergang zu Gedankenbeeinflussungserlebnissen und akustischen Erstranghalluzinationen aus. Auch das „Fremddenken" bekommt wieder seinen ursprünglich konsekutiven, ihm von Wernicke zugewiesenen Stellenwert, insofern es hier als Gefühl der „Fremdheit" und „Unechtheit" der eigenen Denkvorgänge im nächsten Entwicklungsschritt aus den Zerfahrenheitskomponenten des Gedankendrängens, der Perseveration, der Sperrungen und des Eindringens von Nebenassoziationen erwachsen soll. „Der Kranke hat das Gefühl, er denke ohne eigenen Willen, ‚es' denke in ihm (automatisches Denken) oder er erlebe das Denken Anderer" (18, S. 420). Diese letzte Erlebniswendung, die den Denkvollzug als von anderen „aufgezwungen" erscheinen läßt, zeigt den nicht weiter ausgeführten Übergang zu den Erstrangsymptomen des Gedankenentzuges und der Gedankeneingebung an. Mit weiter anwachsender Verselbständigung mündet das „automatische Denken" dann in ein Hören eigener Gedanken und schließlich auch von außen kommender Stimmen ein, so daß man nach dieser Konzeption Gedankenbeeinflussungserlebnisse, Gedankenlautwerden und externalisiertes Stimmenhören als den phänomenalen Ausdruck von zunehmenden Graden ein und derselben autopsychischen, auf den Denkablauf bezogenen Depersonalisationserfahrung zu begreifen hat.

4.3.1.2 „Ganzheitspsychologische" Übergangskonzeptionen

Wenn sich nun auch das von K. Schneider neu angebahnte Interesse an der Übergangsproblematik vor allem auf die phänomenalen Vorstufen der Wahnwahrnehmungen bezog, so sind doch gleichsam als notwendige Folge bei der Fortentwicklung der psychopathologischen Schizophrenieforschung nach dem 2. Weltkrieg auch einige wichtige Erträge aus den eben dargestellten, frühen Reihenanalysen wieder zu neuer Geltung gelangt. Die Gründe hierfür liegen auf der Hand, wenn man die ausdrücklich intendierte Ergänzung des phänomenologischen Trennungsanliegens bedenkt durch eine Würdigung auch der Beziehungen, die zwischen den getrennten Phänomenen im psychopathologischen Erlebniszusammenhang bestehen. So hat sich Conrad auch speziell im Hinblick auf die Gedankenbeeinflussungs-, Gedankenausbreitungserlebnisse und akustischen Erstranghalluzinationen gegen eine Vereinseitigung des phänomenologischen „Aufspaltens" (33, S. 5) gewandt, weil sie nach ihm den in der Wirklichkeit vorkommenden und — wie gezeigt — ja auch von Jaspers eingeräumten Übergängen zwischen gedanklichen, vorstellungshaften und wahrnehmungsanalogen Gegebenheitsweisen zu wenig Rechnung trägt. Seine diesbezüglichen Revisionen laufen auf 2 Entwicklungsgesichtspunkte hinaus, die beide ungeachtet des gänzlich anderen, modernen gestaltpsychologischen Bezugssystems doch sogar noch die frühen Vorstellungen von Wernicke wieder anklingen lassen. Zum einen werden nämlich die Gedankeneingebungserlebnisse erneut mit „freisteigenden", sich in den willkürlichen Denkvollzug eindrängenden „Einfällen" in Verbindung gebracht, die freilich ähnlich dem auch erwähnten „Fadenverlieren" (33, S. 89) nur als ein begünstigender Anknüpfungspunkt gelten, wie er ebenso bei Gesunden in der Ermüdung vor dem Einschlafen vorkommen kann. Die abnorme Bedeutung des Eingegebenseins stellt so gesehen keine „Erklärungswahnvorstellung" für „autochthone" Einfälle mehr dar, sondern rührt nach Conrad vielmehr aus dem Übergriff der in der Wahnwahrnehmungsentwicklung entstandenen Erlebnisstruktur auf den subjektiven Innenraum her. Damit bleibt letztlich die vorausgelaufene Wahnstimmung die zentrale Ausgangserfahrung auch für die Gedankenbeeinflussungserlebnisse und insbesondere die Gedankenausbreitung, die hier als weiter fortgeschrittene, zuletzt vollständige Erfassung aller Innenraumbestände vom abnormen Bedeutungsbewußtsein („Apophänie") erscheint. Gleichwohl läßt die Weiterentwicklung dieser zum Eigenbezug der Außenwelt korrespondierend gedachten Eröffnung des Innenraums noch einen weiteren Berührungspunkt gerade mit dem ältesten unter den zuvor dargestellten Übergangsreihenkonzepten erkennen, insofern aus ihr nun unmittelbar das Gedankenlautwerden hervorgehen soll. Natürlich betrifft auch hier, genau wie bei dem Rückbezug der Eingebungserlebnisse auf „unwillkürliche" Einfälle, die Übereinstimmung wieder rein die jeweils angenommene Sukzession der Phänomene selbst und nicht etwa auch das Verständnis des Zusammenhanges, in denen Gedankenausbreitung und Gedankenlautwerden miteinander stehen. Denn hierzu greift Conrad wieder auf entwicklungsgeschichtliche Einsichten zurück, nach denen die Sinnlichkeit ein phylo- und ontogenetisches Primat besitzt, das sich mit zunehmender „Entdifferenzierung" der Erlebnisstruktur wieder durchsetzen kann (33, S. 95). Schon die Gedankenbeeinflussungserlebnisse selbst stellen in ihrem korrespondierenden Verhältnis zu den Eigenbeziehungserlebnissen insgesamt den Ausdruck einer Anwendung jenes früher schon charakterisierten Bezugssystems auf den Innenraum dar, das die Außenwelt in ptolemäisch-solipsistischer Einstellung erscheinen läßt. Wenn daher nunmehr dem Übergang der Gedankenausbreitung in das Gedankenlautwerden und – wie sich aus den kasuistischen Belegen von Conrad entnehmen läßt – weiterhin auch dem externalisierten Stimmenhören eine fortschreitende Rückverwandlung unsinnlicher Gedanken in ihre entwicklungsgeschichtlich früheren, noch sinnlich-akustischen Vorformen zugrunde liegen soll, dann macht diese Reihenfolge gleichsam die immanente Kehrseite der Wahnwahrnehmungsentwicklung aus. Wie dort der Übergang von der 1. bis zur 3. Wahnwahrnehmungsstufe auf eine fortschreitende Freilegung des subjektzentristischen, an Wesenseigenschaften orientierten Wahrnehmungsmodus bezogen ist, so wird hier die Fortentwicklung der Gedankenbeeinflussungs- und -ausbreitungserlebnisse zu akustischen Erstranghalluzinationen mit einer graduellen Reaktivierung von korrespondierenden Modi der Selbstwahrnehmung in Verbindung gebracht. Gemessen an der alten Auffassung des Gedankenlautwerdens als einem weiteren Glied in der „Erklärungswahnvorstellungsreihe" ist damit zugleich auch jener Schwachpunkt ausgeglichen, auf den die phänomenologische Kritik ganz zu Recht immer wieder abgehoben hat. Solange nämlich der Übergang ausschließlich im Sinne einer Folge von rational aufeinander bezogenen Erklärungsschritten verstanden wird, läßt sich in der Tat nicht einsehen, wodurch es zu der fortschreitenden Versinnlichung bis hin zur wahrnehmungsanalogen „Leibhaftigkeit" echter, in den äußeren Raum projizierter Verbalhalluzinationen kommen soll.

Ein derartiges Vorgehen, das die ursprünglich angegebene Abfolge der Phänomene nahezu unverändert übernimmt, die rationalistische Auffassung ihres „Auseinanderhervorgehens" jedoch durch andersartige Interpretationen auf dem Boden fortgeschrittener, sehr viel differenzierterer psychologischer Bezugssysteme ersetzt, zeichnet auch die beiden weiteren, hier noch mit anzuführenden Reaktualisierungen der frühen Übergangskonzeptionen in der neueren, psychopathologisch orientierten Schizophrenieforschung aus. Dabei hat Kisker (106) genau jene wenig plausible, von Schröder an Wernickes Reihendarstellung vorgenommene Modifikation wieder rückgängig gemacht, die der Entfremdung des Denkens ihr kognitives Erlebnisfundament entzog. Denn in seiner Reihenanordnung macht nun ausdrücklich das „unwillkürliche Denken" die maßgebliche Anfangserfahrung aus, und zwar ganz in dem oben schon skizzierten Sinne selbst wahrgenommener Kognitionsstörungen, die der Betroffene insgesamt als eine Einbuße an intentionaler Verfügbarkeit über die eigenen Denkvorgänge erlebt. Das „Fremddenken" selbst rückt damit in den einen der beiden, voll von Schröder, unter Rückverweis auch auf C. Schneider, übernommenen Übergangswege ein, der vom „unwillkürlichen Denken" eben über diese Depersonalisationserfahrung zu Gedankenentzugs- und -eingebungserlebnissen führt. Der andere, vom „unwillkürlichen Denken" über das Gedankenlautwerden zum Stimmenhören hin, zweigt dann folgerichtig nicht mehr erst vom „Fremddenken", sondern schon von dessen kognitiver Erlebnisgrundlage ab, so daß sich hier Entfremdung und Hören der eigenen Gedanken wie alternative Zwischenstufen gegenüberstehen. Von dieser neuerlichen Modifikation einmal abgesehen, liegen die Unterschiede zu den rationalistischen Vorläuferkonzeptionen in der Tat lediglich auf der Ebene der in der Einführung schon einmal angesprochenen und später im Diskussionsteil wieder aufzunehmenden „dynamisch-topologischen Interpretation". Hiernach stellt nämlich der Übergang zu den Gedankenbeeinflussungserlebnissen und akustischen Erstranghalluzinationen wiederum keine einfache „gedankliche Weiterverarbeitung", sondern den „gegliederten phänomenalen Ausdruck einer Ich-Entmächtigung" (106, S. 34) dar, mit der die Persönlichkeit die Abwandlung ihres „Selbstdenkens" zum „unwillkürlichen Denken" durch eine psychotische Umorganisation des strukturellen Gleichgewichts zwischen subjektiver Innen- und objektiver Außenwelt kompensatorisch zu bewältigen sucht.

Schließlich läßt auch Janzarik im Rahmen seiner „strukturdynamischen Interpretation" schizophrener Verläufe erkennen, daß er das Vorbereitungsfeld dieser Erstrangsymptomatik phänomenal durch ganz ähnliche Ausbildungsstufen gekennzeichnet sieht, wie sie die frühere Übergangsreihenforschung schon herausgearbeitet hat. Denn hierin wird eben jene von Kisker angegebene „Konkretisierungsreihe" über das Gedankenlautwerden zu dem „vom Ich-Ursprung abgeschlossenem Stimmenhören" (96, S. 75) als angemessene Übergangscharakteristik akzeptiert, die ja ihrerseits — wie gerade gezeigt — in modifizierter Form den einen der beiden durch Schröder aufgewiesenen Ausbildungswege zu neuer Geltung bringt. Allerdings darf man die von Janzarik selbst skizzierte Ausbildungsstufung wohl im Sinne einer Reintegration auffassen, mit der nun auch die zweite durch Schröder an Wernickes Reihendarstellung angebrachte Modifikation eine Korrektur erfährt. Während Kisker nämlich die Dualität der Entwicklungswege — einerseits zu den Gedankenbeeinflussungserlebnissen und andererseits zu den akustischen Erstranghalluzinationen — noch beibehält, schließt sich danach die akustische Versinnlichung wieder als letzter Übergangsschritt an die Gemachtheitserlebnisse des Denkens an. Ein und derselbe Reihenzusammenhang führt sogesehen von den selbst wahrgenommenen Phänomenen des „Schwundes, Abreißens, Stehenbleibens, Drängens, der Leere und Fülle" (96, S. 75) von Gedanken über die Gedankenbeeinflussungserlebnisse und das Gedankenlautwerden zum Stimmenhören hin, wobei die 3 letzten, schon schizophrenietypischen Entwicklungsschritte zu ihrer jeweiligen Vorstufe immer im Verhältnis eines weiter angewachsenen Verselbständigungsgrades der „strukturellen Bestände" stehen. Auch 15 Jahre später ist diese Übergangsreihenkonzeptualisierung 1983 noch einmal bekräftigt worden durch eine Bemerkung, die nun schon aus dem Zusammenhang einer „strukturdynamischen" Auseinandersetzung mit den „kognitivistischen" Auffassungen der Basisstörungstheorie stammt: „Offenbar entscheidet der Grad der Verselbständigung darüber, ob beispielsweise ein sich drängendes oder ein sich zerstreuendes Denken noch als der erweiterten Alltagserfahrung zugehörig oder als Gedankeneingebung oder Gedankenentzug erlebt wird, allgemeiner gesprochen: ob die Aktualisierungen struktureller Bestände uncharakteristisch bleiben oder sich als schizophreniecharakteristisch gegen die fraglose Selbstverständlichkeit alltäglicher Erfahrungen [und ihre Zufälligkeit ausschließend, wie man mit Berner (10) sagen könnte] eigenmächtig und übermächtig durchsetzen" (100, S. 129). Die strukturelle Verselbständigung wird — wie früher bereits dargelegt — auf dasselbe „Versagen übergeordneter, Grenzen, Gliederung und Kontinuität des Feldes bewahrender Gerichtetheiten" zurückgeführt, wie es verbunden mit der Entzügelung des impressiven Wahrnehmungsmodus auch die Voraussetzung des floriden Wahns ausmacht (96, S. 90). So gesehen kommt der Übergang von uncharakteristischen zu schizophrenietypischen Aktualisierungen, zeitlich nur geringfügig versetzt, parallel neben den Ausbildungsgang der Wahnwahrnehmungen zu stehen, an deren konkretisierender Ausformung ja ebenfalls schon die verselbständigten strukturellen Bestände mitbeteiligt sind. Wenn daher Conrad von dem gemeinsamen Vorbereitungsfeld der

Wahnstimmung aus den Übergang zu Gedankenbeeinflussungs-, Gedankenausbreitungserlebnissen und akustischen Erstranghalluzinationen der Wahnwahrnehmungsentwicklung gleichsam als innere Kehrseite beiseite stellt, dann resultiert hier durchaus eine ähnliche, wenngleich mit anderen, strukturpsychologischen Mitteln gewonnene Konstellation. So hat denn Janzarik auch gleich im Anschluß an die oben zitierte Bemerkung noch einmal zu bedenken gegeben, „ob nicht generell die Phänomene der strukturellen Verselbständigung in Abwandlungen erscheinen, die den bei den Wahnwahrnehmungen und den Personenverkennungen anzunehmenden Übergangsreihen entsprechen" (100, S. 129).

Somit lassen die gestalt-, struktur- oder feldpsychologisch unterlegten Fortentwicklungsversuche der klinischen Psychopathologie allesamt eine Relativierung des phänomenologischen Trennungsverdikts zwischen „echten" und Pseudohalluzinationen erkennen, das sich ja ohnehin mit den Polen der „Leibhaftigkeit" einerseits und „Bildhaftigkeit" andererseits als mehr an der Eigenart optischer als akustischer Sinnestäuschungen orientiert erweist. Dabei fällt die Überbrückung des von Jaspers wohl vor allem aus didaktischen Rücksichten so nachhaltig betonten „Abgrunds" gerade darum plausibel aus, weil sie die versinnlichte Gegebenheitsweise der Endphänomene nicht länger zu einer bloßen pseudohalluzinatorischen Erlebnisqualität herabsetzt, sondern ernst nimmt und als den Ausdruck eines Höchstmaßes an Autonomisierung der Denkvorgänge begreift.

4.3.1.3 Spezifikation der Arbeitshypothese

Rückt man nun auch den Beitrag der Basisstörungskonzeption in diesen Entwicklungsprozeß ein, so zeichnet er sich, genau wie das im Hinblick auf die Freilegung uncharakteristischer Erlebnisfundamente für die Wahnwahrnehmungs- und Personenverkennungsgenese schon dargelegt worden ist, zunächst einmal wieder durch eine Fortführung der phänomenologischen Differenzierungsarbeit aus. Während nämlich in den bislang skizzierten Übergangskonzeptionen zumeist Phänomene aus der traditionell vorgegebenen Kategorie formaler Denkstörungen in einer Form am Anfang der Reihen stehen, aus der sich zumindest explizit kein eindeutiger Unterschied gegenüber der Denkzerfahrenheit und ihren Unterformen entnehmen läßt, haben die Bemühungen von Huber auch hier mit einer subtilen Neubestimmung der Ausgangserfahrungen eingesetzt. Zwar zielt dabei die kategoriale Bezeichnung als „Verlust an Leitbarkeit der Denkvorgänge" (88, S. 122) ersichtlich wieder auf das gleiche Vollzugsstörungserlebnis ab, das Wernicke schon mit dem Begriff der „autochthonen Ideen" und später Conrad mit der Rede von den „freisteigenden Einfällen" meint, das weiter jener von Kisker übernommene Terminus „unwillkürliches Denken" bei Schröder, Berze, bei C. Schneider u.a. treffen soll, so wie es schließlich auch in Janzariks Auffassung gewisser schizophreniencharakteristischer Denkstörungen als phänomenales Äquivalent leichtester Grade an „struktureller Verselbständigung" zum Ausdruck kommt. Der Umkreis solcher, hier nur beschränkt auf die aufschlußreichsten Beiträge zum Übergangsproblem und damit sehr ausschnitthaft wiedergegebenen Berührungspunkte ließe sich darüber hinaus leicht noch erweitern, wenn man nur etwa die traditionsreiche Automatismenlehre der französischen Psychiatrie (130) bedenkt. Doch gilt es gerade im Blick auf diese durchweg gesehene Verselbständigungserfahrung festzuhalten, daß ihre konstitutiven Phänomene so, wie sie die Basisstörungskategorie des „Verlusts an Leitbarkeit der Denkvorgänge" neu definiert enthält, nicht einfach mit den herkömmlich der Denkzerfahrenheit zugerechneten Störungstypen gleichzusetzen sind. Der Unterschied liegt in dem zunächst einmal reinen Erlebnischarakter, der sie zu selbst wahrgenommenen und insgesamt im Sinne eines Leitbarkeitsverlustes auch selbst verbalisierten Beschwerden macht, während die voll ausgeprägte Zerfahrenheit als Ausdruckssymptom i.w.S. (81) zumeist gar nicht mehr als subjektiv beeinträchtigend empfunden wird. Diese beiden Momente, Selbstwahrnehmung überhaupt und Selbstwahrnehmung dann genauer als kognitive Beeinträchtigung, stellen eine Bedingung dar, deren Erfüllung auch ein jeder der wiedergegebenen Rückgriffe auf formale Denkstörungen als Ausgangserfahrungen mehr oder minder klar schon vorausgesetzt hat, weil anders der Übergang ja ohne erlebnismäßige Begründung bliebe. Erst die Basisstörungskonzeption jedoch rechnet sie zu den unverzichtbaren Bestandteilen der Definition, so daß man kognitive Denkstörungen nur so lange Basissymptome nennen darf, wie ihr Ausprägungsgrad die Schwelle zu einer nicht mehr selbst als Beschwerde verbalisierten, nur mehr objektiv aus Verhalten und Ausdruck feststellbaren Zerfahrenheit noch nicht überschritten hat. Hinter der Konzentration auf die Freilegung, phänomenologische Differenzierung und definitorische Operationalisierung der zahlreichen Manifestationsweisen solcher leichteren Denkstörungsgrade steht gegenwärtig die Darstellung der ihnen zugeordneten Übergangsreihen noch zurück. Doch läßt der augenblickliche Entwicklungsstand der Basisstörungstheorie keinen Zweifel daran zu, daß eben die als Leitbarkeitsverlust der Denkvorgänge zusammengefaßte Symptomatik die erlebnismäßige Basis für den Ausbildungsgang der Gedankenbeeinflussungserlebnisse und akustischen Erstranghalluzinationen abgeben soll, und zwar wiederum nach jenem didaktisch vorgegebenen, 3stufigen Muster (vgl. S. 87), in dem die schizophrenietypischen Endphänomene (Stufe 3) auf schon leidlich charakteristische Basissymptome (Stufe 2) folgen — wie hier etwa die der Gedankeninterferenz (C.1.1) und der Blockierung des jeweiligen Gedankengangs (C.1.4) — und diese ihrerseits auf noch gänzlich schizophrenieuncharakteristische Primärerfahrungen (Stufe 1), zu denen im Bereich der kognitiven Denkstörungen beispielsweise die Symptomatik der Konzentrationsstörungen gehört (44, 45, 47, 51, 82–84, 88, 181). Welche Phänomene im einzelnen die jeweiligen Entwicklungsschritte bestimmen und wie ihr „Auseinanderhervorgehen" möglicherweise auch unter modifizierender Erweiterung des 3-Stufen-Schemas genauer zu charakterisieren ist, bleibt demgegenüber noch offen bis auf die besondere Bedeutung, die Huber dem Basissymptom der Diskriminationsschwäche, zumal zwischen Vorstellungen und Wahrnehmungen, für den Übergang zu akustischen Erstranghalluzinationen beigemessen hat (84, S. 28).

Immerhin sind hierzu 2 heuristische Überlegungen an dieser Stelle noch bemerkenswert, die beide von Süllwold stammen, deren experimentalpsychologisch fundierte Erklärungsversuche der kognitiven Denkstörungen ja in weitreichender Übereinstimmung mit dem transphänomenal gerichteten Aussagebereich der Basisstörungstheorie stehen. Die erste läßt die Gedankenbeeinflussungssymptomatik wiederum als „wahnhafte Erklärungen" (176, 177, S. 39) erscheinen, die sich möglicherweise auf autopsychische Depersonalisationserfahrungen im Sinne eines Fremdheitsgefühls gegenüber den eigenen Denkvorgängen zurückbeziehen, das seinerseits aus den basalen kognitiven Leitbarkeitsverlusterlebnissen erwächst. Andererseits könnten nach dem zweiten dieser spekulativen Vorgriffe auf mögliche Übergangszusammenhänge die Ausgangserfahrungen den Betroffenen auch vorstellungsmäßige Selbstinstruktionen, Selbstkommentare oder Selbstgespräche nahelegen, mit deren Hilfe kompensatorisch gegen die kognitiv bedingte Reaktionsunsicherheit angegangen werden soll. Unter der Voraussetzung einer zunehmenden Diskriminationsunfähigkeit zwischen inneren auditiven Vorstellungen und externen akustischen Stimuli würde dies plausibel machen, warum das Gedankenlautwerden schließlich in ein Hören gerade imperativer, kommentierender oder dialogischer Stimmen übergeht. Beide Annahmen weisen im übrigen in ihrem jeweiligen Entwicklungszusammenhang eine enge Verschränkung mit Schlußfolgerungen aus jenem experimentalpsychologisch hypostasierten (24) und auch von Huber als „transphänomenale Substruktion" (84, S. 24) benutzten „Verlust von Gewohnheitshierarchien" auf, dessen nähere Kennzeichnung wiederum erst in den Diskussionsteil der Untersuchung hineingehört. Damit sind die Vorgaben der Basisstörungskonzeption vor dem Hintergrund des bisherigen psychopathologischen Kenntnistandes soweit durchsichtig gemacht, daß die Arbeitshypothese für den folgenden Untersuchungsabschnitt spezifiziert werden kann. Danach gilt es nunmehr zu überprüfen, ob in der Tat uncharakteristische kognitive Denkstörungen am Anfang der Ausbildungsreihen von Gedankenbeeinflussungsphänomenen, Gedankenausbreitungserlebnissen und akustischen Halluzinationen 1. Ranges stehen, und wenn dem so ist, auf welchem Wege dann die Basissymptome des „Verlusts an Leitbarkeit der Denkvorgänge" in diese schizophrenietypische Symptomatik übergehen.

4.3.2 Übergang zu Gedankenbeeinflussungs- und Gedankenausbreitungserlebnissen

Wie gezeigt, ist die Frage, ob die Gedankenbeeinflussungserlebnisse im Sinne von Zwischenphänomenen in den Ausbildungsgang der akustischen Erstranghalluzinationen eingeschaltet oder trotz gleicher Ausgangserfahrungen als das Resultat einer selbständigen Entwicklungslinie hiervon abzuheben sind, in der psychopathologischen Tradition unterschiedlich beantwortet worden. Darum empfiehlt sich eine Befundwiedergabe, die zunächst die Übergangsschritte zu den Gedankenbeeinflussungs- und Gedankenausbreitungserlebnissen, dem Gedankenlautwerden und schließlich den kommentierenden, dialogischen und imperativen Stimmen getrennt zur Darstellung bringt und die Entscheidung über ihren möglichen Zusammenhang nicht schon im voraus, sondern erst nach Sichtung des Gesamtresultates trifft. Insgesamt konnten gemäß den Angaben in Tabelle 11 36 Reihenschilderungen mit Gedankenbeeinflussungs- und Gedankenausbreitungserlebnissen als ihren jeweiligen Endphänomenen gewonnen werden, deren Darstellung nun wieder dem schon im ersten Untersuchungsabschnitt eingehaltenen Muster zuerst der exemplarischen Beschreibung und Analyse typischer Sequenzen und dann der summarischen Charakteristik aller als Ausgangserfahrungen und Zwischenphänomene erfaßten Symptome folgt.

4.3.2.1 Übergangsreihen zu Gedankeneingebungs- und Gedankenentzugserlebnissen

Fall 1 ist bereits durch eine Erlebnissequenz zu voll ausgeformten Wahnwahrnehmungen der Stufe 3 (vgl. S. 64) und eine weitere, nicht eigens dargestellte zu wahnhaften Personenverkennungen unter den bislang wiedergegebenen Befunden vertreten und wird darüber hinaus auch noch einmal zu den Kollektivmitgliedern gehören, deren Schilderungen für die später vorzunehmende Charakteristik der Übergangsreihen zu den Beeinflussungserlebnissen auf den Gebieten des Fühlens, Strebens, Wollens und der gefühlsmäßigen Leibvergegenwärtigung exemplarisch verwendbar sind. Ihr Erlebniswandel hat sich nämlich beim Übergang des schon erwähnten Prodroms in die psychotische Erstmanifestation in allen 4 durch die Erstrangsymptomgruppen bezeichneten Dimensionen zugleich vollzogen, so daß auch die nun zu skizzierende Sequenz keine zeitliche Versetzung gegenüber den parallel durchlaufenen Entwicklungsschritten der Wahnwahrnehmungs- und Personenverkennungsgenese erkennen läßt:

„Ja, das war auch in der Angstphase. Ich konnte mich überhaupt nicht mehr konzentrieren. Und das Schlimmste war, ich konnte nichts aufschreiben, ich wollte ja jetzt das alles aufschreiben und niederschreiben, was passierte, und genau das konnte ich nicht. Die Fähigkeit, mich zu konzentrieren darauf, daß ich also diese Sachen so niedergeschrieben hätte, war weg. Ich ging also hin und versuchte, versuchte anzufangen, zu schreiben. Das Datum, da hatte ich schon Probleme, das Datum zu schreiben, ich wußte nicht, welcher Tag es war. Als ich dann nachgesehen hatte, war es wieder kurz darauf weg. Ich hatte Probleme, es niederzuschreiben. Ich hatte Probleme, was ich nie hatte, Probleme, das Datum oben hinzusetzen, hatte auch das Problem, durchzunumerieren. Also das sind zwei Dinge, die normalerweise überhaupt nicht auftreten dürfen. Es ist die selbstverständlichste Sache von der Welt, ob 1, 2 oder 3, verstehen Sie, das sind doch die einfachsten Dinge. Ich behielt nicht mehr, was ich gerade nachgesehen hatte. Ich traute mich schließlich nicht einmal mehr, Schecks auszufüllen. Oder ich habe zum Beispiel öfter ganz banal an etwas gedacht. Ich dachte, jetzt gehe ich an die Truhe und suche etwas. Ich nahm mir vor, an die Truhe zu gehen und etwas zu suchen, und dann war das plötzlich weg. Wenn ich das dann kurze Zeit später tun wollte, dann wußte ich plötzlich nicht mehr, was ich suche. In dieser Phase des Vergessens passierte dann anschließend noch mehr. Ich hatte eine Idee, ging dieser Idee nach und plötzlich, wie abgeschnitten, war das weg und zwar total. Der Faden riß einfach ab. Das tauchte dann irgendwann wieder auf. Manchmal nach Minuten, da mußte ich mich dann oft schon sehr bemühen. Manchmal kam auch was dazwischen. Ich mußte plötzlich an läppische Liebesgeschichten denken, die ich ein paar Tage vorher gehört hatte. Oder Namen kamen dazwischen, also Namen, Namen und noch mal Namen von irgendwelchen Arbeitskollegen. Meistens hatte ich die in den Tagen zuvor kennengelernt und bekam sie dann nicht mehr aus dem Kopf. Keinem ist das aufgefallen, auch auf der Nato-Tagung nicht. Dabei konnte ich mich schon gar nicht mehr richtig artikulieren. Ich hatte das Gefühl einer Barriere, verstehen Sie, ich hatte das Gefühl einer Sprechbarriere. Wenn ich mich mitteilen wollte, war das ein Gefühl, als fehlten mir einfach die Worte dazu. Und keiner hat was gemerkt, auch mein Mann hat nichts davon gemerkt. Sogar bei einer Dienstbesprechung mit Arbeitskollegen fiel nichts auf. Da war dieses Erwarten, daß ich eine Notiz nicht schreiben kann, daß ich eine Besprechung nicht wirklich 100%ig wiedergebe. Und ich gab sie 100%ig wieder. Das war ja gerade so beängstigend. Ich war am Ende so eingeschüchtert, daß ich überhaupt nichts machen konnte. Ich war in einem Zustand derartiger Hilflosigkeit, derartig total am Ende, daß ich also anfing, zu überlegen, ob ich das überhaupt noch bin. Ich konnte nicht mehr denken, wie ich wollte, mich nicht mehr mitteilen, was normal überhaupt nicht der Fall ist, noch dazu, wo ich also normalerweise darauf achte und gut darin bin. Es war, wie wenn einer gar nicht mehr selber denkt, an seinem eigenen Denken gehindert wird. Ich hatte den Eindruck, daß alles, was ich denke, überhaupt nicht meine Ideen sein müssen, als ob das alles, was ich jetzt aufnehme, überhaupt nicht zu mir gehört. Meine Umgebung kam mir fremd vor und mein Denken auch, als ob ich es überhaupt nicht mehr selber sein müßte, der da denkt. Ich fing an zu überlegen, bin ich das noch oder bin ich eine ausgetauschte Person. Dann kam also diese Überlegung, das ist doch alles nicht dein, deine Ideen, das gehört dir doch überhaupt nicht, das sind ja Ideen anderer Leute, da ist ja etwas, was dich lenkt. Also, ich mußte es überprüfen, wenn ich dann in einer Denkphase war, daß ich mir dann überlegte, ob ich irgendetwas übernehme. Ich hatte Angst, jemand schaltet sich da in den Denkprozeß ein, vor allem beim Telefonieren. Jedes Mal, wenn ich telefonierte, hatte ich den Eindruck, daß irgend jemand mir Gedanken injizierte, also die Namen zum Beispiel, verstehen Sie, Namen, Namen, als wenn ich das andere alles vergessen sollte. Am Anfang war ich noch nicht auf diese Idee gekommen, daß jemand mich dazu geleitet hat, ganz bestimmte Dinge zu denken und sich dann die Zeit verschaffte, daß ich nicht mehr daran denken konnte, um irgend etwas nachzusehen oder zu suchen, was ich gerade suchen wollte. Aber jetzt wurde mir das klar, ich dachte an Hypnose. Ich dachte, da setzt jemand eine Blockade, so daß die Information nicht mehr vom Ultrakurzgedächtnis ins Kurzgedächtnis übergehen kann. Man kann ja machen, jemanden zum Vergessen bringen oder jemandem eine Sprechbarriere legen, und hinterher wußte ich auch, warum. Ich sollte umprogrammiert werden, damit ich nicht merke, wie man mir die Gedanken entzieht, und wenn ich was merke, das dann nicht mitteilen kann. Darum hat mich jemand zur Firma Interatom geschickt, damit man mir hinterher die Gedanken entziehen kann. Das ging alles irgendwie magnetisch oder induktiv. Ich hing ja am Gerät. Da war ja das Gerät, mit dem man mir auch die Umgebung eingespielt hat, das Haus, die Wände, alles so, als ob ich mich in dem gewohnten Rahmen bewegte."

Vergleicht man diese Schilderung mit dem früher wiedergegebenen, von Fall 1 zur Wahnwahrnehmungsentwicklung gewonnenen Bericht, dann läßt sich der enge Zusammenhang der hierin enthaltenen mit der dort zum Ausdruck gebrachten Erlebnissequenz gar nicht übersehen. Beide gehören offenkundig ein und derselben Gesamtabwandlung des Erlebens an, so wie das auch für die weiteren von Renate Z. gebotenen Sequenzen anläßlich ihrer späteren Darstellung noch zu zeigen sein wird. Daher fragt es sich an dieser Stelle noch einmal, woher denn die von der vorliegenden Untersuchung ja in einer ganzen Reihe von Fällen vorgenommene Zerlegung einer solchen Gesamtveränderung in separate, den Erstrangsymptomgruppen zugeordnete Entwicklungslinien eigentlich ihre Rechtfertigung und ihre Maßstäbe bezieht. Die Antwort hierauf ging bereits aus der Darstellung und Analyse der Übergangsreihen zu wahnhaften Personenverkennungen hervor, insoweit sie nämlich Sequenzen in einem Einbettungsverhältnis zu einer zeitgleichen Wahnwahrnehmungsentwicklung betraf.

Wie dort die entsprechenden Schilderungen einen eindeutigen Rückbezug der wahnhaften Verkennungen auf kognitive Wahrnehmungsstörungen mit verändernden Auswirkungen auf die optische Repräsentanz anderer Personen erkennen ließen und daher diese Ausgangserfahrungen verläßlich von jenen der Wahnwahrnehmungsgenese separierbar waren, so folgt auch hier die Differenzierung nur dem jeweiligen Erlebnisbericht. Die Gedankenbeeinflussungserlebnisse werden eben von den Betroffenen mit anderen Ausgangserfahrungen als die Wahnwahrnehmungen und, wie das später noch darzutun ist, auch als die Beeinflussungserlebnisse auf den Gebieten des Fühlens, Strebens, Wollens und der gefühlsmäßigen Körpervergegenwärtigung in Verbindung gebracht. Darum trägt die Zerlegung einer Gesamtabwandlung in entsprechende, parallel zueinander vollzogene Sequenzen nicht etwa einen transphänomenalen Differenzierungsgesichtspunkt von außen an das Erleben heran, sondern zeichnet nur jene Zuordnungen nach, die durch das Auseinanderhervorgehen der Phänomene selbst gegeben sind. Demgemäß zeigt die Symptomanalyse der vorstehenden Erlebnissequenz an, daß man die zu Anfang geschilderten Phänomene in der Tat nicht mit den Ausgangserfahrungen der zeitgleichen, im ersten Untersuchungsabschnitt dargestellten Wahnwahrnehmungsgenese gleichsetzen kann. Sie kommen nämlich sämtlich Basissymptomen gleich, wie sie das Bonner Untersuchungsinstrument unter der insgesamt 17 Einzelitems umfassenden Subkategorie kognitiver Denkstörungen (C.1) führt. Das trifft zunächst für den anfangs beklagten Konzentrationsverlust zu, der gerade in der allgemeinen, die Beeinträchtigung nicht näher charakterisierenden Schilderungsform dem Basissymptom einer Störung der Konzentrationsfähigkeit (C.1.5) entspricht. Allerdings taucht diese Beschwerdeschilderung wenig später noch einmal zur Kennzeichnung jener selbst wahrgenommenen Probleme bei der Niederschrift von Tagesberichten oder dem Scheckausfüllen auf, die Renate Z. dann weiter mit einem raschen Wiederentfallen gerade eingeprägter Kalenderdaten und Seitenzahlen in Verbindung bringt. Eine solche Koinzidenz läßt sich einmal als Ausdruck einer gleichzeitigen Manifestation von Störungen der Konzentrationsfähigkeit mit einem weiteren Basissymptom nach Art einer Störung des unmittelbaren Behaltens (C.1.8) verstehen. Sie wirft aber andererseits auch die im Rahmen der nachfolgenden Analysen noch wiederholt zu stellende Frage auf, ob nicht die allgemein gehaltene Anfangsklage über Konzentrationsschwäche schon mehr anzeigt, als sie benennt. Wenn sich nämlich im weiteren Verlauf des Übergangs zunehmend schizophreniecharakteristischere Störungsphänomene herauskristallisieren, die wie hier zu der initial benannten Beeinträchtigung im Verhältnis einer genaueren Bestimmung stehen, dann können die global einen Konzentrationsverlust benennenden Klagen auch eine summarische Form der Beschwerdeschilderung sein. Sie würde so gesehen undifferenziert schon die ersten, leichtesten und darum auch noch nicht eigens charakterisierbaren Manifestationsweisen der kognitiven Denkstörungen zum Ausdruck bringen, die sich dann nachfolgend stärker bemerkbar machen bis zu dem Ausprägungsgrad hin, der den Betroffenen schließlich eine detaillierte Vergegenwärtigung und Verbalisierung der Einzelphänomene erlaubt. So deckt der vorstehende Erlebnisbericht im Anschluß an die Schilderung der Aufschreibeerschwernisse, zu deren Kennzeichnung Renate Z. erst von Konzentrationsschwäche spricht, dann aber auf den Einfluß herabgesetzter Behaltensleistungen verweist, noch eine weitere, unter den Einzelitems der Subkategorie kognitiver Denkstörungen vertretene Beeinträchtigungsform der Gedächtnisfunktionen auf. Nicht nur gerade eingeprägte Kalenderdaten oder Seitenzahlen werden nämlich vergessen, sondern auch Suchziele, die sich die Patientin kurze Zeit vorher gedanklich vorgenommen hat. Zwar bleibt der genaue, zwischen der gedanklichen Planung und ihrer Ausführung verstrichene Zeitraum in der Formulierung „kurze Zeit später" unbestimmt. Doch dürfte er die Spanne des unmittelbaren Behaltens jedenfalls überschreiten, so daß man in diesem Vergessen von Suchzielen bereits eine selbst als Beeinträchtigung wahrgenommene und dementsprechend auch sprachlich zum Ausdruck gebrachte Störung des Kurzzeitgedächtnisses (C.1.9) sehen muß. Während nun die bis hierher ermittelten Störungen der Konzentrationsfähigkeit (C.1.5), des unmittelbaren Behaltens (C.1.8) und des Kurzzeitgedächtnisses (C.1.9) noch mehr als vollständig uncharakteristisch einzuschätzen sind, gehören die nächsten aus dem Erlebnisbericht entnehmbaren Einzelphänomene bereits der Entwicklungsstufe leidlich oder einigermaßen charakteristischer Basissymptome an. Das gilt einmal für das geschilderte Fadenverlieren im

Sinne einer Zäsur, die intendierte Bestandteile einer kognitiven Sequenz „wie abgeschnitten" erscheinen läßt und daher nach den definitorischen Kriterien des Bonner Untersuchungsinstruments einer Blockierung des jeweiligen Gedankengangs (C.1.4) vom reinen Typ ohne Interferenz eines neuen anderen Gedanken entspricht. Wenig später wird freilich auch berichtet, daß manchmal „läppische Liebesgeschichten" oder „Namen" störend in den jeweiligen Gedankengang eingedrungen sind. Diese Schilderung deutet dann doch über den reinen Typus hinaus auf eine gelegentliche Beeinträchtigung durch Blockierungserlebnisse in sukzessiver Kombination mit der weiteren kognitiven Denkstörung der Gedankeninterferenz (C.1.1) hin. Denn das damit gemeinte Basissymptom ist eben — neben der hier nicht berichteten erhöhten Ablenkbarkeit durch Außeneindrücke — gerade durch ein derartiges „Dazwischenkommen" von nicht zu dem jeweiligen Gedankengang gehörigen Bewußtseinsinhalten definiert. Wenn Renate Z. zudem anklingen läßt, daß sie die interferierenden Namen dann mitunter „nicht mehr aus dem Kopf bekam", scheint offenbar auf die Gedankeninterferenz wiederholt noch ein störendes Haften oder Beharren der eingedrungenen Bewußtseinsinhalte gefolgt zu sein. Damit wären auch die symptomatologischen Kriterien für die Annahme eines zwangähnlichen Perseverierens (C.1.2) erfüllt, zumal sich die Namen auf „in den Tagen zuvor" kennengelernte Arbeitskollegen beziehen und somit eben auf die jüngste Vergangenheit, aus der in der Tat der jeweils haftende Inhalt eines solchen entweder mit oder ohne vorausgegangene Gedankeninterferenz auftretenden Perseverierens nach dem Kommentar zum Bonner Untersuchungsinstrument meistens stammt. Auch daß die perseverierenden Namen als ohne Grund beherrschend, jedoch im Unterschied zu echten Zwangsgedanken nicht auch als unsinnig erlebt worden sind, darf man angesichts der Schilderung wohl unterstellen, ganz so wie das der Definition dieser weiteren kognitiven Denkstörung entspricht. Ihre hier gegebene Manifestationsweise, als ein Haften nämlich von zuvor interferierend in den jeweiligen Gedankengang eingedrungenen Bewußtseinsinhalten, findet man ebenfalls durch die definitorischen Bestimmungen ausdrücklich mit abgedeckt, insofern danach das zwangähnliche Perseverieren nicht bloß ohne, sondern eben auch mit vorausgegangener Gedankeninterferenz auftreten kann. Ein bloßes zwangähnliches Perseverieren läßt der Erlebnisbericht nicht noch zusätzlich erkennen im Unterschied zu der auch rein gegebenen Blockierung mit einem „Wiederauftauchen" der abgeschnittenen Gedanken „manchmal nach Minuten" und der kognitiven Interferenz, die in Gestalt jenes ohne Hinweis auf ein nachfolgendes Beharren geschilderten „Denken-müssens" an zuvor gehörte „Liebesgeschichten" wohl gleichermaßen auch kombinationslos vorgekommen zu sein scheint. Dies unterstreicht die Bedeutung der Manifestationsweisen in sukzessiver Kombination, wie sie die Symptomanalyse für die beiden auch rein gegebenen Störungsphänomene bereits aufgewiesen hat. Alle 3 kognitiven Denkstörungen, Blockierung (C.1.4), Gedankeninterferenz (C.1.1) und zwangähnliches Perseverieren (C.1.2) sind demnach hier in einem denkbar engen und gerade in dieser Kombination verglichen mit dem vorausgelaufenen Beschwerdekomplex aus Konzentrations- (C.1.5) und Gedächtnisstörungen (C.1.8, C.1.9) doch zweifellos schon schizophreniecharakteristischen Erlebniszusammenhang zu sehen. Hinzu kommt noch das Gefühl, sich nicht „mehr richtig artikulieren" zu können und wird von Renate Z. sehr prägnant durch den Eindruck einer „Sprechbarriere" zum Ausdruck gebracht, die der Umsetzung gedanklich angesteuerter Mitteilungsziele in eine adäquate Verbalisierung auf dem früheren, persönlichkeitseigenen Niveau im Wege zu stehen scheint. Auch diese Beschwerdeschilderung findet sich unter den Einzelitems der Subkategorie kognitiver Denkstörungen voll repräsentiert, als Störung nämlich der expressiven Sprache (C.1.7) im Sinne einer selbst wahrgenommenen Erschwernis des Sprechens mit defizitärer Aktualisierung des jeweils passenden Wortbestands. Gerade der „Sprechbarrieren"-Beschreibung lassen sich darüber hinaus noch 2 weitere Hinweise entnehmen auf die Erfüllung der generellen Definitionskriterien des Basissymptombegriffs, mit denen offenbar auch alle übrigen, zuvor analytisch herausgehobenen Denkstörungen im Einklang stehen. Der eine ist in der bestürzt für die Wortfindungs- und auch die anfangs erwähnten Aufschreibeerschwernis vermerkten Diskrepanz zu dem entsprechenden früheren, im Fall Z. zumal im Blick auf die sprachliche Umsetzungsfähigkeit gedanklicher Mitteilungsziele hoch anzusetzenden Funktionsniveau zu sehen und zeigt die evidente Gegebenheitsweise der aktuellen Defizienzen im intraindividuellen Leistungsvergleich an. Ihm gegenüber geht der andere aus dem ebenso nach der Schilderung mit Beunruhigung zur Kenntnis genommenen Umstand hervor, daß der jeweilige Gesprächspartner die selbst wahrgenommenen und eben im intraindividuellen Vergleich als evident erlebten Beeinträchtigungen scheinbar gar nicht über die befürchteten Auswirkungen auf Verhalten und Ausdruck vermittelt bekommt. Eine derart ausschließlich subjektive Gegebenheitsweise ohne intersubjektiv faßbare Korrespondenz bestätigt nämlich den ohnehin durch den Erlebnisbericht insgesamt schon belegten Beschwerdecharakter auf eine besonders überzeugende Weise, die es in Anbetracht der verbreiteten Differenzierungsschwierigkeiten gerade der hier eruierten kognitiven Denkstörungen von der traditionellen Kategorie formaler Denkstörungen noch einmal festzuhalten gilt. Blickt man an dieser Stelle vergleichend auf die früher dargestellte, parallel verlaufende Wahnwahrnehmungsentwicklung zurück (vgl. S. 64–68), dann fällt neben den unverkennbaren Unterschieden auch eine Übereinstimmung in der bis hierher vollzogenen Erlebnisabwandlung auf. Dort gehören zwar die Ausgangserfahrungen der anderen Subkategorie kognitiver Wahrnehmungsstörungen an und lassen demgemäß, zumindest in der Sukzession der Einzelphänomene, auch keinen so deutlichen Zuwachs an diagnostischer Validität erkennen, wie er hier im Fortgang von noch mehr uncharakteristischen Konzentrations- und Gedächtnisstörungen (C.1.5, C.1.8, C.1.9) zu den schon minder uncharakteristischen Denkstörungen der Blockierung (C.1.4), Interferenz (C.1.1), des zwangähnlichen Perseverierens (C.1.2) und der expressiven Sprache (C.1.7) auszumachen ist. Daß aber nicht ein einzelnes Basissymptom am Anfang steht, sondern mehrere solcher Beschwerden zu einem umfänglicheren Komplex zusammentreten, trifft ungeachtet der symptomatologisch verschiedenartigen Ausgangserfahrungen hier wie dort auf die Einleitung der jeweiligen Entwicklungslinie zu. Dem entspricht nun weiterhin auch die Einmündung des Ausgangserfahrungskomplexes aus kognitiven Denkstörungen in Erlebnisweisen, die das eigene Denken offenbar zeitgleich genauso fremd erscheinen lassen, wie das die Analyse der parallel vollzogenen Wahnwahrnehmungsentwicklung für das äußere Wahrnehmungsfeld erwiesen hat. Der dort entwickelten, in allopsychische Richtung weisenden tritt hier eine autopsychische, auf den Denkablauf bezogene Depersonalisationserfahrung beiseite, deren simultane Manifestation durch die Bemerkung „meine Umgebung kam mir fremd vor und mein Denken auch" ausdrücklich unterstrichen wird. Dabei läßt die Schilderung dieses autopsychischen, nach den

Ordnungsgesichtspunkten des Bonner Untersuchungsinstruments der Hauptkategorie B (Dynamische Defizienzen mit indirekten Minussymptomen) zuzurechnenden Fremdheitseindrucks (B.3.4) noch deutlicher als die früher wiedergegebene Beschreibung seiner allopsychischen Entsprechung jene Erlebnismodalität des „als ob" erkennen, die für alle Depersonalisationsphänomene bestimmend ist. Das Denken erscheint eben zunächst nur so, „als ob es überhaupt nicht zu mir gehört", wobei der Gesamtzusammenhang des Berichtes gar keinen Zweifel daran erlauben kann, daß die eindruckshafte Irritation des normalpsychologisch einen jeden kognitiven Vollzug begleitenden Meinhaftigkeitsbewußtseins hier aus den vorausgegangenen Erlebnissen des Verlustes der Leitbarkeit der Denkvorgänge erwächst. Wie in der Wahnwahrnehmungsgenese die Umgebung unter dem Eindruck komplexhaft zusammengetretener Wahrnehmungsveränderungserlebnisse schließlich wirkt, als ob sie „ein fremdes Land" sei, so wandelt der parallel entwickelte Komplex aus kognitiven Denkstörungserlebnissen aus der Sicht der Betroffenen nur folgerichtig das Vollzugsbewußtsein derart ab, „als ob ich es überhaupt nicht mehr selber sein müßte, der da denkt". In der früher dargelegten korrespondierenden Entwicklungslinie wird dann — wie gezeigt — die Erlebnismodalität des „als ob" von der Aufdringlichkeit der durch die Ausgangserfahrungen hervorgerufenen Fremdheitseindrücke allmählich überwältigt und zunehmend durch jenen Zweifel an der Wirklichkeit und Echtheit der Umgebung im Sinne der ersten Wahnwahrnehmungsstufe ersetzt. Der gleich Überwältigungsprozeß vollzieht sich offenkundig parallel auch hier, wenn nunmehr die Verunsicherung des normalpsychologischen Ich-Bewußtseins durch die kognitiven Denkstörungserlebnisse in einen Zweifel an der Meinhaftigkeit des derart der eigenen Leitbarkeit entzogenen Denkablaufes übergeht. Das Aufkommen jener „Überlegung, das ist doch alles nicht dein, deine Ideen, das gehört dir doch überhaupt nicht", zeigt sehr genau diesen Umschlagspunkt an und bringt daher einen Entwicklungsschritt zum Ausdruck, den man durchaus dem Übertritt auf die erste Wahnwahrnehmungsstufe beiseite stellen kann. Denn wie dort mit dem äußeren, fremd erlebten Wahrnehmungsfeld, so scheint hier mit dem inneren, ich-fremd erlebten Denkablauf von nun an tatsächlich „etwas" nicht mehr zu stimmen, das schon die Bedeutung eines bedrohlich gegen die eigene Person gerichteten Außeneinflusses besitzt, wiewohl es sich noch nicht näher konkretisieren läßt. Freilich geht aus dem Fortgang der Schilderung hervor, daß sich nahezu zeitgleich mit dem Verlust der Erlebnismodalität des „als ob" auch schon ein „Wissen" einstellt um das „inwiefern" jener nunmehr mit einem Realitätsurteil versehenen Ich-Fremdheit des Denkvollzugs. Dieser weitere Entwicklungsschritt verläuft offenbar zum Übergang der 1. in die 2. Wahnwahrnehmungsstufe parallel, der sich ja im Fall Z. ebenfalls sehr rasch vollzogen und seinerseits ein „Wissen" um das „inwiefern" der zunächst noch undeutlich eigenbezüglich erlebten Unechtheit des äußeren Wahrnehmungsfeldes herbeigeführt hat. Dort kommt es — wie gezeigt — zu den vorläufigen, noch allgemein gehaltenen wahnhaften „Interpretationen" dieser auf der ersten Wahnwahrnehmungsstufe für die Betroffene zur Gewißheit gewordenen Unechtheit als Ausdruck eines kulissenhaften „Aufgestellt"-, filmischen „Eingestellt"- oder „Eingespieltseins" im Sinne einer absichtsvollen „Gemachtheit" für die eigene Person, deren genaues „wie" und vor allem „wozu" ihr noch undurchsichtig bleibt. Hier „interpretiert" sie nun durchaus vergleichbar die in der vorausgelaufenen, der ersten Wahnwahrnehmungsstufe entsprechenden Erlebnisabwandlung zur Gewißheit gewordene Ich-Fremdheit der eigenen Denkabläufe als Ausdruck einer Beeinflussung, bei der ihr „irgend jemand Gedanken injiziert". Dabei legt es die Schilderung nahe, in dem damit herausgebildeten Gedankeneingebungsphänomen speziell eine solche „Interpretation" jener als zutreffend gewerteten Meinhaftigkeitsverlusteindrücke zu sehen, die erlebnismäßig aus den Basiserfahrungen der Gedankeninterferenz und des zwangähnlichen Perseverierens hervorgegangen sind. Wenn sich nämlich das Gedankeneingebungserlebnis gerade auf Namen bezieht, dann stimmt dieser Bewußtseinsinhalt — von den zuvor nicht erwähnten Begleitumständen des Telefonierens einmal abgesehen — offenbar genau mit den Gedanken überein, deren Eindringen in den jeweiligen kognitiven Denkvollzug mit anschließender Haftneigung Renate Z. im basalen Abschnitt der Phänomenfolge als störend herausgestellt hat. Der weitere Bericht verbürgt jedoch, daß nicht etwa nur diese beiden kognitiven Denkstörungen den Bezugspunkt für das resultierende Gedankenbeeinflussungserleben abgeben, sondern die in der vermittelnden autopsychischen Depersonalisationserfahrung ja schon integrativ zusammengeschlossenen Ausgangserfahrungen insgesamt. So trägt die Annahme einer von außen mit der „Namensindizierung" verfolgten Absicht, andere wichtigere Gedanken zum Verschwinden zu bringen, offenbar der sukzessiven Kombination Rechnung, in der zuvor die Gedankeninterferenz mit der Gedankenblockierung aufgetreten ist. Sie läßt die Gedankeneingebung gleichsam als Mittel zum Zweck eines Gedankenentzuges erscheinen, der nun das zweite, in dieser Sequenz erreichte Beeinflussungserlebnis vom Gewicht eines Symptoms 1. Ranges ausmacht. Auch die vorausgegangene Störung der expressiven Sprache und sogar die anfangs geschilderten, noch uncharakteristischeren Beeinträchtigungen des unmittelbaren Behaltens und des Kurzzeitgedächtnisses werden schließlich als gemacht „interpretiert", wobei dafür verständlicherweise wieder die Annahme eines Entzuges von Worten und Gedächtnisinhalten näher liegt.

Wenn nun die Gemachtheitserlebnisse des nicht mehr selbst leitbaren Denkablaufs mit ihren beiden Präzisierungsweisen der Gedankeneingebung und des Gedankenentzuges hier gleichsam die innere Kehrseite jener Gemachtheitserlebnisse der verändert gegebenen Wahrnehmungswelt darstellen mit den Präzisierungsweisen des „Eingespielt- oder Aufgestelltseins", dann fragt es sich, ob diese Erlebnissequenz möglicherweise auch noch einen weiteren, mit der 3. Wahnwahrnehmungsstufe vergleichbaren Entwicklungsschritt erkennen läßt. Die Gedankeneingebungs- und -entzugsannahmen stimmen ja mit den wahnhaften, nach Conrad die 2. Wahnwahrnehmungsstufe bezeichnenden Gemachtheits-„Interpretationen" der unecht und eigenbezüglich erlebten Wahrnehmungsgegenstände gerade auch insofern überein, als sie über das genaue „wie" und erst recht „wozu" der Beeinflussung noch keine Auskunft geben. Daher kann man aus dem zeitgleichen Eintritt der autopsychischen mit der allopsychischen Depersonalisation, der ebenfalls parallel verlaufenen Überwältigung der Erlebnismodalität des „als ob" durch die Aufdringlichkeit dieser Fremdheitseindrücke und dem Entsprechungsverhältnis der Gedankenbeeinflussungsphänomene zu den Wahnwahrnehmungen der Stufe 2 durchaus die Erwartung ableiten, daß auch die Genese dieser Erstrangsymptome ihren Abschluß in der konkretisierenden Zuschreibung einer abnormen Bedeutung erfährt. In der Tat wird genau diese Erwartung am Ende des Erlebnisberichts durch die Schilderung der Manipulationstechnik und der mit ihr verfolgten Beeinflussungsabsichten erfüllt, wobei die derart der Gedankeneingebung und dem Gedankenentzug beigelegte Bedeutung inhaltlich voll mit der früher beschriebenen Konkretisierung auf der 3. Wahnwahrnehmungsstufe zusammenfällt. Auch die Gedankenbeeinflussungserlebnisse scheinen somit nach der hiermit abgeschlossenen Analyse der ersten exemplarisch dargestellten Erlebnissequenz noch einer endgültigen Ausformung zu unterliegen, die sie wie die der Wahnwahrnehmungen mit wahnhaft reaktualisierten Themenkreisen aus der Lebensgeschichte der Betroffenen verschmelzt.

Fall 52 (♀, 37 J.) bezieht sich in ihrem Erlebnisbericht auf den Übergang eines Prodroms in die psychotische Erstmanifestation mit Gedankenbeeinflussungserlebnissen und Wahnwahrnehmungen, wobei allerdings für die erstrangigen Wahnphänomene keine vergleichbare detaillierte Reihenschilderung zu gewinnen war.

Sie habe die Hausarbeit in den letzten Wochen immer schlechter bewältigen können. Das habe daran gelegen, daß sie den Faden verloren habe, wenn sie etwas habe in Angriff nehmen wollen. Sie habe sich etwas vorgenommen und dann gemerkt, wie ihr dieser Gedanke allmählich entglitt, ihr regelrecht „weggeschwommen" sei. Sie habe angefangen, z.B. die Wohnung aufzuräumen, und habe dann gleichzeitig an 1000 andere Sachen denken müssen: was am Vortag geredet worden sei oder was sie an der Kleidung noch in Ordnung bringen müsse und vieles andere mehr. Es sei alles so auf sie eingestürmt, daß es Mühe gemacht habe, überhaupt noch im Kopf zu behalten, was sie gerade habe aufräumen wollen. Eine Weile habe sie das dann oft noch gekonnt, aber allmählich sei der Hauptgedanke doch völlig aus dem Kopf herausgedrängt worden. Das sei immer schlimmer geworden, bis sie schließlich überhaupt keine Macht mehr über ihr eigenes Denken gehabt habe. Schon, wenn sie sich auf die einfachsten Dinge habe konzentrieren wollen, sei das nicht mehr gegangen. Ständig seien ihr andere Gedanken dazwischengekommen, gegen die sie sich nicht habe wehren können. Manchmal sei es ihr dabei schon so gewesen, als ob die Gedanken von außen gesteuert würden. Aber erst, als es dann nicht mehr zum Aushalten gewesen sei, habe sie erkannt, daß man ihr die falschen Gedanken eingebe und die richtigen zum Verschwinden bringe. Sie wisse nicht genau, wie das gehe, vermute aber, daß man Hypnose angewandt habe. Aus vielen anderen Beobachtungen habe sie ersehen können, daß man einen Test mit ihr mache, an dessen Durchführung auch der eigene Mann beteiligt sei. Sie habe sich dabei wie „aufgeklappt" gefühlt, weil überhaupt nichts Eigenes mehr in ihr gewesen sei. Ihre Person sei für diese Leute richtig „geöffnet" worden, als wenn jemand für die anderen „durchsichtig" sei. Sie habe gemeint, nichts mehr für sich behalten und keinen Gedanken mehr denken zu können, der denen nicht schon bekannt gewesen sei.

In dieser Schilderung fängt die Erlebnissequenz mit einer besonderen, bislang noch nicht registrierten Ausprägungsform der Blockierung (C.1.4) an. Denn hier „entgleiten" der Betroffenen die Gedanken und „schwimmen ihr regelrecht weg" unter dem Einfluß von „1000 anderen Sachen", an die sie „gleichzeitig" denken muß. Der aktuelle Gedanke reißt somit nicht – wie bei der reinen Blockierung – einfach ersatzlos oder – wie bei der sukzessiven Kombination mit einer Gedankeninterferenz – gefolgt von einem neuen anderen Gedanken ab, sondern wird durch simultan interferierende Inhalte allmählich nach Art eines „Fading-Phänomens" in den Hintergrund des Bewußtseins und schließlich aus ihm herausgedrängt. Das erlebnismäßige Resultat dieses sich dann weiter „verschlimmernden" Störungskomplexes ist wiederum in einer autopsychischen Depersonalisationserfahrung zu sehen, die bereits den Eindruck der Außensteuerung im Modus des „als ob" enthält. Nach dessen Überwältigung durch die zunehmende Aufdringlichkeit der erlebnismäßigen Folgen des Ausgangserfahrungskomplexes nimmt das zuvor störend empfundene Eindringen „falscher Gedanken" den Charakter der Eingebung und das vorher ebenso beeinträchtigend empfundene Entgleiten „richtiger Gedanken" den des Entzuges an. Diese Fortentwicklung unterstreicht noch einmal jene Vorprägungsmöglichkeit der Gedankeneingebungsphänomene durch kognitive Denkstörungen, die den Eindruck eines störenden Eindringens entstehen lassen, und der Gedankenentzugserlebnisse durch solche, aus denen der Eindruck eines beeinträchtigenden Verschwindens resultiert. Aufschlußreich ist dazu die gleichzeitige Manifestation der Gedankeneingebungs- und der Gedankenentzugserlebnisse, weil sie offenkundig der simultanen Gegebenheitsweise des „Fading-Phänomens" mit dem der Gedankeninterferenz am Anfang der Erlebnissequenz sehr genau entspricht. Am Ende äußert die Betroffene die Vermutung, einer „Hypnose" im Rahmen umfassenderer Testungsmaßnahmen ausgesetzt zu sein und gibt damit eine weiterführende wahnhafte Konkretisierung zu erkennen, die das „wie" der erlebten Gedankenbeeinflussung betrifft und in dieser Form auch in den übrigen Schilderungen häufig wiederkehrt. Gleichwohl führt der Übergang insgesamt nicht über ein Ausbildungsniveau hinaus, das man mit dem der 2. Stufe in der zeitgleich durchlaufenen Wahnwahrnehmungsentwicklung gleichsetzen muß, denn eine Konkretisierung auch des „wozu", des Zwecks der Gedankenmanipulation kommt zu der Bestimmung ihres „wie" eben nicht mehr hinzu.

Was die übrigen 34 zum Ausbildungsgang der Gedankenbeeinflussungsphänomene gewonnenen Erlebnisberichte betrifft, so sind sie ebensowohl im Hinblick auf die darin vertretenen Einzelphänomene wie auch auf deren Reihenzusammenhang durch die analysierten Sequenzen bereits hinreichend exemplarisch charakterisiert.

4.3.2.2 Übergangsreihen zu Gedankenausbreitungserlebnissen

Was den von K. Schneider ebenfalls zu den Erstrangsymptomen gerechneten Eindruck, „die Gedanken gehörten nicht einem allein, sondern andere hätten daran teil" (158, S. 101) anbelangt, so hat das hier untersuchte Patientenkollektiv keine Erlebnissequenz geboten, die sich als Ausdruck einer eigenständigen, nur zu diesem Phänomen hinführenden Übergangsreihe auffassen ließe. Ein solches Resultat darf jedoch nicht so verstanden werden, als sei damit bereits der Nachweis geführt, daß die Gedankenausbreitungsphänomene unabhängig, ohne erlebnismäßige Fundierung durch Basissymptome entstehen. Denn ihr offenkundig nicht gegebener Rückbezug auf bestimmte, allein ihnen zuzuordnende, phänomenale Vorstufen könnte auch für eine enge, unzertrennliche Verbindung mit den Gedankenentzugs- und -eingebungserlebnissen sprechen oder ein Indiz für ihre Ableitbarkeit aus anderen Erstrangsymptomen mit klar faßbaren Ausbildungsgängen sein.

Eine Verbindung mit Wahnwahrnehmungen der Stufe 2 im Sinne eines Rückschlusses von eigenbezüglich erlebten Verhaltensweisen anderer auf deren Teilhabe an den eigenen Gedankeninhalten läßt eine Angabe aus dem bislang nur summarisch berücksichtigten Erlebnisbericht erkennen, der von *Fall 24* zur Gedankenbeeinflussungserlebnisentwicklung gewonnen worden ist: Wenn der Vater Geräusche mache, zum Beispiel die Nase hochziehe, wolle er damit Kritik an seinen (das Sohnes) Gedanken zum Ausdruck bringen. Es sei dann so, als wenn sich der Vater mit ihm unterhalten habe. Er glaube, daß der Vater alles von ihm wisse und seine Gedanken lesen könne.

Fragt man sich somit, ob das Erlebnis des Bescheidwissens anderer über die eigenen Gedankeninhalte nicht auch auf dem Wege psychopathologischer Übergangsreihen aus Basissymptomen hervorgeht, dann fällt die Antwort im Blick auf diese Schilderung nicht schwer. Denn derartige Erlebnisweisen gehören offenkundig in die jeweilige Wahnwahrnehmungsentwicklung hinein und resultieren demnach letztlich aus genau den gleichen Ausgangserfahrungen und Ausbildungsstufen, die für den Werdegang der erstrangigen Wahnphänomene nach den Ergebnissen des ersten Untersuchungsabschnitts kennzeichnend sind. Freilich repräsentiert die angeführte Schilderung nur eine erste, im Rahmen dieser Untersuchung erfaßte Form von Eindrücken der unmittelbaren Teilhabe anderer an den Gedankeninhalten, die streng genommen den von K. Schneider angegebenen Definitionskriterien für die Annahme eines Gedankenausbreitungsphänomens noch gar nicht voll entspricht. Denn danach soll es sich bei diesem Erstrangsymptom „um eine qualitative Veränderung der Gedankenvorgänge selbst" (158, S. 102) handeln, deren Erlebnis gerade nicht auf Wahnwahrnehmungen oder auch akustische Halluzinationen zurückführbar, sondern in seiner Ursprünglichkeit mit denen des Gedankenentzuges und der Gedankeneingebung gleichzusetzen ist. Ein derart definitionsgemäß nicht aus Wahnwahrnehmungen ableitbares und eng mit den Eindrücken des Gedankenentzuges und der Gedankeneingebung verschränktes Gedankenausbreitungsphänomen geht offenbar aus dem in der vorstehenden Analyse noch nicht mit berücksichtigten Abschluß der von *Fall 52* berichteten Erlebnissequenz hervor:

Sie habe sich dabei wie „aufgeklappt" gefühlt, weil überhaupt nichts Eigenes mehr in ihr gewesen sei. Ihre Person sei für die Leute völlig „geöffnet" worden, als wenn jemand für die anderen „durchsichtig" sei. Sie habe gemeint, nichts mehr für sich behalten und keinen Gedanken mehr denken zu können, der denen nicht schon bekannt gewesen sei.

Prüft man dieses höchst plastisch geschilderte Erlebnis einer „Eröffnung des Innenraumes für die Außenwelt" (33, S. 94) wiederum auf mögliche phänomenale Vorstufen hin, dann liegt es nahe, für seine Entwicklung die gleiche Übergangsreihe verantwortlich zu machen, die auch die kurz zuvor berichteten Gedankeneingebungs- und -entzugsphänomene herbeigeführt hat. Denn das „Gefühl", für die anderen „aufgeklappt", „geöffnet" oder „durchsichtig" zu sein, wird ja ausdrücklich mit dem Eindruck einer Enteignung der Gedanken in Verbindung gebracht, der seinerseits in engstem Zusammenhang mit den zugleich erlebten Vorgängen der Eingebung und des Entzuges steht. So gesehen weist das Gedankenausbreitungsphänomen hier, genauso wie die beiden Präzisierungsformen des Gemachtheitserlebnisses, auf die vorausgegangene Erfahrung der autopsychischen Depersonalisation zurück, in der das eigene Denken der Betroffenen bereits so vorkam, als ob es enteignet und einer Außensteuerung unterworfen sei. Der Enteignungseindruck im Modus des „als ob" aber geht in Fall 52 nach der vorstehenden Analyse eindeutig aus einer selbst wahrgenommenen simultanen Kombination von Gedankenschwund (Fading) mit Gedankeninterferenzen (C.1.4) hervor, so daß man diese kognitiven Denkstörungen eben auch als das maßgebliche erlebnismäßige Fundament für das oben geschilderte Gedankenausbreitungsphänomen betrachten muß. Dabei unterscheidet sich dieser Übergangsreihenzusammenhang mit den Ausgangserfahrungen der Gemachtheitserlebnisse von der oben belegten Möglichkeit des Hervorgangs letztlich aus den Basissymptomen der Wahnwahrnehmungsentwicklung insofern, als die Verbindung des Ausbreitungseindrucks mit denen der Eingebung und des Entzuges offenbar nicht einem einfachen Ableitungsverhältnis entspricht. Das Teilhabeerlebnis gewinnt nämlich nicht erst auf dem Wege einer „Schlußfolgerung" in der Weise etwa, daß ein von außen gesteuertes Denken zwangsläufig in seinen Inhalten draußen auch bekannt sein müßte, seinen Anschluß an die Übergangsreihe zu den Gedankenbeeinflussungsphänomenen, wie das bei seiner Anknüpfung an eigenbezüglich gedeutete Verhaltensweisen anderer Menschen geschieht. Vielmehr bewirkt hier die gemeinsame Vorbereitung des Gedankenausbreitungsphänomens mit denen der Eingebung und des Entzuges schon auf der Stufe der vorausgelaufenen autopsychischen Depersonalisationserfahrungen eine Manifestation, die man in der Tat für alle 3 Erlebnisweisen als gleich ursprünglich bezeichnen kann.

In dieser Schilderung tritt klar jener Enteignungscharakter hervor, der besonders gut mit den gleichzeitig entwickelten Eindrücken des Gedankenentzuges zusammenstimmt, darüber hinaus aber auch für die im Zusammenhang mit Gedankeneingebungserlebnissen erfaßten Gedankenausbreitungsphänomene kennzeichnend ist. Er macht gleichsam den integrativen Gesichtspunkt bei den Erlebnissen der unmittelbaren Teilhabe anderer an den Gedankeninhalten aus, an dem sich ihre Zusammengehörigkeit mit den Gedankenbeeinflussungsphänomenen direkt ablesen läßt. Wenn daher sämtliche von der vorliegenden Untersuchung ermittelten echten Ausbreitungsphänomene mit solchen der Gedankenbeeinflussung in engster Verbindung stehen, dann wäre für diese nicht aus anderen Erstrangsymptomen ableitbaren Erlebnisweisen eigentlich die zweite von K. Schneider vorgeschlagene Bezeichnung als „Gedankenenteignung" (158, S. 102) vorzuziehen. Mit dem aus ihr unschwer entnehmbaren Verweis auf eine vorausgelaufene autopsychische Depersonalisation würde nämlich zugleich schon darauf aufmerksam gemacht, daß die damit gemeinte schizophrenietypische Erlebnisweise aus den gleichen Übergangsreihen wie die Gedankenbeeinflussungserlebnisse hervorgeht und demnach eben auch das gleiche Basissymptomfundament wie die Eindrücke des Entzuges und der Eingebung besitzt.

Wenn sich nunmehr der Untersuchungsgang den Übergangsreihen zu akustischen Halluzinationen 1. Ranges zuwendet, dann werden im Rahmen dieser Analysen den beiden hiermit charakterisierten Arten des Teilhabeerlebnisses noch 2 weitere hinzuzufügen sein. Sie entsprechen jener von K. Schneider gleichfalls aus dem Kreis der echten Gedankeneingebungsphänomene ausgeschlossenen Manifestationsmöglichkeit, bei der die Betroffenen aus dem Erleben des Lautwerdens oder der Wiedergabe eigener Gedanken durch fremde Stimmen auf deren Hörbarkeit auch für andere rückschließen und somit der Teilhabeeindruck wiederum in einem Ableitungsverhältnis zu anderen Erstrangsymptomen steht. Wie die aus Eigenbeziehungen abgeleiteten Teilhabeerlebnisse in den Ausgangserfahrungen der Wahnwahrnehmungsentwicklung und die echten Gedankenenteignungsphänomene in denen der Gedankenbeeinflussungsgenese, so ist hier das entsprechende Basissymptomfundament in den phänomenalen Vorstufen der akustischen Halluzinationen zu suchen, die im folgenden herausgearbeitet werden sollen.

4.3.3 Übergang zum Gedankenlautwerden

In dem Hören eigener Gedanken wendet sich der Untersuchungsgang einer psychopathologischen Erlebnisweise zu, die offenkundig eine Sonderstellung unter den schizophrenietypischen, von K. Schneider zur Symptomatik 1. Ranges erhobenen Phänomenen besitzt. Die übrigen akustischen Halluzinationen von erstrangiger diagnostischer Validität stimmen nämlich unter Einschluß auch der imperativen Phoneme mit den Gemachtheitserlebnissen auf den Gebieten des Denkens, Fühlens, Strebens, Wollens und der Leibvergegenwärtigung insofern überein, als sich in ihnen kritisierend oder befehlend gleichfalls ein zumeist aversiv gegen die eigene Person gerichteter Außeneinfluß bemerkbar macht. Bedenkt man zudem das Entsprechungsverhältnis zwischen den Gemachtheitserlebnissen und den wahnhaften Eindrücken eines absichtsvoll manipulativen „Gestelltseins" der äußeren Wahrnehmungsgegenstände für die eigene Person, dann lassen sich auch noch die Wahnwahrnehmungen und wahnhaften Personenverkennungen in den Kreis dieser durchweg eine feindselige Einflußnahme anzeigenden Phänomene mit einbeziehen. Beim Hören der eigenen Gedanken fehlt dagegen ein solcher Beeinflussungscharakter, wenngleich dieses Phänomen die Betroffenen ebenfalls qualvoll beeinträchtigen kann. Auch werden die gehörten Inhalte im Unterschied zu dem, was die dialogischen, kommentierenden oder imperativen Stimmen sagen, und auch zu den jeweiligen Bezugspunkten der Gemachtheitserlebnisse nicht als ich-fremd, von anderswoher stammend, sondern eben als die eigenen Gedanken erlebt. Diese beiden Besonderheiten heben das Gedankenlautwerden in der Tat von allen übrigen Erstrangsymptomen ab und lassen erwarten, daß der dadurch charakterisierten Ausnahmestellung auch eine andere Plazierung in den psychopathologischen Übergangsreihen entspricht, als sie für die sonstigen schizophrenietypischen Phänomene kennzeichnend ist. Insgesamt ließen sich 15 Erlebnissequenzen im Rahmen der vorliegenden Untersuchung dokumentieren, die nun zu einer Überprüfung dieser Erwartung zur Verfügung stehen.

Fall 72 (♀, 40 J.) gibt einen Bericht, der sich auf den Übergang eines Prodroms in die 6. psychotische Manifestation ihrer schizophrenen Erkrankung bezieht:

> Bis vor einigen Wochen sei das Jahr gut vorübergegangen, sie habe regelmäßig ihrer Arbeit nachgehen können, habe nicht groß krankfeiern müssen und sich auch wohl gefühlt. Danach habe sie als erstes bemerkt, daß es mit ihrem Denken wieder bergab gegangen sei. Eine Konzentration auf irgend etwas sei ihr plötzlich nicht mehr möglich gewesen. Sie habe darum nicht mehr die Zeitung lesen können, nicht mehr Fernsehen gucken können und seit etwa einer Woche auch nicht mehr arbeiten können. Lauter „dummes Zeug" sei auf sie eingeströmt, alles mögliche durcheinander ohne jeden Zusammenhang. Diese Gedanken seien so schnell aufeinander gekommen, daß sie das gar nicht habe behalten können. Sie selbst bezeichne diese Erlebnisse als „Gedankenfahrräder", weil diese Gedanken eben in einer Tour über Stunden und ohne Unterbrechung auftauchen und wieder verschwinden würden. Daß eine neue Psychose begonnen habe, sei ihr dann kurz darauf bei einem Nachhauseweg klargeworden. Plötzlich sei da das Gefühl aufgetreten, als ob die Bäume zu ihr sprechen würden. Es sei so ein Geflüster gewesen, ein feines „Gedankengeraune". Es sei ein Widerhall ihrer eigenen Gedanken gewesen, zuerst ganz leise, aber trotzdem sehr unangenehm. Es seien nie fremde Stimmen dabei gewesen, nur ihre eigenen komischen „Gedankenfahrräder", die sie jetzt laut gehört habe. Dieses Geraune sei pausenlos auf sie eingeströmt.

In den letzten Tagen habe sie eigentlich überhaupt keine Unterbrechung dieser geflüsterten Gedanken mehr erlebt. Es sei zum Beispiel so gewesen, daß sie, wenn sie beim Kaffeetrinken die Tasse zum Mund geführt habe, ständig wie ein „wiederholendes Echo" gehört habe: Ich nehme eine Tasse Kaffee, ich nehme eine Tasse Kaffee, ich nehme .... usw. Dieses ständige Echo, dieses ständige Wiederkehren der Gedanken sei dabei die Qual, die Folter und regelrecht die Hölle gewesen. Außerdem habe sie das ganze andere dumme Zeug gehört in einer Tour. Manchmal sei es in der dauernden Aufeinanderfolge auch so gewesen, daß sie von ihren eigenen Gedanken mehr oder weniger Befehle erhalten habe, Aufträge zum Beispiel, daß sie irgendwo hingehen oder irgend etwas machen solle. Sie habe aber diese Befehle ihrer Gedanken nicht ausführen müssen. Das sei früher einmal so gewesen, als sie gemeint habe, daß der Befehl von fremden Stimmen ausgesprochen worden sei.

Ähnlich wie in dem zuvor analysierten, von Fall 1 zur Gedankenbeeinflussungsphänomenentwicklung gewonnenen Bericht dürften in dieser Erlebnissequenz für die anfänglich beklagte, noch gänzlich schizophrenieuncharakteristische Störung der Konzentrationsfähigkeit (C.1.5) bereits leichtere Ausprägungsgrade der anschließend geschilderten, schon leidlich charakteristischen Denkstörungen verantwortlich zu machen sein. Dabei stellt dieses dann scheinbar rasch zu stärkerer Intensität angewachsene und dadurch vermutlich erst zu einer adäquaten Selbstwahrnehmung gelangte pausenlose „Einströmen aller möglicher Gedanken ohne jeden Zusammenhang" offenkundig eine Beeinträchtigung dar, die in den bisher analysierten Erlebnissequenzen noch nicht vertreten war. Denn anders als bei der Interferenz von in der Regel nur einem (C.1.1), mitunter sukzessiv haftenden (C.1.2) Bewußtseinsinhalt oder der „Übereinschließung" konkurrierender, in sich zusammenhängender Gedankenreihen (C.1.10) schießen hier in raschem Wechsel zahlreiche Gedanken von thematisch ganz unterschiedlicher Prägung ein, ohne daß der gerade präsente am Verschwinden und der jeweils neu auftauchende am Eindringen gehindert werden könnte. Wie die Pedale eines laufenden Fahrrades ohne Unterbrechung auf dem Wege nach unten ein Verschwinden und auf dem Wege nach oben dann wieder ein Auftauchen anzeigen, sieht sich die Betroffene gleichsam einem ständigen Wechsel von Gedankenblockierung und Gedankeninterferenz ausgesetzt, zu dessen erlebnismäßiger Charakteristik sie ja dementsprechend auch sehr prägnant von „Gedankenfahrrädern" spricht. Vergleicht man diese zweifellos gravierendste unter allen bislang erfaßten, selbst erlebten Beeinträchtigungen des Denkablaufs gleichfalls mit den Einzelitems, die im Bonner Untersuchungsinstrument unter der Subkategorie der kognitiven Denkstörungen angeführt worden sind, dann findet sich wiederum ein Basissymptom, durch dessen Definition sie voll mit abgedeckt wird. Gemeint ist die kognitive Denkstörung des Gedankendrängens oder Gedankenjagens (C.1.3), für deren Annahme man ganz genau den hier gegebenen, nicht unterdrückbaren raschen Wechsel von immer wieder neuen Bewußtseinsinhalten mit unterschiedlichem Thema zu fordern hat. Somit bringt die Schilderung der „Gedankenfahrräder" ein Gedankendrängen zum Ausdruck, das in diesem Zusammenhang erstmals auftritt und nun in der Tat dem Bericht zufolge auch eine andere Symptomentwicklung als die zuvor dokumentierte Ausbildung von Gedankenbeeinflussungserlebnissen nach sich zieht. Denn hier folgt auf den derart hochgradigen, selbst wahrgenommenen kognitiven Leitbarkeitsverlust nicht mehr der Eindruck der Ich-Fremdheit im Erlebnismodus des „als ob", sondern ein „Gefühl", als ob die auf sie „einströmenden" Bewußtseinsinhalte zu ihr gesprochen würden, und zwar zunächst ganz leise in einem „raunenden Flüsterton". An die Stelle der konsekutiven autopsychischen Depersonalisationserfahrungen tritt somit der Eindruck einer akustischen Versinnlichung, die den zuvor gestört erlebten Denkablauf zwar echoartig „widerhallend" wie gehört, dabei aber weiterhin doch als persönlichkeitseigenen Vollzug erscheinen läßt. Eine Gegebenheitsweise im Modus des „als ob", so wie sie für die vermittelnden, aus den jeweiligen Ausgangserfahrungen resultierenden Entfremdungserlebnisse im Ausbildungsgang der Gedankenbeeinflussungsphänomene und — wie früher gezeigt — ähnlich der Wahnwahrnehmungen und wahnhaften Personenverkennungen kennzeichnend ist, entfällt demnach bei diesem Übergang drängender oder jagender in lautgewordene Gedanken wohl. Doch klingt sie auf andere Weise eben auch hier wieder an, insofern sich nämlich das nach wie vor als eigener Bestand erlebte gedankliche „Durcheinander" für die Patientin so anhört, als würde jemand zu ihr sprechen. Diese andersartige, im Verlauf der weiteren Analyse noch genauer zu bestimmende Erlebnismodalität des „als ob", nach der die lautgewordenen Gedanken schon wie von Stimmen ausgesprochen klingen, gilt es mit besonderem Nachdruck herauszustellen. Der Verweis auf den gelegentlichen Auftritt der lautgewordenen eigenen Gedanken auch in Befehlsform und die abschließende Erinnerung an einen anläßlich einer früheren Psychosemanifestation einmal durchlaufenen Übergang bis zur Halluzination imperativer Stimmen hin, geben bereits zu erkennen, welche erlebnismäßigen Resultate von einer Überwältigung des hier gemeinten „als ob" zu erwarten sind. Hätte die Aufdringlichkeit der akustischen Versinnlichung den Vorbehalt des „als ob" gegenüber dem Eindruck, laut ausgesprochene Befehle zu erhalten, überspielt, dann wäre zweifellos auch diese Erlebnissequenz wiederum eingemündet in jenes früher schon einmal entwickelte Hören fremder Stimmen in imperativer Form. Nicht weniger aufschlußreich ist der eigentümlich kommentierende Bezug, den das „ständig" im eigenen Kopf „widerhallende Echo" auf die gerade vollzogenen Handlungsabläufe nimmt. Genauso mit einem vollen Realitätsurteil versehen und dadurch zugleich nach außen projiziert käme der Verstimmlichungseindruck dieser Selbstkommentare nämlich einem Hören kommentierender Stimmen gleich und damit bereits einer der beiden Formen der akustischen Halluzination fremder Stimmen, die K. Schneider zu den Erstrangsymptomen gerechnet hat.

Somit wird man die in insgesamt 14 von allen 15 hierher gehörigen Reihenschilderungen mit dem Gedankenlautwerden jeweils verbundene Erlebnismodalität des „als ob" durchweg als Indiz für das Vorliegen einer Störung der Diskriminierung zwischen Vorstellungen und Wahrnehmungen werten dürfen.

Was die anfangs entwickelte Sonderstellung des Gedankenlautwerdens betrifft, so läßt sich an dieser Stelle im Vorgriff auf die nachfolgenden Analysen schon feststellen, daß ihr offenbar tatsächlich auch eine andersartige, von der bisher für die Wahnwahrnehmungen, wahnhaften Personenverkennungen und Gedankenbeeinflussungserlebnisse ermittelten Endposition abweichende Plazierung in den zugehörigen Übergangsreihen entspricht. Das Gedankenlautwerden scheint, kurz gesagt, nicht wie diese anderen erstrangigen Erlebnisweisen ein Endphänomen zu sein, sondern ein Übergangssymptom mit Fortentwicklungsmöglichkeiten hin zur akustischen Halluzination externer Stimmen in imperativer, kommentierender oder dialogischer Ausformung. Demnach wären in den hierzu gewonnenen Erlebnissequenzen durchweg nur unvollständige Übergangsreihen ohne Abschluß durch die Entwicklung des ihnen jeweils zugehörigen Endphänomens zu sehen, wobei die Triftigkeit dieser Annahme freilich von der nun folgenden Untersuchung der phänomenalen Vorstufen des Stimmenhörens erst noch bestätigt werden muß. Sollte sie jedoch zutreffen, dann ergäbe sich daraus die Frage, welchen Zwischenphänomenen aus den bisher schon vollständig erfaßten Übergangsreihen man denn dann das Gedankenlautwerden beiseite stellen kann. Im Hinblick auf den genauso von kognitiven Denkstörungen (C.1) ausgehenden und darum auch in erster Linie zum Vergleich heranzuziehenden Entwicklungsweg der Gedankenbeeinflussungserlebnisse läßt diese Frage hier schon eine erste, noch vorläufige Beantwortung zu. Denn dort tritt ersichtlich gleichfalls ein Zwischenphänomen auf, das noch als meinhaft erlebte Gedanken bereits so erscheinen läßt, als ob sie nicht mehr dem eigenen Ich zugehörten, sondern von anderswoher kämen, eben in Form der autopsychischen Depersonalisation. Natürlich läßt sich der gravierende Unterschied zwischen einem bloßen Fremdheitsgefühl gegenüber den eigenen Gedanken und dem Eindruck ihrer akustischen Versinnlichung gar nicht übersehen und kommt dementsprechend auch in der ungleich höheren diagnostischen Validität zum Ausdruck, die das Gedankenlautwerden als Symptom 1. Ranges besitzt. Was aber die diskriminationserschwerende und den weiteren Übergang jeweils vermittelnde Erlebnismodalität des „als ob" anbelangt, nach der ein noch als meinhaft beurteilter Bestand schon wie Ich-fremd und von außen kommend wirkt, so stimmt hierin das Gedankenlautwerden durchaus mit den Erfahrungen der autopsychischen Depersonalisation überein. Somit scheint dem Sonderstatus dieses Erstrangsymptoms näherhin eine Plazierung in den Übergangsreihen zu akustischen Versinnlichungserlebnissen zu entsprechen, die mit der Zwischenstellung der autopsychischen Depersonalisation im Ausbildungsgang der Gedankenbeeinflussungsphänomene vergleichbar ist. Welche Bedingungsfaktoren darüber entscheiden, ob aus den kognitiven Denkstörungen ein Meinhaftigkeitsverlusterlebnis oder der Eindruck des Stimmenhörens jeweils im Modus des „als ob" erwächst, wird im weiteren Untersuchungsgang ebenfalls noch genauer zu klären sein. Der häufige Auftritt eines Gedankendrängens (C.1.3) als unmittelbare Vorstufe des Gedankenlautwerdens läßt jedoch bereits vermuten, daß ein Übergang zu akustischen Versinnlichungserlebnissen erst oberhalb und umgekehrt eine Entwicklung von Gedankenbeeinflussungsphänomenen nur unterhalb eines gewissen Ausprägungsgrades an kognitivem Leitbarkeitsverlust zustande kommen kann.

4.3.4 Übergang zum Stimmenhören

Wenn im folgenden auch akustische Halluzinationen von imperativen Stimmen berücksichtigt werden, dann geht damit neben den wahnhaften Personenverkennungen ein weiteres, in der ursprünglichen Zusammenstellung der Erstrangsymptome nicht vertretenes Phänomen in den Kreis jener hier auf ihre Fundierung hin untersuchten schizophrenietypischen Erlebnisweisen mit ein. Die Rechtfertigungsgrundlage für diesen Einbezug war bei den wahnhaften Personenverkennungen in ihrer Strukturverwandtschaft mit den Wahnwahrnehmungen zu sehen, die ja durch die Resultate des ersten Untersuchungsabschnitts dann auch im Hinblick auf die jeweiligen phänomenalen Vorstufen eine Bestätigung erfahren hat. Demgegenüber macht es bei den akustischen Halluzinationen fremd erlebter Stimmen sicherlich einen gewissen strukturellen Unterschied, ob man sich direkt in der „Du"- bzw. „Sie"-Form oder indirekt in der 3. Person angesprochen hört. Nur die in Form von Rede und Gegenrede gehörten oder diejenigen Stimmen, die die eigenen Handlungen mit Bemerkungen begleiten, zeichnen sich durch den letztgenannten indirekten Bezug auf die Person der jeweils Halluzinierenden aus. Sie sprechen somit in ihrer typischen Gegebenheitsweise nicht zu ihr, sondern über sie und weisen dadurch ein gemeinsames Merkmal auf, das sie von den in Form einer direkten Ansprache halluzinierten, Befehle erteilenden Stimmen trennt. Neben den imperativen sind aber auch alle auf andere Weise die Betroffenen ansprechenden oder anrufenden halluzinatorisch gegebenen Stimmen, denen bei der schizophrenen Erkrankung lediglich die diagnostische Validität eines Zweitrangsymptoms zukommt, durch eine direkte Bezugnahme in der „Du"- bzw. „Sie"-Form auf die eigene Person charakterisiert. Wenn daher K. Schneider allein der dialogischen und der kommentierenden, nicht aber auch der imperativen Form des Stimmenhörens eine erstrangige Validität beigemessen hat und diese Einschätzung für eine Reihe moderner, operationalisierter Befunderhebungsverfahren wie der „Present State Examination" [PSE (196)] bis heute verbindlich geblieben ist, dann dürfte der Grund hierfür eben in dem nur ihnen eigentümlichen Ansprachemodus liegen. Die Bezugnahme auf die Betroffenen in der 3. Person hebt nämlich in ihrer zuverlässigen Erfaßbarkeit diese beiden Formen besonders klar von zweitrangigen Verbalhalluzinationen ab, während dies für die imperativen Phoneme infolge ihres mit den weniger diagnostisch validen Arten des Stimmenhörens geteilten direkten Ansprachemodus nicht in der gleichen Weise gilt. Wird jedoch der Ausschluß der imperativen Stimmen aus der Gruppe der akustischen Halluzinationen 1. Ranges lediglich auf solche Reliabilitätserwägungen gestützt, dann läßt sich dem leicht mit dem Hinweis auf den Befehls- oder Aufforderungscharakter selbst begegnen, den das Gehörte bei dieser From von akustischen Trugwahrnehmungen besitzt. Denn er allein stellt schon ein Merkmal dar, das die Differenzierung von zweitrangigen Verbalhalluzinationen etwa nach Art solcher Stimmen, von denen sich die Betroffenen nur beim eigenen Namen gerufen hören, zuverlässig genug erlaubt. Zudem findet man bei einer Sichtung des Gesamtresultates der neueren symptomatologischen Forschung bisher keinen Befund, der für eine signifikant häufigere Manifestation der imperativen Form des Stimmenhörens bei den körperlich begründbaren Psychosen spräche, als sie von den dialogischen und kommentierenden Phonemen zu erwarten ist. Auch von den Fragen der zuverlässigen Erfaßbarkeit einmal abgesehen, fehlt somit ein wirklich zwingender Grund für die Annahme eines Validitätsgefälles zwischen den beiden von Anfang an zu den Erstrangsymptomen gezählten Gegebenheitsweisen halluzinierter Stimmen und ihrer imperativen Form. Selbst in der ungünstigen prognostischen Aussagekraft steht die befehlsgebende offenbar nicht hinter den beiden anderen Formen des Stimmenhörens zurück, insofern nämlich ihr Auftritt innerhalb des ersten Verlaufshalbjahres nach den Ergebnissen der Bonn-Studie genauso wie der von dialogischen und kommentierenden Phonemen mit einem, gemessen am Gesamtkollektiv, signifikant häufigeren Ausgang in schizophreniecharakteristische Residualzustände verbunden war (88). Nur konsequent hat daher Huber in seiner Fortentwicklung der klinischen Psychopathologie die von K. Schneider vorgezeichnete Beschränkung aufgegeben und die imperative Form des Stimmenhörens gleichfalls als schizophrenietypische Erlebnisweise vom diagnostischen Gewicht eines Erstrangsymptoms anerkannt. Dementsprechend gehen auch die nun folgenden Übergangsreihendarstellungen und -analysen von einer Zusammengehörigkeit der imperativen mit der dialogischen und der kommentierenden Form des Stimmenhörens aus, zumal ja bereits wahrscheinlich gemacht werden konnte, daß auf dem Ausbildungsniveau des Gedankenlautwerdens eine gemeinsame Vorbereitung dieser 3 Gegebenheitsweisen möglich ist.

4.3.4.1 Übergangsreihen zu akustischen Halluzinationen imperativer Stimmen

Der erste zur exemplarischen Verdeutlichung dieses Übergangsweges geeignete Erlebnisbericht bezieht sich wiederum auf eine erneute kurzfristige Einmündung eines hier im Rahmen der 4. Psychosemanifestation aufgetretenen Basisstadiums in schizophrenietypische Erlebnisweisen und schließt auch inhaltlich gleichsam nahtlos an die zuletzt zum Ausbildungsgang des Gedankenlautwerdens wiedergegebene Phänomenfolge an. Denn die aus ihm entnehmbare Symptomatik gleicht in ihrer Art der dort gebotenen und nimmt sich wie eine Komplettierung der entsprechenden Übergangsreihe aus.

Fall 84 (♂, 27 J.):

„Ja, es war wieder genauso, wie ich das schon kenne. Also, es beginnt zunächst damit, daß mir die Gedanken durcheinandergehen, so daß ich nicht mehr fähig bin, einen klaren Gedanken zu fassen. Das läuft dann ab wie auf dem Fließband, wo alles durcheinander geht. Wenn ich einen Gedanken zu Ende führen will, ist schon gleich ein neuer da. Ja, und dann dauert es nicht mehr lange, dann gehen die Augen automatisch hoch, nach rechts oben. Es geht so in Stufen praktisch. Es kommt dann eben vor, daß ich längere Zeit die Augen mal wieder geradeaushalten kann. Dann gehen sie wieder hoch, weil ich mich dagegen eben nicht wehren kann. Das Ganze kann so ein paar Stunden dauern, und während des Vorgangs, am Anfang noch nicht, aber so mittendrin etwa, höre ich dann auch Stimmen. Die Gedanken gehen dann laut durcheinander, bis ich nicht mehr weiß, ob sie von mir oder von außen kommen. Diesmal habe ich auf dem Höhepunkt mehr so Aufforderungen gehört: ,Ja, komm', ,geh', ,fahr' oder ,laß das sein'. Bevor ich hierher kam, waren es manchmal ganze Sätze. Da kam es so ab und zu mal vor, daß eben Freunde von mir, die nicht anwesend waren, sich über mich unterhielten und mein Handeln kommentierten, z.B., ,wie der wieder da rumläuft', hat eine Stimme gesagt, und die andere Stimme hat was darauf geantwortet. Jetzt waren es lauter Aufforderungen, immer hintereinander: ,Halt's Maul', ,geh weg' usw. und dann auch: ,Hau die Stationstür kaputt'. Es ist dann so, daß ich mich danach richten muß, deshalb habe ich das dann auch gemacht, mir die Vorhangstange heruntergerissen und damit die Glasteile der Tür zerschlage. Das Ganze ebbt dann langsam wieder ab. Plötzlich weiß ich wieder, daß die Stimmen meine Gedanken sind, und dann höre ich bald darauf gar nichts mehr und merke nur noch das Durcheinander im Kopf. Diesmal muß das ungefähr 2 Stunden gedauert haben, dann hatte ich endlich auch meine Gedanken wieder unter Kontrolle. Jedes Mal habe ich wieder wahnsinnige Angst dabei, weil ich eben nie weiß, wie lange das dauert, so ein Zustand. Mittendrin ist immer die Angst da, daß das niemals mehr vorbeigehen könnte."

Ersichtlich stellt dieser Erlebnisbericht eine eindeutige Bestätigung für jene durch die vorigen Analysen bereits nahegelegte Vermutung (Fall 72) dar, daß sich das Gedankenlautwerden zur Halluzination von als fremd und von außen kommend erlebten Stimmen fortentwickeln kann. Denn die Bemerkung „die Gedanken gehen dann laut durcheinander, bis ich nicht mehr weiß, ob sie von mir oder von außen kommen" weist klar auf eine innere, gedankliche Herkunft der offenbar rasch darauf schon von außen vernommenen Aufforderungen hin. Dabei stimmt die vorangegangene Erlebnissequenz bis zu diesem, hier erstmals dokumentierten Übergangsschritt genau mit der Phänomenfolge überein, die sich in allen 6 zuvor exemplarisch dazu durchgeführten Analysen als bezeichnend für den Ausbildungsgang des Gedankenlautwerdens herausgestellt hat. Wenn es nämlich zur Charakteristik der initial erlebten Störung heißt, daß die Gedanken „wie auf dem Fließband" abgelaufen seien und den gerade gefaßten Bewußtseinsinhalt immer wieder schon gleich ein neuer verdrängt habe, dann werden durch diese Beschwerdeschilderungen wieder voll die Definitionskriterien des Gedankendrängens oder Gedankenjagens (C.1.3) erfüllt. Vor dem plötzlichen Einsatz dieser kognitiven Denkstörung hatte sich das intrapsychotische Basisstadium in Fall 84 durch eine depressiv-asthenische Symptomatik geprägt gezeigt, die auch Klagen mit umfaßte über Konzentrationsschwäche (C.1.5) und Vergeßlichkeit, letztere bezogen auf das rasche Wiederentfallen von Zeitungsnachrichten, deren Lektüre nur eine Stunde zurücklag (C.1.9). Doch stellt der Bericht hier ausdrücklich nicht solche noch uncharakteristischeren kognitiven Denkstörungen, sondern gleich jenes schon qualitativ eigenartige „Durcheinandergehen" der Gedanken an den Anfang der Erlebnissequenz. Offenbar hat der Betroffene diesen mit dem raschen Wechsel von Gedankeninterferenzen und Gedankenblockierungen schon hochgradigen Leitbarkeitsverlust infolge seiner plötzlichen Manifestation so deutlich von den vorausgegangenen kognitiven Beeinträchtigungen abgesetzt erlebt, daß der durch die Selbstwahrnehmung verbürgte Übergangsreihenzusammenhang eben erst mit dem Gedankendrängen beginnt. Etwas später, jedoch genauso durch seinen abrupten Auftritt von der vorbestehenden Symptomatik des intrapsychotischen Basisstadiums abgehoben, tritt zu dem gedanklichen „Durcheinander" nach der Schilderung noch ein „automatisches" Abweichen der Augen von der intendierten Blickrichtung nach „rechts oben" hinzu. Darin ist wie bei 2 zum Ausbildungsgang des Gedankenlautwerdens und 2 weiteren zur Wahnwahrnehmungsentwicklung gewonnenen, jedoch zuvor nicht eigens dargestellten Erlebnissequenzen wiederum ein phänomenaler Beleg für eine zusätzliche Auswirkung des kognitiven Leitbarkeitsverlustes auch auf den motorischen Funktionsbereich zu sehen. Auch hier macht dieser unwillkürlich einschießende und selbst als grund- und zwecklos wahrgenommene Blickbewegungsimpuls (C.3.1) zwar nur eine Begleiterscheinung aus, die nicht zu den als Vorstufe der resultierenden Erstrangsymptomatik erlebten Phänomenen gehört und auch keine eigenständige Fortentwicklung nach Art der später noch herauszuarbeitenden, von den kognitiven Handlungsstörungen (C.3) ausgehenden Übergangsreihen erfährt. Doch wird eben der paroxysmale Charakter des gesamten ca. 2 h währenden Symptomaus- und -rückbildungszusammenhangs in seiner Analogie zu einem hirnorganisch bedingten Anfallsgeschehen hierdurch wieder sehr augenfällig gemacht, wobei man in Fall 84 noch eine weitere, unter den bislang wiedergegebenen Befunden noch nicht vertretene, gleichfalls in diese Richtung wirkende Besonderheit mit berücksichtigen muß. Das sprachliche Ausdrucksverhalten war nämlich vom Anfang bis zum Ende des Gedankendrängens durch eine Zerfahrenheit geprägt, so daß sich die dem Bericht zufolge zweifellos selbst erlebte Störung des Denkablaufs zugleich auch als der Fremdwahrnehmung zugänglich erwies. Damit stellt die vorstehende Erlebnissequenz erstmals ein Beispiel für die Möglichkeit solcher Mischkonstellationen dar, bei denen der für den weiteren Übergang offenbar unentbehrliche Beschwerdecharakter des kognitiven Leitbarkeitsverlustes noch voll erhalten bleibt, wiewohl sein Ausprägungsgrad auch die Grenze zur Objektivierung schon überschritten hat. Im Hinblick auf eine anfallsähnliche Manifestationsweise, wie sie hier die Erstrangsymptomentwicklung bestimmt, bedeutet dies natürlich eine besonders einprägsame Verdeutlichung, weil nicht nur die begleitenden motorischen Alterationen, sondern auch die maßgeblichen Basissymptome selbst zugleich aus Ausdruck und Verhalten entnehmbar sind. Demgemäß nahm sich denn aufgrund der simultan gebotenen Denkzerfahrenheit die ganze von Gedankendrängen zum Stimmenhören und von dort wieder zurück zum Gedankendrängen führende Phänomenfolge in Fall 84 schon rein aus der Beobachterperspektive wie ein paroxysmal abgesetztes Ereignis aus. Was weiter den Übergangsschritt vom Drängen zum Lautwerden betrifft, so kommt jene mit dem Anwachsen der kognitiven Desintegrationsgrade offenbar zwangsläufig zunehmende Ununterscheidbarkeit der Gedanken von akustisch versinnlicht gegebenen Bewußtseinsinhalten im inneren Vorstellungsraum hier nicht so klar zum Ausdruck. Dafür aber läßt die Schilderung um so deutlicher wieder die schon weitergehende Störung der Diskriminierung von Vorstellungen und Wahrnehmungen (C.1.15) erkennen, insofern sich nämlich die eigenen Gedanken im Zuge ihres Lautwerdens immer weiter der Unterscheidbarkeit von verbalen Aufforderungen durch fremde, im äußeren Wahrnehmungsraum gehörte Stimmen entziehen. Eben hieraus, der zunehmenden Erschwernis dieser Diskriminationsleistung, resultiert schließlich auch, genau wie das nach den zuvor sich schon andeutenden Fortentwicklungsmöglichkeiten des Gedankenlautwerdens zu erwarten war, der neue, durch den Erlebnisbericht von Fall 84 erstmals dokumentierte Übergangsschritt zum Stimmenhören in imperativer Form. Dabei kommt sein endgültiger Vollzug ersichtlich dem vollständigen Versagen der Unterscheidungsfähigkeit zwischen Vorstellungen und Wahrnehmungen gleich und damit dann eben auch der Überwältigung jener in den Reihenanalysen zum Gedankenlautwerden wiederholt (vgl. Fall 72) nachgewiesenen Erlebnismodalität des „als ob". Die gehörten Gedanken erscheinen am Ende nicht mehr nur so, als ob sie von fremden Stimmen ausgesprochen würden, sondern nehmen tatsächlich den Charakter solcher Phoneme an, wodurch sich ihr Herkunftsort notwendigerweise für den Betroffenen zugleich vom inneren Vorstellungs- in den äußeren Wahrnehmungsraum verschiebt. Ebenso zwingend geht hierbei dem Bericht zufolge auch das Meinhaftigkeitsbewußtsein verloren, nach dem die „laut durcheinandergehenden" Gedanken noch „von mir" stammen, weil scheinbar ihr wahrnehmungsanaloger Gegebenheitsmodus „von außen" unabweisbar den Eindruck der Ich-Fremdheit mit sich bringt. Freilich belegten die anderen hierher gehörigen Befunde, daß es gleichsam als Zwischenstufe bei diesem abschließenden Übergangsschritt auch die Möglichkeit eines Hörens inhaltlich noch als meinhaft beurteilter, in der Verbalisierung aber schon fremden Stimmen zugeschriebener Gedanken gibt. Mit oder ohne solche Zwischenstufung jedoch stimmt im Hinblick auf den schließlichen Verlust des Meinhaftigkeitsbewußtseins die Fortentwicklung des Gedankenlautwerdens zum Stimmenhören offenkundig mit dem Schritt vom Eindruck der Ich-Fremdheit im Modus des „als ob" zu dem der tatsächlichen Gemachtheit des Denkens auf dem Übergangsweg zu Gedankenbeeinflussungsphänomenen überein. Wenn sich daher am Ende der zugehörigen Analysen für das Gedankenlautwerden bereits eine Stellung im Reihenzusammenhang abgezeichnet hatte, wie sie in der Ich-Erlebnisstörungsentwicklung die autopsychischen Depersonalisationserfahrungen einnehmen, dann weist der hier erhobene Übergangsbefund diese Einschätzung nunmehr als durchaus zutreffend aus. Die innere, erst vorstellungsmäßig versinnlichte stellt danach lediglich eine Übergangsstufe auf dem Wege zur äußeren, völlig wahrnehmungsanalog versinnlichten Gegebenheitsweise der Gedanken dar, so daß man in den zuvor analysierten, bis zum Lautwerden reichenden Erlebnissequenzen in der Tat auch nur unvollständig gebliebene Symptomentwicklungsreihen sehen kann. Nicht nur die Schilderung der Genese des Stimmenhörens, sondern auch die seiner Rückbildung belegt in dem vorstehenden Erlebnisbericht (Fall 84) die Richtigkeit dieser Positionszuweisung, die das Gedankenlautwerden von allen bislang schon in die Untersuchung einbezogenen und dabei jeweils als Endphänomene erwiesenen Erstrangsymptomen trennt. Bevor nämlich der Betroffene am Ende „gar nichts mehr hört" und mit dem selbst wahrgenommenen „Durcheinander im Kopf" an den Ausgangspunkt seiner Erlebnissequenz zurückgelangt, tritt erst noch ein Zwischenstadium ein, in dem er „plötzlich wieder" um die gedankliche und damit auch meinhafte Natur der kurz zuvor noch fremden Stimmen zugeschriebenen Aufforderungen weiß. Demnach hat sich die vollständige, „echte" halluzinatorische Versinnlichung der Gedanken hier genauso auf dem Wege über eine bloß „pseudohalluzinatorische" Gegebenheitsweise im inneren Vorstellungsraum wieder zum Gedankendrängen (C.1.3) zurückgebildet, wie sie zuvor daraus hervorgegangen ist. Auch bei der Umkehr der paroxysmal vollzogenen Erlebnissequenz nimmt somit das Gedankenlautwerden wieder ganz die gleiche Zwischenstellung ein, wobei diese Schilderung zugleich ein erstes Beispiel für die später noch weiter zu verdeutlichende Übereinstimmung der Rückbildungs- mit den Ausbildungswegen der Erstrangsymptome gibt. Die Rückbildung scheint sich danach in derselben Übergangsreihe wie die Ausbildung zu vollziehen, nur daß diese Phänomenfolge hierbei eben in umgekehrter Richtung von der Erstrang- zur Basissymptomatik hin durchlaufen wird. Auf dem „Höhepunkt" zwischen dem rasch erfolgten Übergang zu schizophrenietypischen Erlebnisweisen und dem von dort aus ebenso zügig absolvierten Weg wieder zur fundierenden Basissymptomatik zurück, hört der Betroffene „diesmal Aufforderungen" zu Handlungen oder dem Unterlassen von Handlungen, nach denen er sein faktisches Verhalten offenbar zwingend „richten muß". Zuvor hatte demgegenüber die 4. Psychosemanifestation bereits einmal akustische Halluzinationen von Verständigungen über die eigene Person in Rede und Gegenrede und von Bemerkungen mit begleitendem Bezug auf das eigene Tun herbeigeführt, deren verbale Gegebenheitsweise dem Bericht zufolge auch eine personale Identifikation mit den vertrauten Stimmen nicht anwesender Freunde zuzulassen schien. Diese Abfolge, nach der ein und dieselbe Psychosemanifestation anfangs in dialogischen und kommentierenden, später dann aber anläßlich ihrer paroxysmalen Reaktualisierung in imperativen Phonemen zum Ausdruck gekommen ist, wirft wieder die Frage nach einer möglichen Vorprägung der jeweils resultierenden Endphänomenform durch bestimmte Vorstufencharakteristika auf.

Fall 85 (♀, 26 J.) sieht sich vor dem Übergang eines Prodroms in die psychotische Erstmanifestation immer wieder dem quälenden Gedanken ausgesetzt, am „Hunger der Welt" schuldig zu sein und sich darum selbst bestrafen zu müssen:

> Zuerst habe sie noch gemeint, daß diese Gedanken unsinnig seien und gar nicht stimmen könnten. Sie sei jedoch immer wieder davon überfallen worden, z.B. auch mitten im Theologieseminar. Sie habe dann stundenlang darüber nachgrübeln müssen

und der Dozentin überhaupt nicht mehr folgen können. Allmählich sei es ihr mehr und mehr „wie eine Gewißheit" erschienen, daß sie sich schuldig gemacht habe, einfach schon durch ihr tägliches Essen und ihren Hang zu Süßigkeiten. Sie habe die Gedanken ernst genommen und sich gesagt: „Du darfst nicht mehr so viel essen, was du ißt, nimmst du den hungernden Kindern auf der ganzen Welt weg". Vor 3 Wochen sei dann zum ersten Mal die „Stimme" aufgetreten. Sie habe allein zu Hause gesessen und Handarbeit gemacht. Plötzlich seien ihre Gedanken völlig „durcheinander" gelaufen, sie habe keinen mehr zu Ende denken und überhaupt keine Ordnung mehr in den Kopf bekommen können. Gleichzeitig habe sie einen schrecklichen Druck im Kopf bemerkt, ein Gefühl, als zöge sich alles im Kopf zusammen, verbunden mit einem „Hämmern im Hinterkopf". Dann hätten ihre Gedanken zu „murmeln" angefangen und seien immer lauter geworden wie in einem Schwimmbad, wo man das Stimmengewirr der vielen Badenden höre. Zuerst habe sie nichts verstehen können, dann aber doch plötzlich die Anrede „Du" herausgehört. Dann habe plötzlich eine männliche Stimme links neben ihrem Kopf gesagt: „Du darfst nicht essen, Du darfst Dich nicht hinlegen, Du bist schuld, daß Kinder verhungern und mußt dafür büßen". Kurz darauf habe sie das wieder in ihrem Kopf gehört und auch gewußt, daß es ihr Gedanke sei. Aus ihrer wahnsinnigen Angst heraus habe sie dann wirklich angefangen zu hungern, und immer, wenn sie doch wieder etwas gegessen habe, sei die Stimme wiedergekehrt und habe sie gequält. „Sie hört sich so an, als komme sie von draußen, wenn ich aber ganz still bin, denke ich, es ist von innen."

Der Anfang der vorstehenden Phänomenfolge erweist sich durch gedanklich gegebene Aufforderungen zu Handlungen oder dem Unterlassen von Handlungen bestimmt, die von den Betroffenen zunächst als störend in den aktuellen kognitiven Vollzug eingedrungen, sodann als grundlos haftend oder beherrschend und zudem noch in ihrem Inhalt als „wider- oder unsinnig" (B.3.2) selbst wahrgenommen worden sind. Während sich jedoch in 3 von den zur Entstehung der Gedankenbeeinflussungserlebnisse gewonnenen an solche Zwangsphänomene i.e.S. ein Meinhaftigkeitsverlustseindruck im Modus des „als ob" anschloß und diese autopsychischen Depersonalisationserfahrungen dann ihrerseits in entsprechende Gedankenmanipulationserlebnisse übergingen, führt hier ihre Manifestation in einen akustischen Versinnlichungsprozeß hinein. Den Grund für diese andersartige Weiterentwicklung darf man nach den vorausgegangenen Analysen wohl in einem raschen Fortschritt der initial beklagten Gedankeninterferenzen mit konsekutiver Perseveration zu noch schwerwiegenderen kognitiven Denkstörungen sehen, wie er in dem wiedergegebenen Erlebnisbericht mit der nötigen Klarheit zum Vorschein kommt. Wenn nämlich darin unmittelbar vor der Schilderung des nachfolgend im eigenen Kopf gehörten „Gemurmels" von einem plötzlich aufgetretenen „völligen Durcheinander der Gedanken" die Rede ist, dann deutet dies ersichtlich wieder auf die Einschaltung eines Gedankendrängens oder -jagens (C.1.3) in den Reihenzusammenhang hin. Die anfangs zwanghaft erlebten Bewußtseinsinhalte werden demnach nicht unvermittelt, sondern erst auf dem Wege über jenes Zwischenphänomen laut, das sich als rascher Wechsel von Gedankeninterferenzen und Gedankenblockierungen auffassen läßt und damit zweifellos unter allen basalen Denkstörungen den höchsten Grad an kognitivem Leitbarkeitsverlust zum Ausdruck bringt. Diese Vermittlung spricht erneut für die Richtigkeit der zuvor schon wiederholt gestützten Annahme, nach der eben das jeweils erreichte Ausmaß an kognitiver Desintegration darüber entscheidet, ob die initialen Denkstörungen in Gedankenbeeinflussungserlebnisse oder akustische Halluzinationen übergehen. Wenn daher hier, anders als bei den Gedankenbeeinflussungsentwicklungen, aus den Zwangsphänomenen i.e.S. imperative Phoneme entstehen, dann dürfte dafür in der Tat der Fortgang zu einem Gedankendrängen verantwortlich zu machen sein. Die zuletzt halluzinierten Stimmen sprechen nichts anderes als eben jene anfangs noch nonverbal in den gerade aktuellen Gedankengang eingedrungenen und dabei in ihrem konsekutiven Beharren ebensowohl im weiteren wie im engeren Sinne zwanghaft erlebten Handlungsanweisungen aus. Diese Identität legt es nahe, die besondere Ge- oder Verbotsform der geschilderten Zwangsphänomene als eine Determinante aufzufassen, die den ja ebenso imperativen Charakter des resultierenden Stimmenhörens bereits im vorhinein festgelegt hat.

4.3.4.2 Übergangsreihen zu akustischen Halluzinationen kommentierender Stimmen

Der nachfolgend dargestellte Erlebnisbericht bezieht sich erneut auf den Übergang eines lang hingestreckten Prodroms in die psychotische Erstmanifestation und steht exemplarisch für insgesamt 12 entsprechende Symptomentwicklungen, die von der vorliegenden Untersuchung erfaßt worden sind. Fünf davon haben simultan noch zu einer weiteren, nämlich wiederum der imperativen Form des Stimmenhörens geführt, die jedoch anteilsmäßig derart im Hintergrund der jeweils resultierende Endsymptomatik stand, daß sich auch diese kombinierten Halluzinationsgenesen zwanglos unter die hier interessierenden Reihenbefunde zum Ausbildungsweg der kommentierenden Phoneme subsumieren ließen.

Fall 94 (♂, 21 J.):

Peter S. gibt an, daß ihm zuerst nur ein Nachlassen seiner Konzentrationsfähigkeit aufgefallen sei. Beim Lesen sei er mit seinen Gedanken dauernd „abgeschweift" und habe sich darum nicht mehr konzentriert genug mit dem Lernstoff beschäftigen können. Stattdessen habe er dann über sich selber „nachgrübeln" müssen, wie sein gerade an den Tag gelegtes Verhalten wohl auf andere wirke, was diese über ihn denken würden und anderes mehr. Diese „Grübeleien" hätten sich in den letzten 3 Jahren, zuerst noch in größeren und schließlich immer kürzeren zeitlichen Abständen gesteigert bis zu einem regelrechten „Durcheinander im Kopf". In solchen Zuständen seien im plötzlich „komische Gedanken dazwischengekommen", mit denen er seine „normalen Gedanken" kritisiert habe. Das sei schon in der Oberstufe des Gymnasiums manchmal vorgekommen, wenn er sich, was bei seiner „Unsicherheit" selten genug der Fall gewesen sei, in der Schulstunde zu Wort gemeldet habe. Dann sei gleich ein Gedanke aufgetreten, der das innerlich wieder „heruntergemacht" habe. Auch wenn er alleine zu Hause gesessen und beispielsweise ein Musikstück mehrere Male hintereinander gehört habe, das ihm besonders gefalle, hätten sich solche Gedanken eindrängen können wie: „Jetzt hört er das so oft hintereinander, das ist ja schrecklich." Immer in der „Er-Form" seien diese „kritisierenden Gedanken" aufgetreten: „Jetzt macht er dies, jetzt macht er das." Er habe sie deshalb seine „Er-Gedanken" genannt im Gegensatz zu den „normalen Ich-Gedanken", die dadurch dann immer in Frage gestellt und „bekrittelt" worden seien. So ein „Durcheinander im Kopf" habe ihm jeweils schreckliche Angst eingejagt, verbunden mit „Herzrasen" oder „Herzstolpern", einem Druck im Kopf, im Unterleib, auf der Brust und dem Gefühl, nicht mehr voll durchatmen zu können. Der ganze Körper habe sich dann manchmal „verkrampft" angefühlt, wobei oft auch die Umgebung vor den Augen „verschwommen" sei. „Dieser Zustand konnte im Grunde in jeder Situation auftreten, zum Beispiel auch wie neulich beim Fahrunterricht, als ich neben dem Fahrlehrer saß und mir plötzlich die Gedanken kamen: ‚Jetzt macht er das schlecht, wieder macht er das falsch.' Da war zum ersten

Mal so ein komisches Gefühl dabei, als ob der Fahrlehrer das von mir denken würde, obwohl der überhaupt nichts gesagt und auch kein kritisches Gesicht gemacht hat. Das gleiche ist mir dann auch im Kaufhaus passiert. Ich sah mir gerade Schallplatten an und wußte noch nicht, was ich kaufen sollte, da kam es plötzlich dazwischengeschossen: ‚Jetzt guckt er in der Sparte.' Das war eine Art von Musik, die als populär gilt, eben keine Klassik oder so. Auch da kam es mir schon für einen Moment so vor, als ob das jetzt die anderen Leute von mir denken würden. Ich hörte aber niemanden in meiner Nähe und als ich mich umsah, war auch keiner da. Das ist dann immer schlimmer geworden. Immer häufiger und immer schneller wurden die Ich-Gedanken von den Er-Gedanken verdrängt. Schließlich ging es nur noch: ‚wie sieht der aus, wie geht der' usw. in einem fort. Dann bin ich zuletzt eben völlig konfus geworden und habe nicht mehr gewußt, ob ich das denke oder höre. Fast in jeder Situation kam irgendwie nebenher was rein, von der Seite, von oben, aus allen möglichen Ecken und so aufdringlich, wie es laut dazwischenredende Stimmen sind. Da habe ich dann gemeint, daß andere kritisch über mich reden, und bin wie wild herumgelaufen, um die zu suchen, wobei ich aber keinen fand."

Ersichtlich sind alle aus diesem Bericht entnehmbaren Basissymptome von den zurückliegenden Analysen bereits wiederholt gekennzeichnet worden und zwar ebensowohl im Hinblick auf die Charakteristik des jeweiligen Einzelphänomens wie auch die Manifestationsverhältnisse, in denen sie hier zueinander stehen. Das gilt einmal für die kognitiven Denkstörungen mit den Klagen über ein Nachlassen der Konzentrationsfähigkeit zu Beginn. Nach der Schilderung kommt darin keine eigenständige, noch völlig uncharakteristische Beeinträchtigung zum Ausdruck (C.1.5), sondern die Auswirkung jener schon qualitativ eigenartigen Gedankeninterferenz mit konsekutivem zwangähnlichem Perseverieren (C.1.2), die dann ihrerseits mit dem „Durcheinander im Kopf" wieder in „Zustände" des Gedankendrängens (C.1.3) übergeht. Diese, erneut einen graduellen Zuwachs an kognitivem Leitbarkeitsverlust signalisierende Störungsfolge macht den für die Halluzinationsgenese relevanten Anteil unter den hier gebotenen Basisphänomenen aus, zu dem man auch die am Ende berichtete Erschwernis der Diskriminierung zwischen Gedanken, akustisch versinnlichten Vorstellungen und Gehörwahrnehmungen aus dem Außenraum (C.1.15) noch hinzurechnen muß. Demgegenüber geben die mit dem Gedankendrängen einhergehenden Herzpalpitationen, Drucksensationen, Verkrampfungsgefühle und Sehstörungen nur zentral-vegetative (E.1.1), coenästhetische (C.7) und sensorische (C.2.1) Begleiterscheinungen ab, die ebenfalls inzwischen schon in einer ganzen Reihe der vorstehenden Analysen in unterschiedlichen Kombinationen mit den jeweils fundierend wirksamen Defizienzen zur Darstellung gebracht worden sind. Dabei kommt die geschilderte Verbindung der Herzparoxysmen und coenästhetisch unterlegten Atembeschwerden mit einer „schrecklichen Angst" schon dysästhetischen Krisen (D.14) nahe, bei denen man nach den Kriterien des Bonner Untersuchungsinstruments noch eine Zuspitzung der affektiven Komponente zu elementaren Todesbefürchtungen zu fordern hat. Was somit die in den Ausbildungsgang mit eingeschalteten und auch die sie begleitenden Basissymptome ohne Reihenzusammenhang mit der resultierenden Endsymptomatik anbelangt, läuft der Bericht nur auf eine Bestätigung der zuvor schon zur Halluzinationsgenese ermittelten Ergebnisse hinaus. Die Form jedoch, die hier die Bestandteile des gedanklichen „Durcheinanders" annehmen, war in den bisher wiedergegebenen Erlebnissequenzen noch nicht in der gleichen Weise vertreten und stellt nun in der Tat einen weiterführenden, die Einsicht in den Werdegang des Stimmenhörens vertiefenden

Gesichtspunkt dar. Daß unter den einander drängenden Gedanken auch Passagen auftreten können, von denen der aktuelle Handlungsvollzug nach Art einer ständigen Selbstvergegenwärtigung begleitet wird, ging bereits aus der früher dokumentierten Übergangsschilderung zum Gedankenlautwerden hervor. Dort aber brachten die Betroffenen solche Gedanken in einer Verbalisierung zum Ausdruck, die sich wie die Feststellung etwa, „ich nehme eine Tasse Kaffee" (Fall 72), noch in der Ich-Form auf das eigene Tun bezog. Hier dagegen erscheint der Akteur in seinen entsprechenden, zunächst ebenfalls durchaus meinhaft erlebten Gedanken erstmals in der 3. Person, und es läßt sich wohl kaum eine treffendere Bezeichnung für dieses eigentümlich distanzierte Verhältnis zu den eigenen Handlungen vorstellen, als er sie selbst mit der Rede von den „Er-Gedanken" wählt. Inhaltlich gesehen weisen manche der geschilderten „Er-Gedanken", wie „jetzt macht er dies, jetzt macht er das", offenkundig gar keinen nennenswerten Unterschied gegenüber den eben erwähnten, in dem Fall 72 schließlich laut gewordenen Handlungsvergegenwärtigungen in der Ich-Form auf. Doch stellt allein die Repräsentanz der eigenen Person als „Er" einen derart kritisch-distanzierenden Abstand zum gerade aktuellen Handlungsvollzug her, daß auch solche einfachen gedanklichen Feststellungen bereits jenen abschätzigen, vorwurfsvollen und verurteilenden Beigeschmack erhalten, der in den „Er-Gedanken", etwa „wie sieht der aus, wie geht der", dann noch deutlicher zum Vorschein kommt. Dieser wiederum vom Betroffenen selbst „kritisch" genannte Tenor zeigt an, wie nahe das Denken in der „Er-Form" schon den aus dem Verlust des Diskriminationsvermögens zwischen Denken und Hören resultierenden Phonemen steht. Denn mit dem selbstkritischen Bezug auf den jeweils aktuellen Handlungsablauf nimmt es ja die anschließend im Außenraum von fremden Stimmen ausgesprochen gehörten, genauso kritisch verwerfend auf das eigene Tun gemünzten Kommentare vollständig in gedanklicher Meinhaftigkeit vorweg. Damit liefert die vorstehende Erlebnissequenz den anläßlich der Analyse des Berichts von Fall 84 schon angekündigten Beleg dafür, daß auch die komplexeren, sich in der 3. Person auf die Kranken beziehenden Stimmen nichts anderes als eigene Bewußtseinsinhalte aussprechen, die zuvor unter den Bedingungen des kognitiven Leitbarkeitsverlustes störend in den jeweiligen Gedankengang eingedrungen sind. In den Übergangsreihen zu der ersten, vorher auf ihren Werdegang hin untersuchten Form des Stimmenhörens besaßen diese, teilweise zu Beginn noch zwanghaft erlebten (Fall 85) und dann in dem zunehmend rascheren Wechsel des Gedankendrängens laut gewordenen Bewußtseinsinhalte den Charakter von Selbstinstruktionen. Nur folgerichtig ging daher aus diesen Ausbildungsgängen nach dem endgültigen Zusammenbruch des Diskriminationsvermögens von Gehörwahrnehmungen und dem damit verbundenen Meinhaftigkeitsverlusterlebnis die imperative Form des Stimmenhörens hervor. Hier werden demgegenüber die „normalen Ich-Gedanken" in ebenfalls zunehmend rascherem Wechsel von gedanklichen Selbstkommentaren verdrängt, und das Ergebnis des Übergangs läuft dementsprechend über die gleichen Entwicklungsschritte auf Halluzinationen kommentierender Stimmen hinaus. Also scheint die Entscheidung darüber, welche Form des Stimmenhörens am Ende der jeweiligen Übergangsreihe im Vordergrund steht, in der Tat schon auf der Stufe des Gedankendrängens zu fallen. Je nachdem, ob in dem kognitiven Drängen mehr gedankliche Selbstinstruktionen, Selbstkommentare oder die gleich noch darzustellenden „Selbstgespräche" zur Verselbständigung gelangen, nimmt offenbar das resultierende Stimmenhören dann entsprechend vornehmlich die Form imperativer, kommentierender oder, wie sich an dieser Stelle im Vorgriff schon andeuten läßt, dialogischer Phoneme ein.

4.3.4.3 Übergangsreihen zu akustischen Halluzinationen dialogischer Stimmen

Die 8 hierzu gerechneten Erlebnissequenzen haben in 3 Fällen allein zur Entwicklung von Halluzinationen dialogischer Stimmen geführt, während in 2 weiteren auch imperative, in 1 zusätzlich kommentierende und in den 2 übrigen imperative und kommentierende Phoneme parallel entstanden sind. Der Übergang war jedoch hierbei so eindeutig von der Entwicklung trügerisch im Außenraum gehörter Gespräche über die eigene Person und ihr Tun bestimmt, daß eine Wertung der kombinierten Halluzinationsgenesen ebenfalls als Beispiele für den Ausbildungsweg dieser Form des Stimmenhörens durchaus gerechtfertigt erschien.

Fall 103 (♂, 32 J.) bezieht sich in seinem Erlebnisbericht wiederum auf den Übergang eines Prodroms in die psychotische Erstmanifestation:

„Es fällt mir schwer, meinen Zustand, wie er in den letzten Monaten war, in Worte zu formulieren. Ich befinde mich nunmehr seit 3–4 Monaten in der größten Krise meines Lebens. Meinen Tagesablauf bestimmen starke, sich im Unterbewußtsein bildende Wortgebungen, Selbstgespräche in zwanghafter Form, die ich nicht in den Griff bekomme. Einen klaren Sinn ergeben sie für mich nicht, aber sie quälen mich derartig stark. Sofort nach dem Wachwerden morgens, ab 5 Uhr oder 6 Uhr, geht es los damit. Sie handeln nicht von einem bestimmten Thema, was mir auf der Seele liegt. Es sind wirre Gedanken, die zwar auch meinen augenblicklichen Zustand mit versuchen zu verarbeiten, aber größtenteils Gedanken aus Sätzen, derartig überstürzt, ohne daß sie mir bewußt etwas mitteilen wollen. Hingegen empfinde ich in meinem Bewußtseinszustand eine reine Gedankenleere, es bilden sich keinerlei Ideen, ich habe oft für Stunden das Gefühl gehabt, nicht mehr Herr meines geistigen Zustandes zu sein. Hinzu kommen starke Ängste zu glauben, den Verstand in mir zu verlieren. Ich bin kaum in der Lage, mich trotz größter Anstrengung auf etwas anderes zu konzentrieren. Lesen in Zeitschriften oder Büchern und den Sinngehalt darin in mein Gedächtnis aufzunehmen, gelingt mir nicht. Ich meide Bekannte, habe Ängste, ihnen zu begegnen. Ich sehe zwar in den abgelaufenen Selbstgesprächen auch das Aufeinandertreffen irgendwelcher Bekannter, das dann irgendeinen Wortwechsel ergibt, der in meinem Unterbewußtsein redet. Während der Arbeit und bei anderen Beschäftigungen überrennen mich irgendwelche Selbstgespräche. Meine Aufnahmefähigkeit einem Kunden gegenüber, der mit seinem Anliegen mich fragt, ist schlecht. Das eben Gesprochene in mich aufzunehmen und zu verarbeiten, gelingt mir oft nicht. Trotz wiederholtem Fragen habe ich die Worte einfach nicht verstanden, gleiches beim Fernsehen, das soeben Gesehene und Gehörte bekommt mein Gehirn nicht verarbeitet." Ganz zu Anfang habe er nur Konzentrationsstörungen bemerkt und dann auch schon einmal, daß „unsinnige Sachen" in sein Denken eingedrungen seien, die er nicht habe „unterbrechen" können. Erst danach sei das quälende „Durcheinander" in seinem Kopf aufgetreten und habe erst nur für ca. 2 oder 5 Minuten und schließlich immer ausgedehnter bis über den ganzen Tag hinweg die Form solcher „Selbstgespräche" angenommen: „Da schläft der Typ hier, ich dachte die kosten 300,– DM. Ich möchte mal gerne wissen, wo der hingeht. Aber lassen wir beide das nächste Woche bleiben. Eine Kopie davon? In jedem Fall. Weiß der das? Ja, ja, komisch. Der redet, das ist klar. Sag ich ja auch. Sieh mal, der ist schon ein Ferkel. Ohne zu bedenken, es ist so. Jetzt will er schon einschlafen. Nein, das wohl nicht" u.a. Daneben und oft auch eingeschaltet in diese „Zwiegespräche" hätten sich einfach „wirre Wortgebungen aus dem Unterbewußtsein" in seinem Kopf aneinandergereiht: „Ob der das weiß, paperlapapp, sinngemäß, ich kann es nicht, gefällt es Dir, fällt was auf, ne, gerettet schon jetzt, häßlich, nein ungewöhnlich, Betriebsrat, kannst Du bestellen, umarmen, kommt der mit, an der Grenze, wohnen dort, danke, ich bin da, ob der schon gefuttert hat, wieviel Medaillen, wieviel wiegt er, Erbarmen, lediglich, anstrengen, von Heut' auf Morgen, kommt der mit, versteht der das" usw. In den letzten 2 Wochen seien die Gedanken dann immer aufdringlicher geworden und vor allem die „Zwiegespräche" hätten mehr und mehr eine „stimmliche Einfärbung" bekommen. Er habe wohl noch gewußt, daß es alles seine Gedanken gewesen seien. Doch sei so eine „Klangfarbe" hinzugekommen, wie wenn die einzelnen Gedanken von „inneren Stimmen" ausgesprochen würden. Deren „Sprechweise" habe dabei mit den Stimmen bekannter Personen übereingestimmt, etwa der seines Schwiegervaters oder seiner Ehefrau. Die betreffenden Bekannten habe er dann geradezu „vor sich gesehen", je nach der „Klangfarbe" bei den „Frage-Gedanken" die eine und bei den „Antwort-Gedanken" die andere Person. Auf solche inneren Fragen seien manchmal auch Gedanken gefolgt, die er mehr als seine persönlichen Antworten empfunden habe, gleichsam als eigene Einschaltung in die „inneren Zwiegespräche". Diese Gedanken hätten dann die „Klangfarbe" seiner eigenen Stimme besessen, wobei hier auch während des Denkens die Zunge wie etwa beim Lesen mitgegangen sei. Überwiegend aber seien es reine „Zwiegespräche" geblieben, in denen sich an eine „innere Wortgebung" in der „Sprechweise" einer ihm bekannten Person gleich die nächste in der „Sprechweise" einer anderen angeschlossen habe nach Art einer Unterhaltung nicht mit ihm, sondern über ihn. Schon in der Woche vor der Aufnahme sei er dann immer häufiger „stutzig" geworden und habe sich unwillkürlich die Frage stellen müssen, ob man nicht tatsächlich gerade draußen über ihn gesprochen habe. Aber erst gestern auf der Station sei das „Durcheinander" in seinem Kopf erstmals so schlimm geworden, daß er überhaupt keinen „normalen Gedanken" mehr habe fassen und aussprechen können. Da habe er dann plötzlich von draußen gehört: „Was ist denn mit dem Patienten?" Eine andere Stimme habe geantwortet: „Der liegt da wieder, wir holen ihn raus." Er sei sofort davon überzeugt gewesen, daß draußen welche auf ihn warten würden. Darum sei er in panischer Angst aus dem Zimmer auf den Flur gestürzt, habe dort dann aber niemanden bemerkt.

Ersichtlich nimmt auch diese Erlebnissequenz von Konzentrationsstörungen (C.1.5) ihren Ausgang und führt über kognitive Beeinträchtigungen nach Art der Gedankeninterferenz mit einem konsekutiven, aufgrund des Unsinnigkeitsurteils wohl schon zwanghaft zu nennenden Perseverieren (B.3.2) zu jenem „Durcheinander im Kopf", das wiederum durch ein ununterdrückbares Auftauchen und wieder Verschwinden von unterschiedlichen, nicht zu dem jeweiligen Gedankengang gehörenden Bewußtseinsinhalten in raschem Wechsel (C.1.3) gekennzeichnet ist. Betrachtet man daher die Abfolge der einzelnen Denkstörungen als Indikator für die Fortentwicklung des kognitiven Leitbarkeitsverlustes, dann erreicht er hier erneut sehr zügig den hohen Ausprägungsgrad, der nach den bisherigen Untersuchungsbefunden die zentrale Voraussetzung für den schließlichen Übergang der Bewußtseinsinhalte in eine akustisch versinnlichte Gegebenheitsweise auszumachen scheint. Um so mehr verdient es Beachtung, daß das Gedankendrängen trotz seiner zunehmend zeitlich ausgedehnteren und auch immer intensiver den kognitiven Zusammenhang dissoziierenden Manifestation bis kurz vor dem Ende der Erlebnissequenz ohne eine an Ausdruck und Verhalten objektivierbare Entsprechung bleibt. Erst auf dem Höhepunkt des „Durcheinanders im Kopf", der unmittelbar der Außenprojektion der „inneren Zwiegespräche" vorausgeht, vermag sich der Betroffene nach seiner Schilderung auch sprachlich nicht mehr zu äußern, und zwar aufgrund eines selbst geklagten völligen Sistierens der noch als eigenständig erlebten Gedankenproduktion. Diese Blockierung (C.1.4) zeigt offenkundig den kompletten Ersatz aller bis dahin zumindest partiell noch der intentionalen Steuerung zugänglichen Bewußtseinsinhalte, der „Ich-Gedanken" nach der so aufschlußreich gewählten Bezeichnung in dem von Fall 94 gewonnenen Bericht, durch die verselbständigten Bestandteile des Gedankendrängens an. Dementsprechend dehnen sich denn auch jene zu Anfang des Berichts schon erwähnten „Bewußtseinszustände einer reinen Gedankenleere" über die im Stadium der „stimmlichen Einfärbung" immerhin „manchmal" noch möglichen „Selbstbeteiligungen" an den inneren Gesprächen bis zu der Unfähigkeit, überhaupt noch einen „normalen Gedanken" fassen und aussprechen zu können, genau in dem Maße aus, wie das Gedankendrängen an Dauer und Intensität seinem Höhepunkt entgegengeht. So gesehen wird in dem am Ende erreichten Unvermögen zu sprachlichen Äußerungen indirekt auch das Gedankendrängen an Ausdruck und Verhalten faßbar, wiewohl es hier selbst die Schwelle zur Objektivierung nicht überschreitet und daher auch keine Kombination mit einer formalen Denkstörung nach Art der etwa von Fall 84 zugleich gebotenen Zerfahrenheit entsteht. Zudem gibt der Bericht noch Erfassungs- und Behaltensschwierigkeiten im Hinblick auf den jeweiligen „Sinngehalt" von Gelesenem oder Gehörtem zu erkennen, die bei der Lektüre von Zeitschriften oder Büchern und den beruflich zu führenden Gesprächen mit Kunden aufgetreten sind. Sie weisen jedoch nach der Schilderung eine derart enge Bindung an das „Überranntwerden" durch die Bestandteile des Gedankendrängens auf, daß man die Frage nach ihrer Eigenständigkeit als Ausdruck von zusätzlichen kognitiven Denkstörungen der rezeptiven Sprache (C.1.6) und des Kurzzeitgedächtnisses (C.1.9) nicht verläßlich genug beantworten kann. Jedenfalls sucht der Betroffene den zwangsläufig störenden Auswirkungen gerade der geklagten Rezeptionserschwernis auf die zwischenmenschliche Kommunikation durch ein angstvolles „Meiden" von realen Gesprächssituationen zu entgehen und bietet damit eine Verhaltensweise, die ebenfalls in dem vorliegenden Zusammenhang noch Erwähnung finden muß. Denn ein solcher Umgehungsversuch von Situationen, in denen die kognitive Beeinträchtigung nach entsprechenden Vorerfahrungen besonders hinderlich zum Vorschein kommt, erfüllt voll die Definitionskriterien eines Vermeidungsverhaltens, wie es das Bonner Untersuchungsinstrument neben anderen, ebenso erlebnisreaktiv angeeigneten und bewußt zur Minimierung der Basisdefizienzen und ihrer Auswirkungen beibehaltenen Handlungsweisen mit unter der Zusatzkategorie F der Bewältigungsversuche enthält. Den entscheidenden, aus der vorstehenden Sequenz zu entnehmenden Befund stellt jedoch erst jene eigentümliche Gegebenheitsweise der im raschen Wechsel sich aufdrängend erlebten Gedanken dar, die durch die Bezeichnung als lautloses „Selbst"- oder inneres „Zwiegespräch" offenbar wiederum sehr prägnant kenntlich gemacht wird. Die wörtliche Wiedergabe der nicht einfach nur „wirren Wortgebungen aus dem Unterbewußten" zeigt, daß hier die einzelnen einander drängenden Bewußtseinsinhalte wie Rede und Gegenrede in einem Dialog zueinander stehen und somit ihre Abfolge in der Tat einer inneren, rein gedanklichen Vorwegnahme wirklich verbal genauso führbarer Unterhaltungen entspricht. Vergleicht man die gleichsam miteinander kommunizierenden Bestandteile dieser zunächst noch völlig lautlos erlebten Dialoge mit den von Fall 94 geschilderten „Er-Gedanken", dann fällt einmal die Übereinstimmung in dem indirekten Bezug auf den Betroffenen auf. Denn mit dem ganz überwiegend in den stillen Reden und Gegenreden erscheinenden „Er" oder „Der" ist ja offensichtlich wieder die eigene Person gemeint, die manchmal auch mit noch mehr ihr selbst als zugehörig empfundenen „Antworten" in die inneren Dialoge eingegriffen hat. Die hier entwickelten Selbstgespräche nehmen sich daher gegenüber den zuvor dargestellten Selbstkommentaren wie ein Ersatz des dort gegebenen Wechsels von „Er"- und „Ich-Gedanken" durch eine dialogartig ablaufende Folge ausschließlich von „Er-Gedanken" unter nur noch gelegentlicher Einschaltung von „Ich-Gedanken" aus. Solche gedanklichen Gesprächsbestandteile, wie etwa „sieh mal, der ist doch ein Ferkel, ohne zu besehen, es ist so" weisen zudem einen ebenso abschätzigen Tenor auf, wie er für die selbstkritisch das eigene Tun kommentierenden „Er-Gedanken" nachweisbar war. Auch dieser eng mit dem indirekten Bezug auf die eigene Person und ihr Handeln verbundene Charakter der Selbstverurteilung kehrt somit in den „inneren Zwiegesprächen" wieder, so daß man sie gewissermaßen als eine Potenzierung der Selbstkommentare auffassen kann. Freilich erlebt der Betroffene hier seine steuerungslos in ihm auftauchenden und wieder verschwindenden Bewußtseinsinhalte insgesamt noch mehr im Sinne „wirrer Wortgebungen", weitgehend ohne einen derart verurteilenden „Mitteilungscharakter", wie er am Ende der skizzierten Phänomenfolge dann um so klarer zum Ausdruck kommt. An ihrer partiell dialogischen Gegebenheitsweise selbst jedoch läßt die Schilderung gar keinen Zweifel zu, und allein darin ist eben schon der zuvor angekündigte Beleg für eine Vorprägungsmöglichkeit auch der dialogischen Form des Stimmenhörens bereits auf der Stufe des Gedankendrängens zu sehen. Wie der Auftritt von Selbstinstruktionen unter den Bestandteilen des Gedankendrängens die Endphänomene der entsprechenden Übergangsreihen bereits auf die imperative und der von Selbstkommentaren dann das Ergebnis der zugehörigen Symptomentwicklungen auf die kommentierende Variante festgelegt hat, gibt hier der gesprächsartige Bezug der sich eindrängenden Gedanken aufeinander dem resultierenden Stimmenhören schon seine dialogische Ausformung vor. Dabei bleiben die nachfolgenden Entwicklungsschritte über den Verlust des Diskriminationsvermögens zwischen Gedanken und pseudohalluzinatorisch gegebenen Vorstellungen zum Gedankenlautwerden und von dort über jene noch weitergehende Einbuße der Diskriminationsfähigkeit von versinnlichten Vorstellungen und Wahrnehmungen bis zum Stimmenhören hin offenbar immer die gleichen. Nur setzen sie eben einmal Selbstinstruktionen in imperative, ein anderes Mal Selbstkommentare in kommentierende und in der dritten, durch den vorstehenden Bericht erstmals dokumentierten Entwicklungslinie Selbstgespräche in dialogische Phoneme um. Daß in der Tat auch hier wieder der Außenprojektion und dem schließlichen Verlust des Meinhaftigkeitserlebnisses ein Lautwerden im inneren Vorstellungsraum vorausgegangen ist, zeigt die von den gedanklichen Reden und Gegenreden mit fortschreitender „Aufdringlichkeit" immer deutlicher angenommene „Klangfarbe" klar genug an. Dieser Versinnlichungsprozeß wird bemerkenswerterweise „stimmliche Einfärbung" genannt, weil der Klang der nunmehr im Kopf vernehmbaren Reden und Gegenreden nach dem Eindruck des Betroffenen der „Sprechweise" von jeweils 2 bekannten Personen entspricht und sich demgemäß auch die gelegentliche Selbstbeteiligung an den „inneren Zwiegesprächen" wie von der eigenen Stimme ausgesprochen anhört. Damit geht die dem Lautwerden eigentümliche, schon eine zunehmende Diskriminationserschwernis zwischen Vorstellungen und Wahrnehmungen anzeigende Erlebnisweise im Modus des „als ob", nach der Stimmen die eigenen Gedanken zu verbalisieren scheinen, in diesem Fall noch weiter und schließt vermittelt über die „Klangfarbe" auch einen Verweis auf die jeweiligen Stimmenträger mit ein. Er ist es dann offenbar, der geradezu einen Zwang zur ebenso pseudohalluzinatorischen optischen Vorstellung dieser Personen entstehen und sie so gleichsam als imaginäre Gesprächspartner vor das innere Auge des Betroffenen treten läßt. Würde parallel zu der nachfolgenden Außenprojektion der laut gewordenen „Zwiegespräche" auch für diese optischen Pseudohalluzinationen das Diskriminationsvermögen zwischen Vorstellungen und Wahrnehmungen verlorengehen, dann käme die Endsymptomatik zweifellos einem wahrnehmungsanalogen Hören dialogischer Stimmen gleich, deren Träger dabei zugleich leibhaftig sichtbar wären. Ein derart simultaner Übergang von Pseudohalluzinationen in echte Trugwahrnehmungen auf akustischem und optischem Gebiet stellt jedoch schon allein nach der klinischen Erfahrung eine Seltenheit dar und kommt denn auch unter den vorliegenden Untersuchungsbefunden weder in diesem noch irgendeinem anderen Falle vor. Eine Identifikation aber des schließlich im Außenraum Gehörten mit den Stimmen bekannter Personen ohne deren zeitgleiche optisch-halluzinatorische Repräsentanz haben die bislang analysierten Erlebnisberichte am Ende der jeweiligen Übergangsreihen schon (Fall 84) geboten. Daher liegt es nahe, in der hier geschilderten „stimmlichen Einfärbung" des Gedankenlautwerdens immerhin doch einen Hinweis auf die Entstehungsweise solcher Identifikationen zu sehen. Sie kommen danach nicht erst zu dem resultierenden Stimmenhören im Sinne wahnhafter Identitätszuschreibungen hinzu, sondern gehen bereits auf der pseudohalluzinatorischen Zwischenstufe vermittelt über Ähnlichkeitseindrücke aus dem Prozeß der Gedankenversinnlichung selbst hervor. Im übrigen bleibt noch anzumerken, daß in dem vorstehenden Bericht das schließliche Versagen der Diskriminationsfähigkeit zwischen Vorstellungen und Wahrnehmungen (C.1.15) mit dem oben schon charakterisierten, auch in Ausdruck und Verhalten faßbaren Höhepunkt des selbst erlebten „Durcheinanders im Kopf" zusammenfällt. Diese Koinzidenz deutet erneut auf einen weiteren Gradzuwachs an kognitivem Leitbarkeitsverlust als die maßgebliche Determinante für die Außenprojektion und den endgültigen Meinhaftigkeitsverlust der zuvor ebenfalls schon vor dem Hintergrund eines zunehmenden Gedankendrängens im Innenraum laut gewordenen Bewußtseinsinhalte hin.

4.3.5 Zweite Zwischenbilanz: Zusammenfassung der Untersuchungsergebnisse zur Entstehung der Gedankenbeeinflussungs-, Gedankenausbreitungserlebnisse und akustischen Halluzinationen 1. Ranges

Wie am Ende des ersten Untersuchungsabschnitts gilt es nunmehr wieder einen Überblick über sämtliche Phänomene zu verschaffen, die als Ausgangserfahrungen oder Zwischenglieder aufgetreten sind, damit sich die abschließende Entwicklung der prägnanztypischen Reihenzusammenhänge auch auf die bislang nur summarisch berücksichtigten Befunde mit stützen kann. Dazu wird zunächst noch einmal der Gesamtbestand an Reihenbefunden zu den Gedankenbeeinflussungserlebnissen und akustischen Erstranghalluzinationen zusammengestellt, wobei sich die gesondert mit angeführten Symptomentwicklungen bis hin zum Gedankenlautwerden im Rahmen der exemplarisch durchgeführten Analysen bereits als unvollständig gebliebene Übergangsfolgen herausgestellt haben, deren eigentliches Endphänomen vielmehr das Stimmenhören ausmacht (Tabelle 16).

Tabelle 16. Art und Häufigkeit der Übergangsreihen zu Gedankenbeeinflussungs-, Gedankenausbreitungserlebnissen und akustischen Erstranghalluzinationen (unter Einschluß imperativer Stimmen)

Übergangsreihen	n = 84	100%
Von kognitiven Denkstörungen bis zu Gedankeneingebungs-, Gedankenentzugs- und Gedankenausbreitungserlebnissen	36	42,9
Von kognitiven Denkstörungen bis zum Gedankenlautwerden	15	17,9
Von kognitiven Denkstörungen bis zu akustischen Halluzinationen imperativer, kommentierender und dialogisierender Stimmen	33	39,3

Bezogen auf alle entsprechenden, vom Untersuchungskollektiv gebotenen Erstrangsymptome läuft dieses Resultat, wie das im Vorgriff schon aus Tabelle 11 entnehmbar war, für immerhin 33,0% der Gedankenbeeinflussungs- und -ausbreitungserlebnisse und 40,7% der akustischen Halluzinationen 1. Ranges auf den Nachweis hinaus, daß sie in der Tat auf dem Wege psychopathologischer Übergangsreihen entstanden sind.

4.3.5.1 Ausgangserfahrungen

Blickt man auf die den zweiten Untersuchungsabschnitt einleitenden Angaben zur Spezifikation der Arbeitshypothese zurück, dann bietet sich zu ihrer abschließenden Beurteilung zuerst wieder eine zusammenfassende Charakteristik sämtlicher in den 84 Reihen als Ausgangserfahrungen ermittelter Phänomene an. Denn dieser Bestand repräsentiert nach den hier verwandten Definitionskriterien einer psychopathologischen Übergangsreihe den Kreis jener Beschwerden, für den die Durchführung der vorstehenden Analysen eine erlebnismäßige Fundierungsfunktion im Hinblick auf die jeweiligen Endphänomene sichergestellt hat. Somit läßt sich aus der folgenden Tabelle bereits ablesen, ob wirklich den Vorannahmen entsprechend die kognitiven Denkstörungen als maßgebliche Basissymptomatik für die Gedankenbeeinflussungs-, -ausbreitungserlebnisse und Erstranghalluzinationen anzusehen sind (Tabelle 17).

Ersichtlich treten von allen als Ausgangserfahrungen nachgewiesenen Phänomenen nur die in 11,9% der Übergangsreihen angetroffenen Zwangsgedanken, -befürchtungen und -impulse nicht unter der Subkategorie der kognitiven Denkstörungen auf. Der Grund hierfür ist leicht zu erkennen, wenn man sich den in der Bonner Basissymptomskala vorgenommenen Zusammenschluß der Zwangserscheinungen insgesamt (B.3.2) mit den Verlustserlebnissen an natürlicher Naivität und Unbekümmertheit (B.3.1), den Phobien (B.3.3) und autopsychischen Depersonalisationserfahrungen (B.3.4) in Erinnerung ruft. Diese 4 Phänomengruppen lassen sich nämlich — ebenso wie die Minderung der psychischen Belastungsfähigkeit gegenüber bestimmten Stressoren (B.1) und die Erhöhung der Beeindruckbarkeit (B.2) mit den ihnen jeweils zuzuordnenden Basisbeschwerden — auch als ein indirekter Ausdruck dynamischer Defizienzen (B) auffassen. Die Separierung der Zwangsgedanken und zwanghaften Selbstin-

Tabelle 17. Art und Häufigkeit der in den Übergangsreihen zu Gedankenbeeinflussungs-, Gedankenausbreitungserlebnissen und akustischen Erstranghalluzinationen als Ausgangserfahrungen erfaßten Basissymptome (geordnet entsprechend den Einzelitems im BSABS für Zwangsphänomene und kognitive Denkstörungen: B.3.2 und C.1)

BSABS	Ausgangserfahrungen	Übergangsreihen n = 84	100%
B.3.2	– Zwangsgedanken, Zwangsbefürchtungen, Zwangsimpulse	10	11,9
C.1.1	– Gedankeninterferenz	45	53,6
C.1.2	– Zwangähnliches Perseverieren	44	52,4
C.1.3	– Gedankendrängen, Gedankenjagen	32	38,1
C.1.4	– Blockierung des jeweiligen Gedankengangs	33	39,3
C.1.5	– Störung der Konzentrationsfähigkeit	71	84,5
C.1.7	– Störung der expressiven Sprache	9	10,7
C.1.8	– Störungen des unmittelbaren Behaltens	5	6,0
C.1.9	– Störungen des Kurzzeitgedächtnisses	10	11,9
C.1.10	– Besonders strukturierte Störungen des Langzeitgedächtnisses	4	4,8
C.1.11	– Nicht rubrizierbare Gedächtnisstörungen	13	15,5
C.1.12	– Verlangsamung und Erschwerung der Denkvorgänge	8	9,5
C.1.13	– Störung der Denkinitiative und gedanklichen Intentionalität	16	19,0
C.1.15	– Störung der Diskriminierung von Vorstellungen und Wahrnehmungen bzw. von Phantasie- und Erinnerungsvorstellungen	18	21,4

struktionen im Sinne dieser symptomatologischen Ordnungsgesichtspunkte darf freilich nicht über den denkbar engen Zusammenhang hinwegtäuschen, in dem sie in den Ausgangserfahrungskomplexen der entsprechenden Übergangsreihen durchweg mit kognitiven Denkstörungen stehen. Insbesondere das zwangähnliche Perseverieren im Anschluß an Gedankeninterferenzen hat dabei wiederholt seinen Bezug auf mehr oder minder kurz zurückliegende oder bevorstehende, belanglose Tagesereignisse verloren und auch abwegigere, als unsinnig beurteilte Bewußtseinsinhalte in einer Weise mit umfaßt, die schon als zwanghaft anzusprechen war. Demnach entspricht der Auftritt von Zwangsphänomenen unter den Ausgangserfahrungen durchaus jenem Hauptresultat, nach dem der Übergang zu Gedankenbeeinflussungs-, -ausbreitungserlebnissen und Erstranghalluzinationen ansonsten ausschließlich von kognitiven Denkstörungen seinen Anfang nimmt. Wenn nämlich die einzigen aus einer anderen Symptomkategorie noch hinzukommenden Basisbeschwerden gerade einer Phänomengruppe angehören, die besonders enge Bezüge zu den kognitiven Denkstörungen aufweist, dann läßt sich darin eher noch ein zusätzliches Indiz für deren Fundierungsbedeutung sehen. Zu den kognitiven Denkstörungen selbst zeigt die Anordnung nach den Einzelitems des Bonner Untersuchungsinstrumentes weiter an, daß bis auf die Störungen der rezeptiven Sprache (C.1.6), der Revisualisation (C.1.14), der Symbolerfassung (C.1.16) und den früher bereits charakterisierten „Subjektzentrismus" (C.1.17) in der Tat sämtliche zu dieser Subkategorie gehörenden Phänomene auch unter den Ausgangserfahrungen mit vertreten sind. Dabei waren Basisbeschwerden nach der Art der 3 letztgenannten Störungen im Vorbereitungsfeld der Gedankenbeeinflussungs-, -ausbreitungserlebnisse und Erstranghalluzinationen überhaupt nicht auszumachen, während Beeinträchtigungen der sprachlichen Sinnrezeption in 3 Fällen auch hier geschildert wurden, jedoch ohne einen erkennbaren Übergangsreihenzusammenhang mit dem jeweiligen Endphänomen. Verglichen mit der Wahnwahrnehmungsentwicklung, in der gerade umgekehrt die einzigen, nicht der Subkategorie kognitiver Wahrnehmungsstörungen zuzurechnenden Ausgangserfahrungen solchen Rezeptionserschwernissen entsprochen haben, unterstreicht das noch einmal jenen Unterschied in den erlebnismäßigen Auswirkungen, der dieses Phänomen von den übrigen kognitiven Denkstörungen trennt. Zwar betrifft die gemeinte Beeinträchtigung — wie im ersten Untersuchungsabschnitt gezeigt — nicht die optische oder akustische, sondern semantische Rezeption von gelesener oder gehörter Sprache und kommt insofern in der Basissymptomskala ganz zu Recht mit unter die kognitiven Denkstörungen zu stehen. Doch läßt sie, darin durchaus mehr den kognitiven Wahrnehmungsstörungen vergleichbar, aufgrund ihrer früher dargestellten Auswirkungen auf die sprachlich vermittelte Kommunikation vornehmlich Vorgänge in der äußeren Wahrnehmungswelt verändert erscheinen und nicht wie die hier als Ausgangserfahrungen erfaßten anderen kognitiven Denkstörungen und Zwangsphänomene durchweg den eigenen Denkvollzug. Daher wundert es nicht, wenn die Beeinträchtigungen der sprachlichen Bedeutungsrezeption und erst recht auch die unmittelbaren, im ersten Untersuchungsabschnitt mit in Rechnung gestellten Vorstufen der Wahnstimmung i.S. des „Subjektzentrismus" statt für die Gedankenbeeinflussungs-, -ausbreitungserlebnisse und Erstranghalluzinationen vielmehr für die Wahnwahrnehmungen eine Fundierungsfunktion besitzen, wiewohl sie doch in der Subkategorie der kognitiven Denkstörungen angeführt sind. Denn die Wahnwahrnehmungen und wahnhaften Personenverkennungen gehen ja auf Störungen mit verändernden Auswirkungen auf die vertraute sensorische und auch semantische Repräsentanz der äußeren Wahrnehmungswelt zurück, während die Entstehung der Beeinflussungs- und akustischen Versinnlichungserlebnisse von Gedanken offenkundig eine vorausgelaufene Abwandlung der normalpsychologischen Gegebenheitsweise der eigenen Denkvollzüge verlangt. Damit laufen die hier erhobenen Übergangsreihenbefunde in der Tat auf eine Bestätigung jener in der Zusammenfassung zum ersten Untersuchungsabschnitt schon im Vorgriff für alle Erstrangsymptomgruppen angedeuteten Bezugsregelmäßigkeit hinaus. Wenn nämlich als wirksame Ausgangserfahrungen genau diejenigen Störungen aus dem Gesamtfeld der Basissymptomatik fungieren, die das Denken verändert, verselbständigt und der eigenen Leitbarkeit entzogen erscheinen lassen,

Tabelle 18. Häufigkeitsrangreihe kognitiver Denkstörungen am Anfang der Entwicklung von Gedankenbeeinflussungs-, Gedankenausbreitungserlebnissen (GBA) und akustischen Halluzinationen 1. Ranges (AHE) im Vergleich zur entsprechenden Rangreihe bei 184 Patienten der Bonn-Studie mit prodromalen Basisstadien vor der psychotischen Erstmanifestation [vgl. (45)]

Übergangsreihen zu GBA und AHE	n = 84	100%	Prodromale Basisstadien	n = 184	100%
1. Störung der Konzentrationsfähigkeit (C.1.5)	71	85	1. Störung der Konzentrationsfähigkeit (C.1.5)	44	24
2. Gedankeninterferenz (C.1.1)	45	54	2. Nicht rubrizierbare Gedächtnisstörungen (C.1.11)	18	8
3. Zwangähnliches Perseverieren (C.1.2)	44	52	3. Gedankeninterferenz (C.1.1)	13	7
4. Blockierung des jeweiligen Gedankengangs (C.1.4)	33	39	4. Verlangsamung und Erschwerung der Denkvorgänge (C.1.12)	11	6
5. Gedankendrängen, Gedankenjagen (C.1.3)	32	38	5. Zwangähnliches Perseverieren (C.1.2)	9	5
6. Störung der Diskriminierung von Vorstellungen und Wahrnehmungen bzw. Phantasie- und Erinnerungsvorstellungen (C.1.15)	18	21	6. Störung der rezeptiven Sprache (C.1.6)	9	5
7. Störung der Denkinitiative und gedanklichen Intentionalität (C.1.13)	16	19	7. Störungen des unmittelbaren Behaltens (C.1.8)	6	3
8. Nicht rubrizierbare Gedächtnisstörungen (C.1.11)	13	16	8. Blockierung des jeweiligen Gedankengangs (C.1.8)	6	3
9. Störungen des Kurzzeitgedächtnisses (C.1.9)	10	12	9. Gedankendrängen, Gedankenjagen (C.1.3)	4	2
10. Störung der expressiven Sprache (C.1.7)	9	11	10. Störung der expressiven Sprache (C.1.7)	4	2
11. Verlangsamung und Erschwerung der Denkvorgänge (C.1.12)	8	10	11. Störungen des Kurzzeitgedächtnisses (C.1.9)	2	1
12. Störungen des unmittelbaren Behaltens (C.1.8)	5	6	12. Störung der Denkinitiative und gedanklichen Intentionalität (C.1.13)	2	1
13. Besonders strukturierte Störungen des Langzeitgedächtnisses (C.1.10)	4	5	13. Besonders strukturierte Störungen des Langzeitgedächtnisses (C.1.10)	0	0

dann stimmt der initial gestörte Funktionsbereich wieder voll mit dem Bezugspunkt der psychotischen Erlebnisweisen überein. Diese Korrespondenz, nach der sich die maßgebliche Basissymptomatik immer durch störende Auswirkungen auf genau die psychologischen Funktionsbereiche auszeichnet, zu der die jeweils resultierenden abnormen Bedeutungs-, Beeinflussungs- oder akustischen Versinnlichungserlebnisse in Beziehung stehen, wird im folgenden auch für die psychotischen Abwandlungen der Selbstwahrnehmungen des Handlungsvollzuges und der gefühlsmäßigen Repräsentanz des eigenen Leibes noch zu belegen sein. Was weiter die Frage nach der möglicherweise unterschiedlichen Fundierungsbedeutung der einzelnen kognitiven Denkstörung anbelangt, so kommt es im nächsten Schritt erneut auf einen Vergleich der Häufigkeitsverteilung in der Ausgangserfahrungsposition mit ihrem sonst davon unabhängig gegebenen Manifestationsprofil an, genauso wie er an entsprechender Stelle (vgl. S. 84–86) auch für die kognitiven Wahrnehmungsstörungen durchgeführt worden ist. Als Vergleichsuntersuchung mußte dort noch die relativ frühe Erstbeschreibung der einzelnen sensorischen Störungstypen dienen, weil die Basissymptomskala unter den zugehörigen Einzelitems zumeist mehrere Einzelphänomene führt und daher die nachfolgende systematische Häufigkeitsermittlung an dem Material der Bonn-Studie die Zahlenangaben bereits summarisch auf diese integrativ konzipierten Ordnungseinheiten bezogen hat. Dagegen stehen die unter der Subkategorie der kognitiven Denkstörungen versammelten Einzelitems in der Regel nur für jeweils ein Störungsphänomen, so daß die hierfür errechnete Häufigkeit schon detailliert genug auch die der einzelnen, für diesen Funktionsbereich kennzeichnenden Basisbeschwerden repräsentiert. Bedenkt man zudem den überwiegenden Beginn (70,4%) der von der vorliegenden Untersuchung dokumentierten Übergangsreihen in präpsychotischen Prodromen (vgl. S. 45), dann bieten sich in erster Linie die entsprechenden für die 184 im Rahmen der Bonn-Studie allein vor der psychotischen Erstmanifestation eruierten Prodrome gültigen Raten (45, S. 93) zum Häufigkeitsvergleich an (Tabelle 18). Gemessen an den Gesamtzahlen der jeweils ermittelten Einzelphänomene (308:128) treten hiernach die kognitiven Denkstörungen im Vorbereitungsfeld der Gedankenbeeinflussungs-, -ausbreitungserlebnisse und Erstranghalluzinationen sehr viel häufiger auf, als sie unabhängig von dieser Einbindung in psychopathologische Übergangsreihen in präpsychotischen Prodromen erfaßbar waren. Ein ähnlicher Häufigkeitsunterschied kennzeichnet zweifellos auch das Verhältnis der kognitiven Wahrnehmungsstörungen in der Ausgangserfahrungsposition zu ihrer sonstigen Manifestation allein in Basisstadien nach Art eines präpsychotischen Prodroms. Denn die im ersten Untersuchungsabschnitt benutzte Vergleichzahl fiel ja nur darum verhältnismäßig höher aus (171:160, vgl. S. 85), weil sie sich nicht nur auf prodromale, sondern auch postpsychotisch reversible und residuale Basisstadien bezog. Genau wie dort ist diese Diskrepanz freilich auch hier wieder nur unter dem Vorbehalt zur Kenntnis zu nehmen, daß bei der ursprünglichen katamnestischen Befunderhebung im Rahmen der Bonn-Studie die erst auf der Grundlage der dabei erzielten Ergebnisse erarbeitete Basissymptomskala noch gar nicht zu einer systematischen Exploration zur Verfügung stand. Selbst dann aber, wenn die derzeit in der Bonner Psychiatrischen Universitätsklinik schon in Gang befindliche gezielte Befragung schizophrener Kranker nach dem Vorliegen eines jeden der von den Einzelitems abgedeckten Phänomene noch deutlich höhere Vergleichsraten erbringen sollte, so wird man die angegebene Gesamtzahldifferenz doch als Hinweis auf eine besonders häufige

Manifestation der kognitiven Denkstörungen gerade in solchen Basisstadien werten dürfen, aus denen heraus es zum Übergang in Gedankenbeeinflussungs-, Gedankenausbreitungserlebnisse oder akustische Erstranghalluzinationen kommt. Im Hinblick auf diese Häufung im Vorfeld genau derjenigen Symptome 1. Ranges, die nach den exemplarischen Reihenanalysen die zugehörigen Endphänomene abgeben, stimmt somit das Vergleichsresultat für die kognitiven Denkstörungen durchaus mit dem entsprechenden Befund für die kognitiven Wahrnehmungsstörungen überein. Während dort jedoch die am Anfang der Wahnwahrnehmungs- und Personenverkennungsentwicklungen angetroffenen Einzelphänomene trotz ihrer höheren Gesamtzahl noch nahezu die gleiche Häufigkeitsrangreihe erkennen ließen wie auch unabhängig von der Plazierung am Übergangsanfang, zeichnet sich hier ein deutlicher Unterschied zwischen dem Manifestationsprofil innerhalb und außerhalb der Ausgangserfahrungsposition ab. Betrachtet man nämlich nur wieder die 6 ersten Positionen in den aus Tabelle 18 entnehmbaren Häufigkeitsrangreihen, dann kommt zwar mit den Beeinträchtigungen der Konzentrationsfähigkeit jeweils die gleiche kognitive Denkstörung an Platz 1 zu stehen (85% zu 24%). Von den 5 nachfolgenden, am Übergangsreihenanfang allesamt noch mit einer Häufigkeit von über 20% gebotenen Phänomenen aber treten nur die Gedankeninterferenz an Platz 3 (7%) und das zwangähnliche Perseverieren an Platz 5 (5%) — im übrigen gleich oft angetroffen wie die unter den wirksamen Ausgangserfahrungen nicht gefundenen Störungen der rezeptiven Sprache an Platz 6 (5%) — auch unter den am häufigsten in den Prodromen geklagten Beeinträchtigungen des Denkvollzuges auf. Stattdessen nehmen in dieser Häufigkeitsreihe nicht differenzierbare Gedächtnisstörungen (8%) den 2. und Denkverlangsamungen oder -erschwerungen (6%) den 4. Rangplatz ein, die in der Ausgangserfahrungsposition mit 16% bzw. 10%, genauso wie die übrigen Gedächtnisstörungen (C.1.8: 6%; C.1.9: 12%; C.1.10: 5%) und die Beeinträchtigungen der expressiven Sprache (11%), bereits zu den vergleichsweise selten geschilderten Denkstörungen zu rechnen sind. Somit gilt hier offenbar nicht jene für die kognitiven Wahrnehmungsstörungen ermittelte einfache Relation, nach der die allgemein in den Basisstadien am häufigsten vertretenen Störungstypen auch die größte Bedeutung für die erlebnismäßige Fundierung des ihnen jeweils zugeordneten Endphänomens besitzen. Vielmehr erscheinen bestimmte kognitive Denkstörungen bei schon in Rechnung gestellter Gesamtzahldifferenz an den Übergangsreihenanfängen ungleich häufiger, als das prodromale Manifestationsprofil erwarten läßt, so daß man ihnen nur konsequent eine besondere Bedeutung für die Fundierung der Gedankenbeeinflussungs-, Gedankenausbreitungserlebnisse und akustischen Erstranghalluzinationen zuschreiben muß. Dazu gehören vor allem jene am Übergangsreihenanfang die Rangplätze 2—6 belegenden Störungen im Sinne der Gedankeninterferenz (54%), des zwangähnlichen Perseverierens (52%), der Gedankenblockierung (39%), des Gedankendrängens (38%) und der Diskriminationsschwäche (21%), bei denen der Häufigkeitsunterschied — von der letztgenannten, in der Vergleichsermittlung noch nicht berücksichtigten Beeinträchtigung einmal abgesehen — entsprechend deutlich ausfällt. Genau diese Phänomene sind es offenkundig auch, die im Zentrum der zuvor wiedergegebenen Ausgangserfahrungsschilderungen gestanden haben, wobei sich das zwangähnliche Perseverieren, anders als etwa bei der Grübelneigung endogen Depressiver (51), zumeist an eine selbst oft auf Blockierungen folgende Gedankeninterferenz anschloß und andererseits die Diskriminationsschwäche zwischen Gedanken, Vorstellungen und

Wahrnehmungen durchweg aus einem Gedankendrängen erwuchs. Daher ist in dem Vergleichsresultat durchaus eine summarische Absicherung der aus den exemplarischen Reihenanalysen schon gewonnenen Einsichten in die unterschiedliche Fundierungsbedeutung der einzelnen kognitiven Denkstörungen zu sehen.

Eng mit dem Vorrang der 5 genannten Phänomene gegenüber den übrigen kognitiven Denkstörungen im Hinblick auf die basale Generierungsfunktion geht noch ein weiterer Unterschied zu den im ersten Untersuchungsabschnitt herausgearbeiteten Übergangsmodalitäten der kognitiven Wahrnehmungsstörungen in Wahnwahrnehmungen einher. Denn auch hier treten zwar am Übergangsbeginn jeweils mehrere Denkstörungen oder Zwangsgedanken, -befürchtungen und -instruktionen auf, so daß man den Anfangsabschnitt der Gedankenbeeinflussungs-, Gedankenausbreitungserlebnis- und Halluzinationsgenesen ebensowenig als Fortschritt von einem bestimmten, noch gänzlich uncharakteristischen Basissymptom der Stufe 1 zu einem gleichfalls allein wirksamen, schon qualitativ eigenartigen Nachfolgephänomen der Stufe 2 begreifen kann. Während dieses Ausbildungsschema aber im Wahnwahrnehmungsvorfeld nur in dem Zusammentritt der einzelnen Wahrnehmungsstörungen zu zunehmend qualitativ eigenartiger erlebten und geschilderten Ausgangserfahrungskomplexen eine gewisse Entsprechung fand, weisen die initial ermittelten Denkstörungsfolgen eindeutig einen höheren Übereinstimmungsgrad mit dem von der Basisstörungskonzeption entwickelten Stufenmodell auf. In keiner der 84 Erlebnissequenzen schließen sich an die 5 eben herausgestellten Basissymptome erst noch weitere, unter den Ausgangserfahrungen vertretene Denkstörungen im Sinne eines eindeutig nachgeschalteten Fortbildungsschrittes an, bevor es dann zum Übergang in jene bereits den Zwischenphänomenbereich bestimmenden Erfahrungen der autopsychischen Depersonalisation oder des Lautwerdens der eigenen Gedanken im inneren Vorstellungsraum kommt. Umgekehrt jedoch macht ihre Manifestation in der Mehrzahl der Fälle nicht den jeweiligen Übergangsreihenanfang aus, sondern tritt aus zuvor schon geklagten Störungen vor allem der Konzentrationsfähigkeit, aber auch der unterschiedlichen Gedächtnisleistungen, der expressiven Sprache oder Beeinträchtigungen nach Art der Denkverlangsamung hervor. Dabei scheint nur der gegenüber diesen kognitiven Denkstörungen ebenfalls noch vergleichsweise häufig gebotenen Intentionalitätsschwäche (19%) insofern eine Sonderstellung zuzukommen, als ihr Auftritt zumeist erst mit dem von einem oder mehreren der 5 ausgezeichneten Phänomene zusammenfällt, möglicherweise aufgrund eines Ableitungsverhältnisses, in dem sie zu den Erscheinungen der Interferenz, der Blockierung oder des Gedankendrängens steht. Betrachtet man nunmehr die derart in den basalen Reihenabschnitten hintereinander geschalteten Phänomene im Hinblick auf ihre diagnostische Validität, dann stellen zweifellos gerade die initial geschilderten Konzentrations-, Gedächtnisschwächen und Denkverlangsamungen oder -erschwerungen die am wenigsten etwa von pseudoneurasthenischen Syndromen bei definierten hirnorganischen Grunderkrankungen differenzierbaren Beschwerdekomplexe dar, mit Ausnahme allerdings der besonders strukturierten Langzeitgedächtnisstörung (C.1.10). So gesehen stützt die hier gefundene Sukzessionsregelmäßigkeit eben doch das Erststrangsymptomentwicklungsmodell der Basisstörungstheorie, auch wenn zwischen der ersten und der im wesentlichen durch die Interferenz-, konsekutiven Perserations-, Blockierungs-, Dräng- und Diskriminationsstörungsphänomene geprägten 2. Stufe zumeist keine monosymptomatisch-lineare Übergangsbeziehung nachweisbar war. Für die ebensowohl in der Ausgangserfahrungsposition wie auch allgemein in präpsychotischen Prodromen bei weitem am häufigsten erfaßten Konzentrationsstörungen bleibt freilich anzumerken, daß ihre Auffassung als Stufe-1-Phänomen nach den von der vorliegenden Untersuchung verwandten Reihenkriterien auf besondere Schwierigkeiten stößt. Denn die zuvor durchgeführten Einzelanalysen haben wohl die Rückbezugsmöglichkeit zumal der schließlich erlebten Gedankenbeeinflussung durch die Betroffenen auch noch auf ganz zu Anfang geklagte Denkverlangsamungen, Störungen der expressiven Sprache oder unterschiedliche Gedächtnisschwächen beispielhaft belegen können. Auf die entsprechend initial geschilderten Konzentrationsstörungen jedoch nahm das psychotische Enderleben in der Regel nicht auf eine ebenso ihre Zugehörigkeit zu den jeweiligen Übergangsreihen eindeutig verbürgende Weise Bezug. Wenn daher gleichwohl einfache Störungen dieser Art so häufig als Ausgangserfahrung und damit als Stufe-1-Phänomen gewertet worden sind, dann gibt die Rechtfertigungsgrundlage dafür die hier geübte Dokumentationsbeschränkung ab. Danach setzt sich der mit berücksichtigte Bestand nur aus solchen Konzentrationsschwächen zusammen, in denen schon die leichtesten Ausprägungsgrade der nachfolgenden, klar im Sinne der Reihenkriterien erlebnismäßig mit der resultierenden Erstrangsymptomatik verbundenen Denkstörungen zum Ausdruck kommen, soweit sich das anhand der Selbstschilderungen hinreichend wahrscheinlich machen ließ.

Was weiter die Vorprägungszusammenhänge betrifft, so bringt es der genau wie in der Wahnwahrnehmungsentwicklung komplexhafte Auftritt der Ausgangserfahrungen mit sich, daß man zumeist keine linearen Stufe-1-Stufe-2-Phänomenfolgen für die Festlegung der nach dem Basisstörungskonzept dann als schizophrenietypische Symptome der Stufe 3 anzusprechenden Gedankenbeeinträchtigungserlebnisse gerade auf die Form der Eingebung, des Entzuges oder der Ausbreitung verantwortlich machen kann. Anstelle bestimmter Einzelphänomene scheinen dafür mehr integrative, aus mehreren kognitiven Denkstörungen resultierende Gesamteindrücke maßgeblich zu sein, vergleichbar den von unterschiedlichen kognitiven Wahrnehmungsstörungen generierbaren Ähnlich- oder Unähnlichkeitsimpressionen mit ihrem im ersten Untersuchungsabschnitt nachgewiesenen vorbestimmenden Einfluß auf die am Reihenende jeweils entstehende Personenverkennungsform. Dabei überwiegen nach den exemplarischen Reihenanalysen im Vorbereitungsfeld der Gedankeneingebungserlebnisse Eindrücke des störenden Eindringens von Bewußtseinsinhalten, vornehmlich bedingt durch die kognitiven Störungen der Gedankeninterferenz, des zumeist sukzessiven zwangähnlichen Perseverierens, der „Übereinschließung" und der unter den Ausgangserfahrungen mit angeführten Zwangsphänomene im engeren Sinn. Umgekehrt dominieren in den entsprechend basalen Entwicklungsabschnitten des Übergangs zu Gedankenentzugserlebnissen Eindrücke des störenden Entschwindens von Bewußtseinsinhalten, vorrangig hervorgerufen durch die verschiedenen Varianten des Gedankenblockierungsphänomens, aber auch Störungen der expressiven Sprache und mitunter sogar Gedächtnisschwächen, wie das vor allem die von Fall 1 hierzu gewonnene Reihenschilderung deutlich gemacht hat. Die echten, nicht aus Wahnwahrnehmungen, dem Lautwerden oder Stimmenhören ableitbaren Gedankenausbreitungserlebnisse schließlich stellen sich offenbar dann am ehesten ein, wenn in dem jeweiligen Ausgangserfahrungskomplex Interferenz- und Blockierungsphänomene gemeinsam vertreten sind und vor diesem Hintergrund – eng mit den Eindrücken des störenden Eindringens und vor allem Entschwindens verbunden – das Denken mehr oder weniger vollständig der eigenen Leitbarkeit entzogen und somit verselbständigt erscheint. Daß man die Determinanten der Endphänomenform in der Tat in solchen Erlebnisschwerpunkten suchen muß, zeigt besonders zwingend die simultane Entwicklung von Eingebungs- und Entzugserlebnissen mit oder ohne begleitende Ausbreitungserlebnisse bei immerhin 18 (50%) der 36 entsprechenden, von der vorliegenden Untersuchung erfaßten Übergangsreihen an. Denn hier findet ja jene in den Einzelanalysen wiederholt herausgearbeitete Verschränkung, nach der bei einer selbst wahrgenommenen Dissoziation des kognitiven Duktus einmal mehr die Blockierung und das andere Mal mehr die Substitution des abgebrochenen durch einen interferierenden Gedanken erlebnismäßig in den Vordergrund rücken kann, auch am Reihenende eine Entsprechung eben in der Verbindung der vorrangig durch diese beiden Basissymptome geprägten Präzisierungsformen des Gedankengemachtheitsphänomens. Bleibt in solchen Fällen neben den Eindrücken des störenden Entschwindens und Eindringens noch der einer nicht näher in eine dieser beiden Richtungen differenzierten Gedankenverselbständigung bestehen, dann ist darin wohl der Ausgangspunkt einer weiteren Entwicklungslinie eben zu begleitenden Gedankenausbreitungsphänomenen hin zu sehen.

In keiner der zur Genese der Beeinträchtigungserlebnisse auf dem Gebiet des Denkens ermittelten Übergangsreihen treten indessen gemeinsam mit den Eingebungs-, Entzugs- und echten Ausbreitungsphänomenen oder im Anschluß an sie, gleichsam als das Ergebnis eines den jeweiligen Ausbildungsgang fortführenden Entwicklungsschrittes, auch akustische Erstranghalluzinationen auf. Zwar stammen die nicht schon anläßlich der Erstmanifestation erhobenen Reihenbefunde zur Erstranghalluzinationsentstehung, worauf später noch einmal zurückzukommen sein wird, zumeist aus Verläufen, in denen die vorangegangenen psychotischen Exazerbationen vornehmlich gerade durch Gedankenbeeinflussungsphänomene gekennzeichnet waren. Mitunter sind dabei diese Erlebnisweisen auch nach den zur Reihenuntersuchung herausgegriffenen Übergängen zum Gedankenlautwerden und Hören imperativer, kommentierender oder dialogischer Stimmen bemerkenswerterweise in späteren Verlaufsabschnitten noch einmal zur Manifestation gelangt. Ein Beispiel aber für die simultane Entwicklungsmöglichkeit beider Erstrangsymptomgruppen in einem einheitlichen Übergangsreihenzusammenhang fand sich nicht, und dieses Resultat stimmt offenkundig gut mit jener Differenz in den Ausgangserfahrungen überein, die sich im Zuge der Einzelanalysen zwischen den Gedankenbeeinflussungserlebnis- und den Halluzinationsgenesen abgezeichnet hat. Danach schienen das Gedankendrängen und die Diskriminationsschwäche von den 3 übrigen Basissymptomen mit der eben nachgewiesenen größten Fundierungsbedeutung, der Blockierung, der Interferenz und dem zwangähnlichen Perseverieren – zumeist in Manifestationsverhältnissen der sukzessiven oder bei Fading-Phänomenen auch simultanten Kombination – insofern separierbar zu sein, als ihr Auftritt überwiegend einen akustischen Versinnlichungsprozeß nach sich zog. Versucht man diese aus den exemplarisch wiedergegebenen Selbstschilderungen gewonnene Einsicht statistisch abzusichern, dann ergibt sich beim Ausgangserfahrungsvergleich der 48 Erstranghalluzinationsgenesen mit den 36 Gedankenbeeeinflussungs- und Gedankenausbreitungserlebnisentwicklungen die folgende Konstellation (Tabelle 19).

Ersichtlich erscheinen erwartungsgemäß gerade das Gedankendrängen oder -jagen (C.1.3, Chi^2-Anteil 17,5 bei 1 df) und die Störung des Diskriminationsvermögens

Tabelle 19. Häufigkeit der gedanklichen Zwangsphänomene und kognitiven Denkstörungen am Anfang der Übergänge zu Gedankenbeeinflussungs- und Gedankenausbreitungserlebnissen (GBA) im Vergleich mit Übergängen zu akustischen Halluzinationen 1. Ranges (AHE)

BSABS	Ausgangserfahrungen	Übergangsreihen zu GBA n = 36	100%	Übergangsreihen zu AHE n = 48	100%	Signifikanz Chi²-Test
B.3.2	Zwangsgedanken, Zwangsbefürchtungen, Zwangsimpulse	4	11,1	6	12,5	n.s.
C.1.1	Gedankeninterferenz	24	66,7	21	43,8	n.s.
C.1.2	Zwangähnliches Perseverieren	19	52,8	25	52,1	n.s.
C.1.3	Gedankendrängen, Gedankenjagen	4	11,1	28	58,3	$p < 0.001$
C.1.4	Blockierung des jeweiligen Gedankengangs	16	44,4	17	35,4	n.s.
C.1.5	Störung der Konzentrationsfähigkeit	31	86,1	40	83,3	n.s.
C.1.7	Störung der expressiven Sprache	4	11,1	5	10,4	n.s.
C.1.8	Störungen des unmittelbaren Behaltens	3	8,3	2	4,2	n.s.
C.1.9	Störungen des Kurzzeitgedächtnisses	5	13,9	5	10,4	n.s.
C.1.10	Besonders strukturierte Störungen des Langzeitgedächtnisses	3	8,3	1	2,1	n.s.
C.1.11	Nicht rubrizierbare Gedächtnisstörungen	4	11,1	9	18,8	n.s.
C.1.12	Verlangsamung und Erschwerung der Denkvorgänge	5	13,9	3	6,3	n.s.
C.1.13	Störung der Denkinitiative und gedanklichen Intentionalität	10	27,8	6	12,5	n.s.
C.1.15	Störung der Diskriminierung von Vorstellungen und Wahrnehmungen bzw. von Phantasie- und Erinnerungsvorstellungen	1	2,8	17	35,4	$p < 0.001$

(C.1.15, Chi^2-Anteil 11,1 bei 1 df) am Anfang der akustischen Versinnlichungsprozesse hoch signifikant häufiger als unter den Ausgangserfahrungen der Übergänge zu Gedankenbeeinflussungs- und Gedankenausbreitungserlebnissen hin. Dabei bleibt zu beachten, daß mit der letztgenannten Störung hier, neben der selten gebotenen (1 Fall) Unterscheidungsschwäche zwischen Phantasie- und Erinnerungsvorstellungen, vor allem die nach den Reihenanalysen unmittelbar aus dem Gedankendrängen erwachsende Diskriminationserschwernis zwischen Gedanken und pseudohalluzinatorisch gegebenen Vorstellungen gemeint ist, aber auch jene erst mit dem immanenten Lautwerden beginnende und daher eigentlich schon den Zwischenphänomenen zuzurechnende Folgebeeinträchtigung der Differenzierung derart versinnlicht erlebter Vorstellungen von Gehörwahrnehmungen aus dem Außenraum. Der ausschließliche Auftritt solcher Diskriminationserschwernisse und die weit überwiegende Manifestation des Gedankendrängens im Vorbereitungsfeld der Erstranghalluzinationen weisen deren Ausbildungsgang in der Tat als eine eigenständige Symptomentwicklungsreihe aus, die allerdings die übrigen Ausgangserfahrungen — wie das die tabellarische Darstellung zeigt — ohne signifikante Häufigkeitsunterschiede mit den Gedankenbeeinflussungs- und Gedankenausbreitungsphänomengenesen teilt. Diese Übereinstimmung entspricht dem exemplarisch wiederholt belegten Beginn der Erstranghalluzinationsentwicklung mit den gleichen, zuvor den Basissymptomen der Stufe 1 zugeordneten Denkstörungen wie der Werdegang der Gedankenbeeinflussungserlebnisse und ihrem Fortschritt auch über die gleichen Stufe-2-Phänomene bis eben zu dem Einsatz des Gedankendrängens hin. Erst an dieser, durch die Verdichtung von Blockierungen und Interferenzen zu einem raschen Wechsel unterschiedlicher Bewußtseinsinhalte markierten Stelle zweigt offenbar der Übergang zu Erstranghalluzinationen von dem zu Gedankenbeeinflussungserlebnissen ab, so daß sich seine Eigenständigkeit genau genommen auf den Entwicklungsabschnitt vom Gedankendrängen bis zum Stimmenhören beschränkt. So gesehen sprechen die beiden signifikanten Häufigkeitsunterschiede bei ansonsten ausgeglichener Verteilung der anderen in der Ausgangserfahrungsposition vertretenen Denkstörungen auf die Anfänge der einander gegenübergestellten Reihentypen durchaus für die Richtigkeit jener früher entwickelten Annahme, nach der die Richtung der Erstrangsymptomentwicklung von dem jeweils erreichten Ausprägungsgrad an kognitivem Leitbarkeitsverlust abhängig ist. Denn zweifellos wird diese Diskrepanz doch dann am ehesten plausibel, wenn man das Gedankendrängen als Ausdruck eines hohen Desintegrationsgrades begreift, der trotz entsprechender Vorstufen schon keine Gedankenbeeinflussungsphänomenentwicklung mehr zuläßt und stattdessen den weiteren Übergang auf den Weg der Erstranghalluzinationsgenese bringt. Wie im Vorgriff bereits angedeutet, senkt dabei ein solcher im Erkrankungsverlauf einmal erreichter hoher Ausprägungsgrad zwar die Wahrscheinlichkeit, schließt aber keineswegs aus, daß der Übergang bei späteren Psychosemanifestationen auf einem niedrigeren Desintegrationsniveau zum Stillstand und es demgemäß dann wieder zur Ausbildung von Gedankenbeeinflussungserlebnissen kommt. Im übrigen fällt mit dem Einsatz des Gedankendrängens nach den Resultaten der exemplarischen Reihenanalysen auch jeweils schon die Vorentscheidung darüber, welche Form das resultierende Stimmenhören schließlich annehmen wird. Gehen mitunter zuvor noch rein zwanghaft erlebte Selbstinstruktionen in die Bestandteile des Gedankendrängens mit ein, legt dies den weiteren Ausbildungsgang auf die Entwicklung imperativer Phoneme fest. Setzt dagegen der Leitbarkeitsverlust mehr jene immer die kognitiven Vollzüge schon begleitenden, sonst aber desaktualisierbaren Einwände und Gegenvorstellungen in Form gedanklicher Selbstkommentare oder Selbstgespräche frei, läuft die Erstranghalluzinationsgenese entsprechend folgerichtig auf eine Manifestation vornehmlich kommentierender oder dialogischer Phoneme hinaus.

4.3.5.2 Zwischenphänomene

Läßt man den Zwischenphänomenenbereich wie im ersten Untersuchungsabschnitt wieder dort beginnen, wo die — hier freilich mehr dem Stufenmodell gemäß — komplexhaft zusammentretenden Ausgangserfahrungen in integrative, die einzelnen Basisbeschwerden übergreifende Erlebnisweisen übergehen, dann gehören ihm genau genommen auch die eben erwähnten Eindrücke des störenden Eindringens oder Entschwindens schon an. Voll erreicht aber wird er erst mit jenem, den Betroffenen offenbar durch die qualitativ eigenartig erlebten Leitbarkeitsverlustindizien geradezu aufgenötigten Gesamteindruck, der den eigenen Gedankengang wie fremd, automatisch, nicht mehr persönlich, sondern von anderswoher vollzogen erscheinen läßt. Seine zweifelsfreie Abgrenzbarkeit in 24 von den 36 zugeordneten Übergangsreihen (66,7%) bestätigt die Richtigkeit der früher im Blick auf den entsprechenden Vermittlungsschritt in der Wahnwahrnehmungs- und Personenverkennungsentwicklung bereits zum Ausdruck gebrachten Vermutung, daß die Fundierung der jeweiligen Endphänomene durch die wirksame Basissymptomatik auch im Ausbildungsgang der Gedankenbeeinflussungs- und -ausbreitungserlebnisse auf dem Weg über Depersonalisationserfahrungen erfolgt. Wie dort die basalen kognitiven Wahrnehmungsstörungen und Beeinträchtigungen der rezeptiven Sprache allopsychisch die äußere Wahrnehmungswelt betreffende Depersonalisationsphänomene nach sich ziehen, genauso rufen die hier als Ausgangserfahrungen ermittelten kognitiven Denkstörungen, Zwangsgedanken, -befürchtungen und -instruktionen solche der autopsychischen Depersonalisation des eigenen Denkablaufs hervor. Diese Korrespondenz spricht zumal in Anbetracht jener exemplarisch dargestellten Reihenkonstellationen, in denen sich der Übergang zu Wahnwahrnehmungen und Gedankenbeeinflussungsphänomenen streng parallel vollzogen hat, klar für die Einheit aller Entfremdungserlebnisse, wie sie in dem traditionellen, von der vorliegenden Untersuchung herangezogenen Depersonalisationsbegriff zum Ausdruck kommt. Wenn nämlich auch die Wahrnehmungen nach K. Schneider „eben nicht meinhaftig sind" (158, S. 125), so deutet der Auftritt der autopsychischen und — wie später noch zu zeigen sein wird — auch der somatopsychischen Depersonalisationserfahrungen genau in der gleichen Übergangsposition wie die Derealisation doch auf einen strukturellen Zusammenhang der Unwirklichkeits- und Unechtheitseindrücke im Modus des „als ob" mit den entsprechend gegebenen Meinhaftigkeitsverlusterlebnissen auf den Gebieten des Denkens, Handelns und der gefühlsmäßigen Körperrepräsentanz hin. Auch die für den Übertritt in die „primäre ganzheitliche Wahnsituation" (86, S. 79) bedeutsame, von der allopsychischen Depersonalisation geleistete Generalisierung der jeweiligen, vornehmlich optisch und akustisch vermittelten Abwandlungseindrücke und die eng damit verbundene Verlagerung des Erlebnisschwerpunktes vom Bewußtsein der subjektiven Täuschung zu dem einer objektiven Veränderung findet im Übergang zu autopsychischen Depersonalisationserfahrungen eine gewisse Entsprechung. Denn durch diesen Entwicklungsschritt werden ja die einzelnen, noch mehr oder weniger eindeutig mit dem Bewußtsein eines krankhaften Versagens einhergehenden Beeinträchtigungserlebnisse ebenfalls generalisierend in den Eindruck einer unnatürlichen Fremdheit des gesamten Gedankengangs überführt und hiermit zugleich schon im Modus des „als ob" mit äußeren Einflußnahmen in Verbindung gebracht. Dabei teilen sich offenbar die selbst bereits integrativen Eindrücke des störenden Eindringens oder Entschwindens der konsekutiven Ausbildungsstufe in der Weise mit, daß man wiederum nach Art von Schwerpunkten in einem Erlebniszusammenhang zwei Ausformungsmöglichkeiten der autopsychischen Depersonalisationserfahrung unterscheiden kann. Die eine trägt dem Erlebnis des Eindringens Rechnung und läßt die jeweiligen Gedanken so erscheinen, als ob sie von außen eingegeben würden, während die andere das des Entschwindens aufnimmt und demgemäß in dem Eindruck besteht, als ob ein Gedankenentzug am Werke sei. Beide Ausformungen treten nach den Reihenanalysen ebensowohl isoliert wie nebeneinander oder gemeinsam mit nicht weiter in Richtung von Eingebung oder Entzug präzisierten Depersonalisationserfahrungen auf, durch die dann mehr jener zuvor abgegrenzte, allgemein gehaltene Leitbarkeitsverlusteindruck seine Fortentwicklung zu Erlebnissen der Gedankenenteignung im Modus des „als ob" erfährt. Wenn somit der nachfolgende Übergangsschritt wieder genau wie in der Wahnwahrnehmungs- und Personenverkennungsgenese durch eine Überwältigung der Erlebnismodalität des „als ob" von der zunehmenden Aufdringlichkeit der Depersonalisationseindrücke gekennzeichnet ist, dann trägt er die für die Endphänomenausformung maßgebliche Differenzierung bereits in sich. Mit einem vollen Realitätsurteil versehen kommt nämlich die durch den Eingebungseindruck im Modus des „als ob" bestimmte Depersonalisationsvariante offenkundig schon einem Gedankeneingebungs- und entsprechend die von dem Entzugseindruck im Modus des „als ob" geprägte dann einem Gedankenentzugserlebnis gleich. Dagegen führt die undifferenzierte, aus allgemeinen Leitbarkeitsverlusteindrücken erwachsende Reinform der Depersonalisation im gleichen Schritt zu einem Erleben, dem der Vollzug des eigenen Denkens von anderswoher nunmehr als Faktum gilt, jedoch ohne Einschluß einer der beiden Präzisierungsformen dieser Gedankenbeeinflussung, die den Betroffenen in Eingebungs- oder Entzugsphänomenen gegeben sind. Genau hierauf aber, auf dem schließlich mit einem Realitätsurteil ausgestatteten Eindruck der generellen Denkenteignung schienen nach den Reihenanalysen diejenigen Erlebnisse der Teilhabe anderer an den eigenen Gedanken zu beruhen, für die sich kein Ableitungsverhältnis zu Wahnwahrnehmungen, dem Lautwerden oder Ausgesprochenhören der jeweiligen Bewußtseinsinhalte von schon nach außen projizierten Stimmen nachweisen ließ. Daher darf man diese dritte, nicht schon von vorneherein durch die Eindrücke des störenden Eindringens oder Entschwindens geprägte Entwicklungslinie wohl in der Tat für die Ausbildung der echten Ausbreitungserlebnisse verantwortlich machen, wiewohl ihr Vorkommen durch die Reihenbefunde zweifellos nicht so gut belegt werden konnte, wie das für die beiden anderen, eng mit ihr verbundenen Wege des Übergangs zu den Gedankenbeeinflussungsphänomenen gilt. Der Verlust der Gegebenheitsweise im Modus des „als ob" bringt somit je nach den vorausgegangenen Depersonalisationserfahrungsvarianten, isoliert oder in unterschiedlichen Kombinationen miteinander, Eingebungs-, Entzugs- und Ausbreitungsphänomene hervor und führt dadurch bereits zu jener Entwicklungsstufe, auf der alle 3 in dieser Ausbildungsreihe den Erstrangsymptomen zugerechneten Erlebnisweisen angesiedelt sind. Dennoch wäre es offenkundig verfehlt, die entsprechenden Entwicklungslinien mit der bis dahin reichenden Schrittfolge schon als abgeschlossen anzusehen. Denn die exemplarischen Analysen, insbesondere wieder jener parallel zu Wahnwahrnehmungsgenesen durchlaufener Übergangsreihen haben gezeigt, daß auch hier der Einsatz der psychotischen Erlebnisformen selbst noch deren inhaltliche Konkretisierung im Zuge eines weiteren, eindeutig abgrenzbaren Entwicklungsschrittes nach sich zieht. Sein Vollzug läuft erlebnisimmanent auf eine Aufdeckung ebenso der Gedankeneingebungs-, -entzugs- und -teilhabetechniken wie der mit ihrem Einsatz verfolgten Beeinflussungszwecke hinaus und entspricht damit sehr genau jener „Enträtselung", die aus der Perspektive der Betroffenen der Übergangsschritt von der 2. zur 3. Wahnwahrnehmungsstufe im Hinblick auf das scheinbare Aufgestellt-, Eingespielt- oder anderweitige Gemachtsein der äußeren Wahrnehmungswelt mit sich bringt. Die dazu aktualisierten Inhalte weisen gleichfalls unverkennbare Bezüge zu lebensgeschichtlich bedeutsam gewordenen Themenkreisen auf und stimmen zudem nicht nur bei kombinierten Manifestationen der Gedankenbeeinträchtigungserlebnisse für jede der 3 Ausformungen, sondern im Falle parallel zur Wahnwahrnehmungsentwicklung absolvierter Übergänge auch mit der dort resultierenden Konkretisierung im Sinne einer integrativen abnormen Bedeutungszuschreibung überein. Somit sind die psychotischen Erlebnisformen der Eingebung, des Entzuges und der Ausbreitung selbst erst den Wahnwahrnehmungen der Stufe 2 beiseite zu stellen und gehören darum auch nach den von der vorliegenden Untersuchung verwandten Einteilungskriterien für die Reihenglieder trotz ihres Erstrangsymptomstatus noch in den Zwischenphänomenbereich hinein.

Noch gravierender fällt diese Diskrepanz zwischen der erstrangigen diagnostischen Validität und dem Standort im Übergangsreihenzusammenhang für die Erlebnisweise des Gedankenlautwerden aus. Denn sie nimmt ja mit ihrer zweifelsfrei nachgewiesenen Einschaltung in den Ausbildungsgang der 3 „echten", zu den Erstrangsymptomen gerechneten akustischen Halluzinationen noch eine weiter zurückgelegene Zwischenposition ein, die man funktional betrachtet der Stufe der autopsychischen Depersonalisationserfahrungen in der Gedankenbeeinflussungsphänomenentwicklung gegenüberstellen muß. Wie diese unmittelbar auf die zu Eindrücken des störenden Eindringens oder Entschwindens zusammentretenden kognitiven Denkstörungen und Zwangsphänomene im engeren Sinne folgt, so geht die akustisch versinnlichte Gegebenheitsweise der eigenen Bewußtseinsinhalte im Innenraum direkt aus jener mit zunehmender Intensität des Gedankendrängens sich offenbar regelmäßig einstellenden Diskriminationserschwernis zwischen Gedanken und auditiven Vorstellungen hervor. Dabei darf freilich nicht der vergleichsweise höhere Ausprägungsgrad an kognitivem Leitbarkeitsverlust übersehen werden, der im Gedankendrängen gegenüber den übrigen, unter den Ausgangserfahrungen vertretenen qualitativ eigenartig erlebten und geschilderten kognitiven Denkstörungen zum Ausdruck kommt. Aufgrund dieses Unterschiedes besteht nämlich zwischen der Depersonalisation und dem Hörbarwerden des eigenen Denkens kein einfaches Alternativverhältnis, nach dem ein und derselbe bis zum Gedankendrängen zugespitzte Ausgangserfahrungskomplex ebensogut in die eine wie die andere Erlebnisweise einmünden könnte. Vielmehr stellen die autopsychischen Depersonalisationserfahrungen nach den Reihenanalysen jenen, den niedrigeren Leitbarkeitsverlustgraden zugeordneten Phänomenenbesatz der ersten Zwischenstufe dar, an dessen Stelle dann mit dem Einsatz des Gedankendrängens von einer gewissen, durch die konsekutive Diskriminationserschwernis angezeigten Intensität an das Gedankenlautwerden tritt. Sieht man jedoch von der Bindung an höhere Ausprägungsgrade, als sie noch mit dem Übergang zu Gedankenbeeinflussungserlebnissen vereinbar sind, einmal ab, dann weist das Gedankenlautwerden auch im Hinblick auf die Vorprägung der Endphänomenformen und deren Generierung im Zuge des Verlusts der Erlebnismodalität des „als ob" Gemeinsamkeiten mit der Vermittlungsfunktion der autopsychischen Depersonalisationserfahrungen auf. Denn der akustisch versinnlichten Gegebenheitsweise der eigenen Gedanken im inneren Vorstellungsraum teilen sich die vorprägend wirksamen Ausformungen, die sie dann im nachfolgenden Entwicklungsschritt auf die Endphänomene gleichsam überträgt, ebenfalls bereits aus dem Vorfeld der Ausgangserfahrungen heraus mit. Sie bestehen in jenen auf der Stufe des Gedankendrängens im raschen Wechsel mit den „Ich-Gedanken" interferierenden Selbstinstruktionen, -kommentaren und -gesprächen, deren bis dahin unsinnliche Gegebenheitsweise mit dem Lautwerden den Charakter auditiver Vorstellungen annimmt. Dabei bezeichnet der Vollzug dieses Übergangsschrittes offenkundig genau den Entwicklungspunkt, an dem die Unterscheidungsfähigkeit der einander drängenden Gedanken von akustisch versinnlichten Vorstellungen bereits erloschen ist und sich nunmehr die zweite Komponente der Diskriminationsstörung, die Erschwernis der selbstreflexiven Distinktion solcher Pseudohalluzinationen von Wahrnehmungen, bemerkbar zu machen beginnt. In ihr läßt sich somit noch ein weiteres, aus dem Lautwerden erwachsendes Zwischenphänomen sehen, unter dessen Einfluß je nach der mitgeführten Ausformung die Selbstinstruktionen, -kommentare oder -gespräche auch im inneren Vorstellungsraum schon mehr und mehr wie von fremden, externen Stimmen ausgesprochen klingen. Die Verbindung mit zunehmenden Unterscheidungsschwierigkeiten zwischen Vorstellungen und Wahrnehmungen verleiht so den hörbar gewordenen Gedanken gleichfalls eine Gegebenheitsweise im Modus des „als ob", deren endgültige Überwältigung durch die Aufdringlichkeit der akustischen Versinnlichungseindrücke dann auch nur folgerichtig mit dem schließlichen Versagen dieser Diskriminationsleistung zusammenfällt. Wenn daher die Gedankenbeeinflussungssymptome nach dem zuvor Gesagten nichts anderes darstellen als autopsychische Depersonalisationserlebnisse, bei denen der Vorbehalt des „als ob" durch die Intensität der kognitiv fundierten Fremdeindrücke überspielt worden ist, dann trifft diese Weise des Hervorgehens der Endphänomenform aus dem Ersatz der Modalität des „als ob" durch ein volles Realitätsurteil auch für den Versinnlichungsprozeß der Gedanken zu. Die zuvor noch als eigener Bestand beurteilten Ausformungen des Gedankenlautwerdens entwickeln sich genau in dem Moment zu den 3 nicht mehr meinhaft erlebten Phonemformen fort, wo ihre stimmliche Gegebenheitsweise jene Modalität des „als ob" verliert, die mit der bereits erschwerten, jedoch bis dahin noch nicht endgültig zusammengebrochenen Diskriminationsfähigkeit zwischen auditiven Vorstellungen und externen akustischen Stimuli korrespondiert. Auch in dem Verlust des Meinhaftigkeitsbewußtseins stimmt somit die Transformation der lautgewordenen Selbstinstruktionen, -kommentare oder -gespräche in imperative, kommentierende oder dialogische Phoneme mit der Fortentwicklung der autopsychischen Depersonalisationserfahrungen überein. Nur geht er hier eben mit einer andersartigen Außenprojektion einher, die nicht ein ich-fremd erlebtes Eindringen oder Entschwinden von Gedanken auf Beein-

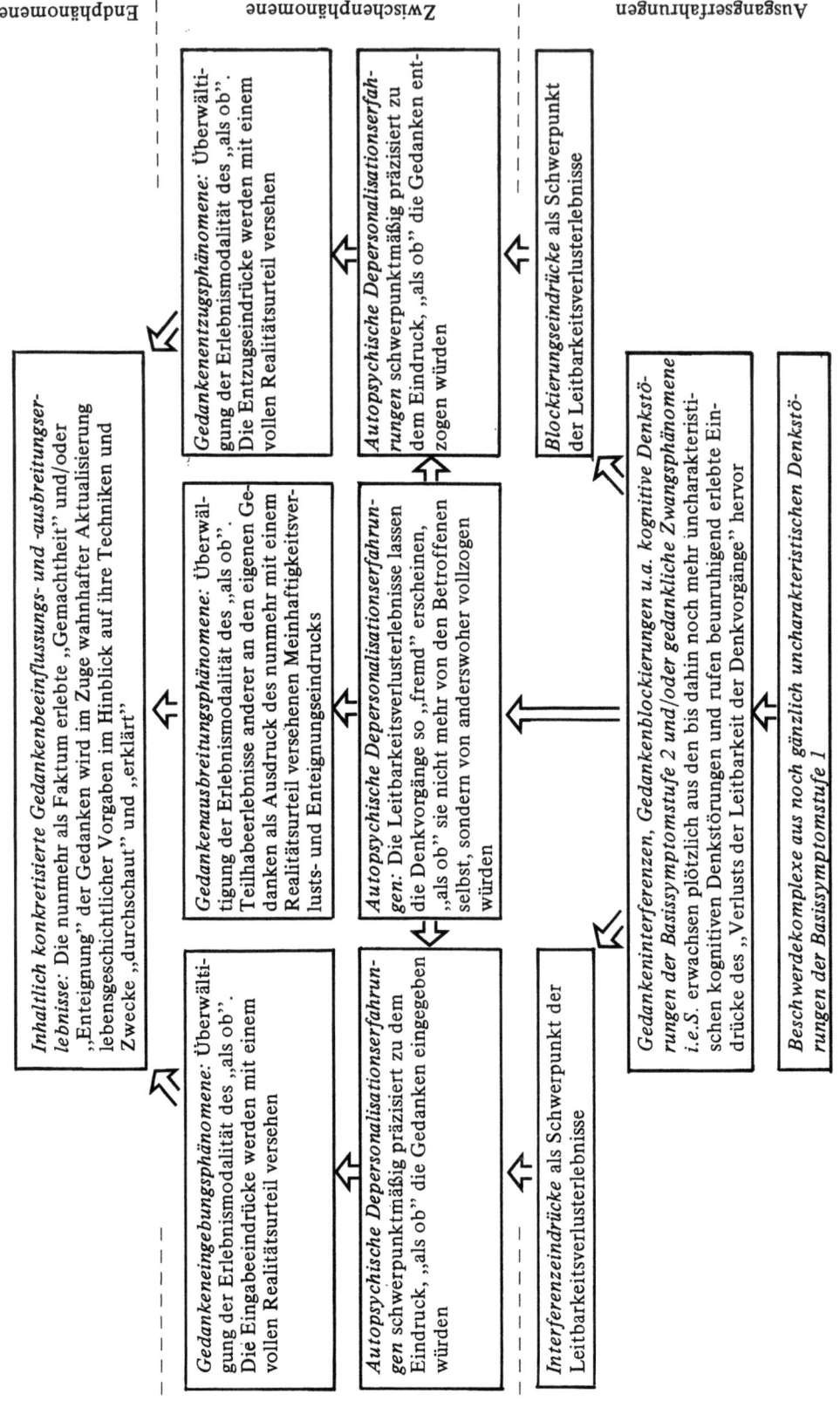

Abb. 5. Prägnanztypischer Reihenzusammenhang des Übergangs zu Gedankenbeeinflussungs- und -ausbreitungserlebnissen

flussungsmaßnahmen zurückführt, sondern den Herkunftsort jener im Geankendrängen laut gewordenen Bestandteile vom inneren Vorstellungsraum wahrnehmungsanalog in die Außenwelt verlegt.

4.3.5.3 Prägnanztypische Übergangsreihenzusammenhänge

Damit dürfen die Ausgangserfahrungen und Zwischenphänomene der Genese der Gedankenbeeinflussungs- und Gedankenausbreitungserlebnisse sowie der akustischen Erstranghalluzinationen, ebensowohl in ihrer jeweils einzelnen Charakteristik als auch der Abfolge, auch im Hinblick auf alle nur summarisch berücksichtigten Befunde als so weit gekennzeichnet gelten, daß abschließend wiederum eine Skizze der prägnanztypischen Übergangsreihenzusammenhänge versucht werden kann (Abb. 5, 6).

Ersichtlich läuft dieses Gesamtresultat auf eine ähnlich weitreichende Bestätigung für die Triftigkeit der arbeitshypothetisch dem Untersuchungsgang vorangestellten Vorannahmen hinaus, wie sie sich schon am Ende des ersten Abschnittes feststellen ließ. Dort kamen die Reihenbefunde dem Nachweis einer über jeden einzelnen Entwicklungsschritt genau zu verfolgenden Generierung der Wahnwahrnehmungen und wahnhaften Personenverkennungen vornehmlich durch kognitive Wahrnehmungsstörungen ganz im Sinne jener von Huber u. Gross herausgearbeiteten Wahrnehmungsfundierung gleich. Hier weisen die Ergebnisse auf entsprechend detailliert für jeden Ausbildungsschritt dokumentierte Weise die Gedankenbeeinflussungs-, Gedankenausbreitungsphänomene und akustischen Erstranghalluzinationen überwiegend durch genau die kognitiven Denkstörungen erlebnismäßig begründet aus, denen die Basisstörungskonzeption diese Fundierungsleistung auch zugeschrieben hat. Vergleicht man die Skizzen der prägnanztypischen Reihenzusammenhänge näher mit den einzelnen zur Spezifikation der Arbeitshypothese im Hinblick auf diese Übergangsproblematik zusammengestellten Gesichtspunkten, dann muß zunächst der subjektive Charakter der Ausgangserfahrungen als selbst wahrgenommene und selbst als Beschwerde geschilderte Basissymptomatik noch einmal hervorgehoben werden. Er ist es nämlich, der den Übergang kognitiver Denkstörungen und Zwangsphänomene im engeren Sinn zu Gedankenbeeinflussungs-, Gedankenausbreitungserlebnissen und akustischen Erstranghalluzinationen nach den hier erhobenen Befunden überhaupt erst möglich macht. Die Bindung der Übergangsmöglichkeit an die subjektive Gegebenheitsweise reicht offenkundig derart weit, daß eine Intensitätszunahme der kognitiven Denkstörungen bis hin zu den entsprechenden Formen einer objektiv an Ausdruck und Verhalten faßbaren Zerfahrenheit nur so lange mit der Fortentwicklung zu einer der beiden Erstrangsymptomgruppen vereinbar bleibt, wie der Beschwerdecharakter dabei nicht verlorengeht. Insofern läuft die Abgrenzung der kognitiven von den formalen Denkstörungen in der Tat auf eine bedeutsame Klarstellung gegenüber den frühen rationalistischen und in den ganzheitspsychologischen Entwürfen phänomenal nahezu unverändert wiederkehrenden Konzeptionen dieses Überganges hinaus, in denen der Unterschied zwischen subjektiver und objektiver Gegebenheitsweise der initialen Reihenglieder zumindest explizit keine Berücksichtigung fand.

Über die fundierende Wirksamkeit der kognitiven Denkstörungen allgemein hinaus macht das Stufenmodell der Basisstörungstheorie den nächsten, von dem abgeschlossenen Untersuchungsschritt in seiner Gültigkeit bestätigten Gesichtspunkt der Arbeits-

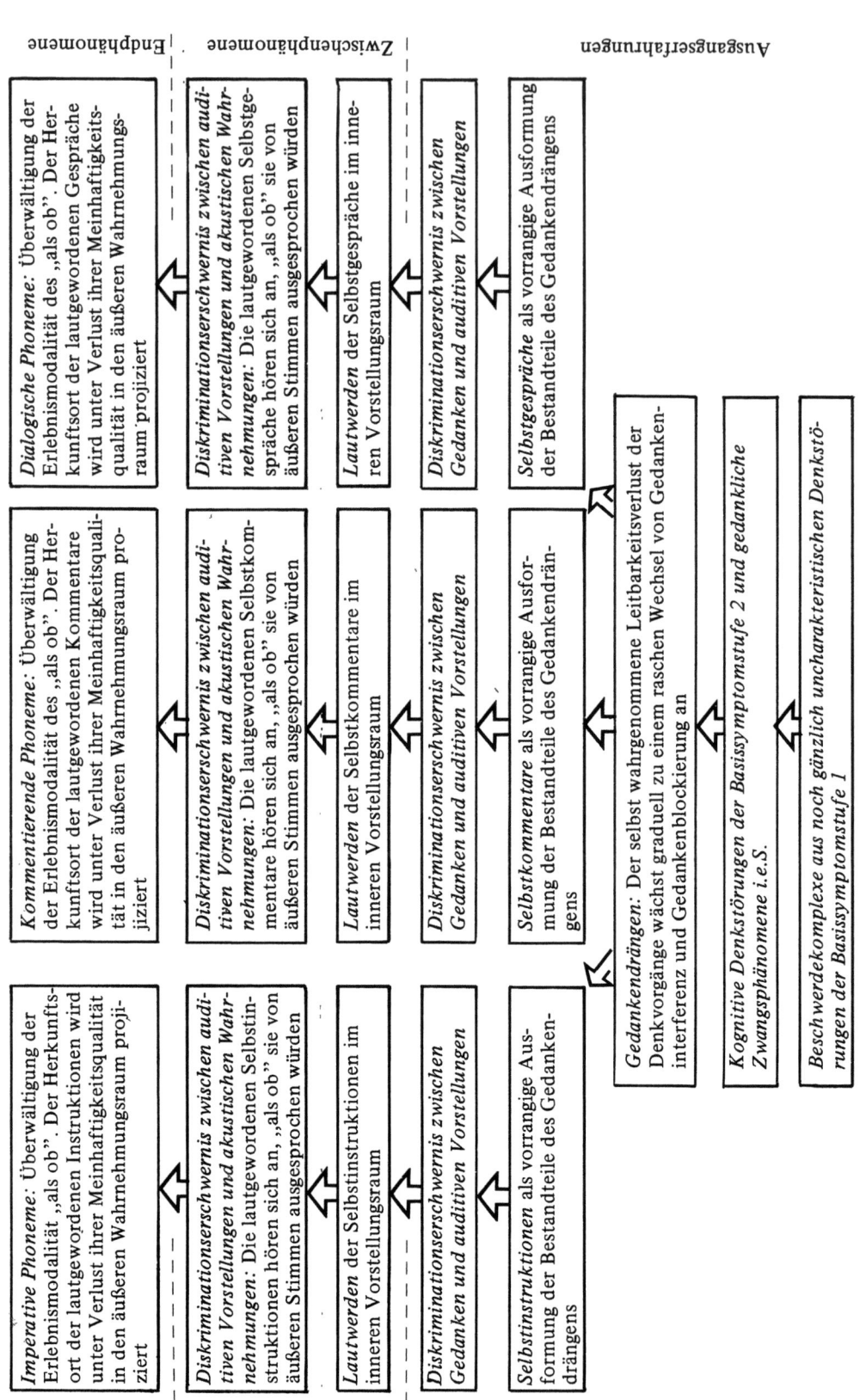

Abb. 6. Prägnanztypischer Reihenzusammenhang des Übergangs zu akustischen Erstranghalluzinationen

hypothese aus. Denn der basale Entwicklungsabschnitt läßt – mit jener anläßlich der Ausgangserfahrungsdarstellung schon genannten Einschränkung – hier deutlicher als bei der Wahnwahrnehmungs- und Personenverkennungsgenese eine Übergangseinleitung erkennen, die von Stufe-1- zu Stufe-2-Phänomenen der Denkstörungskategorie führt. Wenn deren Transformation in die psychotischen Erlebnisweisen der Gedankeneingebung, des Gedankenentzuges und der Gedankenausbreitung weiter auf dem Wege über autopsychische Depersonalisationserfahrungen erfolgt, dann weist dieses Ergebnis die entsprechenden von Süllwold (177, S. 39) angestellten heuristischen Überlegungen als zutreffend aus. Allerdings wird die darin wieder anklingende rationalistische Sichtweise, nach der die Beeinflussungsphänomene zu den aus dem kognitiven Leitbarkeitsverlust erwachsenden Fremdheitserlebnissen wie wahnhafte ,,Erklärungen" stehen, im Diskussionsteil der Untersuchung noch einschränkend zu erörtern sein. In der anderen Übergangsrichtung kommt die dargestellte Fortentwicklung des Gedankendrängens über das Lautwerden hin zum Stimmenhören einer klaren Bestätigung jener zentralen Bedeutung gleich, die sowohl Huber (84, 87, 181) als auch Süllwold (176, 177) der Diskriminationsschwäche zwischen inneren Vorgängen und Wahrnehmungen der Umwelt für diese Symptomgenese beigemessen haben. Dabei läßt die gemeinte Beeinträchtigung – von der Differenzierungserschwernis zwischen Phantasie- und Erinnerungsvorstellungen einmal abgesehen – nach den hier erhobenen Befunden genau genommen 2 von den Betroffenen selbst wahrgenommene und als Beschwerde geschilderte Komponenten erkennen, von denen die erste den Unterschied zwischen unsinnlich gegebenen Gedanken und auditiv versinnlicht erlebten Bewußtseinsinhalten im inneren Vorstellungsraum und die zweite dann den zwischen solchen Vorstellungen und akustischen Wahrnehmungen betrifft. Die zweite steht offenbar zu der ersten wie der phänomenale Ausdruck eines höheren zu dem des niedrigeren Beeinträchtigungsgrades ein und derselben Diskriminationsleistung und tritt demgemäß auch erst in Erscheinung, wenn die Gedanken mit dem Einsatz des Lautwerdens bereits in eine pseudohalluzinatorische Gegebenheitsweise übergegangen sind. Die eigentümlichen Formen der Selbstinstruktion, des Selbstkommentars oder Selbstgespräches schließlich, die mitunter nach einer vorausgelaufenen zwanghaften Repräsentanz (vgl. Fall 85) in den Übergangsreihen zu imperativen, kommentierenden oder dialogischen Phonemen die Bestandteile des Gedankendrängens angenommen haben, stellen einen gewissen Beleg für die Angemessenheit der von Süllwold (176, S. 31; 177, S. 41) wiederum heuristisch entwickelten Vorstellungen zur basalen Vorprägung der akustischen Erstranghalluzinationsvarianten dar. Er gilt jedoch nur für das faktische Vorkommen dieser Ausformungen und ihren präjudizierenden Einfluß auf die Endphänomengestaltung selbst und nicht auch für jene kompensatorische Funktion, die ihre initiale Entwicklung plausibel machen soll. Ein ursprünglich bewußter und gezielter Einsatz solcher Selbstinstruktionen, -kommentare oder -gespräche gegen die kognitiv bedingte Reaktionsunsicherheit im Sinne eines dann erst im weiteren Übergangsverlauf durch seine Ablösung von der Realität funktional mißratenden Bewältigungsversuchs geht nämlich aus keiner der entsprechenden Erlebnisschilderungen hervor. Die Betroffenen erleben danach ihre Manifestation schon gleich zu Anfang nicht mehr als intentional bewirkt, sondern selbst als Ausdruck einer Störung, die eben in der Interferenz jener offenbar immer den jeweiligen Denk-, Sprach- und Handlungsvollzug begleitenden, normalpsychologisch aber desaktualisierbaren selbstkritischen Einwände und Gegenvorstellungen mit den „Ich-Gedanken" besteht. Blickt man zuletzt auch über die zur Spezifikation der Arbeitshypothese zusammengestellten Gesichtspunkte hinaus auf die übrigen, früher dargelegten Konzeptionen des Übergangs zu Gedankenbeeinflussungserlebnissen und akustischen Erstranghalluzinationen zurück, dann stimmt das Gesamtresultat des zweiten Untersuchungsabschnitts rein phänomenal betrachtet zweifellos noch am besten mit der durch Kisker (106, S. 43) modifizierend von Schröder (159, 160) übernommenen und auch durch Janzarik (96) zustimmend gewürdigten Reihenanordnung überein. Während es dabei aber noch offen blieb, warum die Abwandlung des „intentionalen" zum „unwillkürlichen", der eigenen Leitbarkeit entzogenen Denkens einfach alternativ einmal über das „Fremddenken" zu Gedankenbeeinflussungserlebnissen und das andere Mal über das Gedankenlautwerden zum Stimmenhören führt, weisen die hier erhobenen Reihenbefunde Unterschiede im jeweils erreichten Ausprägungsgrad der kognitiven Desintegration als maßgeblich für die Richtungswahl des Überganges aus, wie sie Abb. 7 noch einmal verdeutlichen soll.

Daran schließlich, daß sich die imperativen, kommentierenden und dialogischen Phoneme auf dem Wege der Außenprojektion entwickeln, kann entgegen den früher gerade von seiten der auch hier verfolgten phänomenologischen Forschungsrichtung dieser Auffassung so vehement vorgehaltenen Bedenken nach den dargestellten und analysierten Selbstschilderungen kein Zweifel bestehen. Nicht von ungefähr haben sich somit schon die gestalt-, feld- und strukturpsychologischen Interpretationsversuche des schizophrenen Erlebniswandels die entsprechenden Einsichten der älteren deutschsprachigen Psychiatrie zunutze gemacht, und auch die moderne angloamerikanische Halluzinationsforschung ist weitgehend ohne Kenntnis dieser Traditionen inzwischen zu vergleichbaren Ergebnissen gelangt (166).

4.4 Entstehung der Willensbeeinflussungserlebnisse

„Das Gemachtsein ergreift jede Weise der Aktivität, nicht nur den inneren Gedanken, auch das Gehen, das Sprechen, das Handeln. Es sind die Phänomene der beeinflußten Willenshandlung" (102, S. 103). Mit dieser Bemerkung geht Jaspers zur Kennzeichnung der zweiten Gruppe von „Veränderungen des Vollzugsbewußtseins" über, bei der die Einbuße jenes „bei allen psychischen Vorgängen vorhandenen" Gefühls der Tätigkeit und Eigenaktivität die Handlungs- und Bewegungsabläufe betrifft. K. Schneider hat zwar „das Aktivitätsbewußtsein von Japsers" vor allem deshalb in „das Erlebnis der Meinhaftigkeit umgewandelt" (158, S. 124), um auch Beeinflussungsphänomene seinen Störungsformen zurechnen zu können, die sich auf die Gefühle als „passive", nicht in der gleichen Weise wie das Denken oder Handeln vollzugsmäßig, wohl aber stets meinhaftig erlebte „Ich-Zustände" beziehen (102, S. 101). Doch interessiert auch nach ihm unter all dem „von anderen Gemachten auf dem Gebiet des Fühlens, Strebens (der Triebe) und des Wollens" (158, S. 135), das in den Kreis der schizophrenietypischen Symptome 1. Ranges hineingehört, vornehmlich „die Angabe über Willensbeeinflussung" (158, S. 120), und zwar aufgrund ihrer gegenüber den schwer faßbaren Gefühlsmanipulationsphänomenen vergleichsweise höheren Reliabilität. Demgemäß zählt Huber (81) schließlich neben den Gedankeneingebungs-, -entzugs-

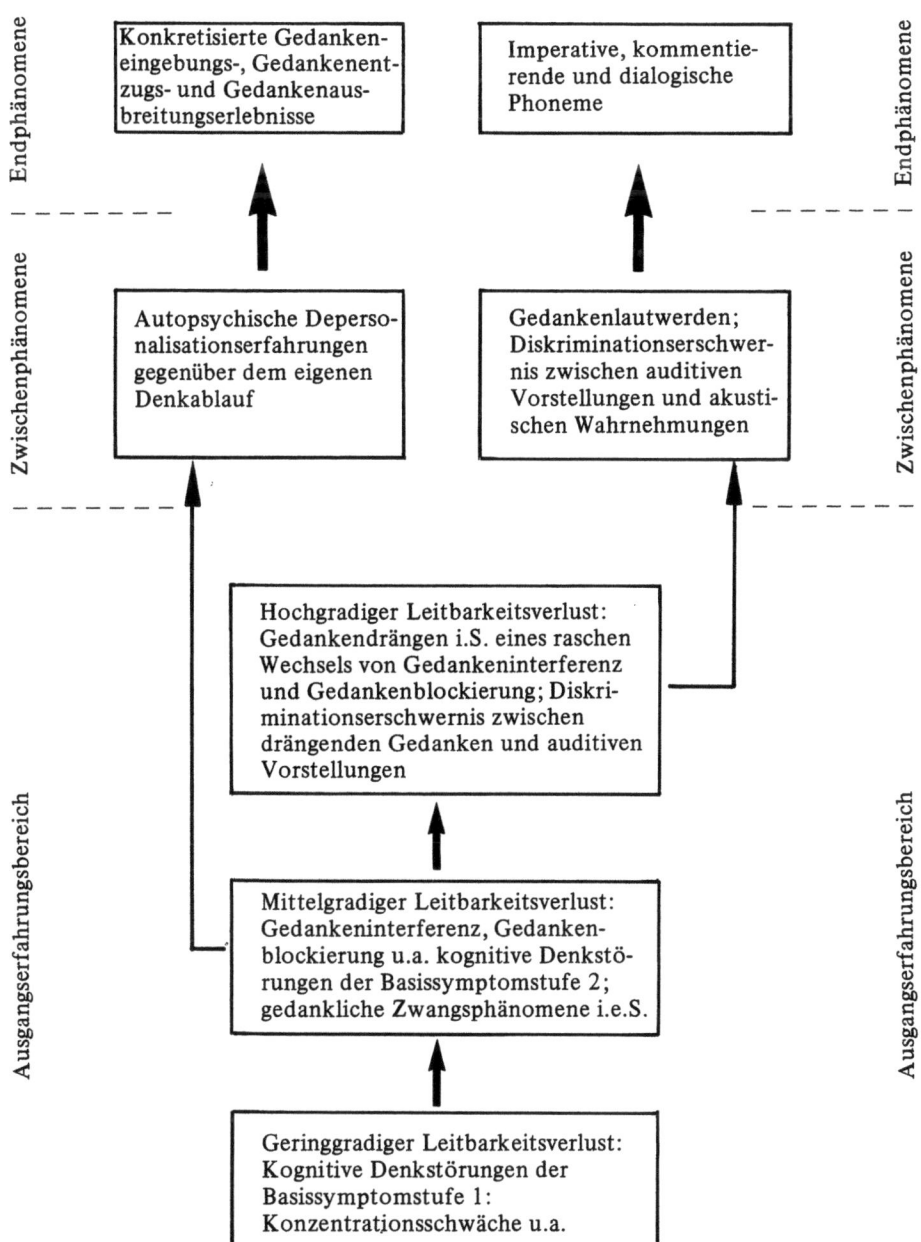

Abb. 7. Zusammenhang zwischen den prägnanztypischen Übergangsreihen zu Gedankenbeeinflussungs-/-ausbreitungsphänomenen und akustischen Halluzinationen 1. Ranges

und -ausbreitungssymptomen überhaupt nur noch das Willenbeeinflussungserlebnis den erstrangigen schizophrenen Ich-Störungen zu und gibt damit der vorliegenden Untersuchung die Rechtfertigungsgrundlage dafür an die Hand, daß sich der dritte, nun folgende Abschnitt auf den Werdegang eben dieses Phänomens beschränkt.

4.4.1 Spezifikation der Arbeitshypothese

Anders als zu Beginn der beiden abgeschlossenen Untersuchungsabschnitte bedarf es hier keiner ausführlicheren Vergegenwärtigung von psychiatriehistorisch vorausgelaufenen oder zeitgenössisch konkurrierenden Konzeptualisierungen, um den Stellenwert der arbeitshypothetisch verwandten Annahmen kenntlich zu machen. Wohl gäbe es im Blick auf die Vorstellungen zur Fundierung des Willenbeeinflussungsphänomens gerade aus der traditionellen, im französichen Sprachraum von De Clérambault (32) entwickelten Psychosenlehre des „geistigen Automatismus", in deren Nachfolge Huber die Basisstörungskonzeption ausdrücklich eingerückt hat, und auch jenen dem Neojacksonismus verpflichteten Auffassungen von Ey (36) wieder viele Einsichten zur Verdeutlichung heranzuziehen. Doch stehen diese Beiträge jeweils in einem zu weit verzweigten und theoretisch oft überfrachteten Kontext, als daß ihre Wiedergabe in diesem umschrieben auf das Einzelphänomen und seine erlebnismäßigen Vorstufen einzuengenden Zusammenhang wirklich dienlich sein könnte. Darum soll nur kurz ein weiteres Mal auf die zweifellos bedeutsamste unter den zur Vorbereitung des zweiten Untersuchungsabschnitts in Erinnerung gebrachten „rationalistischen" Übergangskonzeptionen von Schröder (160) zurückgegriffen werden, insofern nach ihr nämlich jenem von den bislang erhobenen Befunden zwar nicht als Ausgangserfahrung, wohl aber Zwischenstufe der Gedankenbeeinflussungsphänomenentwicklung bestätigten „Fremddenken" noch eine eng verwandte Erlebnisweise beiseite zu stellen ist. Dieses sog. „Fremdhandeln" läßt die jeweiligen Bewegungs- und Handlungsabläufe genauso fremd erscheinen, als ob sie sich ohne eigenes Zutun, quasi automatisch oder von anderswoher dirigiert vollzögen, wie das von dem „Fremddenken" gegenüber den eigenen Gedankengängen gilt, und stellt demnach nichts anderes dar als eine weitere, nunmehr auf die kognitive Bewegungs- und Handlungssteuerung bezogene Form der autopsychischen Depersonalisation. Nur konsequent bekommt auch sie wiederum „rationalistisch" eine Fundierungsfunktion zugeschrieben von „Erklärungswahnvorstellungsreihen", an deren Ende dann entsprechend anders als bei der einen der beiden für das „Fremddenken" vorgesehenen Fortentwicklungsmöglichkeiten Gemachtheitserlebnisse nicht des eigenen Denk-, sondern Bewegungs- und Handlungsablaufes stehen. Solche Erlebnisweisen aber, bei denen das Gemachtsein Aktivitäten wie Gehen, Sprechen, Handeln ergreift, entsprechen ersichtlich voll der eben für die Phänomene der beeinflußten Willenshandlung angegebenen Definition, so daß in dem „Fremdhandeln" nach Schröder genau der Anfangspunkt für den hier interessierenden Übergang zu sehen wäre. „Eine endgültige Erklärung für das, was Fremddenken und Fremdhandeln letzten Endes ist, wie es zustande kommt, was es bedeutet, ist damit noch nicht gegeben. Hier stehen wir vor einem neuen Kreis von Problemen" (160, S. 530). Die Frage nach der Genese bleibt somit für das „Fremdhandeln" genauso unbeantwortet wie für das „Fremddenken", dessen Hervorgehen freilich aus dem Erlebnis selbst wahrgenommener

Steuerungsverluste über den eigenen Denkvorgang in dem früher erläuterten Vorläuferbegriff der „autochthonen Ideen" schon einmal mit angeklungen war. Wenn sich daher der Beitrag der Basisstörungstheorie gegenüber dieser frühen Übergangskonzeption für den zweiten Untersuchungsabschnitt gerade durch die Aufdeckung der undurchschauten erlebnismäßigen Grundlagen des „Fremddenkens" kennzeichnen ließ, dann kann man ihn hier ganz entsprechend durch eine ebensolche Freilegung der undurchsichtig gebliebenen Ausgangserfahrungen charakterisieren, auf denen das „Fremdhandeln" beruht. Eben darauf läuft die phänomenologische Deskription und operationalisierte Definition jener im bisherigen Untersuchungsgang schon einmal angesprochenen (vgl. Fall 84), selbst wahrgenommenen und dementsprechend geklagten Irritationen der Bewegungs- und Handlungsabläufe nämlich hinaus, die ebenfalls als kognitive Störungen gelten, weil in ihnen auf motorischem Gebiet der gleiche Leitbarkeitsverlust wie in den basalen Beeinträchtigungen des Denkens und der Wahrnehmung zum Ausdruck zu kommen scheint. In der Tat zeigen zumal diejenigen darunter fallenden Einzelphänomene, in denen die für die basale Verunsicherung der Denkvorgänge bedeutsamen Interferenz- oder Blockierungserscheinungen auf motorischem Gebiet wiederkehren, diese Zusammengehörigkeit unter dem Gesichtspunkt eines funktionsübergreifenden — und dabei auf später noch zu belegende Weise die somatopsychische Selbstwahrnehmung ebenfalls noch mit einschließenden — Steuerungsversagens auch unmittelbar in dem jeweiligen Beeinträchtigungstypus an. Die eben angedeutete Beziehung aber zu solchen Erlebnisweisen, wie sie der traditionelle Begriff des „Fremdhandelns" meint, ist entsprechend der im zweiten Untersuchungsabschnitt nachgewiesenen Fundierungsbedeutung der kognitiven Denkstörungen im Hinblick auf das „Fremddenken" für die im Bonner Untersuchungsinstrument unter der dritten Subkategorie kognitiver Störungen (C.3) geführten Phänomene bislang noch nicht so ausdrücklich hergestellt worden. Doch leitet immerhin das mit anderen Formen der motorischen Interferenz zusammengeschlossene „Automatosesyndrom" (C.3.1), bei dem die Betroffenen bestimmte motorische Akte gleichsam automatisch, gegen ihren Willen ausführen müssen, schon phänomenimmanent zu autopsychischen Depersonalisationserfahrungen über, insofern das hier als störend in den intentionalen Handlungsvollzug eindringend erlebte Bewegungsmuster unverkennbar einen Selbsttätigkeitsgefühlverlust mit sich bringt. Vor allem in diesem bereits früh von ihm beschriebenen Syndrom hat Huber (68, 69) denn auch schon ein Übergangsphänomen der Basissymptomstufe 2 auf dem Wege zu Willenbeeinflussungserlebnissen mit dem Kriterium des Gemachten als zugehörige Endsymptomatik der Stufe 3 gesehen (84). Demnach darf man die den kognitiven Handlungs-(Bewegungs-)störungen zugedachte Basisfunktion wohl wirklich in dem hier verfolgten Sinne jener von Schröder noch nicht beachteten erlebnismäßigen Begründung von handlungsbezogenen Verselbständigungseindrücken verstehen, die dann offenbar auf eine sehr ähnliche Weise wie die Depersonalisationserfahrungen des Denkens in erstrangige Gemachtheitsphänomene übergehen. Für Süllwold führt — ihren heuristischen Überlegungen zur Gedankenbeeinflussungsphänomenentwicklung ganz entsprechend — der Weg zu den Willensbeeinflussungserlebnissen gleichfalls über derart kognitiv fundierte Depersonalisationserfahrungen, und auch nach Janzarik stellen im übrigen, ungeachtet seines andersartigen, strukturpsychologischen Bezugssystems, „seltene subjektiv erlebte Automatismen des Wollens und der Motorik" (96, S. 75) die Vorstufen dieser Erstrangsymptomatik dar. Somit gilt es nunmehr zu überprüfen, ob der hier interessierende Übergang in der Tat mit kognitiven Handlungs-(Bewegungs-)störungen beginnt und deren Fortentwicklung zu den schizophrenietypischen Endphänomenen demgemäß durch autopsychische Depersonalisationserfahrungen gegenüber den initial gestört erlebten motorischen Abläufen vermittelt wird.

4.4.2 Übergangsreihen zu Willenbeeinflussungserlebnissen

Insgesamt 24 Erlebnissequenzen ließen sich zur Willenbeeinflussungsphänomengenese durch vorliegende Untersuchung gewinnen, so daß ihr Anteil bezogen auf den Gesamtbestand an dokumentierten Übergangsreihen zu schizophrenen Erstrangsymptomen 11,1% ausmacht (vgl. S. 48). Von ihnen werden jedoch im folgenden nur 3 Schilderungen zur Darstellung gebracht, weil das bei dem vergleichsweise eng umschriebenen Kreis der Ausgangserfahrungen und der gleichförmig immer wiederkehrenden Zwischenphänomenfolge bereits zur exemplarischen Charakteristik dieses Ausbildungsganges genügt. Die erste stammt von der gleichen Patientin (Fall 1), der die Untersuchung schon jenen beiden, die Reihendarstellungen des ersten und zweiten Abschnitts einleitenden Erlebnisberichte verdankt, und bezieht sich nach Art einer parallel verlaufenden Erstrangsymptomentwicklung auch genau wie diese auf den Übergang des ersten prodromalen Basisstadiums in die nachfolgende Psychosemanifestation. Als Abgrenzungskriterium von den zeitgleich durchschrittenen Übergangsreihen zu Wahnwahrnehmungen (vgl. S. 64), Gedankenbeeinflussungsphänomenen (vgl. S. 110) sowie wahnhaften Personenverkennungen hat dabei wiederum der selbst erlebte Zusammenhang des Auseinanderhervorgehens gedient.

Fall 1. (♀, 46 J.):

„Wissen Sie, ich konnte ja auch nicht mehr tun, was ich wollte. Es ging einfach nicht. Ich wollte aufstehen, und dann kam das, daß ich also plötzlich meine Beine nicht mehr bewegen konnte. Die waren steif. Ich saß irgendwie, ich habe irgend etwas angeschaut und wollte dann aufstehen, und es ging nicht mehr. Die Beine gehorchten einfach meinem Willen nicht. Oft sitze ich da und habe die Beine übereinandergeschlagen. Das mache ich meistens. Aber ich unterscheide ein eingeschlafenes Bein, das kenne ich, das unterscheide ich also klar von dieser Geschichte. Das war nicht ein eingeschlafenes Bein oder ein Krampf im Bein, da könnte ich etwas dagegen tun. Da strecke ich meine Beine oder ich schüttle sie, aber das war eben völlig anders. Das war so, als ob ich nicht mehr Herr über meine Bewegungen wäre, als ob meine Beine das von selber machten, mir einfach nicht mehr gehorchen wollten. Ich konnte sie nicht einsetzen und habe dann alle meine Kräfte zusammengenommen und es doch probiert. Ich habe mich erst auf den Boden rutschen lassen und mich dann hingekniet. Nach ungefähr 5 Minuten ging es dann wieder, da war das vorbei. Ich habe die Beine wieder einsetzen können und bin vom Boden aufgestanden. Dann probierte ich den ersten Schritt, und es ging wieder, plötzlich war es vorbei. Aber es kam wieder, immer nur kurz und hat mich völlig verunsichert. So etwas hatte ich noch nie erlebt. Ich machte mir Gedanken, ob ich mich wirklich noch bewegen kann. Bei jedem Schritt dachte ich, ‚sind das jetzt deine Bewegungen, bist du es, die sich da jetzt bewegt?'. Ich versuchte, auch das zu überprüfen. Ich ging hin und her oder bin ein Stückchen gelaufen. Das ging alles, wie ich es wollte, aber ich dachte, ‚das könnte ja trotzdem programmiert sein, daß du das tust'. Dann bin ich eben dahintergekommen, daß ich an dem Gerät hing, daß man mich damit auch fesseln konnte, wenn man nicht wollte, daß ich aufstehe und etwas nachsehe. Da wußte ich aber noch lange nicht, wie das gemacht war und was das alles sollte. Das habe ich erst ganz zum Schluß kapiert".

Von den beiden weiteren, hier noch knapp zu skizzierenden Symptomentwicklungen hat sich die erste beim Übergang eines intrapsychotischen Basisstadiums in die psychotische Zweitmanifestation vollzogen, deren Hervortritt aus dem zugehörigen Prodrom im übrigen durch eine prägnanztypische Wahnwahrnehmungsgenese gekennzeichnet war, während die zweite parallel zu einer unter den entsprechenden Befunden ebenfalls nur summarisch mit berücksichtigten Gedankenbeeinflussungsphänomenentstehung beim Übergang eines Prodroms in die psychotische Erstmanifestation verlaufen ist.

Fall 13. (♀, 19 J.):

Nach dem Abklingen der „Psychose" sei sie schon wieder ganz gut dran gewesen. Sie habe schon wieder alleine Ausflüge machen können, sei mehrfach mit dem Bus in die Stadt gefahren. Gestern sei aber bei der Fahrt mit dem Bus etwas ganz Komisches aufgetreten. Sie habe dagesessen und sich die Mitfahrenden angesehen, bis das auf einmal nicht mehr gegangen sei. Ihre Blicke seien gerade auf den Fahrer gerichtet gewesen, sie habe sich den genau ansehen wollen. Da seien die Augen plötzlich nach rechts oben abgewichen. Sie habe nichts dagegen tun können. Die seien einfach in eine andere Richtung gegangen, in die sie gar nicht habe blicken wollen. Sie habe sich furchtbar erschreckt, weil ihr das wie eine „fremde Bewegung" vorgekommen sei, als ob die gar nicht von ihr selbst ausgegangen sei. Das Ganze habe nur ein paar Minuten gedauert, dann habe sie wieder ganz normal sehen können und die Blicke wieder unter Kontrolle gehabt. Beim Gespräch mit der Mutter sei das aber wiedergekommen. Sie habe plötzlich „starr" nach rechts an der Mutter vorbeiblicken müssen. Diesmal sei das so „stark" gewesen, daß sie wirklich gemeint habe, das komme von anderswoher, ihre Blicke würden gesteuert oder gelenkt. Da sei das alles wiedergekommen. Sie habe geglaubt, sie würde ständig von den anderen überwacht und, wenn die wollten, dann könnten ihre Blicke irgendwie mit einem Computer ferngesteuert werden.

Fall 59. (♀, 22 J.):

Sie sei inzwischen überzeugt, daß außerirdische Mächte in der Lage seien, sie zu kontrollieren und dabei auch ihre Bewegungen zu steuern. Wie das genau gehe und was damit erreicht werden solle, wisse sie zwar nicht. Sie sei aber unter diesen Einflüssen richtig zu einer „Marionette" geworden. Zuerst habe sie nur Schwierigkeiten bei der Hausarbeit bemerkt. Da sei ihr dauernd etwas dazwischengekommen, andere Gedanken, aber auch störende Bewegungen. So sei sie sich mitten beim Kochen plötzlich mehrmals hintereinander mit der Hand an die Stirn gefahren oder habe die Arme, als wollte sie zu einem Wurf ausholen, erst nach hinten und dann wieder nach vorne bewegt. Sie habe das unterdrücken wollen, um voranzukommen, habe das aber nicht gekonnt. Die Bewegungen seien ganz von selbst abgelaufen, sie habe überhaupt keine Gewalt darüber gehabt. Sie habe Angst bekommen und sich tagelang mit der Frage rumgequält, woher das komme. Wie „fremd" sei dieses Verhalten gewesen, als ob es gar nicht von ihr ausgegangen, sondern von jemanden „einsuggeriert" worden sei. Von da an habe sie jede ihrer Bewegungen genauestens beobachtet und dabei bemerkt, daß sie wirklich „wie ein Roboter" herumgelaufen sei. An dieser „Wirkung auf mich" habe sie dann festgestellt, daß sie wirklich geleitet und gesteuert werde und nur außerirdische Mächte dahinterstecken könnten.

Versucht man zunächst die eigentümliche, von Fall 1 geklagte Bewegungsunfähigkeit der Beine wieder nach den symptomatologischen Kriterien des Bonner Untersuchungsinstruments zu bestimmen, dann gehört sie offenkundig zu den Basissymptomen der motorischen Blockierung, die unter der Subkategorie der kognitiven Handlungs-(Bewegungs-)störungen mit den in der Regel morgens auftretenden, den ganzen Körper und das Sprechvermögen betreffenden sog. Bannungszuständen zu dem Einzelitem C.3.2 zusammengefaßt worden sind. Denn ihre plötzlich, geradezu anfallartig einsetzende und jeweils nur ungefähr 5 min anhaltende Manifestation bei vollem Bewußtsein und natürlich – wie das für alle von der vorliegenden Untersuchung erfaßten Basisbeschwerden bei sämtlich internistisch und neurologisch gründlich durchuntersuchten Patienten mit der gesicherten Diagnose einer schizophrenen Erkrankung gilt – auch ohne körperliche Begründung entspricht ganz der Definition solcher Vollzugserschwerungen oder gar vollständigen Blockierungen des jeweils intendierten Bewegungs- und Handlungsablaufs. Die von Fall 13 berichtete Abweichung der Blicke aus der intendierten Richtung stellt dagegen erneut einen Blickkrampf dar, wie er nach der Basissymptomskala den Phänomenen der motorischen Interferenz (C.3.1) zuzurechnen und in den früher exemplarisch wiedergegebenen Selbstschilderungen ja bereits (vgl. Fall 84) zum Ausdruck gekommen ist. Neben solchen Blickkrämpfen umfaßt dieses Einzelitem noch Abläufe nach Art der ebenfalls unter den Reihenbefunden mit vertretenen Bewegungsstereotypien und das einleitend erwähnte Automatosesyndrom, für das nun offenbar das von Fall 59 als Ausgangserfahrung geschilderte Verselbständigungserlebnis sonst willkürlich ausgeführter motorischer Akte ein Beispiel gibt. Wenn dabei nämlich die Betroffene immer wieder mit der Hand an die Stirne fahren oder Armbewegungen wie beim Werfen ausführen muß, dann erfüllt die vom eigenen Willen ununterdrückbare, störend mit dem intendierten Handlungszusammenhang der Hausarbeit interferierende Weise, in der das nach ihrer Selbstwahrnehmung geschieht, voll die Definitionskriterien dieses Syndroms. Was weiter den Fortgang dieser 3 Berichte anbelangt, so hat hier die initial erlebte Handlung-(Bewegungs-)störung erstmals – anders als bei den früher dokumentierten Übergriffserscheinungen des kognitiven Leitbarkeitsverlusts auch auf motorisches Gebiet – jeweils eine eigenständige Symptomentwicklungsreihe in Gang gebracht. Ihr erster Schritt besteht durchgängig in dem Einsatz von Erlebnisweisen, die sowohl die paroxysmal aufgetretene Beinunbeweglichkeit als auch die Abweichung der Blicke aus der intendierten Richtung sowie die scheinbar automatisch abgelaufenen Hand- und Armbewegungen so fremd erscheinen lasse, als ob das nicht mehr von der eigenen Person selbst, sondern von anderswoher ausgegangen sei. Dabei kommt in der ersten und der dritten Schilderung noch eine weiterführende Generalisierung dieses Meinhaftigkeitsverlusteindrucks im Modus des „als ob" zum Ausdruck, insofern die Betroffenen anschließend mehr oder weniger ihren gesamten Bewegungsablauf wie „programmiert" und „roboterhaft" vollzogen erleben, während er in der zweiten Sequenz offenbar bis zum Ende hin an das anfängliche Blickkrampfphänomen gebunden bleibt. Aus dieser letztgenannten, besonders eng umschriebenen Entwicklungslinie kann man klar die Bedeutung des Intensitätszuwachses der Ausgangserfahrungen für jene nachfolgend in allen 3 Phänomenreihen eingetretene Überwältigung der Erlebnismodalität des „als ob" entnehmen. Denn hier läßt dem Bericht zufolge offenbar die „Stärke" der erneut einsetzenden Bewegungsstörung gar keine andere Erlebnismöglichkeit als die der tatsächlichen Gemachtheit der Blickabweichung durch Steuerung und Lenkung von außen her mehr zu. Solche Erlebnisweisen des Gemachtseins entsprechen ersichtlich bereits Phänomenen der beeinflußten Willenshandlung und weisen somit die 3 Selbstschilderungen als Belege dafür aus, daß diese Erstrangsymptomatik — ganz der arbeitshypothetischen Vorannahme gemäß — wirklich auf dem Wege über autopsychische Depersonalisationserfahrungen (B.3.4) aus Störungen der kognitiven Bewegungsleitung entsteht. Ihr Einsatz geht jedoch, wie das vor allem die erste und die dritte Reihenschilderung zeigen, nicht phänomenimmanent auch schon mit einem Wissen um die Techniken und Zwecke der Willensbeeinflussung einher. Diese Konkretisierung fällt vielmehr in Fall 1, genau wie die der Beeinflussungserlebnisse auf dem Gebiet des Denkens, mit dem Übergang der zweiten in die dritte Wahnwahrnehmungsstufe zusammen und muß auch im Hinblick auf den von Fall 13 gebotenen Rückgriff auf zuvor in der Wahnwahrnehmungsgenese entstandene abnorme Bedeutungen als ein eigenständiger, weiterer Entwicklungsschritt verstanden werden, der die überindividuellen, in allen entsprechenden Reihen gleichförmig erscheinenden Gemachtheitsphänomene mit persönlichkeitseigenen Vorgaben verschmilzt.

4.4.3 Dritte Zwischenbilanz: Zusammenfassung der Untersuchungsergebnisse zur Entstehung der Willenbeeinflussungserlebnisse

Faßt man die in den übrigen 21 zur Willenbeeinflussungsphänomenentwicklung gewonnenen Übergangsreihen als Ausgangserfahrungen erfaßten Basissymptome mit den in dieser Position schon exemplarisch dargestellten Phänomenen zusammen, dann ergibt sich der folgende Gesamtbestand (Tabelle 20).

Nicht vertreten sind demnach unter den hiermit als erlebnismäßige Basis der Willenbeeinflussungsphänomene erwiesenen Symptomen jene ebenfalls unter der Subkategorie kognitiver Handlungs-(Bewegungs-)störungen geführten Beeinträchtigungen im Sinne eines Verlusts automatisierter Fertigkeiten (Automatismenverlust) (C.3.3), einer psychomotorischen Verlangsamung oder Störung der psychomotorischen Organisation der Sprache (C.3.4) und selbst wahrgenommener Bewegungsstörungen nach Art extrapyramidal aussehender und tickartiger Hyperkinesen (C.3.5). Die Zwischenphänomene stellen in allen 24 Reihenbefunden autopsychische Depersonalisationser-

Tabelle 20. Art und Häufigkeit der in den Übergangsreihen zu Willenbeeinflussungserlebnissen als Ausgangserfahrungen erfaßten Basissymptome [geordnet entsprechend den Einzelitems im BSABS für kognitive Handlungs-(Bewegungs-)störungen: C.3]

BSABS	Ausgangserfahrungen	Übergangsreihen n = 24	100%
C.3.1	– Motorische Interferenz	3	12,5
	– Automatosesyndrom	16	66,7
C.3.2	– Motorische Blockierung	2	8,3
	– Bannungszustände	5	20,8

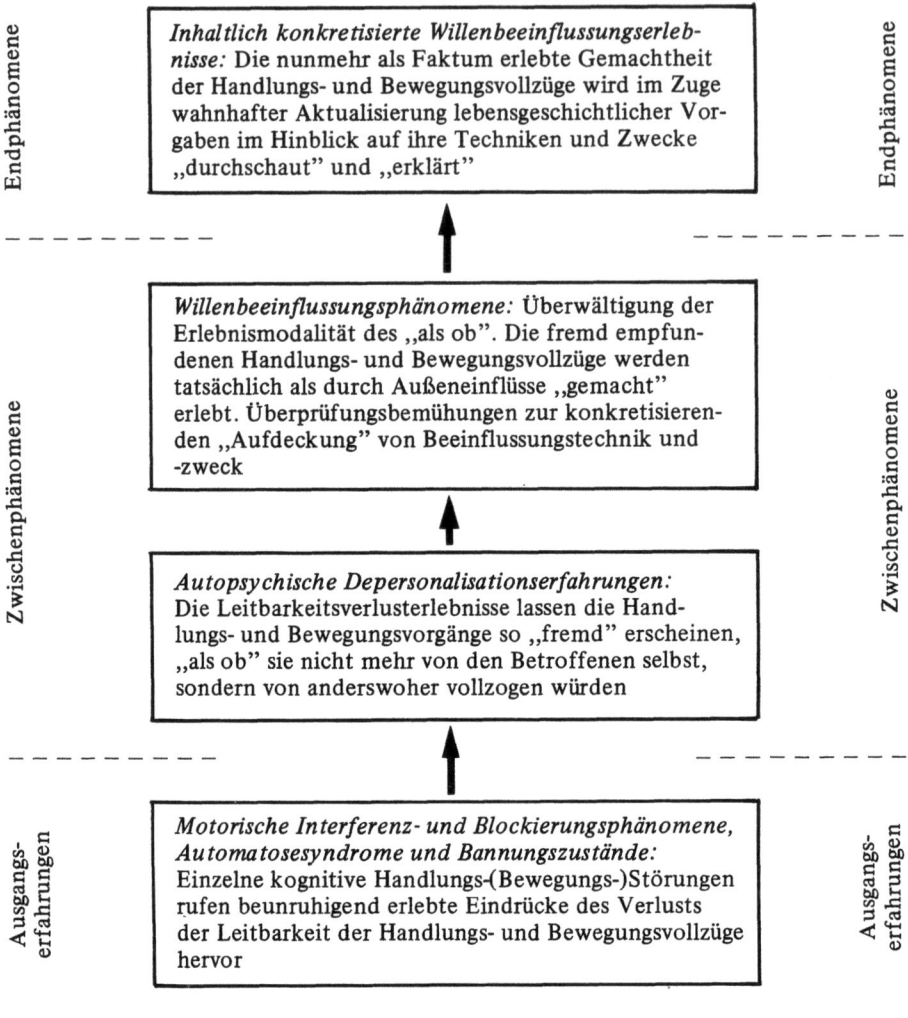

Abb. 8. Prägnanztypischer Reihenzusammenhang des Übergangs zu Willenbeeinflussungserlebnissen

fahrungen (B.3.4) gegenüber den eigenen Bewegungs- und Handlungsabläufen und wieder auch die entsprechenden Gemachtheitserlebnisse dar, insofern ihre inhaltliche Ausformung noch den erwähnten letzten, den Übergang erst abschließenden Konkretisierungsschritt verlangt. Damit nimmt sich der für die Willenbeeinflussungsphänomengenese anzugebende prägnanztypische Reihenzusammenhang hypothesengemäß in der Tat sehr ähnlich wie jenes Symptomentstehungsmuster aus, das im vorausgegangenen zweiten Abschnitt dieser Untersuchung für die Entwicklung der Gedankenbeeinflussungserlebnisse herausgearbeitet worden ist (Abb. 8).

4.5 Entstehung der leiblichen Beeinflussungserlebnisse

Die „Umwandlung" des „Aktivitätsbewußtseins von Jaspers" in das „Erlebnis der Meinhaftigkeit" (158, S. 124), von der zu Beginn des dritten, gerade abgeschlossenen Untersuchungsabschnitts die Rede war, hat es K. Schneider ermöglicht, auch die letzte, nunmehr noch auf ihren Werdegang hin zu untersuchende Erstrangsymptomatik der leiblichen Beeinflussung als „Ich-Störung" aufzufassen und mit der Gedankenbeeinflussung, der Gedankenausbreitung und allem „Gemachten" des Fühlens, der Triebe und des Wollens unter dem Gesichtspunkt der „Durchlässigkeit der Ich-Umwelt-Schranke" (37), des „Konturverlusts des Ichs" zusammenzusehen (158, S. 136). Wie die „passiven Ich-Zustände" des Fühlens allgemein ließen sich durch diese Neufassung nämlich die „Leibgefühle" (158, S. 149) genauso zwanglos in den Kreis der psychischen Gegebenheiten hineinnehmen, für die der „besondere Ton des ‚Mein', des ‚Ich', des ‚Persönlichen' " (102, S. 101) und mit ihnen zugleich der Leib selbst verlorengehen kann, soweit er uns in seinem Dasein und seinen Zuständen durch sie zu Bewußtsein kommt. Das „Leibbewußtsein" insgesamt stellt mit Rücksicht auf die Meinhaftigkeit jener „Gefühlsempfindungen", die nach Jaspers (102, S. 74) in ihm zusammenfließen und vermittels des jeweiligen „Körperschemas" (153) ihre räumliche Zuordnung erfahren, geradezu eine Dimension des „Ich-Bewußtseins" dar, ähnlich dem was schon Wernicke (191) unter dem dann von Kleist (107) hirnpathologisch weiter angereicherten Begriff der „Somatopsyche" verstand. Nur darum läßt sich ebenso sinnvoll von einer Depersonalisation der „passiven" Leibgefühle und durch sie zu Bewußtsein gebrachten Körperteile reden, wie das in den beiden vorangegangenen Untersuchungsabschnitten unter Bezug auf die Meinhaftigkeitsverlusterlebnisse im Modus des „als ob" bei Handlungs-, Bewegungs- und den ebenfalls überwiegend als Aktivität empfundenen Denkvollzügen geschah. Unter einer solchen somatopsychischen Depersonalisation wären demnach Erlebnisse zu verstehen, in denen Leibgefühle so fremd erscheinen, als ob sie gar nicht vom eigenen Leibe, sondern von anderswo herrührten, und sich entsprechend der durch sie repräsentierte Körper mehr oder weniger vollständig ebenfalls wie nicht zur eigenen Person gehörig oder überhaupt nicht mehr vorhanden ausnimmt. Ihr Unterschied von der hier interessierenden Erstrangsymptomatik ist zumindest für den Meinhaftigkeitsverlust der Leibgefühle selbst leicht zu bestimmen, nämlich wieder durch den Vorbehalt des „als ob", an dessen Stelle dann das leibliche Beeinflussungserleben ein volles Realitätsurteil im Hinblick auf das scheinbare „Von-anderswoher-Kommen" oder „Von-anderswoher-Gemachtsein" der befremdlichen Gefühlsempfindungen setzt. Diese Differenz bei doch eindeutig identischer Bezugnahme auf den eigenen Körper hat es Wernicke (191, S. 102) nahegelegt, in den „Ideen" der tatsächlichen Gemachtheit, zumal dann wenn sie Technik und Zwecke der Außenbeeinflussung bereits mit einschließen, wahnhafte Erklärungsversuche für die befremdliche Gegebenheitsweise der Leibgefühle zu sehen. So betrachtet käme die Erstrangsymptomatik der körperlichen Beeinflussung zu den somatopsychischen Depersonalisationserfahrungen in das gleiche Verhältnis einer konsekutiven „Erklärungswahnidee" zu stehen, das nach dieser frühen Übergangsreihenkonzeption auch die Stellung der Gedankenbeeinflussungsphänomene zu den autopsychischen Depersonalisationserlebnissen des eigenen Denkens kennzeichnen soll. Weitgehend unbeantwortet blieb jedoch — von den bereits mehrfach erwähnten Plausibilitätsproblemen aller „rationalistischen" Erstrangsymptomableitungen abgesehen — wieder die Frage, auf welchen erlebnismäßigen Grundlagen denn die am Ende der „somatopsychischen Erklärungswahnvorstellungsreihe" schließlich als Ausdruck ihrer Gemachtheit von außen „durchschaute" Befremdlichkeit der Leibgefühle eigentlich beruhe. Mit ihr ist erneut der Gesichtspunkt angesprochen, von dem sich schon zu Beginn des zweiten und des dritten Untersuchungsabschnitts zweckmäßigerweise jeweils zur Spezifikation der Arbeitshypothese vor dem Hintergrund der früheren und zeitgenössisch konkurrierenden Konzeptualisierungen der entsprechenden Erstrangsymptomentwicklung übergehen ließ. Denn genau wie im Hinblick auf das „Fremddenken" und „-handeln" kann man den Beitrag der Basisstörungskonzeption auch hier durch eine Freilegung eben jenes phänomenalen Fundaments charakterisieren, das den Betroffenen überhaupt erst zu den in der psychopathologischen Tradition an den Anfang der Körperbeeinflussungserlebnisgenese gestellten Fremdheitseindrücken gegenüber den eigenen Leibgefühlen Anlaß gibt.

4.5.1 Spezifikation der Arbeitshypothese

Die Annahmen zum Werdegang der leiblichen Beeinflussungsphänomene, die es in diesem 4. Untersuchungsabschnitt arbeitshypothetisch zu verfolgen gilt, machen entwicklungsgeschichtlich betrachtet zweifellos den Kernbereich der Basisstörungstheorie aus. Sie sind nämlich allesamt mit der gleichen Prägnanz und Differenzierung, die den gegenwärtigen Ausbildungsstand bestimmen, schon anläßlich der 1957 von Huber durchgeführten Untersuchung über „Pneumencephalographische und psychopathologische Bilder bei endogenen Psychosen" (68) dargelegt und begründet worden und haben unverkennbar gleichsam das Muster auch für die Konzeption aller übrigen Fundierungszusammenhänge der schizophrenietypischen Erlebnisweisen mit Basissymptomen dargestellt. Diese exemplarische Bedeutung kommt schon der Charakteristik jener als Coenästhesien bezeichneten Leibgefühlstörungen selbst zu, die danach die Ausgangserfahrungen der Körperbeeinflussungsphänomenengenese abgeben und im Gesamtverlauf derart dominieren können, daß sich ein coenästhetischer Prägnanztyp von den klassischen Unterformen der schizophrenen Erkrankung abheben läßt (69, 76). Denn aus ihrer Erstbeschreibung gehen bereits sämtliche allgemeinen Merkmale klar hervor, denen man bei den meisten heute im Bonner Untersuchungsinstrument zusammengestellten Basissymptomen wieder begegnet und für deren Erfüllung speziell auch durch die kognitiven Wahrnehmungs-, Denk- und Handlungs-(Bewegungs-)störungen aus den bislang von dieser Untersuchung vorgelegten Selbstschilderungen eine ganze Reihe von Belegen zu entnehmen war. Gemeint ist einmal die besondere Erlebnisqualität der Anders- und Neuartigkeit gegenüber allen bis dahin vertrauten gefühlsmäßigen Gegebenheitsweisen des eigenen Leibes, mit der die von den Betroffenen meist von sich aus zum Ausdruck gebrachte schwere Beschreibbarkeit der coenästhetischen Beschwerden zusammenhängt. Hinzu kommen in der überwiegend plötzlichen, geradezu paroxysmalen Manifestationsweise, der meist nur sekunden- bis minutenlangen Dauer und der graduell außerordentlich ausgeprägten und zudem raschen Fluktuation zwischen geringer und starker Intensität noch 3 weitere Charakteristika, durch die der schon von der phänomenalen Beschaffenheit selbst ausgehende Eindruck des völlig ungewohnten und überraschend Neuartigen noch eine Bekräftigung erfährt. Daher wundert es auch nicht, daß die Leibgefühlstörungen „zugleich elementare", für den Außenstehenden allein von der ja zwangsläufig jene bestürzende Andersartigkeit nur unzulänglich wiedergebenden Beschwerdeschilderung her nicht voll „nacherlebbare und zum Teil sehr intensive Affektzustände" sind (69, S. 504). Freilich hat Huber im Blick auf den Langzeitverlauf coenästhetische Schizophrenien ein erstes und ein zweites Stadium der mit den Leibgefühlstörungen so innig verknüpften Affektveränderungen voneinander abgetrennt. Im letzteren weist nach dieser Differenzierung die Affektabwandlung bereits ein zweifelsfrei als psychotisch erkennbares Gepräge im Sinne inadäquater, zu den coenästhetischen Beschwerden in keinerlei einfühlbarem Verhältnis mehr stehenden „apathisch-gleichmütigen oder sogar gehoben-euphorischen Stimmungslagen" (69, S. 504) auf. Das erste dagegen kennzeichnet, wenn es auch das zweite, erst nach längerem Verlauf zu erwartende Stadium der inadäquaten Affektivität später durchaus wieder ablösen kann, in der Regel den Beginn der coenästhetischen Erkrankungsform und bietet lebhafte Bilder der Betroffenheit, angstvollen Unsicherheit, Bestürzung, Rat- und Fassungslosigkeit. Zwar wäre es schon aus dem eben genannten Grunde jener sich aus dem Merkmal der schweren Beschreibbarkeit letztlich ergebenden Unzugänglichkeit der Erlebnisimmanenz sicherlich verfehlt, wollte man in diesen Affektveränderungen allein den Ausdruck einer verständlichen Reaktion auf die coenästhetischen Beschwerden sehen. Der Terminus Leibgefühlstörung besagt selbst klar genug, daß die leiblichen Mißempfindungen und die Affektabwandlungen erlebnismäßig und phänomenologisch ein Ganzes darstellen, dessen Teile sich nicht einfach zertrennen lassen in eine ursprüngliche, vorauslaufende Veränderung der Gegebenheitsweise des eigenen Leibes und eine gefühlsmäßige Antwort, die daraus erst auf reaktivem Wege erwächst. Insofern aber die Anzeichen der Betroffenheit den Beschwerdemerkmalen der Neuartigkeit, paroxysmalen Manifestation, Flüchtigkeit und Fluktuation gut entsprechen, erscheinen sie eben doch „noch einfühlbar" und „adäquat" (69, S. 502), und eben diese Form der affektiven Beeinträchtigung ist es auch, von der in den meisten der bisher dargestellten Erlebnissequenzen der Einsatz kognitiver Wahrnehmungs-, Denk- und Handlungsstörungen genauso begleitet war. Demgemäß gibt auch die für die initiale Betroffenheit beschriebene Abwandlungsmöglichkeit in „psychotisch imponierende wahnhafte Erregungen" parallel zu dem Überwältigungsvorgang der „Fähigkeit zur distanzierenden Objektivierung" (69, S. 503) durch die zunehmende Aufdringlichkeit der Basisbeschwerden eine für viele der vorstehend geschilderten Phänomenreihen gleichfalls schon als zutreffend erwiesene Charakteristik ab. Sie macht gleichsam jene von der kognitiven nicht trennbare affektive Seite des Übergangs aus, den Huber (68) mit der Schrittfolge von noch völlig uncharakteristischen Hypochondrismen über qualitativ eigenartige Coenästhesien im engeren Sinn zu Leibhalluzinationen erstmals und schon in modellhafter Weise auch für alle übrigen von der Basisstörungskonzeption angenommenen Erstrangsymptomentwicklungswege 3stufig dargestellt hat. Darin erscheinen zwar die bereits angesprochenen somatopsychischen Depersonalisationserfahrungen genauso wenig explizit als weitere, zwischen die 2. und die 3. Stufe eingeschaltete Vermittlungsphänomene, wie das auch für ihre allo- und autopsychischen Entsprechungen im Hinblick auf die früher dargelegten Vorstellungen zur Entwicklung der Wahnwahrnehmungen, wahnhaften Personenverkennungen,

Gedanken- und Willenbeeinflussungserlebnisse galt. Daß die für sie hergestellte Beziehung zu den qualitativ eigenartigen Leibgefühlstörungen jedoch gleichwohl im Sinne einer solchen Zwischenposition verstanden werden kann, geht einmal aus ihrer Subordination (D.1.1) unter den Coenästhesietyp der Taubheits- und Steifigkeitsempfindungen (D.1) im Bonner Untersuchungsinstrument hervor. Sie soll nämlich gerade die Steigerungsmöglichkeit der 2stufigen Coenästhesien zu Entfremdungserlebnissen am eigenen Körper zum Ausdruck bringen und stellt somit — wenngleich hier auf diejenigen Sensationen mit der am häufigsten beobachteten derartigen Fortentwicklungstendenz beschränkt — eine Zuordnung dar, die ganz jener aus dem ersten Untersuchungsabschnitt bekannten Integration der allopsychischen Depersonalisationserfahrungen (C.2.11) in die Subkategorie kognitiver Wahrnehmungsstörungen (C.2) entspricht. Zudem enthält die Monographie von 1957 Ausführungen, aus denen sich sehr einprägsam die Bedeutung von in der „Als-ob-Form" geschilderten Eindrücken des „Von-außen-Kommens" oder „Von-außen-Gemachten" für die Überleitung zumal qualitativ eigenartiger Elektrisierungs- und Hitzesensationen in leibliche Beeinflussungserlebnisse entnehmen läßt (68, S. 195). Dabei wird die Modalität des „als ob" freilich von den im primären coenästhetischen Erlebnis selbst gelegenen Außenbeeinflussungseindrücken getrennt gesehen und zum Ergebnis einer gleichsam nachträglichen Beurteilung der für die Betroffenen nur mit einer durch Außenreize bewirkten Erregung vergleichbaren Körpersensationen als Täuschung erklärt. In dem Untergang dieser Realitätskritik — begleitet eben von jener Einmündung der zunehmenden ängstlichen Verunsicherung des ersten Stadiums der Affektveränderung in wahnhafte Erregungszustände — hätte man danach den Symptomentwicklungsschritt vor sich, der von der 2. zur 3. somatopsychischen Übergangsreihenstufe führt. Ersichtlich kommt eine solche Darstellung des „fließenden Übergehens in die Leibhalluzination" (68, S. 194) den bislang schon von der vorliegenden Untersuchung ermittelten Umsetzungsvorgängen der Basisbeschwerden über Depersonalisationserfahrungen in die jeweiligen Endphänomene außerordentlich nahe. Denn zusammengeschlossen zu einem Erlebnisganzen liefe die Verbindung der „Als-ob-Form" mit den primären coenästhetischen Eindrücken, nach denen die beunruhigenden Sensationen nicht vom eigenen Körper, sondern von außen herzurühren scheinen, durchaus auf eine Gegebenheitsweise hinaus, die mit der oben angegebenen Definition der Leibgefühlsdepersonalisation in Übereinstimmung stünde. So gefaßt wären dann in der Tat in den bestürzend neuartig erlebten Coenästhesien die Ausgangserfahrungen für Meinhaftigkeitsverlusteindrücke im Modus des „als-ob" gegenüber diesen Körpersensationen und darin weiter die maßgeblichen Zwischenphänomene auf dem Weg zur Erstrangsymptomatik der leiblichen Beeinflussung zu sehen. Welche enorme Bedeutung man im übrigen der von Huber geleisteten Freilegung der coenästhetischen Ausgangserfahrungen zusprechen muß, läßt sich an jener noch von Conrad (33, S. 102) geäußerten Vermutung zum phänomenalen Status der Bezugspunkte des körperlichen Beeinflussungserlebens erkennen. Sie stellen nach ihm nämlich nichts anderes als ganz normale, etwa durch Kleiderdruck bewirkte Körpersensationen dar, deren wahnhafte „Gemachtheitsinterpretation" nur dadurch begreiflich wird, daß die aus der Wahnstimmung erwachsene „Apophänie" wie auf den „Innenraum" der Gedanken eben auch auf den „Leibbereich" übergreifen kann. Demgegenüber gehen die nunmehr durchzuführenden Übergangsreihenanalysen arbeitshypothetisch in dem dargelegten Sinne von einer

Fundierungsbedeutung der jeweiligen Leibsensationen für das auf sie bezogene Beeinflussungserleben aus.

4.5.2 Übergangsreihen zu leiblichen Beeinflussungserlebnissen

Von den 121 Kollektivmitgliedern ließen sich insgesamt 51 Selbstschilderungen gewinnen, in denen ein Übergang basaler Vorläuferphänomene in leibliche Beeinflussungserlebnisse zum Ausdruck kommt. Damit machen die zur Entwicklung dieser Symptomatik 1. Ranges gewonnenen Befunde einen Anteil von 23,6% am Gesamtbestand aller von der vorliegenden Untersuchung erfaßten Übergangsreihen aus. Wenn davon im folgenden gleichwohl nur 3 der zugehörigen Erlebnissequenzen zur exemplarischen Darstellung und Analyse kommen, dann trägt diese Beschränkung dem Umstand Rechnung, daß die eben entwickelten Annahmen zur Genese leiblicher Beeinflussungserlebnisse zweifellos als der am besten schon durch die früheren Untersuchungen der Bonner Arbeitsgruppe empirisch abgesicherte Aussagebereich der hier verfolgten Arbeitshypothese gelten können. Die volle Breite sämtlicher in der Ausgangserfahrungsposition ermittelter und damit als Basissymptomatik bestätigter Leibgefühlstörungen wird ohnehin wieder aus der abschließenden Zusammenfassung entnehmbar sein. Wie bereits angekündigt, stammt die erste exemplarisch vorzustellende Sequenz erneut von jener Patientin, die schon die an entsprechender Stelle in den 3 vorangegangenen Untersuchungsabschnitten stehenden Reihen geboten und damit in ihrer den Übergang eines Prodroms in die psychotische Erstmanifestation bestimmenden Erlebnisabwandlung bis auf den Ausbildungsweg akustischer Halluzinationen alle Erstrangsymptomentwicklungslinien parallel durchlaufen hat.

Fall 1. (♀, 46 J.):

„Das ist wieder eine andere Erscheinung, die habe ich auch gehabt, die kann ich Ihnen auch noch erzählen. Ich hatte ein Kribbeln in den Armen und auf dem Kopf. Das war so, als ob etwas über mich hinwegliefe und zwar an der Oberfläche, also nicht von innen. Ganz plötzlich, das ging ganz schnell wieder vorbei. Ungefähr vielleicht 5 Minuten hielt das an. Manchmal waren die Arme auch ganz steif. Die waren steif, als ob sie mir überhaupt nicht mehr gehörten, ja, ich hatte das Gefühl, als ob die überhaupt nicht mehr vorhanden wären. Ich habe mich berührt, gekniffen, ich wollte wissen, ob ich überhaupt noch Schmerzen empfinde. Auch mit dem Kopf, er war irgendwie so fühllos. Ich ging also mit dem Kopf an die Wand, weil ich dachte, ‚jetzt probierst du es, ob du Schmerz empfindest, ob du wirklich da bist'. Ich ging also an die Wand und mußte anschließend zum Arzt, weil es wirklich geblutet hatte. Ich war also erstmal überzeugt, das Gefühl, der Schmerz war alles da. Dann habe ich mich plötzlich sehr dick gefühlt. Ich hatte plötzlich den Eindruck, daß mein Bauch sehr viel dicker geworden ist und plötzlich wieder dünner würde, so ein Hin und Her. Ich bekam immer mehr Angst, das war in der Angstphase, da hatte ich plötzlich auch unheimliche Temperaturphasen zu verzeichnen. Keine Hitzewallungen, das hatte mir eine Freundin erzählt, die sind ja normal. Es war ein ganz anderes Heiß- und Kaltwerden an der gesamten Haut, am ganzen Körper. Also, es ist niemals so gewesen, daß nur die Hände heiß wurden, sondern ich hatte einen Schweißausbruch, kann man das vielleicht nennen, an der gesamten Körperfläche. Dann kam so eine Art Luftzug, ich war abgekühlt, dann wurde es wieder heiß, alles im Wohnraum bei ganz normaler Temperatur. Das war so, als ob das überhaupt nicht von meinem Körper kommen könnte. Wenn ich mich abkühlte, also da hatte ich richtig den Eindruck, als ob mich ein Windhauch anwehen würde. Ich habe geschwitzt, also ich habe unwahrscheinlich geschwitzt. Es ging überhaupt kein Luftzug, es bewegte sich nichts, und ich hatte trotzdem das Gefühl, als ob ich angeblasen würde, als ob da irgendein Ventilator wäre. Ich spürte plötzlich auf der Haut den Luftzug, als ob jemand einen Föhn oder irgend so etwas benutzt, was Sie total anbläst. Das hat mich natürlich alles unwahrscheinlich aufgeregt, und dann kam mir ja die Idee, daß da etwas dahinterstecken müßte. Ich guckte mich dann um, von wo aus man das machen könnte, wenn ich zu Hause bin, daß es mir heiß wird und daß es mir kalt wird. Ich stellte mich hierhin und dorthin und habe alles mögliche ausprobiert. Da nahm ich also an, ich hänge an einem Lügendetektor. Und zwar hatte mir das mein erster Chef erzählt, bevor er nach USA gegangen ist, wie ein Lügendetektor funktioniert und daß man die Feuchte der Haut mißt und wie das also funktioniert. Ich dachte, das gehört mit zu dem ganzen Spionageprogramm."

Fall 110 (♂, 26 J.) bringt durch seinen Erlebnisbericht ebenfalls den Übergang eines prodromalen Basisstadiums in die psychotische Erstmanifestation zum Ausdruck, wobei zu deren anfangs allein aus den leiblichen Beeinflussungserlebnissen bestehender Symptomatik 3 Tage später auch noch akustische Halluzinationen von imperativen Stimmen hinzugetreten sind:

Heute müsse er sagen, daß es wohl schon vor einem halben Jahr begonnen habe. Damals habe er ganz plötzlich zum ersten Mal einen Schmerz in der rechten Hirnhälfte verspürt. Etwa so groß wie ein Pfennigstück sei die schmerzhafte Stelle gewesen und nach einigen Tagen völlig wieder verschwunden. Nach arbeitsreichen Tagen habe er eigentlich schon immer Kopfschmerzen gehabt und es deshalb nicht weiter ernst genommen, obwohl es doch schon so merkwürdig umschrieben und irgendwie anders als die sonstigen Kopfschmerzen gewesen sei. Die Schmerzen seien dann immer wiedergekehrt, meistens nur kurz, attackenweise, am nächsten Tag wieder vorbei. Manchmal mehr dumpfe, ziehende Schmerzen im Hinterkopf, dann wieder mehr stechend in der rechten Hirnhälfte. Stutzig geworden sei er vor einem Monat. Da sei plötzlich ein starkes Stechen in der linken Kopfhälfte aufgetreten, richtig niederschmetternd, so daß er Angst bekommen habe, es könne ihm etwas zustoßen. Das sei schon kein eigentlicher Schmerz mehr gewesen, irgendwie ganz anders als sonst, ein „völlig fremdes Gefühl", als ob das gar nicht von seinem Kopf gekommen sei. Auch in der rechten Hirnhälfte seien dann solche Gefühle aufgetreten, rasche Stiche, „wie ein kleiner Blitz, wie ein elektrischer Kurzschluß". Auch die Muskeln in den Armen und Händen seien ihm in dieser Zeit irgendwie kraftlos vorgekommen, irgendwie schlaffer als sonst. Vor allem das Gefühl bei den Handbewegungen sei dadurch so fremd gewesen, als gehörten ihm seine Hände gar nicht mehr. Er habe das mit dem Kopf in Zusammenhang gebracht und jetzt schon immer das Gefühl gehabt, als gehe da etwas vor, als würde da etwas „von außen" über den Kopf mit seinem ganzen Körper gemacht. Dann sei plötzlich vor 4 Tagen ein „impulsförmiges Stechen" in der linken Hirnhälfte aufgetreten, so stark wie sonst noch nie, und er habe sofort gemerkt, „da wirst du angefunkt". Seitdem sei ihm klar gewesen, daß man ihn schon die ganze Zeit mit einem Richtfunk angefunkt habe, nur habe er noch nicht gewußt, warum. Da sei er erst in den letzten Tagen durch „längeres Nachdenken" dahintergekommen. Man wolle ihn „elektromagnetisch umpolen", da stecke der sowjetische Geheimdienst dahinter. Er sei ja erst nach dem Einmarsch der sowjetischen Truppen in die CSSR mit seiner Mutter in die BRD ausgereist und spreche doch Russisch, so daß man ihn gut für Geheimdienstzwecke gebrauchen könne.

Fall 121 (♂, 47 J.) gibt gleichfalls eine Erlebnisabwandlung wieder, die sich während des Übergangs eines Prodroms in die psychotische Erstmanifestation vollzogen hat:

Angefangen habe es vor 6 Tagen damit, daß sein Kopf plötzlich heiß gewesen sei. Das sei nachts im Bett aufgetreten und er sei vermutlich sogar dadurch erst aus dem Schlaf aufgewacht. Er habe überhaupt keinen Grund dafür entdecken können, weil er genauso im Bett gelegen habe wie sonst und auch die Raumtemperatur wie immer gewesen sei. Das sei ein Hitzegefühl gewesen, wie man es schon einmal haben könne, nur eben so plötzlich und so grundlos und auch ziemlich intensiv. Er sei aufgestanden, habe die Heizung überprüft und sich dann draußen kurz abgekühlt. In der Nacht sei es immerhin 15 Grad Kälte gewesen, so daß er rasch wieder ins Haus hineingegangen und ins Bett zurückgekehrt sei, ohne sich weiter zu beunruhigen. An den nächsten Tagen habe er dann aber doch Angst bekommen. Denn jetzt seien plötzlich richtige „Hitzewallungen" aufgetreten, mehr am Rumpf und weniger am Kopf. Das sei ein Kommen und Gehen gewesen, nicht konstant, anfangs nur nachts, später auch tagsüber in unterschiedlicher Intensität. Diese Gefühle seien ihm sofort ganz „fremd" vorgekommen, so etwas habe er überhaupt noch nie erlebt. Es sei so gewesen, als ob das gar nicht vom eigenen Körper ausgehen könne, sondern irgendwie mit äußeren Einflüssen zu tun haben müsse. Kurz darauf habe ihn ein wahres „Entsetzen" erfaßt, denn jetzt seien plötzlich „wellenförmige Empfindungen" aufgetreten, die den Körper von Kopf bis Fuß „herabgewandert" seien, zuerst mehr auf der Hautoberfläche und dann mehr nach innen ziehend in den Körper hinein. Er habe keinen Augenblick mehr daran zweifeln können, daß das von außen irgendwie gemacht worden sei und sich überlegt, wie so etwas denn gehen könne. Da sei sein „Physikergehirn eingesprungen" und es sei ihm eingefallen, daß es eigentlich nur „Mikrowellen" sein könnten. Er habe dann durch unterschiedliche Aufrichtungen seines Körpers, also Lageveränderungen auf dem Boden versucht, die „Senderlokalisation" herauszufinden. Das sei nämlich ganz analog dem „Modell des dichteren Mediums" abgelaufen, nach dem die Wellen von der Haut ins Körperinnere gebrochen werden müßten. Mit dieser Methode habe er allerdings diejenigen, die das machten, nicht ermitteln können. Das sei ihm erst gelungen, als ihm eine „Geheimgesellschaft" plötzlich wieder eingefallen sei, von der er in seiner Schulzeit gehört habe. Das seien so „eine Art Nazis", eine geheime Organisation, die sich „Thule-Gesellschaft" nenne, die habe er die ganzen Jahre über völlig vergessen gehabt. „Anscheinend wird man von diesen Leuten überwacht, ohne daß man es merkt. Sie strahlen insbesondere mit Mikrowellenenergie in den Kopf ein und versuchen, einem Verbrennungen beizubringen. Was sie für Deformierungen der Persönlichkeit erzielen wollen, weiß ich nicht".

Analysiert man diese 3 Erlebnisberichte wieder nach den symptomatologischen Kriterien der Basissymptomskala, dann entsprechen zunächst die von Fall 1 geschilderten Kribbelgefühle Bewegungssensationen an der Körperoberfläche (D.7), die weiter geklagten Steifheits- und Fühllosigkeitssensationen Taubheits- und Steifigkeitsempfindungen (D.1), die nachfolgend wiedergegebenen Gefühle des Dicker- und Dünnerwerdens Sensationen der Verkleinerung und Vergrößerung (D.9) und die dann anschließend höchst plastisch beschriebenen „Temperaturphasen" thermischen Sensationen im Sinne von Hitze- und Kälteempfindungen (D.6). Dagegen erfüllen die aus dem Bericht von Fall 110 entnehmbaren Beschwerden nacheinander die Kriterien von mehr umschriebenen Schmerz- (D.3), Stich- (D.7) und Elektrisierungssensationen (D.5), zu denen mit der Kraftlosigkeitsempfindung in Armen und Händen noch eine Leibgefühlstörung nach Art jener Sensationen motorischer Schwäche („Lähmungssensationen") hinzukommt, die im Bonner Untersuchungsinstrument das Einzelitem D.2 repräsentiert. Fall 121 schließlich klagt zu Anfang wiederum über Hitzegefühle, deren „Wallungs"-Charakter im weiteren Verlauf der Erlebnissequenz dann offenbar in die Empfindung von eigentümlich die Körperoberfläche „herabwandernden" und am Ende auch nach innen, in den Körper hineinziehenden „Wellen" übergeht. Darum gilt auch für diese Schilderung, daß sie mehr als nur eine Basisbeschwerde, nämlich über jene von Fall 1 schon gebotenen Hitzeempfindungen (D.6) hinaus noch Wandersensationen (D.4) und Bewegungsempfindungen im Körperinneren (D.7) zum Ausdruck bringt. Somit besitzt in der Tat jede der in den 3 Erlebnisberichten geschilderten Körpersensationen ihre genaue Entsprechung in einem der Prägnanztypen, die Huber für die Coenästhesien herausgearbeitet und unter der 4. Hauptkategorie (D) des Bonner Untersuchungsinstrumentes zusammengefaßt hat. Da die Gefühle des Heiß- und Kaltwerdens in Fall 1, des stechend, wie elektrisierend wirkenden Schmerzes in Fall 110 und der schließlich ins Körperinnere wandernden Hitzewellen in Fall 121 unverkennbar die Bezugspunkte für das leibliche Beeinflussungserleben am Ende der jeweiligen Sequenz abgeben, belegt diese Korrespondenz bereits exemplarisch die Triftigkeit jener Annahme, nach der die hier interessierende Erstrangsymptomentwicklung eben von Coenästhesien ihren Ausgang nimmt.

Was weiter die genaue Ausbildungsschrittfolge anbelangt, so stellen alle in der Basissymptomskala vertretenen Prägnanztypen bereits qualitativ eigenartige Coenästhesien im engeren Sinne dar, so daß man auch die vorstehend geschilderten Beschwerden eigentlich schon durchweg der 2. Ausprägungsstufe der Leibgefühlstörungen zurechnen müßte. So jedoch, wie die Schmerzsensationen in Fall 110 und die Hitzegefühle in Fall 121 in der Selbstwahrnehmung zunächst noch mehr schon bekannten Körpergefühlen zu gleichen scheinen und sich demgemäß auch die mit ihrer Manifestation einhergehende Betroffenheit in Grenzen hält, ist zumindest in diesen Sequenzen doch klar ein Zuwachs an Beschwerdeeigentümlichkeit und ängstlicher Verunsicherung auszumachen, entsprechend dem von der Basisstörungskonzeption vorgesehenen Stufenmodell. Daran gemessen wird nämlich die zweite Coenästhesiestufe voll erst mit dem Einsatz der „stutzig" machenden Stichsensationen in Fall 110 und der angstvoll erlebten „Hitzewallungen" in Fall 121 erreicht, zu denen dann die initial geschilderten Körpersensationen in der Tat im Verhältnis noch eher uncharakteristischer, aufgrund ihres geringen Ausprägungsgrades von vergleichbaren körperlich begründeten Beschwerden qualitativ noch nicht eindeutig abgehobenen Vorläuferphänomenen stehen. Zudem erscheint in 2 Erlebnisberichten zwischenzeitlich ein Körperteil, in Fall 1 die Arme und in Fall 110 die Hände, den Betroffenen jeweils so fremd, als ob er nicht mehr zur eigenen Person gehörte oder nicht einmal mehr vorhanden sei. Bezeichnenderweise geht diese bereits ganze Körperteile betreffende Eindrucksvariante dabei in Fall 1 erlebnismäßig genau aus jenen Taubheits- und Steifigkeitsempfindungen (D.1) hervor, denen solche Entfremdungsgefühle (D.1.1) in der Basissymptomskala auch untergeordnet sind, während sie sich in Fall 110 auf die Sensationen der motorischen Schwäche (D.2) zurückbezieht. Eine ungleich größere Bedeutung jedoch kommt für die Fortentwicklung der Coenästhesien der Stufe 2 zu den Endphänomenen der leiblichen Beeinflussung offenkundig der anderen, in der einleitenden Definition somatopsychischer Depersonalisationserfahrungen denn auch als fundamentaler herausgestellten Variante zu, die den Fremdheitseindruck gegenüber den zugrunde liegenden Leibsensationen selbst meint. Denn sowohl das Heiß- und Kaltwerden (Fall 1) als auch die stechenden Schmerzen im Kopf (Fall 110) und die „Hitzewallungen" (Fall 121) wirken ja in ihrer angstvoll erlebten Neu- und Andersartigkeit verglichen mit allen bis dahin gekannten Leibgefühlen schließlich so fremd, als ob ihre Manifestation gar nicht vom eigenen Körper hervorgerufen, sondern irgendwie von außen gemacht worden sei. Dabei stehen die Momente „nicht vom eigenen Körper" und „von außen gemacht" offenbar in einer genauso engen Verbindung miteinander wie die Eindrücke „unecht" und „für mich aufgestellt" in der Wahnwahrnehmungsentwicklung und weiter auch die Erlebniskomponenten „nicht selber gedacht oder gehandelt" und „von außen eingegeben, entzogen oder gesteuert" im Übergang hin zu Gedanken- und Willenbeeinflussungsphänomenen. Auch ihre gemeinsame Gegebenheitsweise im Modus des „als ob" gehört nach den Schilderungen unzertrennlich diesem Erlebnisganzen an, so daß man es wohl in der Tat als eine zwischen die zweite und die dritte Entwicklungsstufe eingeschaltete somatopsychische Depersonalisationserfahrung begreifen und den entsprechenden allo- und autopsychischen Zwischenphänomenen in den früher analysierten Übergangsreihen beiseitestellen kann. Eben diese Erlebnismodalität ist es auch, die im nächsten Übergangsschritt von dem plötzlich einsetzenden „impulsförmigen Stechen in der linken Hirnhälfte" (Fall 110) oder dem „entsetzt" wahrgenommenen „Wandern der Hitzewellen von Kopf bis Fuß die Hautoberfläche herab und schließlich auch in das Körperinnere hinein" (Fall 121) dann schlagartig überwältigt wird. Das dadurch erreichte Ausmaß an qualitativer Beschwerdeeigenartigkeit und mit ihr einhergehender Beängstigung zwingt die Betroffenen geradezu, den zuvor erst im Modus des „als ob" gegebenen Eindruck der Außenbeeinflussung nunmehr mit einem vollen Realitätsurteil zu versehen. Somit sieht es im Rückblick auf die bis hierher durchlaufenen Sequenzen wieder so aus, als führe eine noch weitere Steigerung im Ausprägungsgrad der qualitativen Eigenartigkeit den Übergang von den somatopsychischen Depersonalisationserfahrungen zu den Gemachtheitserlebnissen herbei, so wie offenbar schon in dem Fortschritt von der 1. zur 2. Coenästhesiestufe und von dort zu den Fremdheitseindrücken jeweils ein solcher Zuwachs zum Ausdruck kommt. Die Überwältigung der Erlebnismodalität des „als ob" durch die Aufdringlichkeit der Basisbeschwerden stellt indessen genau wie in der Entwicklung der Wahnwahrnehmungen, wahnhaften Personenverkennungen, Gedanken- und Willenbeeinflussungsphänomene auch nach den 3 vorstehenden Berichten noch nicht den letzten Ausbildungsschritt dar. Denn erst nach den Erlebnissen der tatsächlichen Gemachtheit setzen ja die von Fall 1 schon aus den früher wiedergegebenen Sequenzen bekannten und auch von Fall 121 sehr plastisch geschilderten „Probierbemühungen" im Sinne einer gleichsam „methodisch" betriebenen „Enträtselung" von Technik und Zwecken der evidenten Körperbeeinflussung ein. Wenn es dazu heißt, daß „sein Physikergehirn eingesprungen" und nachfolgend ein lange vergessenes Wissen um eine „Geheimgesellschaft" reaktualisiert worden sei (Fall 121), oder wenn von einer Aufdeckung der „elektromagnetischen" Manipulation durch den sowjetischen Geheimdienst erst nach „längerem Nachdenken" über biographische Gegebenheiten die Rede ist (Fall 110), dann zeigen solche Schilderungen mit bemerkenswerter Klarheit die Eigenständigkeit der inhaltlichen Konkretisierungsleistung an. Sie greift eben unverkennbar auf lebensgeschichtlich angereicherte, persönlichkeitseigene „Bestände" zurück und macht damit auch hier wieder einen noch weiterführenden, die Übergangsreihen zu leiblichen Beeinflussungserlebnissen erst vollständig abschließenden Entwicklungsschritt aus. Im übrigen können durch die 3 vorstehenden Berichte auch alle anderen zu dieser Erstrangsymptomgenese gewonnenen Übergangsschilderungen als beispielhaft charakterisiert gelten, so daß sich nunmehr schon zur Zusammenfassung der zugehörigen Untersuchungsergebnisse übergehen läßt.

Tabelle 21. Art und Häufigkeit der in den Übergangsreihen zu leiblichen Beeinflussungserlebnissen als Ausgangserfahrungen erfaßten Basissymptome (geordnet entsprechend den Einzelitems im BSABS für Coenästhesien: D)

BSABS	Ausgangserfahrungen	Übergangsreihen n = 51	100%
D.1	— Taubheits- und Steifigkeitsempfindungen	12	23,5
D.2	— Sensationen motorischer Schwäche („Lähmungssensationen")	11	21,6
D.3	— Mehr umschriebene Schmerzsensationen	31	60,8
D.4	— Wandersensationen	12	23,5
D.5	— Elektrisierungssensationen	15	29,4
D.6	— Thermische Sensationen (Hitze- und Kälteempfindungen)	8	15,7
D.7	— Bewegungs-, Zug- und Druckempfindungen im Körperinneren oder an der Körperoberfläche	39	76,5
D.8	— Sensationen abnormer Schwere, Leichtigkeit und Leere, Fall- und Sink-, Levitations- und Elevationsphänomene	6	11,8
D.9	— Sensationen der Verkleinerung, Schrumpfung und Einschnürung, der Vergrößerung und Ausdehnung	14	27,5
D.10	— Kinästhetische Sensationen	3	5,9
D.11	— Sog. vestibuläre Sensationen. Qualitativ eigenartige Raumsinn- und Gleichgewichtsstörungen	5	9,8

4.5.3 Vierte Zwischenbilanz: Zusammenfassung der Untersuchungsergebnisse zur Entstehung der leiblichen Beeinflussungserlebnisse

Unter Hinzunahme auch der am Anfang der weiteren 48 Übergangsreihen angetroffenen Coenästhesien ergibt sich für die von der vorliegenden Untersuchung als Ausgangserfahrungen der Entwicklung von leiblichen Beeinflussungserlebnissen bestätigten Basissymptome der aus Tabelle 21 entnehmbare Gesamtbestand.

Demnach kann die Ausbildung dieser Erstrangsymptomatik offenbar von nahezu jedem der Prägnanztypen ihren Ausgang nehmen, die in der Hauptkategorie der Coenästhesien (D) in der Bonner Basissymptomskala vertreten sind. Nur sensorisch und sensibel ausgelöste Dysästhesien (D.12) ließen sich nicht in der Ausgangserfahrungsposition erfassen ebenso wie Leibgefühlstörungen, die nicht einem der symptomatologischen Einzelitems voll entsprochen und daher atypische Coenästhesien (D.13) dargestellt hätten. Syndromale Kombinationen von Coenäthesien mit zentral-vegetativen Störungen und elementarer Sterbeangst im Sinne dysästhetischer Krisen (D.14) oder gleichsam ihre affektive Komponente nach Art paroxysmaler (nicht ausgelöster, endogener) Angstzustände ohne Coenästhesien (D.15) allein waren zwar ebenfalls wiederholt im Vorfeld der leiblichen Beeinflussungserlebnisse faßbar. Ihre Manifestation ging jedoch der nachfolgenden Erstrangsymptomatik nur zeitlich voraus und stand mit ihr nicht auch in jener durch die Erlebnissequenzen der Betroffenen hergestellten Verbindung, die man nach den hier verwandten Kriterien für die Annahme eines Übergangsreihenzusammenhanges fordern muß. Demgegenüber läßt sich aus den Angaben zur Häufigkeit der 11 in der Ausgangserfahrungsposition erfaßten Prägnanztypen schon entnehmen, daß die Ausbildung der auf die Leibvergegenwärtigung bezogenen Symptomatik 1. Ranges wieder nicht mit einer einzelnen Störung in diesem psychologischen Funktionsbereich, sondern in der Regel mit dem Einsatz ganzer Beschwerdekomplexe aus mehreren Coenästhesien beginnt. Im Unterschied aber vor allem zur Wahnwahrnehmungsgenese, in der die Fortentwicklung der Ausgangserfahrungen alle in den initialen Beschwerdekomplexen enthaltenen Wahrnehmungsstörungen zum Gesamteindruck der allopsychischen Depersonalisation zusammennimmt, kommt dabei nicht einer jeden dieser Leibgefühlstörungen mehr oder minder die gleiche Fundierungsbedeutung zu. Vielmehr treten aus den verschiedenen Coenästhesien im engeren Sinn, zu denen mit anwachsender qualitativer Eigenartigkeit die zunächst noch mehr uncharakteristischeren Körpersensationen der Stufe 1 übergehen, bestimmte besonders neu- und andersartig und damit auch am meisten beunruhigend und beängstigend erlebte Leibgefühlstörungen hervor und geben offenbar aufgrund dieses Vorrangs den direkten Bezugspunkt für die konsekutive Erstrangsymptomgenese an. Ihnen gegenüber stellen die übrigen, zeitgleich entwickelten, wohl noch nicht in dem gleichen Maße als qualitativ eigenartig empfundenen Coenästhesien der Stufe 2 dann eine Art Fundierungshintergrund dar, dessen Bestandteile zwar ebenfalls wie in den beiden zuletzt analysierten Fallbeispielen somatopsychische Depersonalisationserfahrungen nach sich ziehen können, zu dem resultierenden leiblichen Beeinflussungsphänomen jedoch in keiner direkten Verbindung stehen.

Versucht man zudem auch hier wieder Aufschluß darüber zu gewinnen, ob bestimmte Coenästhesien im engeren Sinn am Übergangsreihenanfang häufiger als sonst in den Basisstadien der schizophrenen Erkrankung vertreten sind, dann trifft das offenbar für die Elektrisierungssensationen (D.5) und die Sensationen der Verkleinerung, Schrumpfung und Einschnürung, der Vergrößerung und Ausdehnung (D.9) zu. Denn diese Leibgefühlstörungen belegen in der Rangreihe, die sich aus den Angaben zur Häufigkeit von Prägnanztypen der Coenästhesien bei den von der Bonn-Studie erfaßten postpsychotischen irreversiblen Basisstadien (reinen Residuen) entnehmen läßt, erst die Positionen 10 und 9 (45, S. 95), während sie unter den Ausgangserfahrungen bereits auf den Plätzen 3 und 4 erscheinen (Tabelle 22).

Dagegen nehmen die Bewegungs-, Zug- und Druckempfindungen im Körperinneren oder an der Körperoberfläche (D.7) und die mehr umschriebenen Schmerzsensationen (D.3) hier wie dort die 1. und die 2. Position der jeweiligen Häufigkeitsrangreihe ein. Im Hinblick auf diese beiden am meisten gefundenen Prägnanztypen besteht somit – von der natürlich nur sehr eingeschränkten, allein für die Häufigkeitsrelationen möglichen Vergleichbarkeit einmal abgesehen – zu dem Manifestationsprofil unabhängig von der Einbindung in Übergangsreihenzusammenhänge selbst noch in den postpsychotisch irreversiblen Basisstadien keine Diskrepanz. Was weiter die Zwischenphänomene anbelangt, so schließen sich in 29 von den 51 Übergangsreihen (56,9%) somatopsychische Depersonalisationseindrücke gegenüber den qualitativ eigenartig erlebten Leibgefühlen (D.1.1) klar im Sinne eines nachfolgenden Entwick-

Tabelle 22. Häufigkeitsrangreihe von Prägnanztypen der Coenästhesien am Anfang der Entwicklung von leiblichen Beeinflussungserlebnissen (LB) im Vergleich zur entsprechenden Rangreihe bei 202 Patienten der Bonn-Studie mit postpsychotisch irreversiblen Basisstadien [reinen Residuen (45)]

Übergangsreihen zu LB	n = 51	100%	Reine Residuen	n = 202	100%
1. Bewegungs-, Zug- und Druckempfindungen im Körperinneren oder an der Körperoberfläche (D.7)	39	76,5	1. Bewegungs-, Zug- und Druckempfindungen im Körperinneren oder an der Körperoberfläche (D.7)	51	25,0
2. Mehr umschriebene Schmerzsensationen (D.3)	31	60,8	2. Mehr umschriebene Schmerzsensationen (D.3)	42	21,0
3. Elektrisierungssensationen (D.5)	15	29,4	3. Sog. vestibuläre Sensationen, qualitativ eigenartige Raumsinn- und Gleichgewichtsstörungen (D.11)	27	13,5
4. Sensationen der Verkleinerung, Schrumpfung und Einschnürung, der Vergrößerung und Ausdehnung (D.9)	14	27,5	4. Taubheits- und Steifigkeitsempfindungen (D.1)	18	9,0
5. Taubheits- und Steifigkeitsempfindungen (D.1)	12	23,5	5. Wandersensationen (D.4)	16	8,0
6. Wandersensationen (D.4)	12	23,5	6. Thermische Sensationen (D.6)	16	8,0
7. Sensationen motorischer Schwäche (D.2)	11	21,6	7. Sensationen motorischer Schwäche (D.2)	14	7,0
8. Thermische Sensationen (D.6)	8	15,7	8. Sensationen abnormer Schwere, Leichtigkeit und Leere, Fall- und Sink-, Levitations- und Elevationsphänomene (D.8)	10	5,0
9. Sensationen abnormer Schwere, Leichtigkeit und Leere, Fall- und Sink-, Levitations- und Elevationsphänomene (D.8)	6	11,8	9. Sensationen der Verkleinerung, Schrumpfung und Einschnürung, der Vergrößerung und Ausdehnung (D.9)	9	4,5
10. Sog. vestibuläre Sensationen, qualitativ eigenartige Raumsinn- und Gleichgewichtsstörungen (D.11)	5	9,8	10. Elektrisierungssensationen (D.5)	7	3,5
11. Kinästhetische Sensationen (D.10)	3	5,9	11. Sensorisch und sensibel ausgelöste Dysästhesien (D.12)	5	2,5

lungsschritts an die Coenästhesien der 2. Stufe an. Dieser Befund belegt wohl eindeutig genug, daß der Weg zu den leiblichen Beeinflussungsphänomenen in der Tat über Erlebnisweisen führt, die von einem gewissen Grad seiner qualitativen Eigenartigkeit an das jeweilige Leibgefühl so fremd erscheinen lassen, als ob es gar nicht vom eigenen Körper ausgehen könnte, sondern das Resultat einer Erregung durch Außenreize sei. Denn die 22 Reihen ohne solche verläßlich abgrenzbaren somatopsychischen Depersonalisationserfahrungen schränken seine Aussagekraft keineswegs ein, wenn man bei diesen besonders zügig durchlaufenen Übergängen eine für die Selbstvergegenwärtigung einfach zu rasche Überwältigung der Erlebnismodalität des „als ob" durch die Aufdringlichkeit der Neu- und Andersartigkeitseindrücke unterstellt. Im übrigen machen auch hier wieder – wie in allen zuvor analysierten Erstrangsymptomentwicklungen mit Ausnahme nur der Genese der entsprechenden akustischen Halluzinationen – die aus den Depersonalisationserfahrungen erwachsenden Gemachtheitserlebnisse noch nicht die eigentlichen Endphänomene der Übergangsreihen aus. Ganz nach dem Muster der abnormen Bedeutungszuschreibung in der Wahnwahrnehmungsentwicklung schließt nämlich erst die aktiv von den Betroffenen betriebene „Enträtselung" der Manipulationstechniken und Beeinflussungszwecke den Übergang vollständig ab, so daß die mit einem vollen Realitätsurteil versehenen Gemachtheitseindrücke selbst noch dem Zwischenphänomenbereich angehören und der prägnanztypische Reihenzusammenhang damit die folgende Form bekommt (Abb. 9).

4.6 Kombinationsweisen der Erstrangsymptomentwicklung

Die exemplarischen Übergangsanalysen hatten in allen 4 Untersuchungsabschnitten schon wiederholt Erlebnissequenzen zum Gegenstand, die in simultaner Kombination mit einer oder mehreren anderen Erstrangsymptomentwicklungen durchlaufen worden sind. In der Tat weist Tabelle 23 solche Übergangsreihen bezogen auf den Gesamtbestand gegenüber 72 separat absolvierten Sequenzen (33,3%) ohne erkennbare Parallelstellung der einzelnen Ausbildungsstufen zu entsprechenden Entwicklungsstadien anderer Symptome 1. Ranges mit 144 derartigen Befunden (66,7%) sogar als häufiger aus.

Ersichtlich trifft diese Relation, nach der sich der jeweilige Übergang zumeist in Kombination mit der Ausbildung weiterer Erstrangsymptome vollzieht, vor allem auf die Genese der wahnhaften Personenverkennungen, Gedankenbeeinflussungs-, -ausbreitungs- und Willenbeeinflussungserlebnisse, weniger ausgeprägt aber auch auf die Entstehung der Wahnwahrnehmungen und leiblichen Beeinflussungsphänomene zu. Nur die Übergangsreihen zu akustischen Erstranghalluzinationen ließen unter den hier erhobenen Befunden gerade umgekehrt mit 64,6% gegenüber 35,4% entsprechenden Verläufen signifikant häufiger (Chi^2-Anteil 27,1 bei 1 df = p < 0.001) eine separate als kombinierte Vollzugsweise erkennen und nehmen damit unverkennbar eine Sonderstellung ein. Natürlich bedeutet ein derart separater Reihendurchlauf nicht, daß die Erstrangsymptomatik in den Psychosemanifestationen am Ende dieser Übergänge immer allein durch die zugehörigen Endphänomene gekennzeichnet gewesen ist. Wo aber daneben auch noch andere Erlebnisweisen 1. Ranges nachweisbar waren, fand sich

180

Endphänomene | *Inhaltlich konkretisierte leibliche Beeinflussungserlebnisse:* Die nunmehr als Faktum erlebte „Gemachtheit" der coenästhetischen Leibgefühle wird im Zuge wahnhafter Akutalisierung lebensgeschichtlicher Vorgaben im Hinblick auf ihre Techniken und Zwecke „durchschaut" und „erklärt" | Endphänomene

Zwischenphänomene | *Leibliche Beeinflussungsphänomene:* Überwältigung der Erlebnismodalität des „als ob". Die „fremd" empfundenen coenästhetischen Leibgefühle werden tatsächlich als durch eine Reizung von außen „gemacht" erlebt. Überprüfungsbemühungen zur konkretisierenden „Aufdeckung" von Beeinflussungstechnik und -zweck | Zwischenphänomene

Somatopsychische Depersonalisationserfahrungen: Die qualitative Eigenartigkeit läßt einzelne coenästhetische Gefühlsempfindungen i.e.S. so „fremd" erscheinen, „als ob" sie gar nicht spontan vom eigenen Leibe, sondern von einer Erregung durch Außenreize hervorgerufen würden

Ausgangserfahrungen | *Coenästhesien der Stufe 2* treten plötzlich aus den bis dahin noch mehr uncharakteristischen Coenästhesien i.w.S. hervor und werden in ihrer Andersartigkeit gegenüber allen, bis dahin bekannten Leibgefühlen in zunehmendem Maße beunruhigend und beängstigend erlebt | Ausgangserfahrungen

Beschwerdekomplexe aus noch mehr uncharakteristischen Coenästhesien der Stufe 1

Abb. 9. Prägnanztypischer Reihenzusammenhang des Übergangs zu leiblichen Beeinflussungserlebnissen

Tabelle 23. Häufigkeitsrelationen zwischen den separat und den in simultaner Kombination mit einer oder mehreren anderen Erstrangsymptomgenesen durchlaufenen Übergangsreihen

Übergangsreihen zu	Separat		Kombiniert		n	
Wahnwahrnehmungen	18	40,0%	27	60,0%	45	100%
Wahnhaften Personenverkennungen	2	16,7%	10	83,3%	12	100%
Gedankenbeeinflussungs- und -ausbreitungserlebnissen	6	16,7%	30	83,3%	36	100%
Akustischen Halluzinationen 1 Ranges	31	64,6%	17	35,4%	48	100%
Willenbeeinflussungserlebnissen	0		24	100%	24	100%
Leiblichen Beeinflussungserlebnissen	15	29,4%	36	70,6%	51	100%
n	72	33,3%	144	66,7%	216	100%

Chi^2-Anteil 40,3 bei 5 df = signifikant auf dem 0,1-%-Niveau.

zu ihnen eben entweder überhaupt kein analysierbarer Ausbildungsgang oder aber nur einer, der zeitlich und strukturell in den einzelnen Entwicklungsschritten keine strenge Parallele zu den jeweils dokumentierten Symptomgenesen aufwies. Was demgegenüber die wirklich von Stufe zu Stufe simultan mit den entsprechenden Abschnitten anderer Erstrangsymptomentstehungswege durchlaufenen Übergangsreihen anbelangt, so zeigte sich hierbei wieder eine außerordentliche Variabilität. Die basalen Funktionsstörungen können in unterschiedlichen Kombinationen offenbar 2, 3 oder gar alle 4 psychologische Funktionsbereiche der Wahrnehmung, des Denkens, Handelns und der gefühlsmäßigen Leibvergegenwärtigung gleichzeitig betreffen, zu denen die schizophrene Erstrangsymptomatik in Beziehung steht. Hinzu kommen noch die ebenfalls bereits exemplarisch dargestellten Verbindungsmöglichkeiten von voll durchlaufenen mit einem oder mehreren anderen unvollständig gebliebenen, etwa auf dem Niveau der Ausgangserfahrungen oder Zwischenphänomene zum Stillstand gelangten Übergängen, die offenbar auf Unterschiede im Beeinträchtigungsgrad der beteiligten Funktionsbereiche zurückzuführen sind. Mit einer solchen Kombinationsbreite weist die Übergangsreihenanalyse eindringlich darauf hin, daß man den transphänomenalen Bedingungsfaktor der Erstrangsymptomentwicklung in der Tat in einer ebensowohl in ihrem funktionsübergreifenden Ausmaß als auch der jeweiligen Beeinträchtugungsstärke höchst variantenreichen Störung suchen muß. Über diesen allgemeinen, im Diskussionsteil der Untersuchung dann wieder aufzunehmenden Gesichtspunkt hinaus wird durch die Zusammenstellung der Kombinationsweisen auch jener oben angesprochene Sonderstatus der Übergangsreihen zu den akustischen Halluzinationen

1. Ranges noch einmal deutlich gemacht. Denn die dargestellten Kombinationsweisen schließen wohl Parallelverläufe der vom Gedankendrängen ausgehenden akustischen Versinnlichungsprozesse mit Übergängen vor allem von Coenästhesien zu leiblichen Beeinflussungserlebnissen aber auch von kognitiven Handlungsstörungen zu Willenbeeinflussungsphänomenen und von kognitiven Wahrnehmungsstörungen zu Wahnwahrnehmungen und wahnhaften Personenverkennungen ein. Eine ebensolche Verbindung jedoch auch mit einer Entwicklung von Gedankenbeeinflussungs- und genuinen Gedankenausbreitungserlebnissen, die nach den hierzu früher wiedergegebenen Untersuchungsergebnissen ebenfalls von kognitiven Denkstörungen ihren Ausgang nimmt, kommt ersichtlich in keiner dieser Reihenkombinationen vor. Darin läßt sich eine weitere Bestätigung für jene schon durch die entsprechenden Ausgangserfahrungsbefunde abgesicherte Annahme eines Ausschlußverhältnisses zwischen dem Übergang zu akustischen Erstranghalluzinationen und dem zu Gedankenbeeinflussungserlebnissen sehen, das auf dem Unterschied im zur Fundierung dieser beiden Endphänomengruppen jeweils erforderlichen Ausprägungsgrad der Denkbeeinträchtigung beruht. Beide Befunde, der überwiegend separate Vollzug der akustischen Versinnlichungsprozesse und das Fehlen von Kombinationen mit Gedankenbeeinflussungsphänomengenesen in den vergleichsweise seltenen Fällen ihrer gleichzeitigen Entwicklung mit anderen Übergängen, passen im übrigen gut zu der wiederholt gemachten Beobachtung, daß die Manifestation der Erstranghalluzinationen erst zu späteren Verlaufszeitpunkten erfolgt (88). Wenn zu ihrer Entstehung ein fortgeschrittener Grad an kognitiver Desintegration erreicht sein muß und auf der anderen Seite die Gedankenbeeinflussungsphänomengenese ein hohes Maß an strukturellen Gemeinsamkeiten mit den Werdegängen der übrigen Beeinflussungserlebnisse und auch Wahnwahrnehmungen aufweist, wundert eine derartige Sukzessionsregelmäßigkeit nicht. Die Vorstellung einer Steigerung des kognitiven Leitbarkeitsverlustes mit zunehmender Krankheitsdauer würde dann plausibel machen, warum mit den Worten von Janzarik – in einem anderen als dem hier gemeinten, nämlich verlaufsbezogenen Sinne – „die Beeinflussungserlebnisse Phänomene des Übergangs zwischen dem anmutungsbezogenen Wahn und den Sinnestäuschungen" (96, S. 74) sind.

4.7 Rückbildungswege der Symptome 1. Ranges

Was weiter die Rückbildung der Symptome 1. Ranges zu den sie fundierenden Basisphänomenen anbelangt, so bestätigen die dazu erhobenen Befunde voll jene mit zur Arbeitshypothese gehörende Annahme, nach der sie über dieselben Zwischenschritte wie die Ausbildung, nur eben in umgekehrter Richtung erfolgt. Zu einem ähnlichen Ergebnis waren wiederum unter Bezug auf den Langzeitverlauf Janzarik (96, S. 76) und im Blick auf die Rückbildungseffekte der Pharmakotherapie auch Petrilowitsch (142) gelangt. Bei dieser Identität der Rückbildungs- mit den Ausbildungsschritten darf auf eine gesonderte Darstellung der Übergänge in umgekehrter Richtung wohl verzichtet werden, zumal sich ein entsprechendes Beispiel schon unter den früher analysierten Erlebnissequenzen befand (vgl. S. 129). Allerdings ließ sich keineswegs zu jeder dokumentierten Übergangsreihe auch die zugehörige Symptomrückbildung

Tabelle 24. Häufigkeitsrelationen zwischen den nur in der Ausbildungs- und den auch in der Rückbildungsschrittfolge erfaßten Übergangsreihen

Übergangsreihen zu	Ohne Rückbildung		Mit Rückbildung		n	
Wahnwahrnehmungen und wahnhaften Personenverkennungen	39	68,4%	18	31,6%	57	100%
Gedankenbeeinflussungs- und -ausbreitungserlebnissen	18	50,0%	18	50,0%	36	100%
Akustischen Halluzinationen 1. Ranges	21	43,8%	27	56,2%	48	100%
Willenbeeinflussungserlebnissen	14	58,3%	10	41,7%	24	100%
Leiblichen Beeinflussungserlebnissen	24	47,1%	27	52,9%	51	100%
n	116	53,7%	100	46,3%	216	100%

erfassen, sondern nur zu einem Teil, den Tabelle 24 differenziert nach den einzelnen Entwicklungswegen kenntlich macht.

Ersichtlich sind es etwas weniger als die Hälfte (46,3%) aller Befunde, bei denen entsprechend detailliert auch eine Dokumentation der Rückbildungsreihe gelang und zwar durchweg zum Zeitpunkt des Übergangs der jeweiligen Psychosemanifestation in ein postpsychotisches Basisstadium. Wenn dabei der Anteil der zu den Wahnwahrnehmungs- und Personenverkennungsgenesen erfaßten Rückbildungsreihen mit 31,6% deutlich unter und der Anteil der zu den Halluzinations- und den leiblichen Beeinflussungsphänomenentwicklungen ermittelten mit 56,2% und 52,9% über diesem Durchschnittswert liegt, dann dürften hierfür Schwierigkeitsunterschiede in der Selbstvergegenwärtigung verantwortlich zu machen sein. Denn viele der Rückbildungen verliefen unter pharmakotherapeutischem Einfluß derart rasch, daß naturgemäß die subtile Schrittfolge der Wahnwahrnehmungsentwicklung in umgekehrter Richtung schwerer differenziert zu vergegenwärtigen und verbalisieren war als die Rücknahme der wahrnehmungsanalog halluzinierten Stimmen in den inneren Vorstellungsraum mit nachfolgender Entsinnlichung oder der Fortfall der Gemachtheitseindrücke für die Coenästhesien. In dieser Zügigkeit der Symptomrückbildungen ist neben der Neigung der Betroffenen, sich im Sinne einer aktiven Distanzierung nicht mehr selbstreflexiv mit der abgeklungenen Psychosemanifestation beschäftigen zu wollen, überhaupt der entscheidende Grund für die vergleichsweise geringe Anzahl der in beiden Entwicklungsrichtungen gegenüber den nur in der Ausbildungsschrittfolge dokumentierten Übergangsreihen unter den hier erhobenen Befunden zu sehen.

4.8 Situative Bedingungsfaktoren des Übergangs der Basis- in Erstrangsymptome

Wie anläßlich der Wiedergabe der anamnestischen Daten bereits angekündigt, soll zum Abschluß der Untersuchung noch kurz auf die Frage eingegangen werden, ob das Gesamtergebnis der vorstehenden Reihenanalysen auch eine Stellungnahme zur möglichen Bedeutung situativer Faktoren für die Auslösung des Übergangs von Basis- in Erstrangsymptome erlaubt. Bei der methodologischen Eigenständigkeit, die jene etwa unter den Kennworten „life event" (183), „expressed emotions" (195) oder „Bewältigungsmechanismen" (20) betriebene Forschung inzwischen gewonnen hat, bedarf es dazu erst einmal einer Kennzeichnung der speziellen Erfassungsweise von situativen Auslösefaktoren durch das Bonner Untersuchungsinstrument.

Von einem großen Teil der Basissymptome insgesamt, vornehmlich aber der inneren Erregung und Unruhe, den Schlafstörungen, dem zwangähnlichen Grübeln, den Coenästhesien, zentral-vegetativen und Konzentrationsstörungen gilt, daß sie nicht nur endogen, sondern auch situagen, nämlich ausgelöst durch bestimmte Situationen, Beanspruchungen, Belastungen u.a. auftreten können (44, 51, 83, 85, 181). Dieser Beobachtung trägt die Basissymptomskala insofern Rechnung, als in ihr die entsprechenden, im Zuge der Bonner Langzeitstudie eruierten „Anlaßsituationen" mit den durch sie jeweils ausgelösten Beschwerden zu den Einzelitems der Erschöpfbarkeit und Ermüdbarkeit mit indirekten Minussymptomen (A.1.2), der Minderung der psychischen Belastungsfähigkeit gegenüber bestimmten Stressoren (B.1) und der erhöhten Beeindruckbarkeit (B.2) zusammengeschlossen sind. Geht somit aus der Beschwerdeschilderung eine eindeutige Situationsbindung hervor, dann hat die Dokumentation je nach Basissymptomart und psychosozialer Auslösecharakteristik unter den Rubriken A.1.3, B.1.1–B.1.4, B.1.6 oder B.2.1–B.2.3 zu erfolgen und nicht unter den für den Fall einer spontanen Manifestation zutreffenden Einzelitems der Hauptkategorien C–E. Durch diese Verfahrensweise werden in ein und demselben Untersuchungsgang mit der Symptomerhebung zugleich die situativen Auslösefaktoren und im übrigen auch die früher schon erwähnten Versuche zur Bewältigung der jeweiligen Basisdefizienzen (F.1–F.6) erfaßt. Allerdings besteht zwischen der derart mit berücksichtigten potentiellen Situagenie der Basisphänomene und der hier interessierenden Auslösemöglichkeit der zugeordneten Erstrangsymptomgenesen natürlich noch ein unübersehbarer Unterschied, da die Manifestation der Ausgangserfahrungen keineswegs zwangsläufig den entsprechenden Übergang nach sich zieht. Doch können die durch das Bonner Untersuchungsinstrument abgedeckten „Anlaßsituationen" auch auf bereits manifeste und unter Umständen ursprünglich ohne erkennbare Auslösung aufgetretene Basisbeschwerden einen ungünstigen Einfluß nehmen, und zwar gerade im Sinne jener Symptomverstärkung (51), die nach den vorstehenden Reihenanalysen offenkundig für die Fortentwicklung zu schizophrenietypischen Erlebensweisen von zentraler Bedeutung ist. Wie bei den Rückbildungs- im Vergleich zu den entsprechenden Ausbildungsreihen stellt die Erfassung solcher symptomverstärkender gegenüber der manifestationsauslösenden Einflußnahmen wieder größere Anforderungen an das Selbstvergegenwärtigungsvermögen der Betroffenen, zumal dann, wenn auf die situativ provozierte Zunahme der Basisbeschwerden sehr rasch der Übergang in eine der unterschiedlichen Depersonalisationserfahrungen oder ein Gedankenlautwerden folgt. Daher mag der Anteil an situativ auf diesem Wege ausgelösten Erstrangsymptomgenesen in Wahrheit höher liegen, als er aus den Schilderungen des jeweils ersten Entwicklungsschritts in allen 216 von der vorliegenden Untersuchung gewonnenen Übergangsreihen entnehmbar war. Schon die Manifestation der initialen Beschwerden selbst wies jedoch – den früher vorgenommenen Auflistungen nach den Einzelitems der Basissymptomskala gemäß – keine Bindung an bestimmte Situationen auf, so daß die aus der folgenden Tabelle ersichtliche Häufigkeitsrelation zwischen den Reihen mit und ohne erkennbare Auslösung gut mit dem durchweg „endogenen" Auftritt der Ausgangserfahrungen zusammenstimmt (Tabelle 25).

Lediglich bei 10,6% aller Reihenbefunde ging nämlich aus der Schilderung ein solcher Auslösezusammenhang hervor, wobei sich für die Wahnwahrnehmungs-, Personenverkennungs- und Willenbeeinflussungserlebnisentwicklungen überhaupt kein Hinweis auf eine psychosoziale Provokation des Übergangs der kognitiven Wahrnehmungs- oder Handlungsstörungen in die entsprechenden Zwischenphänomene der allo- oder autopsychischen Depersonalisation fand. Demgegenüber ließen 13,9% der Gedankenbeeinflussungserlebnisgenesen eine Verstärkung fundierender Gedankeninterferenzen erkennen, 14,6% der Erstranghalluzinationswerdegänge eine Steigerung von Gedankeninterferenzen und Gedankenblockierungen zum raschen Wechsel eines Gedankendrängens und 21,6% der leiblichen Beeinflussungsphänomenentwicklungen einen beängstigend empfundenen Zuwachs an coenästhetischer Beschwerdeeigenartigkeit, jeweils „situagen" und von offenkundig vorantreibender Bedeutung für den ersten Ausbildungsschritt von diesen Ausgangserfahrungen zu den jeweiligen Zwischenphänomenen hin. Unter den dabei symptomverstärkend erlebten psychosozialen Gegebenheiten standen bestimmte primär affektiv neutrale, durch die Gegenwart zu vieler Menschen, Unterhaltungen mit Besuchern oder eine optische und akustische Stimulation etwa beim Fernsehen geprägte Situationen im Vordergrund (15 Fälle), gefolgt von arbeitsmäßiger entweder körperlicher oder geistiger Beanspruchung (5 Fälle) und der Konfrontation mit neuen Anforderungen (3 Fälle), wie beispielsweise der Beschäftigung mit testpsychologischen Aufgaben im Rahmen des klinischen Untersuchungsprogramms.

Fall 11 (♂, 24 J.):

„Es fing gestern abend an, daß ich Besuch kriegte und mit dem Besuch noch weggegangen bin. Das waren an sich nur mittelmäßige Bekannte. Wir saßen draußen im Garten und alle redeten durcheinander. Ich war schon nervös, als sich meine Bekannten angekündigt hatten. Ich wußte ja eigentlich schon, daß ich das nicht vertragen kann. Alles wurde wieder intensiver. Wenn ich was sagen wollte, kamen mir wieder starke andere Gedanken dazwischen und die richtigen blieben weg. Das Kreisen im Kopf fing wieder an, ein Gedanke jagte den anderen. Und dann hörte sich das alles im Kopf wieder wie gesprochen an."

Solche Situationen, wie sie diese Schilderung in ihrem symptomverstärkenden und damit zugleich übergangsprovozierenden Einfluß exemplarisch kenntlich macht, waren es denn auch, in deren Vermeidung das Ziel der meisten von der vorliegenden Untersuchung erfaßten und anläßlich der Analyse jener von Fall 103 gewonnenen Erlebnissequenz schon einmal hervorgehobenen Bewältigungsversuche bestand. Sie

Tabelle 25. Art und Häufigkeit der situativen Auslösung bei den von der Untersuchung erfaßten Übergangsreihen zu Symptomen 1. Ranges

Übergangsreihen zu	Situative Auslösung						
	Körperliche und/oder psychische arbeitsmäßige Beanspruchung		Besondere, unerwartete und neue Anforderungen		Primär affektiv neutrale alltägliche Ereignisse		Keine
Wahrwahrnehmungen und wahnhaften Personenverkennungen	–		–		–		57 100%
Gedankenbeeinflussungs- und -ausbreitungserlebnissen	2 5,6%		–		3 8,3%		31 86,1%
Akustischen Halluzinationen 1. Ranges	–		3 6,3%		4 8,3%		41 85,4%
Willenbeeinflussungserlebnissen	–		–		–		24 100%
Leiblichen Beeinflussungserlebnissen	3 5,9%		–		8 15,7%		40 78,4%
n	5 2,3%		3 1,4%		15 6,9%		193 89,4%

	n	%
Wahrwahrnehmungen und wahnhaften Personenverkennungen	57	100
Gedankenbeeinflussungs- und -ausbreitungserlebnissen	36	100
Akustischen Halluzinationen 1. Ranges	48	100
Willenbeeinflussungserlebnissen	24	100
Leiblichen Beeinflussungserlebnissen	51	100
n	216	100

stimmen in den 3 angegebenen, infolge ihrer auslösenden Wirksamkeit auch für die Übergangsvermeidung bedeutsamen Merkmalskomplexen voll mit den psychosozialen Belastungsfaktoren überein, die in der Basissymptomskala je nach provozierter Beschwerdeart unter den Einzelitems A.8.2 und B.1.3, A.1.1 und B.1.1, A.8.1 und B.1.2 berücksichtigt sind. Wenn sich daher auch über diese situativen Gegebenheiten hinaus keiner der weiteren, vom Untersuchungsinstrument mit in Rechnung gestellten Auslöseumstände wie Arbeit unter Zeitdruck (A.8.3, B.1.4), Aufmerksamkeitsspaltung erzwingende Anforderungen (A.8.4) oder verschiedene Weisen der emotionalen Affektion (B.1.6, B.2.2, B.2.3) an den Reihenanfängen als übergangsprovozierender Faktor ausfindig machen ließ, so bleibt ein solches Resultat dennoch aufschlußreich. Denn hiernach muß man die potentiellen Provokationsfaktoren der Erstrangsymptomentwicklung tatsächlich genau unter denjenigen Situationen suchen, für die sich im Zuge der Bonner Verlaufsuntersuchungen ein ungünstiger Einfluß auf schizophrene Kranke im Sinne der Auslösemöglichkeit von Basisphänomenen herausgestellt hat. Natürlich kommt der Frage nach dem Einfluß situativer Faktoren zumal für die Entwicklung erfolgversprechender Präventions- und Rehabilitationsprogramme eine viel zu große Bedeutung zu, als daß dieses Nebenergebnis der Übergangsreihenanalyse zu ihrer Beantwortung einen befriedigenden Beitrag leisten könnte. Doch deutet es immerhin selbst dann, wenn eigens hierauf abgestellte Untersuchungen mit dem Bonner Instrument noch höhere Auslösequoten erbringen sollten, schon sehr klar auf die relative Seltenheit wirklich eindeutig durch das Erleben der Betroffenen verbürgter Provokationszusammenhänge der Erstrangsymptomentwicklungen mit psychosozialen Gegebenheiten hin. Zudem zeichnet sich die Mehrzahl der für die Basissymptomauslösung bedeutsamen Situationen nach der von Huber (51) vorgenommenen Analyse der einzelnen, seit dem Erkrankungseinsatz nicht mehr tolerierten Stressoren durch das gemeinsame Merkmal einer Erschwerung der Informationsaufnahme und -verarbeitung aus. Daher wirft die Identität der übergangsfördernden mit diesen manifestationsauslösenden Situationen trotz der wenigen hier erfaßten Provokationszusammenhänge auch auf die in der folgenden Erörterung herauszuarbeitenden, transphänomenal zu unterstellenden Bedingungsfaktoren der Entstehung von Symptomen 1. Ranges schon ein Licht.

5 Diskussion

Die 4 bereits vorgenommenen Zusammenfassungen der Untersuchungsergebnisse haben deutlich gemacht, daß die Arbeitshypothese in ihren zu Beginn der betreffenden Erstrangsymptomentwicklungsanalysen jeweils spezifizierten phänomenbezogenen Annahmen durchweg als bestätigt gelten kann. Zwar waren es längst nicht alle von den Mitgliedern des Untersuchungskollektivs im überschauten Gesamtverlauf gebotenen Symptome 1. Ranges, für die sich je nach ihrem funktionspsychologischen Bezugsbereich ein Entstehungszusammenhang mit kognitiven Wahrnehmungs-, Denk-, Handlungs- oder Leibgefühlstörungen nachweisen ließ. Mit 43,2% für die Wahnwahrnehmungen und wahnhaften Personenverkennungen, 33,0% für die Gedankenbeeinflussungs- und Gedankenausbreitungsphänomene, 40,7% für die akustischen Halluzinationen, 64,9% für die Willens- und 78,5% für die leiblichen Beeinflussungserlebnisse im insgesamt erfaßten Erstrangsymptombestand (vgl. Tabelle 11, S. 48) lagen die entsprechenden Anteile jedoch in einer Höhe, der bei der prinzipiellen Erfassungsschwierigkeit psychopathologischer Übergangsreihen wohl schon eine nicht unerhebliche Beweiskraft zugeschrieben werden darf. Denn der Dokumentationserfolg hängt eben zumal im Hinblick auf die komplexen Wahnwahrnehmungs-, Ich-Störungs- und Halluzinationsgenesen sehr weitgehend von den wiederholt hervorgehobenen Voraussetzungen einer differenzierten Selbstvergegenwärtigungsmöglichkeit der einzelnen Ausbildungsschritte ab, die auch in dem eigens zur Übergangsanalyse ausgewählten Kollektiv dieser Untersuchung natürlich nicht bei jeder Erstrangsymptommanifestation im jeweiligen Gesamtverlauf erfüllt gewesen sind. Daher muß man über die genannten, ohnehin im Vergleich zu den bislang beigebrachten Reihenbefunden überraschend hohen Anteile hinaus sicherlich noch eine große Zahl von unerfaßt gebliebenen Erstrangsymptomgenesen in Rechnung stellen und gelangt so zu einer Häufigkeitseinschätzung, von der her sich in der Tat mit einem gewissen Recht auf jene auch von der früheren Übergangsforschung schon vermutete Regelhaftigkeit solcher Entstehungsweisen schließen läßt. So gesehen stellen die 6 herausgearbeiteten prägnanztypischen Übergangsreihenzusammenhänge dann nicht weniger als die konstitutiven Bestandteile des schizophrenen Erlebniswandels überhaupt dar und weisen in voller Übereinstimmung mit der phänomenbezogenen Gesamtaussage der Basisstörungskonzeption alle dessen psychotisches „Aliter" (84, S. 26) maßgeblich bestimmenden, diagnostisch wegweisenden Symptome als Resultate einer Entwicklung aus, die von mehr oder minder uncharakteristischen Defizienzen ihren Anfang nimmt. Wenn hieraus nunmehr planungsgemäß die Konsequenzen für die Plausibilität des transphänomenal gerichteten Aussagebereichs der Arbeitshypothese zu ziehen sind, dann setzt das eine integrative Betrachtungsweise sämtlicher Untersuchungsergebnisse voraus. Denn der traditionell schon immer zu den legitimen psychopathologischen Anliegen gerechnete und beim gegenwärtigen Stand der neurochemischen, neurophysiologischen und psychosozialen Hilfswissenschaften nach wie vor unentbehrliche Versuch, die Pathogenese der symptomatologischen Befunde in heuristischer Absicht modellhaft vorzustrukturieren, hebt ja verständlicherweise in der Basisstörungstheorie und auch allen übrigen in dieser Diskussion mit zu berücksichtigenden Schizophreniekonzepten nicht auf einzelne Phänomengruppen, sondern auf alle bedeutsamen Krankheitsäußerungen ab. Darum werden im folgenden zunächst jene in den 4 Zusammenfassungen präsentierten Ergebnisse noch einmal zusammengeschlossen zu einer Einheit, die bei dem Umfang der integrierten Phänomene wirklich den ganzheitlichen Namen des schizophrenen Erlebniswandels verdient.

5.1 Schizophrener Erlebniswandel

Die Berechtigung zu einer solchen integrativen Betrachtungsweise der 6 prägnanztypischen Übergangsreihenzusammenhänge kann nach dem Gang der Untersuchung wohl nicht mehr in Frage stehen. Zum einen hat nämlich die Darstellung der Kombinationsweisen gezeigt, daß die gefundenen Entstehungswege ohnehin jeweils häufiger parallel zu anderen Reihen als separat durchlaufen und von solchen Simultanvollzügen – von dem Ausschlußverhältnis zwischen den beiden denkstörungsfundierten Übergängen einmal abgesehen – mitunter sämtliche Symptomausbildungsdimensionen erfaßt worden sind. Hinzu kommen noch jene Befundkonstellationen, bei denen zwar nur eine Erstrangsymptomgruppe zur Ausbildung gelangt, zeitgleich mit ihrem Entstehungsbeginn aber der Ausgangserfahrungsbestand von einer oder mehreren anderen Übergangsfolgen nachweisbar war, manchmal seinerseits mit paralleler Fortentwicklung bis zu den entsprechenden Zwischenphänomenen hin. Auch diese Kombinationsweisen von vollständig mit unvollständig durchlaufenen Reihen lassen sich gut mit der Vorstellung einer Gesamtabwandlung vereinbaren, die in ihnen dann ihre ebensowohl in der Breite der betroffenen Funktionsbereiche wie in der Höhe des jeweils erreichten Symptomausbildungsniveaus variantenreichen Partialformen besitzt. Noch zwingender aber legt ein weiteres Untersuchungsergebnis, nämlich die strukturelle Verwandtschaft der einander beiseite zu stellenden Entwicklungsstufen in den einzelnen Übergangsreihenzusammenhängen eine solche integrative Perspektive nahe. An die Seite etwa der allopsychischen Depersonalisationsphänomene im Übergang zu Wahnwahrnehmungen kommen bei mehreren, in simultaner Kombination vollzogenen Erstrangsymptomentwicklungen eben nicht andersartige, sondern gerade wieder Erlebnisse der Depersonalisation zu stehen, auto- oder somato- oder je nach Anzahl der gemeinsam durchlaufenen Reihen auch auto- und somatopsychischer Art. Ist dann die 2. Wahnwahrnehmungsstufe erreicht, trifft man parallel zu den Eindrücken des Aufgestellt-, Gespielt- oder anderweitigen Gemachtseins für die eigene Person gleichfalls nichts anderes als Gemachtheitserlebnisse der Gedanken, Willenshandlungen oder Leibgefühle, und zwar genauso eines, zwei oder alle drei hiervon, ganz nach dem Umfang der jeweiligen Kombination, an. Erst recht offenkundig wird dieses Entsprechungsverhältnis zwischen den parallelen Entwicklungsstufen in den einzelnen Übergangsreihen, wenn schließlich der Betroffene aus der gleichen inhaltlich konkretisierten Bedeutung, die das scheinbare Aufgestelltsein der äußeren Wirklichkeit beim Übertritt auf die 3. Wahnwahrnehmungsstufe beigelegt bekommt, auch Technik und Zwecke der jeweils zeitgleich erlebten Beeinflussung auf den anderen Gebieten des Denkens, Wollens und des Leibgefühls entnimmt. Selbst die Erstranghalluzinationsgenesen bieten mit jener in ihnen an zwei Übergangspunkten nachweisbaren Erlebnismodalität des „als ob" ein den Depersonalisationserfahrungen und mit dem die Außenprojektion begleitenden Meinhaftigkeitsverlust ein den Gemachtheitseindrücken entsprechendes Merkmal, so daß auch sie keineswegs der Annahme einer homogenen Gesamtabwandlung entgegenstehen. Damit sprechen die Untersuchungsergebnisse für ein sehr viel höheres Maß an „gemeinsamer Struktur" (158, S. 136), als es K. Schneider noch nur für die Symptome 1. Ranges selbst und unter ihnen wieder allein die Gemachtheitserlebnisse des Denkens, Wollens und der Leibgefühle eingeräumt hat. Insbesondere an der mit großer Regelmäßigkeit wiederkehrenden Schrittfolge von den jeweiligen Ausgangserfahrungen zu Depersonalisationserlebnissen, von diesen zu Gemachtheitseindrücken und von hier aus schließlich zu deren inhaltlicher Konkretisierung geht dies mit aller Klarheit hervor. Erweitert man daher, solcher struktureller Übereinstimmung gemäß, den bisher auf die einzelnen Übergangszusammenhänge eingeengten Blickwinkel zu dem durch sie gemeinsam verkörperten schizophrenen Erlebniswandel hin, dann können dessen Bestimmungsstücke nur aus den 3 folgenden Phasen bestehen.

5.1.1 Irritationsphase

Die erste Phase ergibt sich aus dem Zusammenzug aller basalen, im herkömmlichen Sinne noch nicht psychotischen Reihenabschnitte und wird hier „Irritationsphase" genannt, weil die Verunsicherung der Betroffenen durch die zumeist plötzliche Manifestation der als Ausgangserfahrungen erfaßten Defizienzen ihr Charakteristikum ausmacht. Der zuzurechnende Phänomenbestand umfaßt demnach sämtliche in den 4 Zwischenbilanzen angeführten kognitiven Wahrnehmungs-, Denk-, Handlungs- und Leibgefühlstörungen — unter Einschluß auch jener an den denkstörungsfundierten Reihenanfängen mit nachgewiesenen gedanklichen Zwangserscheinungen — und weiter die aus diesen Ausgangserfahrungen erwachsenden, schon komplexeren Basissymptome der allo-, auto- und somatopsychischen Depersonalisation (Abb. 10).

Natürlich wäre es dabei verfehlt, wollte man diese Zusammenstellung im Sinne einer Limitierung verstehen. Denn die Reihenanalysen haben ja immer wieder durchsichtig gemacht, in welch einer engen Beziehung der Einsatz der Ausgangserfahrungen etwa zum Auftritt von bis dahin nicht gekannten zentral-vegetativen Störungen, Schlafstörungen und verschiedenen dynamischen Defizienzen stand. Solche Basissymptome können jedoch — wie bereits oft betont — nur als Begleiterscheinungen gelten, weil sich die Zugehörigkeit zum konstitutiven Initialbestand der ersten Phase des schizophrenen Erlebniswandels nach den hier verwandten Kriterien daran bemessen muß, ob die jeweilige Defizienz eine phänomenologisch aufweisbare Fundierungsbedeutung für die Entstehung von Symptomen 1. Ranges besitzt. Dies eben trifft den Untersuchungsergebnissen zufolge allein für die kognitiven Wahrnehmungs-, Denk-, Handlungs- und Leibgefühlstörungen und gedanklichen Zwangsphänomene im engeren Sinne zu, während ihren genannten Begleiterscheinungen die Bedeutung von Basissymptomen mehr aus jenen gleich zu entwickelnden, schon transphänomenal orien-

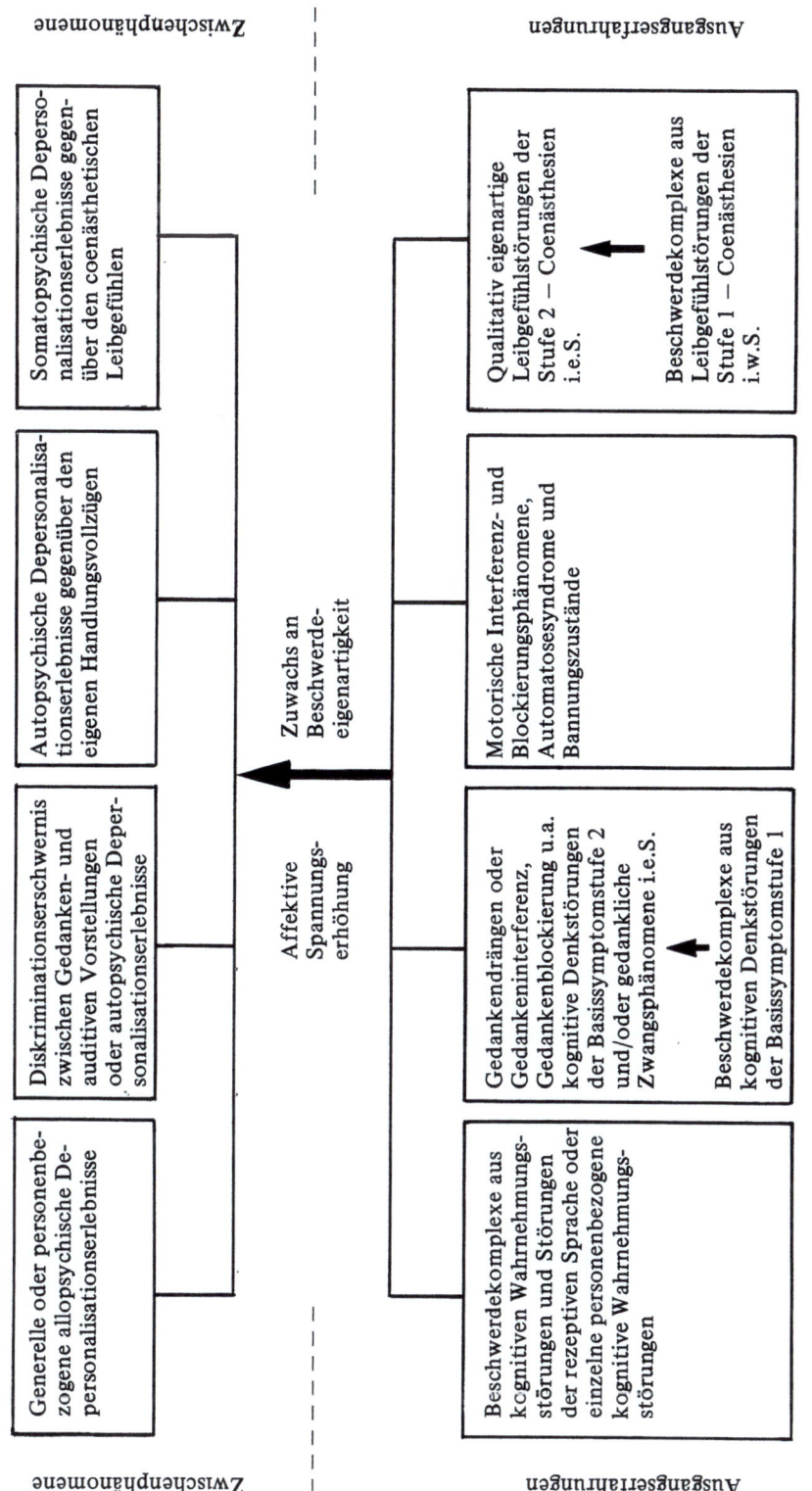

Abb. 10. Irritationsphase des schizophrenen Erlebniswandels

tierten, die plausibelste pathogenetische Erklärungsmöglichkeit betreffenden Überlegungen heraus zuzuschreiben ist. Eine der sich zeitgleich mit den übergangsrelevanten Basissymptomen manifestierenden Beeinträchtigungen bedarf freilich auch an dieser Stelle der gesonderten Erwähnung, insofern sie nämlich in mehr oder weniger allen analysierten Erlebnissequenzen geradezu unzertrennlich mit der Manifestation der Ausgangserfahrungen und ihrer Fortentwicklung verbunden war. Sie besteht eben in jener lebhaften affektiven Veränderung nach Art der Betroffenheit und zumeist ängstlich getönten Verunsicherung bis zur Rat- und Fassungslosigkeit hin, die schon in der hier für den ersten Abschnitt des schizophrenen Erlebniswandels gewählten Bezeichnung als „Irritationsphase" anklingt und ihn von Anfang an denn auch maßgeblich mitbestimmt. Schon sein möglicher Beginn mit dem Einsatz noch gänzlich uncharakteristischer Defizienzen geht nach den Gedankenbeeinflussungsphänomen-, Erstranghalluzinations- und Leibbeeinflussungserlebnisgenesen, deren erste Ausbildungsschritte unter den Untersuchungsbefunden dem Stufenmodell der Basisstörungskonzeption entsprachen, mit einer derartigen Betroffenheit einher. Sie nahm in solchen Fällen streng parallel zum nachfolgenden Übergang in die zugehörigen Phänomene der 2. Basissymptomstufe zu und erreichte auch in allen gleich mit schon qualitativ eigenartigen Defizienzen beginnenden Erstrangsymptomentwicklungen ihr Maximum genau dort, wo die zunehmende Aufdringlichkeit der jeweiligen Ausgangserfahrungen die verschiedenen Depersonalisationserlebnisse oder eine Diskriminationserschwernis zwischen Gedanken und pseudohalluzinatorisch versinnlichten Vorstellungen nach sich zog. Wenn daher die Eindrücke der Unechtheit gegenüber einer verändert rezipierten Wahrnehmungswelt, der Ich-Fremdheit gegenüber nicht mehr steuerbar erlebten Denk- und Handlungsvorgängen, der Körperfremdheit gegenüber vollständig neuartig empfundenen Leibgefühlen und des Lautwerdens gegenüber einander drängend erlebten Gedanken jeweils im Modus des „als ob" den Höhepunkt der Irritationsphase markieren, dann zeichnet er sich zugleich durch das erreichbare Höchstmaß der begleitenden, im konventionellen Sinne ebenfalls noch nicht psychotischen Affektveränderung aus. Das zu ihm hintreibende Movens ist dementsprechend in der Zunahme, dem durch die Reihenschilderung vielfach verbürgten „Schlimmerwerden" zweier genauso elementarer, eng miteinander verbundener und offenbar mitunter auch wechselseitig einander verstärkender Erlebnischaraktere, einmal der Beschwerdeeigenartigkeit und zum anderen der Affektspannung, zu sehen. Über diese affektive Komponente ließe sich leicht eine Beziehung zu den Charakterisierungen herstellen, die das hier gemeinte Initialstadium im Zuge der gestaltpsychologischen, dynamisch-topologischen und strukturdynamischen Interpretation des schizophrenen Erlebniswandels erfahren hat. Denn für jede dieser 3 Konzeptionen stellt ja eben — in freilich unterschiedlicher und nur von Conrad und Kisker noch direkt auf den ursprünglich feldpsychologischen Begriffssinn bezogenen Fassung — gerade die Erhöhung der „Bodenaffektivität" (33, S. 41) — das entscheidende Merkmal der einleitenden Erlebnisveränderung dar. Wenn jedoch am Ende der durch sie geprägten Phase schon die Wahnstimmung und somit der Beginn des Fähigkeitsverlustes zum distanzierenden „Überstieg" (33, S. 38) stehen soll, dann käme ein solcher Höhepunkt bereits dem Einsatz des psychotischen Überwältigungsprozesses der Erlebnismodalität des „als ob" im Hinblick auf die Unechtheitseindrücke gegenüber der „neu" und „befremdlich" (33, S. 44) erscheinenden Wahrnehmungswelt gleich. Damit führt zumal nach der von Conrad gegebenen, mit der

Bezeichnung „Trema" höchst plastisch auf die affektive Spannungserhöhung abhebenden Charakteristik der erste Entwicklungsschritt schon etwas weiter als der hier „Irritationsphase" genannte, mit den verschiedenen Depersonalisationserlebnissen und den ersten Anzeichen der Diskriminationsschwäche endende Gesamtreihenabschnitt. Denn die Ablösung der Erlebnismodalität des „als ob" durch ein volles Realitätsurteil muß eben den vorgelegten Reihenbefunden zufolge als durchgängig nicht nur die Wahnwahrnehmungen der 1. und 2. Stufe, sondern auch alle noch nicht konkretisierten Beeinflussungsphänomene und die Erstranghalluzinationen generierender Entwicklungsvorgang von Anfang an jenem weiterführenden Übergangsschritt zugerechnet werden, der in seiner Gesamtheit die zweite, anschließend zu skizzierende Phase des schizophrenen Strukturwandels prägt. Janzarik hebt dagegen im Unterschied zu Conrad von dem Einsatz der beginnenden Wahrnehmungsbedeutsamkeit für die eigene Person im Sinne „reiner Anmutungserlebnisse" ein Vorstadium ab, in dem „die Wahnstimmung noch nicht über ein gegenstandsloses Erfülltsein von Angst oder Gehobenheit und vage Unheimlichkeit hinausgewachsen ist" (96, S. 84). Klinisch gesehen gilt dabei eine solche Beschränkung der Wahnstimmung auf „ein inhaltloses Gestimmtsein" auch nur als „Grenzfall" (96, S. 86), dem jedoch konzeptologisch eine nicht unerhebliche Bedeutung zukommt, weil er sich als phänomenales Indiz für das Hervorgehen des „anmutungsbezogenen Wahns" aus für sich genommen schizophrenieuncharakteristischen Störungen der Dynamik in Anspruch nehmen läßt. Beispiele für rein dynamische Entgleisungen, die nach strukturdynamischer Auffassung ja den „produktiv psychotischen Kern" (96, S. 85) und somit die „einem primär biologischen Geschehen am nächsten stehende" Komponente der schizophrenen Symptombildung ausmachen soll, gäben ansonsten nämlich nur die keineswegs regelmäßig anzutreffenden „maniformen" oder „katatonieformen" (96, S. 84) Prodromalsyndrome und jene von Conrad mit zu den Ausprägungsformen des „Tremas" gerechneten Verhaltensinadäquanzen und „initialen", mitunter das Gepräge einer zyklothymen Phase annehmenden „Depressionen" (33, S. 36) ab. Vergleicht man die sich daraus ergebende Charakteristik der Initialphase durch „dynamische Unstetigkeit" (96, S. 85) mit dem hier skizzierten Bild, dann läuft die parallel zu den jeweils ersten Übergangsschritten ermittelte affektive Veränderung zwar mehr auf eine kontinuierliche Spannungserhöhung als auf eine „Diskontinuität, Fluktuation und Gegenläufigkeit der emotionalen Regungen" (94, S. 48) hinaus. Diese Differenz dürfte jedoch zum guten Teil auf die Selektion dynamisch relativ geordnet vollzogener Verlaufsstadien durch die vorliegende Untersuchung und deren nur ausschnitthafte Betrachtung zurückzuführen sein und fällt darum gegenüber der Übereinstimmung in der von Conrad nicht so getroffenen Abgrenzung der Initialphase von dem nachfolgenden „Verlust des Überstiegs" (33, S. 43) nur wenig ins Gewicht. Zudem hat Janzarik anläßlich seiner kritischen Auseinandersetzung mit dem Basisstörungskonzept den „als solchen uncharakteristischen Entgleisungen der seelischen Dynamik" die kognitiven Wahrnehmungsstörungen und Coenästhesien der 1. und 2. Stufe im Sinne von Huber unter Einschluß der dysästhetischen Krisen und zentral-vegetativen Störungen als „Phänomene der Substrataktivität" (100, S. 124) beiseite gestellt. Damit wären bereits 2 der von den Übergangsanalysen in ihrer basalen Funktion bestätigten Beschwerdegruppen auch aus strukturdynamischer Sicht der Initialphase des schizophrenen Erlebniswandels zuzurechnen, deren Durchlauf in umgekehrter Richtung nach den Reihenbefunden zugleich den im konventionellen Verständnis schon postpsychotischen Abschnitt der Erstrangsymptomrückbildung bestimmt. Weiter räumt eine Bemerkung aus dem gleichen Kontext dieser „dynamistischen Revision" des Basisstörungskonzeptes ein, daß man manche der zu „Phänomenen des Fading" (100, S. 125) verbundenen und andere, sehr rasch auf Neuroleptika ansprechende Defizienzen ebenfalls als Ausdruck der „Substrataktivität" auffassen und daher mit den gerade genannten etwa unter dem Gesichtspunkt ihrer gemeinsamen „Leibnähe" zusammenschließen könnte. Allein der mit dem „Fading"-Begriff gemeinte Phänomenbestand bezieht dabei schon mehr als nur jenen in der Basissymptomskala mit ihm bezeichneten Subtyp der gedanklichen Blockierung, nämlich u.a. noch deren reine Variante in Form des „Abreißens, Aussetzens, Abbrechens, das Verlieren des Fadens bei den Intentionen des Denkens", entsprechende motorische Blockierungsphänomene und schließlich auch „die intermittierend erscheinenden Entfremdungserlebnisse" (100, S. 125) mit ein. Würden somit in der Tat auch diese Phänomene mit den Erscheinungsweisen der „dynamischen Unstetigkeit" in Zusammenhang gebracht, dann ergäbe sich für die Initialphase eine Charakteristik, mit der sich die hier resultierende Kennzeichnung vornehmlich durch kognitive Wahrnehmungs-, Denk-, Handlungs- und Leibgefühlstörungen, affektive Spannungserhöhung und konsekutive Depersonalisationserfahrungen ersichtlich bereits sehr weitgehend zur Deckung bringen ließe. Freilich zieht Janzarik dann der derart erwogenen gemeinsamen phänomenologischen Charakterisierungsmöglichkeit „als leibnahe Basisphänomene" doch die Trennung der „Fading"-Phänomene von denen der „Substrataktivität" vor, wobei auf ihre dabei verfolgte Interpretation als Ausdruck vielmehr einer prämorbid schon vorausgelaufenen „dynamischen Insuffizienz" (100, S. 125) und die strukturdynamische Auffassung der anderen kognitiven Denk- und Handlungsstörungen im weiteren Verlauf der Erörterung noch zurückzukommen sein wird.

Daß gerade die Entfremdungserlebnisse in jene von den nachfolgenden Konzeptionen der Erlebnisabwandlung so vielfältig aufgenommene Bestimmung des „Tremas" überhaupt nicht explizit mit eingegangen sind, wiewohl sie doch in einigen der von Conrad dazu beigebrachten Fallbeispielen durchaus auch zum Vorschein kommen, wundert im übrigen nicht. Ihre Übergangsmöglichkeit in psychotische Erlebnisweisen 1. Ranges kann nämlich zwar als ein ebenso von der traditionellen (18, 126, 160) wie der neueren Schizoprenieforschung (128, 182) vielfältig belegter Tatbestand gelten, dem etwa die von Kisker vorgenommene Kennzeichnung des „Vorfeldes" durch Depersonalisations- und Derealisationserscheinungen gemeinsam mit den „Ausgangsstimmungen der Unheimlichkeit und Ratlosigkeit" (106, S. 28) dann auch Rechnung getragen hat. Sehr ähnliche Phänomene trifft man aber auch unter den Manifestationsweisen von abnormen, zumal asthenischen Persönlichkeitsvarianten, neurotischen Entwicklungen, Reifungskrisen, Erlebnisreaktionen (81) und im Rahmen der verschiedenen, von den neueren angloamerikanischen Klassifikationsversuchen mitunter noch ohne endgültige pathogenetische Festlegung zunächst einmal deskriptiv umrissenen Depersonalisationssyndromen (35, 150) an. Der Zurechnung zum konstitutiven Initialbestand des schizophrenen Erlebniswandels steht somit eine pathogenetische Vieldeutigkeit im Wege, die in der typologischen Ausformungsmöglichkeit der Zyklothymie im Sinne einer „Entfremdungsdepression" und der potentiellen Provokation durch hirneigene oder hirnbeteiligende Körperkrankheiten ja noch 2 weitere, selbst psychotische Entstehungsweisen mit umfaßt. Dieser Gesichtspunkt müßte natürlich auch gegenüber der Auffassung der Depersonalisationserfahrungen als Höhepunkte der basalen Irritation bedenklich stimmen, wenn nicht gerade der damit gemeinte Zwischenphänomencharakter doch eine Besonderheit ausmachen würde, deren zukünftige Überprüfung im Hinblick auf die psychopathologische Differenzierungsaufgabe zwischen solchen, dem schizophrenen Erlebniswandel zugehörigen und den nicht psychotischen Entfremdungserscheinungen Erfolg verspricht. Höhepunkte der basalen Irritation stellen die verschiedenen, in den Übergangsreihenzusammenhängen erfaßten Depersonalisationsphänomene nämlich insofern dar, als sie die letzten, noch nicht im konventionellen Sinne psychotischen Erlebnisfolgen der anwachsenden Aufdringlichkeit von wahrnehmungsstörungsbedingten Umweltveränderungs-, denk- und handlungsstörungsbedingten Leitbarkeitsverlusteindrücken und coenästhesiebedingten Neu- und Eigenartigkeitsempfindungen sind. Solche klar erkennbaren Fundierungszusammenhänge kommen möglicherweise wirklich einem Differenzierungsmerkmal gegenüber den nicht psychotischen Entfremdungserlebnissen gleich, zumal man sie aufschlußreicherweise auch für die entsprechenden Phänomene in Auren oder psychomotorischen Anfällen bei Epilepsiekranken mit primärer oder sekundärer „temporaler Fokalisierung" nachweisen kann, auf deren phänomenale Identität mit schizophrenen Basisstadien Huber (78, 81, 110) immer wieder hingewiesen hat. Sobald jedenfalls die psychopathologische Analyse eine allopsychische Depersonalisation verläßlich auf kognitive Wahrnehmungsstörungen, eine Depersonalisation des Denkens sicher auf kognitive Denkstörungen, eine Depersonalisation des Handelns eindeutig auf kognitive Handlungsstörungen und eine somatopsychische Depersonalisation zweifelsfrei auf Coenästhesien im Sinne der erlebnismäßigen Fundierung zurückzuführen erlaubt, sollte nach den vorgelegten Untersuchungsergebnissen die Möglichkeit einer Fortsetzung dieser Übergänge ins Auge gefaßt werden eben bis zu Symptomen 1. Ranges hin. Der Zeitpunkt einer solchen Weiterentwicklung, ihr Ausmaß und schließlich auch die Frage, ob es überhaupt dazu kommt, muß dabei allerdings offenbleiben, da der Begriff der „Irritationsphase" keineswegs so zu verstehen ist, als würde das damit gemeinte Gesamtabwandlungsstadium immer unmittelbar anschließend in eine durch die volle Erstrangsymptomatik geprägte Psychosemanifestation übergehen. Im Gegenteil hält es mitunter zunächst längerfristig an oder bildet sich nach Art präpsychotischer Vorpostensyndrome erst wiederholt zurück, bevor seine neuerliche prodromale Manifestation dann erstmals zu einem mehr oder weniger vollständigen Durchlauf der beiden nachgeschalteten Übergangsschritte führt, und auch die Möglichkeit einer dauerhaften Beschränkung der Gesamtabwandlung auf diesen nach herkömmlichem Verständnis noch nicht psychotischen Symptomausbildungsschritt im Sinne einer „latenten Schizophrenie" (17, 49, 111) bleibt angesicht vieler scheinbar neurotischer oder persönlichkeitsstörungsbedingter Basissyndrome sicherlich in Betracht zu ziehen. Daher lassen sich eindringliche Beispiele für genauso fundierte Depersonalisationserlebnisse etwa auch aus der Beschreibung der „pseudoneurotischen Schizophrenie" durch Hoch u. Polatin (66) entnehmen, die am Anfang der über die „Borderline-Schizophrenie" im „schizophrenen Spektrum" der dänischen Adoptionsstudien (105) zur „schizotypischen Persönlichkeitsstörung" (168) des dritten amerikanischen diagnostischen und statistischen Manuals (DSM III) führenden Konzeptionsfolge steht. Ihre Übergangsmöglichkeit in die kurzfristigen „Mikropsychosen" weist sie dementsprechend denn auch als Zwischenphänomene ganz im Sinne der von der vorliegenden Untersuchung ermittelten Reihenzusammenhänge aus. Überhaupt kommt die regelmäßige Wiederkehr von Erlebnisweisen der allo-, auto- und somatopsychischen Depersonalisation in den verschiedenen Charakteristiken der sog. „Borderline-Syndrome" einer besonders aussagekräftigen Bestätigung für die Triftigkeit der hier diesen Phänomenen zugeschriebenen Bedeutung gleich, wenn man nämlich in den entsprechenden Symptomkonstellationen rudimentäre Partialformen der Gesamtabwandlung und mithin „formes frustes" der schizophrenen Erkrankung sieht (111). Auch die genauso aufzufassenden, von Huber zusammen mit Glatzel (42) herausgearbeiteten „juvenil-asthenischen Versagenssyndrome" zeichnen sich ja durch eine Verbindung von qualitativ eigenartigen Leibgefühlstörungen und kognitiven Denkstörungen mit Depersonalisationserlebnissen aus und können daher gleichfalls als Belege dafür in Anspruch genommen werden, daß die Initialphase des schizophrenen Erlebniswandels in der Tat ihrem hier gezeichneten Bild entspricht.

5.1.2 Externalisierungsphase

Folgerichtig ergibt sich das nächste Gesamtabwandlungsstadium aus dem Zusammenzug aller 2. Symptomausbildungsschritte in den 6 ermittelten Übergangsreihenzusammenhängen und tritt an dieser Stelle unter der Bezeichnung „Externalisierungsphase" auf, weil es in der Projektion des Ursprungs aller befremdlich erlebten, durch die basalen Beeinträchtigungen hervorgerufenen Veränderungen – einschließlich auch der innerlichen Hörbarkeit des Denkens – in den Außenraum sein übergreifendes Strukturmerkmal besitzt. Der zuzurechnende Phänomenbestand schließt somit Wahnwahrnehmungen der Stufen 1 und 2, wahnhafte Personenverkennungen des entsprechenden Ausbildungsniveaus, Gedankenausbreitungsphänomene und sämtliche Beeinflussungserlebnisse auf den Gebieten des Denkens, Wollens und der gefühlsmäßigen Leibvergegenwärtigung, soweit sie noch keine inhaltliche Konkretisierung erfahren haben, das Gedankenlautwerden und die akustischen Halluzinationen imperativer, kommentierender und dialogischer Stimmen ein (Abb. 11).

Natürlich darf auch diese Zusammenstellung wieder nicht so verstanden werden, als grenze sie jene vielfältigen anderen, nicht mehr zu den Basisphänomenen gehörenden, schon mehr oder minder schizophreniecharakteristischen, von K. Schneider und Huber in Zweitrang- und Ausdruckssymptome im engeren oder weiteren Sinne unterteilten Erscheinungsweisen der Erkrankung aus. Im Gegenteil waren ja beispielsweise Wahneinfälle, endogen unterbaute Eigenbeziehungen, optische Halluzinationen oder an Ausdruck und Verhalten objektivierbare Denkzerfahrenheiten gleichfalls aus manchen der zuvor analysierten Erlebnisberichte entnehmbar, wobei sich für die 3 letztgenannten Symptome mitunter genauso ein Entstehungszusammenhang mit Basisphänomenen – nämlich in der Reihenfolge ihrer Aufzählung mit Störungen des In-Erscheinung-Tretens (BSABS: A.7.2), Photopsien oder sich optisch-pseudohalluzinatorisch versinnlichenden Vorstellungszwängen (vgl. S. 138) und sukzessiven Kombinationen von Gedankenblockierung und -interferenz (vgl. S. 127) – nachweisen ließ. Was ferner die Verhaltensentgleisungen und katatonen Ausdruckssymptome, die Affektinadäquanzen und Kontaktstörungen ohne eindeutig faßbaren Beschwerdecharakter anbelangt, so trifft ihnen gegenüber sicher die gleiche Feststellung zu, wie sie schon im Blick auf die Erscheinungsweisen der „dynamischen Unstetigkeit" getroffen

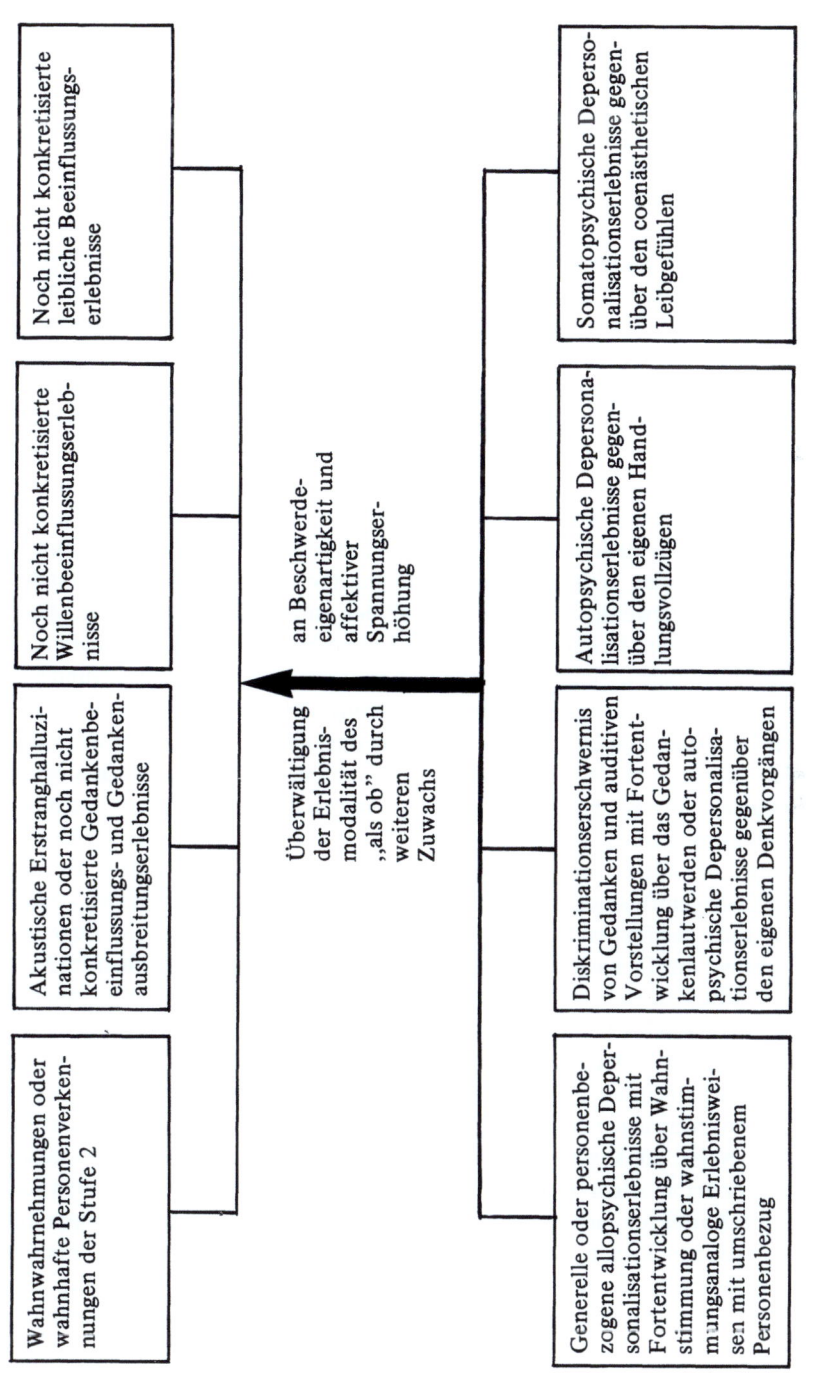

Abb. 11. Externalisierungsphase des schizophrenen Erlebniswandels

worden ist. Denn solche Störungen stehen naturgemäß der Erlebnis-, Wiedergabe- und damit auch Erfassungsmöglichkeit von Erstrangphänomenentwicklungen derart im Wege, daß man ihr nahezu völliges Fehlen in den von der vorliegenden Untersuchung herangezogenen Verlaufsabschnitten wohl auf die Selektion vergleichsweise dynamisch geordnet vollzogener Übergänge von Basisstadien in Psychosemanifestationen zurückzuführen hat. Die Kennzeichnung des Phänomenbestandes läuft somit wieder auf eine Differenzierung zwischen phasenbestimmenden Erlebnisweisen und potentiellen Begleiterscheinungen hinaus, und zwar orientiert an dem gleichen Distinktionskriterium der Zugehörigkeit zu den 6 prägnanztypischen Erstrangsymptomentwicklungsgängen, das schon für die Trennung der auch phänomenal von den nur transphänomenal in ihrer Fundierungsbedeutung ausweisbaren Basisbeschwerden maßgeblich war. Aus diesem Bezugspunkt ergibt sich zugleich die Charakteristik des 2., sich an die Irritationphase anschließenden Gesamtabwandlungsschritts als nunmehr eintretender „Verlust des Überstiegs" (33, S. 43), des selbstreflexiven Distanzierungsvermögens von der Aufdringlichkeit der Fremdheits- und akustischen Versinnlichungseindrücke und somit als Überwältigung jenes auf dem Höhepunkt der Irritationsphase noch durchgängig aufrechterhaltenen Vorbehalts „als ob". Sie läßt im Hinblick auf den Funktionsbereich der Außenweltrezeption aus den vornehmlich wahrnehmungsstörungsfundierten allopsychischen Depersonalisationserlebnissen zunächst den globalen Unstimmigkeitsverdacht der nach den Reihenanalysen schon vollständig der 1. Wahnwahrnehmungsstufe hinzuzurechnenden Wahnstimmung und dann die Eindrücke des „Aufgestellt"-, „Gespielt"- oder anderweitigen „Gemachtseins" der umgebenden Wirklichkeit für die eigene Person entstehen. Genauso können auf diesem Wege auch in den anderen, von der Erstrangsymptomentwicklung betroffenen Funktionsbereichen die denk- und handlungsstörungsfundierten autopsychischen und leibgefühlstörungsfundierten somatopsychischen Depersonalisationserfahrungen erst einmal den Eindruck nach sich ziehen, daß mit den jeweils verändert erlebten Denk-, Handlungs- oder Bewegungsvorgängen und Leibgefühlen „etwas" noch nicht weiter Präzisierbares nicht stimmt. Solche der Wahnstimmung entsprechenden Zwischenphänomene waren jedoch in der vorliegenden Untersuchung nur selten von den nachfolgenden Gedankeneingebungs-, -entzugs-, Willen- und Leibbeeinflussungserlebnissen separierbar, weil hier die zumeist vorausgelaufene, auf ganz bestimmte maßgebliche Ausgangserfahrungen bezogene Depersonalisationserfahrung die Gemachtheitseindrücke und ihre Präzisierungsformen im Modus des „als ob" schon in sich trug. Ungeachtet aber dieses Unterschiedes stimmen die jeweils 2. Übergangsschritte für alle Funktionsbereiche doch in einem Merkmal ganz unverkennbar überein. Durchweg wird dabei nämlich die Herkunft des neu und befremdlich Erscheinenden im umgebenden Wahrnehmungsfeld wie an den eigenen Denk-, Handlungsvorgängen und Leibgefühlen auf Außeneinflüsse zurückgeführt, und zwar in einer Weise, die keinerlei Diskussion über die Angemessenheit dieses Bezuges „mit dem anderen in einer gemeinsamen Welt" (33, S. 43) und somit auch keine argumentative Korrektur mehr erlaubt. Genau diese Projektion des Ausgangspunktes fort von der eigenen Person, ihrem Körper und dessen subjektiven Funktionsstörungen in den Außenraum soll der Begriff der Externalisierung kenntlich machen, und sie eben trifft im Sinne eines übergreifenden Strukturmerkmals trotz seiner offenkundigen Sonderstellung auch auf den entsprechenden Entwicklungsschritt in den Erstranghalluzinationsgenesen zu. Denn dort führt nach den Reihenanalysen die beginnende

Diskriminationserschwernis zwischen unsinnlichen Gedanken und akustischen Wahrnehmungen zwar zunächst nur zum Lautwerden einander drängender Gedanken mit deren eindrucksmäßiger Lokalisation noch in den inneren Vorstellungsraum. Der Schritt aber hin zum endgültigen Versagen dieser Unterscheidungsleistung kommt letztlich ebenfalls einer Überwältigung der Erlebnismodalität des „als ob" im Hinblick nämlich auf die stimmliche Gegebenheitsweise der laut gewordenen Gedanken und damit wieder einer Verlegung der Herkunft des Gehörten in den äußeren Wahrnehmungsraum gleich. Auch hier ist im übrigen das Movens des Überwältigungsprozesses, der die Externalisierungsbewegung bestimmt, soweit es überhaupt im phänomenalen Bereich faßbar und demgemäß aus den Selbstschilderungen der Betroffenen entnommen werden kann, leicht zu erkennen. Es besteht eben in dem Zuwachs an Aufdringlichkeit der aus dem Gedankendrängen hervorgehenden akustischen Versinnlichungseindrücke, genauso wie man in der Steigerung der qualitativen Eigen-, Neu-, Andersartig- und Befremdlichkeit der rezeptionsstörungsbedingten Veränderungen der Außenweltrepräsentanz, der Denk-, Handlungs- und Leibgefühlstörungen gleichsam die treibende Kraft der anderen Externalisierungsschritte vor sich hat. Demnach läßt sich — zunächst rein aus der Erlebnisimmanenz heraus betrachtet — kein Unterschied ausmachen zwischen dem Movens der 1. und dem der 2. Phase der schizophrenen Gesamtabwandlung, wobei dieses Resultat ja ersichtlich auch gut mit der gefundenen Übereinstimmung der übergangsprovozierenden mit den auf die Ausgangserfahrungen manifestationsauslösend wirksamen „Stressoren" zusammenpaßt (vgl. S. 187). Die gleiche Verstärkung der Ausgangsdefizienzen, die den Übergang zu den verschiedenen Depersonalisationsphänomenen und der beginnenden Diskriminationserschwernis von Gedanken und Wahrnehmungen mit sich bringt, führt nach den Reihenanalysen im Zuge ihrer weiteren Zunahme auch die Ablösung der in diesen Erlebnisweisen noch erhaltenen Modalität des „als ob" durch ein volles Realitätsurteil herbei. Bei der wahnhaften Gewißheit (9, 10), die das resultierende Beeinflussungserleben dann so unübersehbar von der zuvor noch erhaltenen Diskussions- und auch Revisionsmöglichkeit der sich anbietenden Erklärungsversuche für die Wahrnehmungs-, Denk-, Handlungs- und Leibgefühlveränderungen trennt, kann freilich der durch die Selbstschilderungen vielfältig belegte Zuwachs an Beschwerdeeigenartigkeit allein den „Überstiegsverlust" noch nicht ausreichend begreiflich machen. Bevor jedoch der phänomenale Bereich verlassen und den transphänomenal zu unterstellenden Generierungsfaktoren der einzelnen Abwandlungsstadien nachgegangen wird, gilt es an dieser Stelle noch einmal festzuhalten, wie sehr der Höhepunkt der Irritationsphase bereits die Externalisierung nahelegt. Die Veränderungen der Außenweltrepräsentanz, der Denk-, Handlungsvollzüge und der Leibgefühle drängen mit dem Eindruck, als ob so etwas überhaupt nur von außen bewirkt sein oder kommen könnte, den Betroffenen die schizophrenietypischen Erlebnisweisen geradezu auf. Was normalpsychologisch so unüberbrückbar scheint, die phänomenologische Kluft zwischen den Erlebnisweisen 1. Ranges und den Basisdefizienzen, schmilzt gleichsam mit anwachsender Beschwerdeeigenartigkeit immer weiter zusammen, bis schließlich zum adäquaten Selbstverständnis der verschiedenen Veränderungs-, Beeinträchtigungs- und Versinnlichungseindrücke nur noch deren Rückbezug auf tatsächlich stattfindende Vorgänge der manipulativen oder akustischen Außenbeeinflussung übrigbleibt. Hinzu kommt jene parallel zur Verstärkung der Beschwerdeeigenartigkeit fortschreitende affektive Spannungserhöhung mit ihrem

Maximum in der Rat- und Fassungslosigkeit auf dem Gipfel der basalen Irritation. Gerade an dieser kritischen Übergangsstelle, an der schon ein minimaler weiterer Zuwachs zur Überwältigung der Erlebnismodalität des „als ob" ausreichen würde, dürfte ihre Einflußmöglichkeit auf die Erstrangsymptomentwicklung im Sinne einer Ausschaltung des objektivierenden Distanzierungsvermögens durch eine wahre Überflutung der Betroffenen mit Angst und Bestürzung am allergrößten sein. Bezeichnenderweise steht dann jene den Eintritt des ersten, noch unbestimmten abnormen Bedeutungsbewußtseins in der Wahnstimmung zumeist begleitende fieberhafte Erregung zu der vorausgegangenen Ratlosigkeit nach den Reihenanalysen wie der seinerseits wieder durchaus adäquat wirkende emotionale Ausdruck der wahnhaften Ankündigung eines bevorstehenden „Durchblicks", der spannungslösenden „Enträtselung" nämlich dessen, was es mit den irritierenden Veränderungs- und akustischen Versinnlichungseindrücken auf sich hat. Beide zusammen erst, der Zuwachs an Beschwerdeeigenartigkeit und der Fortschritt der affektiven Spannungserhöhung, verschaffen somit ein angemessenes Bild von dem „Verschlimmerungs"-Prozeß, der schließlich in voller Bestätigung der Annahme von Huber „einen Sprung vom Quantitativen ins Qualitative, einen phänomenologisch fließenden Übergang vom ‚Minus' zum" nunmehr auch nach konventionellem Verständnis psychotischen „Aliter" (84, S. 26) mit sich bringt.

Vergleicht man abschließend auch diese Charakteristik des 2. Gesamtabwandlungsschrittes noch kurz mit den entsprechenden Versuchen in der neueren deutschsprachigen Psychopathologie, dann stimmt sie zunächst einmal relativ gut mit der gestaltanalytisch fundierten Kennzeichnung der „apophänen Phase des schizophrenen Schubes" (33, S. 46) überein. Denn danach kann das aus der Initialphase des „Tremas" erwachsene „Offenbarungs"-Bewußtsein der „Gemachtheit" ebenfalls simultan den Wahrnehmungsraum „des Angetroffenen", den gedanklichen „Innenraum des Vergegenwärtigten" und den „Leibbereich" übergreifen, so daß sich die Breite seiner phänomenalen Manifestationsmöglichkeiten mit dem hier für die Externalisierungsphase angegebenen Symptombestand weitgehend deckt. Allerdings beziehen für Conrad die Betroffenen am Ende auch noch das wahnhafte „Wissen" um die Beeinträchtigungstechniken und -zwecke aus jener „Freisetzung" von gegenstandseigenen „Wesenseigenschaften", deren beiden ersten Ausprägungsgraden — wie früher schon dargelegt — nach gestaltanalytischer Auffassung phänomenal einmal die Ausgliederung von Wahnwahrnehmungen der Stufe 1 aus der Wahnstimmung und weiter der Übergang zu Wahnwahrnehmungen der Stufe 2 entsprechen soll. Dagegen wäre die Entwicklung von Wahnwahrnehmungen der Stufe 3 und mit ihr auch die aller inhaltlich voll konkretisierten Beeinflussungserlebnisse den Ergebnissen dieser Untersuchung zufolge bereits einem weiterführenden, dritten Gesamtabwandlungsschritt zuzuschreiben, den auf gleich noch näher herauszuarbeitende Weise mehr als nur ein gradueller Unterschied von der Externalisierungsphase trennt.

Aus „dynamisch-topologischer" Sicht folgt auf das „Vorfeld", in dem vornehmlich der Auftritt von Depersonalisationserlebnissen eine Desorganisation der „Ich-Grenzen" anzeigt, die Phase der „Auseinandersetzung der Person mit ihrem ‚Konturverlust'" (106, S. 32) und bringt als formalen Ausdruck einer kompensatorisch wirksamen „Ich-Entmächtigung" (106, S. 34) die Symptome 1. Ranges hervor. Dabei wird gerade dem mit dem Begriff der Externalisierung gemeinten Verlagerungsprozeß vom subjektiven Innen- in den objektiven Außenraum eine spannungslösende, das „Ich" entlastende Anpassungsfunktion zugeschrieben, so daß sich ebensowohl in der Phasenabgrenzung wie auch im Hinblick auf die später zu erörternden pathogenetischen Erklärungsmöglichkeiten gleichfalls ein gewisses Maß an Übereinstimmung mit dem hier unternommenen Charakterisierungsversuch des schizophrenen Erlebniswandels ergibt. Nach Janzarik schließlich führt das den Gesamtabwandlungsprozeß einleitende „Unstetigwerden der Dynamik" zu jenem „Versagen der übergeordneten, Grenzen, Gliederung und Kontinuität des psychischen Feldes bewahrenden Wertgerichtetheiten", das seinerseits zunächst die „impressive Entzügelung des Wahrnehmens" und weiter mit „einer leichten Verschiebung" (96, S. 74) im Verlauf dann auch die „Verselbständigung der strukturellen Bestände" nach sich zieht. Alle diese strukturdynamischen Termini haben in der vorliegenden Untersuchung früher schon Berücksichtigung gefunden und können, was die aus ihrem interpretativen Gesamtzusammenhang gezogenen Rückschlüsse auf die Pathogenese der Erkrankung anbelangt, erst am Ende der Diskussion eine abschließende Würdigung erfahren. Demgegenüber kommt es an dieser Stelle nur auf die Andeutung der Berührungspunkte und Unterschiede der sich aus den 6 prägnanztypischen Übergangsreihenzusammenhängen ergebenden Phasendifferenzierung mit den durch sie gekennzeichneten und in der Abfolge festgelegten „Formen seelischer Abwandlung in schizophrenen Syndromen" (96) an. Wenn danach das „Versagen der Gerichtetheiten" anfangs nur die „impressive Entzügelung" und damit phänomenal gesehen die „reinen Anmutungserlebnisse" hervorrufen soll, dann entspricht dem der hier umrissene 2. Übergangsschritt zunächst einmal genauso gut, wie das zuvor schon für die Irritationsphase im Hinblick auf die initiale Entgleisung der Dynamik und die ihr neuerdings beiseite gestellten „Phänomene der Substrataktivität" gezeigt worden ist. Denn die inhaltliche Konkretisierung der „Anmutungen" durch Anlagerung wahnhafter „Aktualisierungen" erfolgt dann anders als in der gestaltanalytischen Konzeption ebenfalls erst im Zuge einer weiterführenden Gesamtabwandlungsphase, nämlich eben derjenigen, in der nach strukturdynamischer Auffassung die „Verselbständigung struktureller Bestände" zum Ausdruck kommt. Auf diese Verselbständigung hat Janzarik indessen keineswegs nur die Wahnwahrnehmungskonkretisierung zurückgeführt durch Inhalte im übrigen, deren „unterschiedliche Aktualisierungsbereitschaft" sich für ihn ganz im Sinne der auch von der vorliegenden Untersuchung dazu gewonnenen Ergebnisse „wesentlich aus den Nachwirkungen lebensgeschichtlicher Prägungen" (93, 96, S. 91) erklärt. Vielmehr soll — wie bereits im einzelnen gezeigt — der gleiche Verselbständigungsvorgang auch die Entstehung der Beeinflussungserlebnisse auf den Gebieten des Denkens, Wollens, Leibgefühls und der Halluzinationen 1. Ranges plausibel machen, und zwar so, daß die Gedankeneingebungs- und -entzugsphänomene gleichsam seinen mittleren und die akustischen Sinnestäuschungen seinen höchsten Ausprägungsgraden zuzuordnen sind (96, S. 75). Bei der sowohl interpretativen als auch verlaufsmäßigen Trennung der Phänomene der „impressiven Entzügelung" von denen der „strukturellen Verselbständigung" macht diese weitere Ableitung doch einen gewissen Unterschied zu der hier gefundenen parallelen Entwicklungsmöglichkeit aus, die wieder mehr den von Conrad vorgenommenen Zusammenschluß unter dem übergreifenden Gesichtspunkt der „Apophänie" gerechtfertigt erscheinen läßt. Entsprechend wird auf die gemeinsame Ableitungsmöglichkeit der Wahnwahrnehmungen der Stufen 1 und 2, aller noch nicht konkretisierten Beeinflussungsphänomene und auch der akustischen Halluzinationen 1. Ranges aus einer

Reaktivierung phylo- und ontogenetisch früh angelegter Erlebnismuster im weiteren Verlauf der Erörterung noch einzugehen sein. Hinzu kommt jene früher, in „der strukturdynamischen Interpretation schizophrener Verläufe" auch noch einen Teil der heute „Fading-Phänomene" genannten Defizienzen mitumfassende Herleitung „subjektiv erlebter Denkstörungen" (96, S. 75) aus den leichtesten Verselbständigungsgraden, die Janzarik inzwischen als weiteren alternativ „dynamistischen" Ordnungsgesichtspunkt für die Basissymptomatik herangezogen hat. Zu den noch schizophrenieuncharakteristischen „Phänomenen der strukturellen Verselbständigung" sollen im einzelnen gehören: „verzetteltes Denken, weitschweifiges Denken, Zerstreutheit, erhöhte Ablenkbarkeit, merkwürdige Einfälle und befremdliche Handlungen, Gedankenjagen, Gedankendrängen, Vorstellungszwang, kognitives Gleiten, Gedankeninterferenz" (100, S. 128). Gälte ihnen gegenüber ebenfalls die Sukzession, nach der die „strukturelle Verselbständigung" erst auf die „impressive Entzügelung" und diese wieder auf vorangegangene „isolierte Störungen der Dynamik" folgt, dann liefe das zweifellos noch auf einen weiteren Unterschied von der durch die dargestellten Übergangsreihenbefunde nahegelegten Phasendifferenzierung hinaus. Denn ersichtlich war ein Teil dieser Phänomene – darin im übrigen ihrer strukturdynamischen Auffassung voll entsprechend – ja unter den nachgewiesenen Ausgangserfahrungen der Gedankenbeeinflussungs-, Gedankenausbreitungsphänomen- und Erstranghalluzinationsgenesen vertreten und muß darum nach den hier verwandten Einteilungskriterien bereits der Irritationsphase zugerechnet werden, mit der die schizophrene Erlebnisabwandlung beginnt. Auch der 4. und letzte der von Janzarik zur „dynamistischen Revision" des Basisstörungskonzepts genutzten Ordnungsgesichtspunkte, die sich aus der vorauslaufenden, dynamisch bedingten „Insuffizienz der Gerichtetheiten" ergebende „Desaktualisierungsschwäche" (100, S. 127), soll im Verlauf der Erörterung noch zur Sprache kommen, aber erst an einer späteren Stelle, die seiner besonders großen interpretativen Bedeutung Rechnung trägt.

5.1.3 Konkretisierungsphase

In 5 der prägnanztypischen Übergangsreihenzusammenhänge schließt sich an den Auftritt der Erlebnisse des „Aufgestellt"-, „Gespielt"- oder anderweitigen „Gemachtseins" der umgebenden Wirklichkeit für die eigene Person und der Beeinflussung des Denkens, Handelns oder der Leibgefühle noch ein weiterführender Symptomentwicklungsschritt an. Er nimmt sich erlebnisimmanent jeweils wie ein geradezu fieberhaft vorangetriebener, mitunter langwieriger und erst nach zahlreichen „Probierbemühungen" zum endgültigen „Durchblick" führender Vorgang der „Enträtselung" aus, an dessen Ende schließlich die volle inhaltliche Bestimmung der Manipulationstechniken und -zwecke steht. Zieht man daher auch diese Reihenendabschnitte zu einem Gesamtabwandlungsstadium zusammen, dann bietet sich zu seiner terminologischen Kennzeichnung der Begriff „Konkretisierungsphase" an (Abb. 12).

Auch die Werdegänge der akustischen Halluzination 1. Ranges wiesen zumal dort, wo sie auf einer Ausbildungsstufe zwischen dem Lautwerden und den entsprechenden Endphänomenen mit dem Ausgesprochenhören eigener Gedanken von bereits in den Außenraum lokalisierten „Stimmen" zum Stillstand gelangt waren, gelegentlich ähn-

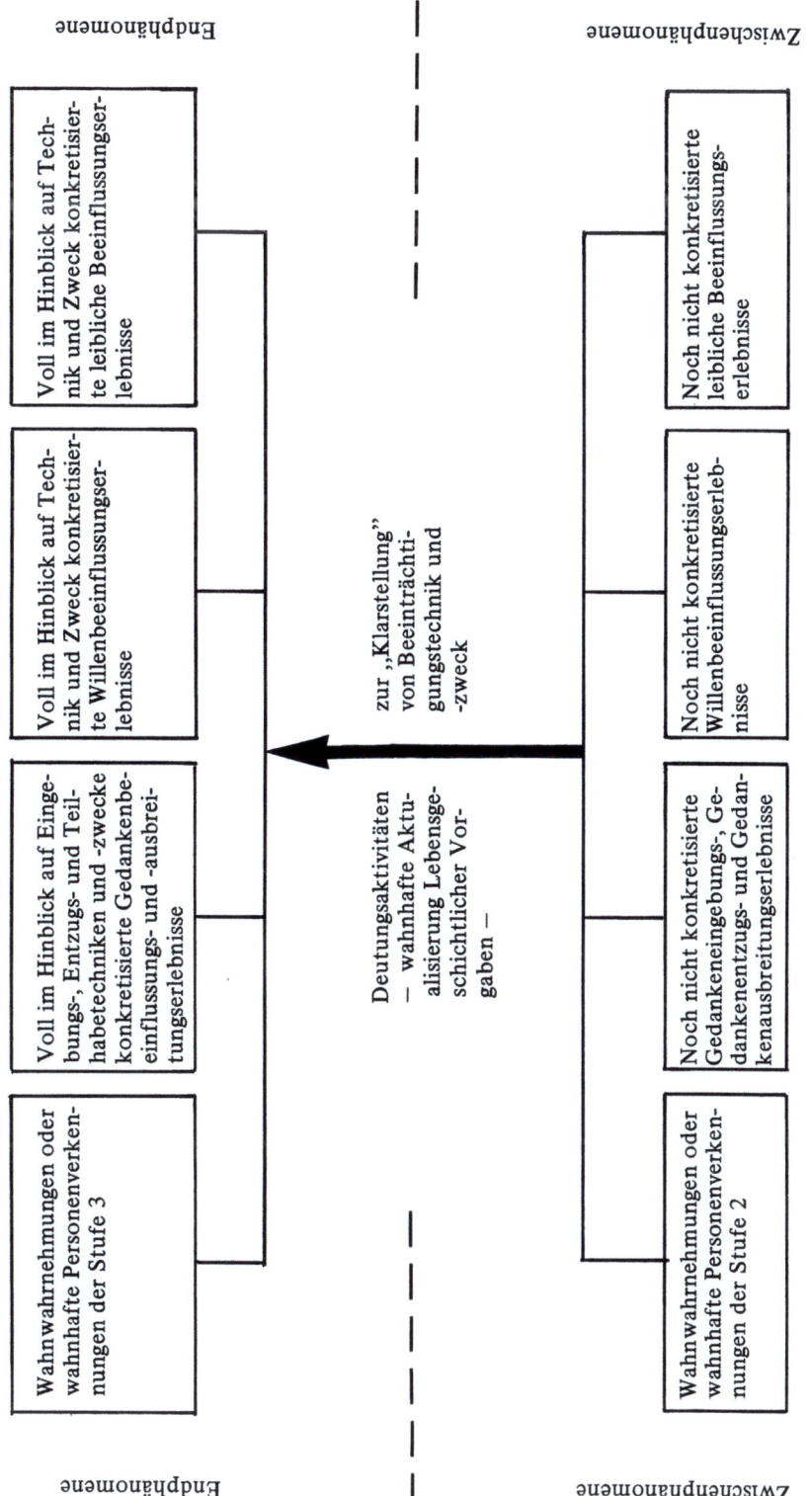

Abb. 12. Konkretisierungsphase des schizophrenen Erlebniswandels

liche Fortentwicklungen auf. Sie bestanden etwa in einer „Aufdeckung" von apparativen Techniken, mit denen sich eine perfekte, präzise an das eigene Tun „rückgekoppelte" akustische „Wiedergabe" gedanklicher Selbstkommentare erreichen läßt. Ihr Ergebnis ging jedoch durchweg keine erlebnismäßige Einheit mit den halluzinatorischen Phänomenen ein, sondern blieb von ihnen nach Art eines sekundären, für die Erstrangsymptomausformung durchaus auch entbehrlichen „Erklärungswahns" (86, 191) getrennt. Erst recht trugen dann die zusätzlich noch durch einen Meinhaftigkeitsverlust des Gehörten gekennzeichneten imperativen, kommentierenden oder dialogischen Phoneme ihre Konkretisierung schon in sich selbst und nahmen in dieser Hinsicht erneut eine Sonderstellung unter den Symptomen 1. Ranges ein. Die Eigenbeziehungs- und Gemachtheitseindrücke traten demgegenüber nämlich inhaltlich unbestimmt aus dem Externalisierungsprozeß hervor und bedurften daher noch der erlebnismäßigen Verschmelzung mit einem „abnormen Bedeutungsbewußtsein", bevor ihr Ausbildungsstand den von K. Schneider angegebenen Definitionskriterien für die jeweilige Erstrangsymptomatik voll entsprach. An der Eigenständigkeit dieser Bedeutungszuschreibung im Sinne eines dritten, von der Irritations- und der Externalisierungsphase abzuhebenden Gesamtübergangsschrittes kann nach vielen der zuvor analysierten Erlebnissequenzen gar kein Zweifel bestehen. Darin folgten auf die Überwältigung der Erlebnismodalität des „als ob" beispielsweise ein Betasten der Zimmerwände, Größenmessungen am Ehemann, systematisch variierte Aufrichtungsversuche oder Lageveränderungen des eigenen Körpers, Standortwechsel und andere „Probier"- oder „Überprüfungsbemühungen" mit dem Ziel einer bestätigenden Konkretisierung des „Aufgestelltseins" der umgebenden Wirklichkeit, des „Vorgetäuschtseins" einer „falschen" personalen Identität oder des „Gemachtseins" von Willenshandlungen, Bewegungen oder Leibgefühlen, je nachdem, welche Beeinträchtigungsform vorher zur wahnhaften Gewißheit gelangt war. Solche Anstrengungen zeigen klar genug an, daß bei der abnormen Deutung des „wie" und „wozu" andere Triebkräfte wirksam werden, als sie für den Durchlauf der Irritations- und der Externalisierungsphase bestimmend sind. Während dort der beständige Zuwachs an Beschwerdeeigenartigkeit und der kontinuierliche Fortschritt der affektiven Spannungserhöhung zunächst die Depersonalisations- und Diskriminationserschwernisphänomene und dann die Überwältigung des in diesen Erlebnisweisen noch gelegenen Vorbehalts „als ob" nach sich ziehen, geht hier der entscheidende Symptomentwicklungsimpuls offenbar von aktiv betriebenen Klarstellungsversuchen aus. Auch der Auftritt der noch nicht konkretisierten Eigenbeziehungs- und Gemachtheitserlebnisse selbst stellt allerdings schon einen ersten Schritt auf dem Wege zur endgültigen „Enträtselung" dessen dar, was es mit den so bestürzt registrierten Veränderungen der umgebenden Wirklichkeit, des eigenen Denkens, Handelns und Leibgefühls auf dem Höhepunkt der Irritationsphase auf sich hat. Diese zunächst noch rein formale „Klarstellung" im Sinne eines Rückbezuges auf Außeneinflüsse allgemein drängt sich jedoch den Betroffenen mit dem Untergang des selbstreflexiven Distanzierungsvermögens derart abrupt und zwingend auf, daß keinerlei Beteiligung von bewußten, intentional verfolgten „Aufdeckungs"-Aktivitäten an ihrer Entstehung erkennbar ist. Sie setzen den Reihenanalysen zufolge eindeutig erst nach der Externalisierung ein und füllen das durch sie bereitgestellte Bezugssystem inhaltlich weiter aus, bis schließlich die rat- und fassungslos erlebte Befremdlichkeit einem vollen, irritations- und spannungslösenden „Durchblick" weicht. Die erstmalige Abgrenzung eines solchen „dritten Stadiums mit langsamem Herauskristalisieren gewisser Deutungsversuche . . . und als Endpunkt dieses Gestaltungsprozesses auf einmal der Idee, hier könne der ‚Schlüssel' zu der ganzen Angelegenheit sein" (33, S. 65), ist zweifellos Conrads Verdienst. Ihm stand dabei allein der Übergang von der 2. auf die 3. Wahnwahrnehmungsstufe vor Augen und eben dieser Fortentwicklungsschritt kann auch als Muster für jene Konkretisierung gelten, die nach den vorgelegten Befunden genauso das Beeinflussungserleben auf den Gebieten des Denkens, Handelns und Leibgefühls erfährt. Insbesondere deuteten die simultan zu anderen Erstrangsymptomgenesen durchlaufenen Wahnwahrnehmungsentwicklungen auf die Notwendigkeit hin, in der abnormen Bedeutungszuschreibung einen übergreifenden, auch für die Gedankeneingebungs-, -entzugs-, -ausbreitungs-, Willens- und leiblichen Beeinflussungserlebnisse konstitutiven Ausformungsvorgang zu sehen. Denn in solchen Fällen fand die Bestimmung der jeweils parallel entstandenen Beeinflussungseindrücke im Hinblick auf Manipulationstechnik und -zweck nicht nur zeitgleich, sondern auch inhaltlich identisch mit der Konkretisierung der Eigenbeziehungserlebnisse statt. Für Conrad kommt jedoch, wie bereits mehrfach erwähnt, in dem Deutungsvorgang die Maximierung noch ganz der gleichen Freisetzung gegenstandseigener Wesenseigenschaften zum Ausdruck, die im Zuge eines kontinuierlichen Gradzuwachses auch schon den Übergang von der Wahnstimmung über die 1. und 2. Wahnwahrnehmungsstufe herbeiführen soll. Demgegenüber legen die dargestellten Reihenbefunde mehr die Annahme eines ebenso qualitativen Unterschiedes, wie er offensichtlich die Deutungsaktivitäten von dem erlebnismäßigen Movens der Irritations- und der Externalisierungsphase trennt, auch zwischen den transphänomenal zu unterstellenden Generierungsfaktoren nahe. Im Vorgriff auf seine nachfolgende nähere Kennzeichnung ist dazu an dieser Stelle noch einmal hervorzuheben, daß die abnorme Bedeutung des Eigenbezuges und der Gemachtheit nach den durchgeführten Erlebnissequenzanalysen letztlich nicht aus Wesenseigenschaften der Wahrnehmungsgegenstände, sondern biographischen Vorgaben entnommen wird. Insofern entspricht der hier ermittelte Konkretisierungsvorgang eben sehr viel eher jenem von Janzarik angenommenen Verschmelzungsprozeß der „reinen Anmutungserlebnisse" mit verselbständigten strukturellen Beständen, in deren Auswahl sich die Nachwirkung „lebensgeschichtlicher Prägungen" (96, S. 91) niederschlägt. Freilich bleiben dabei wieder die beiden zuvor schon entwickelten Unterschiede zu beachten, die sich aus der Zuordnung der schizophrenieuncharakteristischen „Phänomene der strukturellen Verselbständigung" zur Irritations- und der noch nicht konkretisierten Beeinflussungserlebnisse und akustischen Erstranghallunzinationen zur Externalisierungsphase gegenüber der strukturdynamischen Konzeption ergeben. Denn von diesen ebenfalls aus der „strukturellen Verselbständigung" in gradueller Differenzierung abgeleiteten Phänomenbeständen wären danach dann die Konkretisierungsergebnisse auch im Hinblick auf die transphänomenal jeweils anzunehmenden Entstehungsbedingungen klar getrennt zu halten in einer Weise, die noch im einzelnen herauszuarbeiten sein wird. Was schließlich die zur Konkretisierung herangezogenen Inhalte selbst anbelangt, so hat die vorliegende Untersuchung zwar keine biographischen Analysen angestellt, mit deren Hilfe sich ihr Verhältnis zu primärpersönlich bedeutsamen Themenkreisen detailliert genug bestimmen ließe. Daß jedoch durchweg ein thematischer Zusammenhang mit biographischen Vorgaben bestand, war schon allein aus jenen zur „Überprüfung" entwickelten „Hypothesen" entnehmbar, wie denn die zuvor zur Gewißheit gewordene Manipulation der umgebenden Wirklichkeit, des Denkens, Handelns und Leibgefühls bewirkt sein und wozu sie endlich auch dienen könnte. In ihnen kam nämlich ganz offenkundig immer wieder ein lebensgeschichtlich bereitgestellter Deutungsvorrat zum Ausdruck, in dem allgemein zugängliches, mehr beiläufig angeeignetes Wissen (z.B. Fall 1) mit schon individuelleren, etwa beruflich erworbenen Kenntnissen (z.B. Fälle 1 u. 122) und affektiv unterlegten, so nur für die jeweilige Primärpersönlichkeit zutreffenden und mitunter vor dem Eintritt der Psychose schon lange desaktualisierten Bedeutsamkeiten (z.B. Fall 122) verschmolz. Dabei zeichnet sich in den analysierten Konkretisierungsschritten insgesamt gesehen eine Regelmäßigkeit ab, die gut mit der von Huber u. Gross (86) vorgenommenen Differenzierung zwischen mehr übercharakterlichen und mehr persönlichkeitsgebundenen Deutungsinhalten vereinbar ist. Die Konkretisierung des „wie", der Manipulationstechniken, nimmt danach vornehmlich allgemein kommunikativ oder aus der Ausbildung bezogene und damit auch stärker dem zeitgeschichtlichen, gesellschaftlichen Wandel unterworfene (116) Wissensbestände auf, während in der Bestimmung des „wozu", der Manipulationszwecke, dann überwiegend eine i.e.S. persönlichkeitseigene, meist konflikträchtige Thematik (86, S. 150) zur Reaktualisierung gelangt.

5.2 Pathogenese

Vergegenwärtigt man sich die anfangs zur Verdeutlichung der Arbeitshypothese benutzte grob schematische Darstellung des Basisstörungskonzepts (vgl. Abb. 1, S. 20), dann kommt die soeben vorgenommene Charakteristik des schizophrenen Erlebniswandels einer bestätigenden Präzisierung der dort angegebenen Kennzeichnung des phänomenalen Bereiches gleich. Denn die Phasendifferenzierung leistet im Hinblick auf dieses didaktisch vereinfachte Ableitungsmodell dreierlei: Sie hebt einmal mit dem Phänomenbestand der Irritationsphase diejenigen Beschwerden aus dem Gesamtfeld der „relativ charakteristischen (Stufe 2) oder uncharakteristischen (Stufe 1) Basissymptome" hervor, für die sich in der Tat eine Fundierungsbedeutung für die „schizophrenietypischen End- und Überbauphänomene" (84, S. 25) nachweisen ließ; zudem zeigt sie an, daß der „phänomenologisch fließende Übergang" (84, S. 26) der fundierend wirksamen, relativ charakteristischen Basissymptome in die Endphänomene 1. Ranges nicht 1-, sondern 2stufig über Prozesse der Externalisierung und der Konkretisierung erfolgt; schließlich macht sie auch die Triebkräfte dieser „Überbauung" deutlich, soweit sie nämlich noch im phänomenalen Bereich selbst faßbar sind, und zwar in einer Weise, die den Konkretisierungsvorgang klar von der basalen Irritation und der konsekutiven Externalisierung trennt. Damit kann nunmehr gezielt der Frage nachgegangen werden, ob und wie genau die Auffassung der Basissymptome als direkte und der Endphänomene als indirekte, „psychoreaktiv vermittelte" (84, S. 25) Folgen neurochemisch und neurophysiologisch determinierter kognitiver Grundstörungen den schizophrenen Erlebniswandel überzeugend erklärt.

5.2.1 Entstehungsbedingungen der basalen Irritation

Ungeachtet zunächst einmal der weiteren ätiopathogenetischen Ableitungsmöglichkeiten, deuten die an den Übergangsreihenanfängen erfaßten Basissymptome durchweg auf Störungen zentraler psychischer Funktionsabläufe hin. Danach gäbe es in der Tat ein basales psychologisches Defizit — „psychological deficit" —, und es trüge auch den Namen Kerndefizienz — „core psychological deficit" (23, 26, 164) — zu Recht, weil es als die Entstehungsbedingung der maßgeblichen, fundierend wirksamen Basissymptome letztlich indirekt eben auch noch der Erstrangsymptomatik selbst und damit dem Zentralsyndrom — „central syndrome" — i.S. von Wing (193) zugrunde liegt.

5.2.1.1 Basisstörungen

Man mag diese Schlußfolgerung bei einer Untersuchung, die methodisch ganz auf den phänomenalen Bereich des schizophrenen Erlebniswandels bezogen blieb, vielleicht für zu weitreichend halten. Doch haben bereits die ersten an der Bonner Psychiatrischen Universitätsklinik unternommenen Versuche, die selbst erlebten und als Beschwerde verbalisierten Beeinträchtigungen in reversiblen Basisstadien und reinen Residualzuständen zu objektivierbaren psychologischen Funktionseinbußen in Bezug zu setzen (58), ein prinzipielles Entsprechungsverhältnis zwischen den deskriptiv-phänomenologisch oder mit Hilfe von Fremd- und Selbstbeurteilungsskalen und den durch geeignete Testbatterien oder experimentelle Versuchsanordnungen faßbaren Defizienzen wahrscheinlich gemacht (57). Seine genauere Bestimmung wird freilich erst in dem Maße möglich sein, wie der derzeit in Gang befindlichen Fortführung dieser Korrelationsbemühungen eine verläßliche, funktional differenzierte Zuordnung gelingt. Das Ziel wäre dabei letztlich in einer experimentellen Operationalisierung genau derjenigen Gesamtstörungsdimensionen zu sehen, für deren Vorhandensein die Gruppierung der standardisiert erhobenen Basissymptome nach funktionalen Zusammenhängen etwa auf dem von Süllwold (176, 178, 181) dazu schon vorgezeichneten faktorenanalytischen Wege spricht. Gerade solche Zielvorgaben über Analysen des phänomenalen Manifestationsbereichs müßten überhaupt eine ungleich stärkere Berücksichtigung finden als bisher, wenn die experimentalpsychologischen und die noch näher an die somatische Forschungsebene heranreichenden psychophysiologischen Untersuchungsansätze wirklich „Basis-Störungen" (1948, 180) aufdecken wollen. Mit dem Zusatz „Basis" wird nämlich den Funktionsabweichungen in dem nicht mehr unmittelbar der Selbstvergegenwärtigung zugänglichen, andererseits aber auch noch nicht neurochemischen oder neurophysiologischen, von Huber transphänomenal genannten Störungsbereich die gleiche Fundierungsbedeutung zugeschrieben, die er phänomenologisch gemeint zum Ausdruck bringt. Daher verlangt die Kennzeichnung einer jeden der inzwischen zahlreichen experimentell erfaßten Funktionseinbußen als Basisstörung streng genommen, daß sich für genau dieses Defizit dann auch eine Generierungsleistung von schizophrenietypischen Erlebnissymptomen nachweisen läßt. Das aber setzt wiederum eine präzise Ermittlung derjenigen Phänomene voraus, in denen sich die betreffende psychologische oder psychophysiologische Funktionsstörung erlebnismäßig niederschlägt. In gründlichen Untersuchungen wie beispielsweise der von Rey u. Oldigs (148) zur Bestätigung der von Zubin (202) vermuteten „crossmodalen

Retardierung" ist immerhin schon einmal detaillierter ein signifikanter Zusammenhang dieser Aufmerksamkeitsstörung mit den durch den Subscore „BSO" der „Present State Examination" (196) repräsentierten psychopathologischen Befunden der inkohärenten Sprache, Sprachverarmung und Langsamkeit in der Sprechweise, der Affektverarmung, generellen Langsamkeit, äußerlichen Vernachlässigung u.a. sog. „Minus- oder Restsymptomen" (148, S. 234) herausgearbeitet worden. Ähnlich geht aus den international koordinierten Überprüfungen der elektrodermalen Orientierungsreaktion als psychophysiologischer Basisfunktion der Informationsaufnahme und -verarbeitung eine Korrelation des „Non-response"-Verhaltens mit solchen Items der „Brief Psychiatric Rating Scale" [BPRS (136)] hervor, die für formale Denkstörungen, emotionalen Rückzug, Inaktivität und herabgesetzte Erregbarkeit stehen (62, 171). In weiten Teilen gerade der an Einzelergebnissen so fruchtbaren experimentalpsychologischen Schizophrenieforschung im angloamerikanischen Sprachraum findet man dagegen den phänomenalen Bereich noch nicht einmal im Hinblick auf die Außenseite des korrespondierenden Erlebens, die an Ausdruck und Verhalten objektivierbaren Symptome nämlich, hinlänglich charakterisiert. Nur sehr globale diagnostische Distinktionen geben oft den Bezugspunkt für das psychopathologisch-psychologisch-psychophysiologische Korrelationsanliegen ab und entziehen die Frage, ob die jeweils ermittelte Funktionsabweichung wirklich eine Bedeutung für die Entwicklung schizophrenietypischer aus defizitären Erlebnisweisen besitzt, von vornherein jeder Beantwortungsmöglichkeit. Entsprechend theoretisch überfrachtet und spekulativ fallen dann die Zusammenhangskonstruktionen in bemerkenswertem Kontrast zu jenem Wissenschaftskriterium der empirischen Überprüfbarkeit aus, dessen behavioristisch eingeschränktem Verständnis auf der anderen Seite wohl die unzulängliche Berücksichtigung des schizophrenen Erlebniswandels zumeist anzulasten ist.

Wenn daher der Gang der vorliegenden Untersuchung nacheinander die erlebnismäßigen Grundlagen aller Symptome 1. Ranges freigelegt hat, dann erlaubt zwar der gegenwärtige Wissensstand noch keine detaillierte empirisch abgesicherte Charakteristik des psychologischen Defizits, das jeweils in ihnen zum Ausdruck kommt. Auch mögen größer angelegte statistische Überprüfungen in der Zukunft noch die ein oder andere Modifikation der vorläufigen Basissymptomgruppierung nach Funktionszusammenhängen erforderlich machen, die durch die Hauptkategorien im Bonner Untersuchungsinstrument angezeigt wird. Hiervon aber einmal abgesehen, lassen die Übergangsreihenbefunde doch erstmals eine verläßliche Kennzeichnung der psychischen Prozesse zu, in deren Beeinträchtigung die eigentlichen Basisstörungen zu suchen sind. Leistungseinbußen nämlich, die den Namen einer Basisstörung wirklich verdienen, können danach nur in Beeinträchtigungen der Wahrnehmungs-, Denk-, Sprach-, Gedächtnis- und Handlungsprozesse bestehen, weil sich eben die als Ausgangserfahrungen der Erstrangsymptomentwicklung nachgewiesenen Beschwerdeerlebnisse genau auf diese Funktionsbereiche beziehen. Zu jedem dieser Bereiche liegen denn auch einschlägige Störungsbefunde der experimentalpsychologischen und der psychophysiologischen Schizophrenieforschung vor. Sie ermöglichen es schon heute zumindest i.S. einer heuristischen, durch zukünftige Korrelationsuntersuchungen im einzelnen auf ihre Richtigkeit hin noch zu überprüfenden Vorgabe, die schizophrenietypischen Erlebnisweisen über die fundierend wirksamen Irritationsphänomene auf solche Basisstörungen zurückzubeziehen. Daß man zudem über die phänomenal durch das Übergangsgeschehen vermittelte Verbindung hinaus für die noch nicht konkretisierten Symptome 1. Ranges noch einen weiteren Generierungszusammenhang mit den Basisstörungen annehmen muß, wird im folgenden bei der Darstellung der transphänomenalen Bedingungsfaktoren des Externalisierungsvorganges zu entwickeln sein.

Wahrnehmung

Den ersten Funktionsbereich, in dem nach der Irritationsphasencharakteristik offenkundig Basisstörungen wirksam werden, stellt der normalpsychologische Wahrnehmungsvorgang dar. Denn jene, die basale Irritation maßgeblich mitbestimmenden Veränderungserlebnisse der optischen, akustischen, olfaktorischen, gustatorischen und taktilen Außenweltrepräsentanz deuten ja zwingend auf derartige Funktionsbeeinträchtigungen hin und verbürgen für sie zugleich den Status von Basisstörungen insofern, als vornehmlich aus ihnen auf den dargestellten Übergangswegen die schizophrenietypischen Wahnwahrnehmungen und wahnhaften Personenverkennungen entstehen. Entsprechend haben Gross u. Huber (46) im Zuge ihrer modellhaften Vorstrukturierung des transphänomenal-präphänomenalen Generierungszusammenhangs die Wahrnehmungsveränderungserlebnisse schon früh auf Basisstörungen der selektiven Filterung zurückgeführt. Tatsächlich deuten inzwischen zahlreiche experimentell erzielte Einzelergebnisse (127, 134, 148, 187) darauf hin, daß die Informationsaufnahme bei schizophrenen Kranken durch Störungen der Auswahl relevanter und der Hemmung irrelevanter Reize, der vorbereitenden („preparatory attention") oder kontinuierlichen („continuous attention") Aufrechterhaltung („maintenance") und – wie bereits angedeutet – auch der flexiblen Verlagerung („shift") von Aufmerksamkeitsfokussierungen beeinträchtigt wird. Zwar fehlen aus den genannten Gründen bis heute noch weitgehend Forschungsansätze, die genauso subtil und systematisch auch die erlebnismäßige Repräsentanz solcher attentional-perzeptiven Störungen in die jeweilige Untersuchung mit einbeziehen. Wenn man sich jedoch vor allem die sensorischen Überempfindlichkeitserscheinungen, Intensitäts- und Qualitätsveränderungen unter den an den Anfängen der Wahnwahrnehmungs- und Personenverkennungsentwicklung angetroffenen Wahrnehmungsstörungen in Erinnerung ruft (vgl. Tabelle 13), dann liegt es nahe, genau hierin das zugehörige phänomenale Korrelat zu sehen. Dabei kommt die Ableitung dieser sensorischen Irritationsphänomene aus defizitären Filterungsvorgängen nicht etwa einer theoretischen Festlegung der Basisstörungskonzeption auf einfache, unidirektional angelegte Modelle der Informationsaufnahme gleich. Im Gegenteil läßt schon allein die Bezeichnung der betreffenden Basissymptome als kognitive Wahrnehmungsstörungen auch eine Berücksichtigung der zielgerichteten kategorialen Ordnungsprozeduren erkennen, über die schon im Ultrakurzzeitgedächtnis das gespeicherte Wissen nach Art einer antizipatorischen Schematisierung auf die Reizselektion einen aktiv steuernden Einfluß nimmt. Gerade diese, von Neisser (132) in eine erste noch mehr automatische „präattentative Phase" der Merkmalsentdeckung und einen nachfolgenden „konstruktiven" Reizidentifikations- und -integrationsvorgang zerlegten, i.e.S. kognitiven Perzeptionsprozesse sichern offenbar erst die Wahrnehmungskonstanz für Form, Farbe, Größe und Entfernung im Außenraum (129, 163, 179, 180, 181, 187). So gesehen wird man auch den von der experimentellen Schizophrenieforschung im angloamerikanischen (24, 187), russischen (145, 146) und deutschen Sprachraum (121, 180) mehr oder weniger übereinstimmend charakterisierten Beeinträchtigungen der Informationsanalyse im Arbeitsgedächtnis und der dazu erforderlichen organisierten Abrufung früherer Erfahrungen zu Vergleichsprozessen den Stellenwert von Basisstörungen zuschreiben müssen, schon im Hinblick auf die initiale Wahrnehmungsirritation. Denn die komplexeren unter den für die Entwicklung erstrangiger Wahnphänomene maßgeblichen Ausgangserfahrungen stellen ja eben abrupte Veränderungen von Form, Farbe, Größe und Plazierungen der wahrgenommenen Gegenstände oder Personen dar. Daß im übrigen die einfacheren mit den komplexeren Wahrnehmungsstörungen in einem funktionalen Zusammenhang stehen, hat auch die faktorenanalytische Neubearbeitung von mit dem Frankfurter Beschwerdefragebogen (FBF 1) ermittelten Ergebnissen an der ursprünglich durch Süllwold untersuchten Stichprobe, ergänzt um das Kollektiv der Replikationsstudie von Schünemann-Wurmthaler, gezeigt (178, 181). Der revidierte Faktor „Wahrnehmungsstörungen" schließt nämlich nunmehr die früher analytisch von ihm getrennt gehaltenen, weniger komplexen „speziellen sensorischen Störungen" (176) noch mit ein. So wie Süllwold den Basisstörungsbegriff mit einem phänomenal-transphänomenalen Doppelaspekt versieht, wird dieser Faktor dabei als eine von 4 Dimensionen des in allen Wahrnehmungsveränderungserlebnissen gemeinsam wirkenden kognitiv-affektiven Gesamtdefizits aufgefaßt. Bei den vielfachen Entsprechungen zwischen den mit den verschiedenen Fassungen des Frankfurter Beschwerdefragebogens (FBF) standardisiert dokumentierbaren „Basis-Störungen" der optischen, akustischen, propriozeptiven Wahrnehmungen und den im Bonner Untersuchungsinstrument (BSABS) geführten Basissymptomen der kognitiven Wahrnehmungsstörungen stimmt eine solche Betrachtungsweise ersichtlich gut mit der hier entwickelten Phänomenableitung überein.

Propriozeption

Nach den Gliederungsgesichtspunkten, denen Jaspers bei der Abfassung seiner „Allgemeinen Psychopathologie" gefolgt ist, hätte man in der gefühlvermittelten Vergegenwärtigung des eigenen Leibes einen gesonderten, von der Außenweltwahrnehmung getrennt zu haltenden Funktionsbereich zu sehen. In der Tat spricht denn ja auch allein die Umschreibbarkeit eines coenästhetischen Prägnanztyps der Schizophrenie dafür, daß diesem „Leibbewußtsein" (102, S. 74) im Hinblick auf seine isolierte Störbarkeit eine gewisse Eigenständigkeit zuzuschreiben ist. Doch können die Coenästhesien nach den von der vorliegenden Untersuchung ermittelten Kombinationsmöglichkeiten der psychopathologischen Übergangsreihen und den früheren Befunden der Bonner Arbeitsgruppe genauso simultan mit kognitiven Wahrnehmungsstörungen und den anderen Phänomenen der basalen Irritation in Erscheinung treten. Daher steht die klinische Erfahrung auch der integrativen, von Huber (84, S. 28) befürworteten Betrachtungsweise nicht im Wege, die den Vorgang der gefühlsmäßigen Leibvergegenwärtigung nur als eine spezielle, propriozeptive Form der Wahrnehmung auffaßt. Eben diese Subsumption entspricht den Modellvorstellungen der modernen Psychologie viel mehr, weil die Leibgefühle für die kognitive Vergegenständlichung des eigenen Körpers genauso eine Information darstellen wie die Außenreize für die Verarbeitung zum Wahrnehmungsobjekt. So gesehen wären dann die Coenästhesien im Prinzip durchaus vergleichbar zwanglos aus denselben Basisstörungen herzuleiten, auf die soeben die basalen Veränderungserlebnisse der externen Wahrnehmung zurückgeführt worden sind. Treten nämlich die genannten Störungen der Auswahl relevanter und der Hemmung irrelevanter Reize einmal ein, dann muß dies auch für die Propriozeption störende Folgen haben i.S. einer plötzlichen Durchsetzung von bis dahin mühelos unterdrückbaren Körpersensationen aus dem in Abhängigkeit von Befinden, Lage und Bewegung jederzeit anfallenden Leibgefühlbestand. Zudem erfährt gegenwärtig der Begriff des Schemas, wie er ähnlich in den frühen Erklärungsversuchen des bewegungsbegleitenden Raumbildes von unserem eigenen Körper vor allem durch Schilder (153) eine Rolle spielt, bemerkenswerterweise eine Reaktualisierung in der kognitiven Psychologie (132). Seine moderne Verwendung geht zwar nicht auf diese neurophysiologische Forschungstradition, sondern auf Bartlet u. Piaget (143) zurück, wobei sich auch die im folgenden noch anzusprechende, von Ciompi versuchte Kennzeichnung der prämorbiden Verfassung schizophreniegefährdeter Menschen durch eine „Labilität und Verworrenheit von internalisierten affektiv-kognitiven Schemata" (30, S. 241) auf die „genetische Epistemologie" des letztgenannten Autors zurückbezieht. Wenn aber damit heute — vereinfacht gesagt — neuronal verankerte, durch Erfahrung fortlaufend „akkomodatorisch" umorganisierte Gegenstandsmuster gemeint sind, an die wir die einlaufenden Informationen selektiv „assimilieren" (132), dann deckt dieses Verständnis die Bedeutung des alten Körperschemabegriffs weitgehend mit ab. Denn die Körperschemata sollten ja eben genau solche aus kinästhetisch, taktil oder optisch vermittelten räumlichen Eindrücken gebildete, in sich gegliederte Muster oder Modelle vorstellen, nach denen das Leibgefühl erfahrungsadäquat den einzelnen Körperteilen zugeordnet und der Bewegungsablauf selbstbewußt gesteuert wird. Diese Prozesse entsprechen ersichtlich ganz jenen Reizerkennungs- und Integrationsvorgängen, von deren experimentalpsychologisch nachweisbarer Beeinträchtigung als der mutmaßlichen Entstehungsbedingung der komplexeren kognitiven Wahrnehmungsstörungen die Rede war. Daher liegt es nahe, auch hier die komplexeren „Körperschemastörungen" (51, 68, 69, 76, 79, 187) unter den Coenästhesien von den einfacheren, rein eine Selektionsschwäche anzeigenden, qualitativ eigenartigen Körpersensationen in pathogenetischer Hinsicht zu trennen. In ihnen wäre dann nichts anderes als die phänomenale Repräsentanz der Auswirkungen der kognitiven Rezeptionsstörungen i.e.S. und somit letztlich der Informationsverarbeitungsschwäche auch auf den propriozeptiven Funktionsbereich zu sehen.

Denk-, Sprach- und Gedächtnisprozesse

Das zweite Funktionsgebiet, in dem sich zu Beginn des schizophrenen Erlebniswandels offenbar Basisstörungen manifestieren, machen nach der Irritationsphasencharakteristik die normalpsychologischen Gedächtnisleistungen, Denk- und Sprachprozesse aus. Denn als nächstes gehören zu dem fundierend wirksamen Basissymptombestand jene kognitiven Denkstörungen, deren phänomenologische Beschaffenheit genauso zwingend wie bei den kognitiven Wahrnehmungsstörungen und Coenästhesien auf transphänomenal korrespondierende Funktionseinbußen verweist. Da von dem erlebnismäßigen Niederschlag die Entwicklung der Gedankenbeeinflussungs-, Gedankenausbreitungsphänomene und akustischen Erstranghalluzinationen ihren Ausgang nimmt, kann auch hier mit vollem Recht auf die betreffenden leistungspsychologischen

Entstehungsbedingungen der Basisstörungsbegriff in seinem strengen, die nachgewiesene Generierungsbedeutung mit einschließenden Sinn angewandt werden. Zumindest die allgemeine Kennzeichnung solcher Basisstörungen fällt nicht so schwer, wie das der seit den frühen Untersuchungen von Cameron (27), Chapman (29) und Payne et al. (139) auf eine schon kaum noch überschaubare Fülle von experimentalpsychologischen Einzelergebnissen anwachsende Wissensstand um die Denk-, Sprach- und Gedächtnisbeeinträchtigungen bei schizophrenen Kranken erwarten läßt. Denn ungeachtet der zahlreichen verschiedenen Arbeitshypothesen, Versuchsanordnungen und Befunderklärungstheoreme haben sich für diesen Funktionsbereich doch letztlich immer wieder die gleichen Erschwernisse als entscheidende Störungsmerkmale herausgestellt. Sie betreffen die intentionale Ordnung der Gedanken und anderen Bewußtseinsinhalte nach den Gesichtspunkten der Dazugehörigkeit und des Wesentlichen (29, 187), weiter die Auswahl von Worten bei der verbalen Expression und von Wort- oder Satzdeutungen bei der Sprachrezeption nach dem kommunikativen Kontext (141, 162, 180) und schließlich auch wieder den zielgerichteten Abruf von Gedächtnisbeständen nach dem Kriterium der Aufgabenrelevanz. Durchweg zieht die Beeinträchtigung solcher Prozesse störende Interferenzen von Gedanken, Vorstellungen, Worten, Wortbedeutungen und Gedächtnisinhalten nach sich, die mit dem Intendierten je nach dem Ausprägungsgrad der Ordnungsschwäche in engerer oder weiterer assoziativer Verbindung stehen. Ihr Übereinschluß – „overinclusion" – und dessen Kehrseite, der Überausschluß von Relevantem – „overexclusion" (170, S. 136) –, zeigen an, daß die normalpsychologisch so selbstverständlich und mühelos erfolgende Zielbestimmung der Denk-, Sprach- und Erinnerungsvorgänge einer aktiven Hemmungs- und Unterdrückungsleistung gleichkommt, die erst der Störungsfall bemerkbar macht. Auch hier ist bei den Bemühungen um die experimentelle Operationalisierung der einzelnen Funktionsstörungen den erlebnismäßigen Auswirkungen zumeist nicht mit der gleichen Sorgfalt nachgegangen worden. Führt man sich jedoch eben jene von der vorliegenden Untersuchung als Ausgangserfahrungen der Gedankenbeeinflussungs-, Gedankenausbreitungserlebnis- und Erstranghalluzinationsentwicklung nachgewiesenen kognitiven Denkstörungen vor Augen, dann kann an der Ableitungsmöglichkeit aus den genannten Funktionseinbußen wohl kein Zweifel bestehen. Die Gedankeninterferenzen, das zwangähnliche Perseverieren, das Gedankendrängen und die Störungen der Konzentrationsfähigkeit lassen sich zwanglos auf unterschiedliche Grade des störenden Eindringens von Nebenassoziationen zurückbeziehen, die Störungen der expressiven und der rezeptiven Sprache ebenso leicht auf die kognitiven Beeinträchtigungen der Wort- und Wortbedeutungsauswahl und die selbst erlebten Behaltens- und Erinnerungsschwächen schließlich auf die experimentell voneinander differenzierbaren Störungen im Speicherungs- und Abrufungsprozeß. Da außerdem eine jede Interferenz zugleich eine Blockierung der vorangegangenen Gedankensequenz mit sich bringt, dürfte zumindest für die simultan oder sukzessiv mit einem störenden Eindringen neuer Bewußtseinsinhalte kombinierten Subtypen dieses Basisphänomens gleichfalls die skizzierte kognitive Unterdrückungs- oder Hemmungsschwäche verantwortlich zu machen sein. Storms u. Broen (170) und nach ihnen auch Süllwold (176, 177) haben überdies noch auf einen Teilaspekt dieser Basisstörung hingewiesen, der jene für die Erstranghalluzinationsgenese bedeutsame Diskriminierungserschwernis von auditiven Vorstellungen und Gehörwahrnehmungen auf die Interferenz nicht mehr situationsadäquat ausblendbarer externer akustischer Stimuli zurückzuführen erlaubt. Demnach findet sich in der Tat für nahezu alle als Ausgangserfahrungen nachgewiesenen kognitiven Denkstörungen unter den experimentalpsychologisch ermittelten Funktionsanomalien der Denk-, Sprach- und Gedächtnisprozesse eine Entsprechung, mit der die jeweils selbst erlebte und als Beschwerde verbalisierte Defizienz in einen direkten Entstehungszusammenhang gebracht werden kann. Vergleicht man weiter diese Basisstörungen mit den zuvor angedeuteten des normalpsychologischen Wahrnehmungsvorgangs, dann fällt trotz der im vorliegenden Diskussionszusammenhang nur skizzenhaft und vereinfacht möglichen Charakteristik der transphänomenalen Beeinträchtigungsdimension sofort ein hohes Maß an Übereinstimmung auf. Denn offenkundig erweisen sich ja die kognitiven Prozesse i.e.S. durch die gleiche Unfähigkeit gestört, eine zielgerichtet kategorial auswählende Einstellung aufrechtzuerhalten (164, 180, 181), die auch den Leistungsdefiziten im attentional-perzeptiven Funktionsbereich zugrunde liegt. Dort kommt sie in den genannten Erschwernissen der wahrnehmungskonstitutiven Reizselektion, -identifikation und -integration zum Ausdruck, während sie hier in der Störanfälligkeit der Denk-, Sprach-, Behaltens- und Erinnerungsvorgänge durch nicht mehr wie sonst im normalen Wachzustand intentional unterdrückbare Nebenaspekte ihr zentrales Merkmal besitzt. Mißlingt die gezielte Wiederverfügbarmachung gespeicherter Erfahrungen, so wirkt sich dies nach den differenzierteren, mit Rückkopplungsmechanismen rechnenden Informationsverarbeitungsmodellen der neueren kognitiven Psychologie zwangsläufig störend auf die integrierenden und bewertenden Denkprozesse aus, deren unbeeinträchtigter Vollzug wiederum erst die Wahrnehmungskonstanz garantiert. In den kognitiven Denkstörungen wäre somit der unmittelbare erlebnismäßige Niederschlag letztlich von Basisstörungen der Informationsverarbeitung zu sehen und in den kognitiven Wahrnehmungsstörungen dann das entsprechende phänomenale Korrelat jener Beeinträchtigungsfolgen, die eine derartige Verarbeitungserschwernis auch schon für die Informationsaufnahme mit sich bringt. Eben diese, von Huber durch das Attribut „kognitiv" unterstrichene gemeinsame Ableitbarkeit aus ein und demselben Funktionsstörungszusammenhang läßt sich ersichtlich gut mit den Kombinationsbefunden der vorliegenden Untersuchung vereinbaren, nach denen ja eben die betreffende Basissymptomatik häufig simultan zur Manifestation gelangt. Daher liefe es auch auf ein Mißverständnis hinaus, wenn der erklärende Rückbezug des maßgeblichen Phänomenbestands der Irritationsphase auf Basisstörungen in unterschiedlichen Funktionsbereichen etwa als ein noch vermögenspsychologisch orientierter Differenzierungsversuch aufgefaßt würde. Im Gegenteil soll er gerade kenntlich machen, daß und wie man tatsächlich sämtliche fundierend wirksamen Basissymptome unter Beachtung funktionaler Interdependenzen auf noch näher herauszuarbeitende Weise aus einer mehrdimensionalen kognitiv-affektiven Gesamtstörung herleiten kann. Was schließlich die Berührungspunkte mit der revidierten Fassung der von Süllwold angegebenen Faktorenstruktur anbelangt, so drückt sich danach in den mit dem Frankfurter Beschwerdefragebogen erfaßbaren Denk-, Sprach- und im übrigen auch Handlungsbeeinträchtigungen eine „Störung automatisierter Abläufe" (178, 181) aus. Auch die phänomenale Repräsentanz des weiteren Faktors „Reizüberflutung" schließt Denkstörungen im Sinne der Überwältigung von einer nicht mehr kontrollierbaren Gedankenfülle mit ein, die offenbar weitgehend dem Gedankendrängen und somit jenem nach den hier erhobenen Befunden das höchste Ausmaß an Leitbarkeitsverlust der Denkvorgänge anzeigenden Basissymptom entspricht.

Handlungs- und Bewegungssteuerung

Daß ferner dem maßgeblichen Phänomenbestand der Irritationsphase bestimmte Handlungs-(Bewegungs-)störungen mit angehören, kann geradezu als eine Bestätigung gewertet werden für die Richtigkeit der bis hierher entwickelten Annahmen zum phänomenal-transphänomenalen Generierungszusammenhang. Wenn nämlich wirklich in den kognitiven Wahrnehmungs- und Denkstörungen gleichermaßen ein Versagen determinierender Tendenzen zum Ausdruck kommt (164), dann muß ein solches funktionsübergreifendes Defizit zwangsläufig auch eine Beeinträchtigung der zielgerichteten Handlungs- und Bewegungssteuerung nach sich ziehen. Auch so einfachen motorischen Vollzügen, wie sie sich nach den im 3. Untersuchungsabschnitt dargelegten Befunden als gestört erwiesen haben, gehen ja kognitive Prozesse der Zielkriterieneinstellung und nachfolgenden Reaktionsauswahl voraus. Sie stellen aus der Sicht der Kognitionspsychologie gleichsam die efferente Kehrseite der hintereinander geschalteten Vorgänge der Reizaufnahme, Merkmalsabstraktion und Identifizierung dar und können deshalb auch nur unter der Bedingung zu intentionsgerechten Handlungs- und Bewegungsentwürfen führen, daß die Informationsverarbeitung nach Maßgabe früher gemachter Erfahrungen situationsadäquat gelingt. So betrachtet stimmt der von der experimentalpsychologischen Schizophrenieforschung in unterschiedlichen Versuchsanordnungen vielfach reproduzierte Befund von Interferenzerscheinungen auch auf der Reaktionsseite (24, 25) gut mit dem Nachweis der zuvor skizzierten Basisstörungen im attentional-perzeptiven und i.e.S. kognitiven Funktionsbereich zusammen. Entsprechend den irrelevanten Reizaspekten bei der Wahrnehmung und den nicht zum jeweiligen Kontext gehörigen Nebenassoziationen bei den Denk-, Sprach- und Gedächtnisprozessen wirken sich bei den Handlungs- und Bewegungsabläufen konkurrierende Tendenzen zu motorischen Alternativreaktionen störend auf die aktuellen Vollzüge aus. Fragt man im Hinblick auf derartige Funktionsinterferenzen wiederum nach dem phänomenalen Niederschlag, dann fällt es nicht schwer, ihn in den selbst erlebten und als Beschwerde verbalisierten Erscheinungen der motorischen Interferenz zu sehen. Denn in diesen Basissymptomen kommt ja ein plötzliches Einschießen von nicht zu den jeweils intendierten Bewegungs- oder Sprachabläufen gehörenden motorischen Aktionen zum Ausdruck, das die Betroffenen störend empfinden, gleichwohl aber nicht unterdrücken können. Auch hier bedeutet eine jede solche Interferenz für den bis zu ihrem Auftritt hin intentionsgerecht abgelaufenen Bewegungsvollzug zugleich eine motorische Blockierung, wie sie in ihren beiden durch das Bonner Erhebungsinstrument gekennzeichneten Erscheinungsformen ebenfalls unter den von der vorliegenden Untersuchung ermittelten Ausgangserfahrungen vorgekommen ist. Daher lassen sich die Basissymptome der motorischen Blockierung durchaus genauso auf die psychologische Funktionsstörung der Reaktionsinterferenz zurückbeziehen, insofern als die Hemmung der intentionsgerechten nur die Kehrseite der Hemmungsschwäche gegenüber den konkurrierenden Bewegungsmustern ausmacht. Diese Zweiseitigkeit der Auswirkung trifft schon für die Fokussierungsschwäche der Aufmerksamkeit und weiter auch die entsprechenden Steuerungsbeeinträchtigungen der Denk-, Sprach- und Gedächtnisprozesse zu, so daß man in ihr offenbar ein durchgängiges Störungsmerkmal vor sich hat. Im übrigen wird der Stellenwert einer Basisstörung für die Reaktionsinterferenz auf motorischem Gebiet wieder durch den zuvor erbrachten Nachweis einer Fundierungsbedeutung der aus ihr ableitbaren Interferenz-

und Blockierungsphänomene für Symptome 1. Ranges, und zwar hier die Willenbeeinflussungserlebnisse garantiert.

Emotionalität

Die als fundierend erwiesenen basalen Veränderungserlebnisse betreffen die externe und propriozeptive Wahrnehmung, die Denk-, Sprach-, Gedächtnisprozesse und die intentionale Steuerung des Handlungs- oder Bewegungsvollzugs. Somit könnte man den transphänomenal zu unterstellenden Störungsbereich, soweit sich ihm nach den Übergangsreihenbefunden wirklich eine Generierungsfunktion im Hinblick auf schizophrenietypische Symptome 1. Ranges zuschreiben läßt, durch die angegebenen Beeinträchtigungen der Informationsaufnahme und -verarbeitung bereits in seiner vollen Breite für gekennzeichnet halten. Dies würde jedoch bedeuten, daß jene so regelmäßig mit der basalen Irritation einhergehende affektive Betroffenheit lediglich den Stellenwert eines Epiphänomens eingeräumt bekäme, dessen Genese dann auf die Erlebnisfolgen ausschließlich kognitiver Basisstörungen zurückzuführen wäre.

Für eine derartige Einschätzung spräche zwar eine ganze Reihe von neueren Beiträgen zur psychologischen Emotionsforschung, denen zufolge in jedem Fall dem Auftritt von Emotionen ein kognitiver Prozeß vorgeschaltet ist (6). Denn, so lautet vereinfacht gesagt die Begründung für diese Position, sowohl externe als auch interne Reize müssen doch zunächst einmal wahrgenommen und in ihrer jeweiligen Bedeutung für die eigene Person erkannt werden, bevor sie überhaupt Emotionen auslösen können. In dem Maße aber, in dem gegenwärtig maßgeblichen Vertretern der erfahrungswissenschaftlich orientierten Psychologie die langjährige „Vernachlässigung der Emotion" (152) zu Bewußtsein kommt, findet auch die umgekehrte Einflußmöglichkeit von Stimmung, Affekt und Antrieb auf Lern-, Gedächtnis- und Problemlösungsprozesse wieder verstärkte Beachtung (22). Kognition und Emotion stehen offenbar auf dem normalpsychologischen Entwicklungsniveau Erwachsener in einem Interaktionsverhältnis zueinander, das keine der Gegebenheiten in dem einen einfach unidirektional auf die in dem anderen „Subsystem" zurückzuführen erlaubt (178–181). Auf die hochkomplexen „Kreisprozesse" (6), die demnach während emotionaler Reaktionen ablaufen, und ihre in die jeweiligen modellhaften Erfassungsversuche mit einbezogenen mutmaßlichen zentralnervösen Korrelate kann und soll in diesem Zusammenhang nicht weiter eingegangen werden. Festzuhalten bleibt nur jene sich in der aktuellen Entwicklung der psychologischen Forschung abzeichnende Korrektur der einseitigen Betrachtungsweise, die in den Emotionen lediglich sekundäre Begleiterscheinungen kognitiver Prozesse sieht. Zu ihr hat nicht unwesentlich auch die Beachtung schon älterer, ethologischer und entwicklungspsychologischer Einsichten mit beigetragen, nach denen das emotionale „Subsystem" ein phylo- und ontogenetisches Primat besitzt (122). Dieser Gesichtspunkt läßt in der Tat die weitgehende Ausblendung der emotionalen Dimension in den meisten kognitionspsychologischen Modellen der Informationsaufnahme und -verarbeitung besonders problematisch erscheinen, wiewohl sie natürlich auch experimentell ungleich schwerer erfaßbar ist. Somit läuft es nicht etwa auf einen Widerspruch zu den bisher entwickelten Entstehungszusammenhängen hinaus, wenn man zur Erklärung der affektiven Betroffenheit durch die basalen Irritationsphänomene eine eigenständige transphänomenal wirksame Störungskomponente in Rechnung stellt. Eine solche Einschätzung wird ihrem Ausmaß und ihrer Entwicklungsweise zweifellos besser gerecht, zumal die Übergangsreihenanalysen wirklich für einen Durchlauf der Irritationsphase nach Art von „Kreisprozessen" sprechen, in denen die jeweilige ängstliche Beunruhigung die Intensität der kognitiven Defizienzerlebnisse und diese wiederum die emotionale Beeinträchtigung verstärkt. Das psychologische Korrelat dieser möglicherweise nicht nur kognitiv bewirkten, sondern auch selbständig wirkenden Veränderungen in der Gefühlssphäre wäre dementsprechend dann in der bereits mehrfach angesprochenen affektiven Spannungserhöhung zu sehen. Die letzte Rückwirkung der emotionalen auf die kognitiven Beeinträchtigungen vor dem Externalisierungsschritt scheint schließlich auf dem Höhepunkt der Irritationsphase sogar maßgeblich beteiligt zu sein an der Ausschaltung des objektivierenden Distanzierungsvermögens von den Eindrücken der Unechtheit, Gemachtheit oder akustischen Versinnlichung im Modus des „als ob". Damit kommt der Steigerung der initialen Betroffenheit bis zur Rat- und Fassungslosigkeit hin genauso eine erlebnismäßige Generierungsfunktion wie den kognitiven Irritationsphänomenen zu, und zwar im Hinblick auf die Symptome 1. Ranges insgesamt. Dies aber bedeutet für jene in ihr sich offenkundig phänomenal manifestierende affektive Spannungserhöhung der bisherigen Argumentation gemäß, daß man sie den Funktionsbeeinträchtigungen der Informationsaufnahme und -verarbeitung durchaus als eine weitere Basisstörung gleichgewichtig beiseite stellen kann. Inwieweit darüber hinaus auch noch anderen emotionalen Veränderungen, wie etwa denen der im 4. von Süllwold (178, 181) angegebenen Faktor mit enthaltenen Depressivität und Anhedonie, der Stellenwert von Basisstörungen zugeschrieben werden muß, läßt sich nach den Ergebnissen der vorliegenden Untersuchung nicht beurteilen. Das gleiche gilt für die Frage, ob möglicherweise in die Modellvorstellung des emotional-kognitiven „Kreisprozesses" zur Charakteristik des Entstehungszusammenhangs schizophrener Psychosen insgesamt persönlichkeitseigene „Schwächen der Vitalität, des Antriebs, der emotionalen Ausstattung und der seelischen Belastbarkeit" (100, S. 129) einzubeziehen sind. Denn nach der strukturdynamischen Auffassung solcher Kreise hätte man ja das vom „Unstetigwerden der Dynamik" hervorgerufene Versagen der kognitiven „Gerichtetheiten" noch durch diese weitere Komponente der „dynamischen Insuffizienz" als mitbedingt anzusehen, weil sie von vornherein überhaupt nur den Aufbau labiler, leicht überforderbarer und damit störanfälliger Strukturen erlauben soll. Demgegenüber traten an den Übergangsreihenanfängen die kognitiven und die emotionalen Basisstörungen ohne Anhaltspunkt für eine Ableitbarkeit einer der beiden Komponenten aus der jeweils anderen durchweg gleichzeitig in Erscheinung, und — was die mitunter begleitend gebotenen dynamischen Defizienzerscheinungen anbelangt — so war der Zeitraum vor dem Einsatz der jeweiligen Basisstadien nach den Selbstschilderungen der Betroffenen davon völlig frei.

5.2.1.2 Kognitiv-affektive Gesamtstörung

Wenn heute in Kontroversen zwischen deutschsprachigen Schizophrenieforschern der alte Terminus „Grundstörung" auftaucht, dann wird er zumeist in einem negativen Sinne gebraucht, der die pathogenetischen Vorstellungen des jeweiligen wissenschaftlichen Antipoden als monokausal, eindimensional und spekulativ diskreditieren soll.

Diese Verwendungsweise nutzt jedoch lediglich populäre Assoziationen aus, die der Ausdruck „Grund" nahelegt. Denn schon bei der traditionellen Grundstörungssuche ging es ja weniger um Ableitungsversuche der Erscheinungsvielfalt aus einer einzigen ätiopathogenetischen Ursache, als vielmehr um die heuristische Bereitstellung eines Bezugrahmens, der viele solcher Entstehungsbedingungen in ihrem Wechselwirkungszusammenhang angemessen darzustellen erlaubt. Daß sich ohne derartige Bemühungen auch in der Gegenwart nicht auskommen läßt, zeigt das Gesamtergebnis der vorliegenden Untersuchung klar genug an. Phänomenal gesehen können sich die Übergänge in zahlreichen unterschiedlichen Kombinationsweisen vollziehen, zu denen man — wie gezeigt — auch noch die simultanen Manifestationsmöglichkeiten von unvollständig gebliebenen mit vollständig absolvierten Erstrangsymptomentwicklungen hinzurechnen muß. In transphänomenaler Hinsicht besteht nach den modernen Informationsverarbeitungsmodellen zwischen Wahrnehmungs-, Denk-, Gedächtnisprozessen und Handlungsumsetzungen ein funktionsübergreifender Zusammenhang, demgegenüber die vermögenspsychologische Separierung heute anachronistisch erscheint. Wenn daher die bisher entwickelten Generierungsannahmen zutreffen und die fundierend wirksamen Basissymptome wirklich als Ausdruck von Basisstörungen in den betreffenden Funktionsbereichen aufzufassen sind, dann zwingen sowohl die psychopathologischen als auch die funktionspsychologischen Einsichten zum Rückgriff auf ein integratives Gesamtstörungskonstrukt. Denn einmal können Basisstörungen in bestimmten Funktionsbereichen durch Beeinträchtigungen an ganz anderen Stellen des kognitiven Prozesses hervorgerufen sein, so daß man sich das Suchfeld nach den letztlich entscheidenden pathogenetischen Bedingungsfaktoren unzulässig verstellen würde ohne Berücksichtigung ihres Zusammenhangs. Zum anderen vermag nur dieser Zusammenhang plausibel zu machen, wieso die phänomenale Manifestationsvielfalt von dem Auftritt von fundierend wirksamen Basissymptomen nur aus einem Funktionsgebiet und ohne Fortentwicklung bis zum kompletten Simultandurchlauf aller nach den Kombinationsbefunden miteinander kompatibler Erstrangsymptomentwicklungen reicht. Ein solcher umfassender Übergang ließe sich dann nämlich unschwer auf die volle Ausprägung einer alle Basisstörungen einschließenden Gesamtbeeinträchtigung und der Reichtum an phänomenalen Partialformen entsprechend auf deren Gradabstufungen im Hinblick auf bereichsübergreifende Breite und Beeinträchtigungsintensität im jeweils betroffenen Funktionsgebiet zurückbeziehen. So gesehen stellt die „transphänomenale Substruktion" (84) der Basisstörungstheorie nicht — wie Brenner eingewandt hat — „ein vorschnelles Ausweichen auf die metapsychologische Ebene" (23, S. 147), sondern einen heuristisch notwendigen Integrationsversuch dar.

Nach den von der vorliegenden Untersuchung beigebrachten Befunden muß die Brauchbarkeit einer solchen Gesamtcharakteristik des transphänomenalen Störungsbereichs daran gemessen werden, ob sie den potentiell gemeinsamen Auftritt aller maßgeblichen Irritationsphasenphänomene begreiflich machen kann. Dies eben leistet die in das Basisstörungskonzept aufgenommene, durch Broen u. Storms (25) nach lernpsychologischen Grundsätzen von Hull (90) aufgebaute Interferenztheorie nach wie vor besser als viele andere Konstrukte mit dem gleichen Erklärungszweck. Sie geht von 2 Störungskomponenten, dem engeren Zusammenliegen zielgerichteter Reaktionstendenzen und einem herabgesetzten Niveau der in ihrer Hierarchie erreichbaren Gesamttendenzstärken — „response strength ceiling" — bei Schizophrenen, aus.

Beide zusammengenommen laufen auf einen „partiellen Zusammenbruch der Gewohnheitshierarchien" hinaus, dessen funktional entscheidende Konsequenz in einer Schwächung der sonst je nach Situation unangefochten dominierenden Reaktionstendenzen besteht. Diese Zielrichtungsschwäche wirkt sich nach dem Konstrukt störend auf die höheren, integrativ bewertenden kognitiven Steuerungsprozesse und damit zwangsläufig genauso beeinträchtigend auch auf die Selektion und Verarbeitung einlaufender Informationen aus. Somit lassen sich in der Tat alle zusammengestellten kognitiven Basisstörungen ohne Schwierigkeiten zu einer solchen „Nivellierung der Gewohnheitshierarchien" in Beziehung setzen und über sie vermittelt dann weiter die basalen Wahrnehmungs-, Denk-, Handlungsablauf- und Leibgefühlveränderungserlebnisse, von denen die Erstrangsymptomentwicklung ihren Ausgang nimmt. Nur für die zuvor als genauso ursprünglich herausgestellte emotionale Störungskomponente trifft das bislang nicht in der gleichen Weise zu, weil die Affektveränderungen danach – durch Storms u. Broen (170) im übrigen ganz im Sinne von E. Bleuler bestimmt – ausschließlich den Folgeerscheinungen der kognitiven Beeinträchtigungen zuzurechnen sind. In dieser Hinsicht bedarf das Konstrukt demnach der Erweiterung und Modifikation, so wie ohnehin die psychophysiologische und die experimentalpsychologische Schizophrenieforschung seit ihrer Entwicklung noch eine ganze Reihe weiterer Befunde beigebracht haben, die zusätzlich Berücksichtigung finden müssen. Wie aber auch immer eine derart ergänzte Gesamtstörungscharakteristik in Zukunft ausfallen mag, die Beeinträchtigung der zielgerichteten Steuerungsvorgänge und ihre Kehrseite, die Unterdrückungsschwäche von irrelevanten Reizaspekten und konkurrierenden Reaktionstendenzen, werden darin sicherlich als übergreifende Störungsmerkmale ihre zentrale Bedeutung behalten. Genau diese beiden Aspekte aber kennzeichnet die Interferenztheorie sehr prägnant und zudem auf eine Weise, deren Fruchtbarkeit für die Arbeitshypothesenbildung zur empirischen Untersuchung zahlreicher Teilfunktionen noch keineswegs ausgeschöpft ist. So gesehen entspricht die „transphänomenale Substruktion" eines „Verlusts an Gewohnheitshierarchien" durchaus dem, was nach dem hier entwickelten Verständnis Grundstörungsannahmen leisten sollen: Sie gibt nicht eine fundamentale Einzelstörung, sondern ein Modell zur Erfassung des Zusammenhangs gerade zwischen den durch die vorliegende Untersuchung wirklich als mutmaßliche Basisstörungen ausgewiesenen Funktionsbeeinträchtigungen an.

Was ihr Verhältnis zu den vorphänomenologischen Gesamtstörungskonzeptionen und den entsprechenden, mit gestalt- oder feldpsychologischen Mitteln aufgebauten Konstrukten anbelangt, so muß darauf an dieser Stelle nicht mehr eigens eingegangen werden. Wohl aber ist es in hohem Maße aufschlußreich, wenn man dem „partiellen Zusammenbruch der Hierarchie zielgerichteter Reaktionstendenzen" die „Insuffizienz" jenes „Gefüges der Gerichtetheiten" gegenüberstellt, das nach Janzarik „die seelische Kontinuität trägt und durch die Aktualität des psychischen Feldes hindurch bewahrt" (96, S. 87). Zwischen beiden Störungsannahmen liegt zwar unübersehbar genug der ganze Abstand, der den neobehavioristischen Methodenrigorismus von einer geisteswissenschaftlichen Traditionen verpflichteten Strukturpsychologie, wie sie Krueger und Wellek entwickelt haben, trennt. In ihnen klingen gleichsam die Vor- und Nachteile des jeweiligen psychologischen Bezugsrahmens – der Zuschnitt auf empirische Überprüfbarkeit um den Preis der Abstraktheit hier und die Würdigung der menschlichen Person in ihrer Ganzheit um den Preis einfacher Belegmöglichkeiten durch geregelte experimentelle Verfahren dort — sofort mit an. Die dem „Mangel an Gerichtetheit" (100, S. 127) zugedachte Interpretationsleistung aber stimmt mit der aus dem „Verlust an Gewohnheitshierarchien" bezogenen Erklärungsmöglichkeit ungeachtet dieser Differenzen überraschend weitgehend überein. Er soll nämlich eben jene früher schon angesprochene, in der jüngsten Darstellung der strukturdynamischen Konzeption erstmals so klar auf den Begriff gebrachte „Desaktualisierungsschwäche" (100, S. 127) verständlich machen gegenüber andrängenden emotionalen Regungen und Antriebsimpulsen, Außeneindrücken und unter Aktualisierungsdruck stehenden Beständen der Persönlichkeitsstruktur. Im Hinblick auf die dynamischen Folgen dieses Versagens, wie erratischer Gefühls- und Aktivierungsüberschwang, erhöhte Beeindruckbarkeit u.a. mehr, gibt die „Desaktualisierungsschwäche" den letzten der 4 im Zuge der „dynamistischen" Revision des Basisstörungskonzepts auf die mehr oder minder uncharakteristischen Defizienzerlebnisse angewandten Ordnungsgesichtspunkte ab. Was jedoch die beiden weiteren Auswirkungen, das noch schizophrenieuncharakteristische Eindringen nämlich von nicht der „aktuellen Grundrichtung des psychischen Feldes korrespondierenden Eindrücken und Aktualisierungen" (100, S. 127) anbelangt, so lassen sie sich ersichtlich leicht mit den Störungen der Reiz- und der Reaktionsinterferenz zur Deckung bringen. Gemessen an diesen Konsequenzen entspricht die „Desaktualisierungsschwäche" genau dem „Unvermögen zur Unterdrückung irrelevanter Reizaspekte und konkurrierender Reaktionstendenzen", und wenigstens im Hinblick auf die zuvor ebenfalls schon erwähnten „Phänomene der strukturellen Verselbständigung" (100, S. 128) reicht dann die Konkordanz der beiden Ableitungszusammenhänge auch noch weiter bis zur Basissymptomzuordnung hin. Allerdings darf dabei wiederum nicht übersehen werden, daß für Janzarik in der Schwäche der „Gerichtetheiten" nicht — wie das die dargestellten Übergangsreihenbefunde auf gleich noch zu zeigende Weise wahrscheinlich machen — der schizophrene Krankheitsprozeß selbst und seine „Substrataktivität", sondern jene primärpersönlich schon vorauslaufende, letztlich genetisch bedingte „dynamische Insuffizienz" zum Ausdruck kommt. Das erklärt die ätiopathogenetisch differenzierende Betrachtung, der man aus strukturdynamischer Sicht die von der vorliegenden Untersuchung an den Übergangsreihenanfängen angetroffenen Basissymptome unterziehen muß. Die Blockierungserscheinungen des Denkens und der Motorik gelten als erlebnismäßiger Niederschlag dieser „dynamischen Insuffizienz" allein, die übrigen kognitiven Denk- und Handlungsstörungen als Folge des entwickelten, die „Insuffizienz der Gerichtetheiten" und die „Desaktualisierungsschwäche" mit einschließenden Generierungszusammenhangs und nur die kognitiven Wahrnehmungsstörungen und Coenästhesien als phänomenale Auswirkungen der „Substrataktivität" selbst. Demgegenüber kommen nach der hier versuchten Gesamtstörungscharakteristik in allen diesen Basissymptomen durchweg Basisstörungen der Informationsaufnahme und -verarbeitung zum Ausdruck, deren funktionsübergreifendes Merkmal die Insuffizienz der zielgerichteten Steuerungsvorgänge mit ihrer Kehrseite, der Unterdrückungsschwäche irrelevanter Nebenaspekte, ausmacht. Daß eine solche Auffassung gleichwohl mit der strukturdynamischen Konzeption nicht gänzlich unvereinbar ist, hat die frühere Darlegung der von Janzarik eingeräumten Betrachtungsmöglichkeit aller rasch auf Neuroleptika ansprechender Basisphänomene unter dem Gesichtspunkt ihrer gemeinsamen „Leibnähe" bereits klar gemacht.

Auch Mundt hält im übrigen die Beeinträchtigung der psychischen Gerichtetheit insgesamt für dasjenige metapsychologische Charakteristikum, das am angemessensten „die Auswirkung vieler verschiedener Einflüsse in ihrer Gemeinsamkeit auf das Zustandekommen" (131, S. 587) schizophrener Symptome zu kennzeichnen erlaubt. So wie dieser Autor hierfür jedoch den traditionsreichen Intentionalitätsbegriff heranzieht und um die Aspekte der Gegenseitigkeit im Kontakt und der Ganzheitlichkeit erweitert, fällt die Bestimmung des übergreifenden Störungsmerkmals sehr viel weiter aus als in allen anderen Charakterisierungsversuchen. Interpretativ hat dies zur Folge, daß nicht die fundierend wirksame, nach Mundt wohl überwiegend schon der „Feinproduktivität" zuzurechnende Basissymptomatik allein, sondern auch und gerade die schizophrenietypische Erstrangsymptomatik selbst als unmittelbarer Ausdruck einer „Intentionsinstabilität" erscheint. So betrachtet bleiben im wesentlichen lediglich die dynamischen Defizienzerscheinungen von dem direkten Rückbezug auf die Gerichtetheitsschwäche ausgenommen, in denen dieser Interpretationsversuch dann die Folgen oder Begleiterscheinungen einer Schon- und Schutzhaltung vor Überforderung von intentionaler Anspannung sieht (131, S. 582). Dagegen soll die „transphänomenale Substruktion" des Basisstörungskonzepts, wie sie in ihrer Plausibilität durch die dargestellten Symptomableitungszusammenhänge bestätigt wird, zunächst einmal nur die Genese der Primärerfahrungen für die Erstrangsymptomentwicklung durchsichtig machen. Die Entwicklung der vollen „Produktivität" auf der Basis dieses „Minus" ist damit allein noch keineswegs erklärt, weil sie mit der sich aus dem Erfahrungshierarchieverlust ergebenden Intentionalitätsschwäche nach den Übergangsreihenbefunden nicht direkt, sondern vermittelt über die beiden im folgenden noch herauszuarbeitenden Generierungsfaktoren in Verbindung steht.

Näher kommt indessen der hier vorgenommenen Gesamtstörungscharakteristik jener zuvor schon kurz angesprochene metapsychologische Integrationsversuch von Ciompi, nach dem die schizophrene Symptombildung letztlich auf einer Labilität und Verworrenheit der sonst hierarchisch organisierten affektiv-kognitiven Schemata beruht. Denn aus diesem Hierarchieverlust werden auf direktem Wege die gleichen Basisstörungen wie in der vorausgegangenen Darstellung abgeleitet, während die produktiv-psychotische „Verrückung" (30, S. 291) als eine indirekte, durch Stressoren provozierte Folgeerscheinung gilt. Die Annahme einer Störung des Gleichgewichts im System aller internalisierten Fühl-, Denk- und Handlungsanleitungen läßt zudem klar die ganze Tragweite durchscheinen, die man sich auch im Hinblick auf den partiellen Zusammenbruch der Erfahrungshierarchien immer vor Augen halten muß. Es ist in der Tat das phylo- und ontogenetisch in vielen Einzelschritten herausdifferenzierte Bezugssystem unserer Außenwelt- und Selbstvergegenwärtigung insgesamt, dessen Funktionsschwäche letztlich in den fundierend wirksamen Basissymptomen zum Ausdruck kommt. Daher wundert es auch nicht, daß aus ihrer Intensitätssteigerung auf die gleich in ihrer Pathogenese weiter zu verfolgende Weise das Erlebnis einer Entmächtigung des normalpsychologisch alle Wahrnehmungen, Gedanken und Handlungen begleitenden „Ich" (106) erwachsen kann.

5.2.1.3 Somatosehypothese und Vulnerabilitätsmodell

Die Basisstörungskonzeption faßt den Verlust von Erfahrungshierarchien als Auswirkung genetisch determinierter, neurophysiologischer und neurochemischer Funktionsstörungen im limbischen Integrationssystem auf. Wenn sich daher alle maßgeblichen Irritationsphasenphänomene — wie gezeigt — zwanglos aus dieser transphänomenal unterstellten Gesamtstörung herleiten lassen, dann fragt es sich nunmehr weiter, ob in dem Gesamtresultat der vorliegenden Untersuchung auch ein Beitrag zur Bestätigung der Somatosehypothese zu sehen ist. Zu den aussagekräftigsten Indizien für ihre Richtigkeit gehören heute neben den hirnpathologischen Befunden am limbischen System (21) und dem Nachweis zerebral-morphologischer und funktionaler Veränderungen durch die modernen bildgebenden Verfahren (50, 79, 165) zweifellos weiterhin die Ergebnisse der elektroenzephalographisch-psychopathologischen Korrelationsuntersuchungen. Insbesondere haben Huber u. Penin (89) und Penin et al. (140) die von Penin herausgearbeiteten „Parenrhythmien" als ein Korrelat vornehmlich zu Krankheitsstadien mit rascher Entwicklung von mindestens 2 aktiven Basissymptomgruppen oder katatonstuporösen Syndromen erweisen können, das sich gut mit der Annahme einer Alteration im Bereich limbischer zerebraler Funktionsstrukturen vereinbaren läßt. Dieses Resultat bekommt erst recht Gewicht, wenn man ihm die von Wieser (192) mit Tiefenableitungsverfahren bei Epilepsiekranken ermittelten Korrelationsbefunde beiseite stellt. Denn die dabei durch Reizung unterschiedlicher limbischer Funktionsbereiche provozierten Erlebnisweisen entsprechen tatsächlich den hier als fundierend erwiesenen Basissymptomen bis zur vollen Identität, und nicht nur dies, auch ganze Übergangsreihendurchläufe bis zu Symptomen 1. Ranges hin konnten auf diese Weise ausgelöst werden. Ohnehin gibt es ja — von gewissen Drogenpsychosen und den durch Huber (68) im Hinblick auf ihre phänomenale Übereinstimmung mit dem Coenästhesien immer wieder hervorgehobenen Leibsensationen bei Thalamusaffektionen einmal abgesehen — schon allein vom psychopathologischen Vergleich her betrachtet keine eindeutig hirnorganisch bedingte Symptomatik, die den schizophrenen Basissymptomen erscheinungsbildlich so nahe käme, wie die der epileptischen Auren und psychomotorischen Dämmerattacken (110). Daher läßt sich auch von der systematischen Auswertung der bei den Mitgliedern des hier herangezogenen Untersuchungskollektivs parallel zu dem jeweiligen Übergangsgeschehen erhobenen elektroenzephalographischen Befunde noch ein in diesem Sinne die Somatosehypothese stützendes Resultat erwarten. Sie steht jedoch noch aus und gehört in den Rahmen eines ganz auf die Ermittlung der testpsychologisch-elektrophysiologisch-neurobiochemischen Korrelate abgestellten Forschungsprojekts, während es in der vorliegenden Untersuchung zunächst einmal auf den Nachweis einer tatsächlichen Fundierungsbedeutung der phänomenalen Entsprechungen für die schizophrenietypischen Erlebnisweisen 1. Ranges ankam. Zwei nicht zu unterschätzende Hinweise aber gibt das Ergebnis der Übergangsreihenanalysen trotz seines ausschließlichen Bezuges auf den phänomenalen Manifestationsbereich doch. Der eine ist in dem klar von der Vorgeschichte abgesetzten, zumeist urplötzlich aus voller Beschwerdefreiheit heraus erfolgten Auftritt der basalen Ausgangserfahrungen zu sehen und der andere in dem Nachweis jener Übergänge, bei denen sich die Erstrangsymptomaus- und -rückbildung geradezu paroxysmal, auf eine an psychomotorische Anfallsabläufe erinnernde Weise vollzogen hat. Beide sprechen dafür, daß eben nicht nur in der elementaren affektiven Spannungserhöhung, den sensorischen Störungen, Coenästhesien und den sie oft begleitenden zentralvegetativen Störungen, sondern in allen fundierend wirksamen Basissymptomen die „Aktivität" eines somatischen „Substrats" zum Ausdruck kommt. Eine derartige Auffassung verträgt sich im übrigen durchaus auch mit Vorstellungen, wie sie für die verschiedenen Fassungen des Diathesis- (149) und des Vulnerabilitäts-Streß-Modells (135, 172, 203, 204) kennzeichnend sind. Denn der Rückbezug der hypostasierten physiologisch und biochemisch definierbaren Funktionsanomalien auf genetische Determinanten läuft ja selbst bereits auf die Annahme einer vorgegebenen Störanfälligkeit der neuronalen Trägersysteme der Informationsaufnahme- und -verarbeitungsprozesse und ihrer Verschränkung mit Antrieb und Emotionalität hinaus. Allerdings wäre bei einer Wertung der Basisstörungen als funktionspsychologische und der Basissymptome dann entsprechend als phänomenale Vulnerabilitätsindikatoren nach den vorgelegten Befunden und vor allem natürlich im Hinblick auf die Ergebnisse der Bonner Verlaufsstudie mehr die Relativität ihres zeitlich überdauernden Charakters — „trait" (148) — hervorzuheben. Zwar können die Basisstadien gleichsam nach Art von Basistypen der Schizophrenie (111) — wie schon erwähnt — langfristig und möglicherweise sogar von Geburt an bestehen und dürften zudem ganz im Sinne der „Spektrum"-Annahmen (105) in einem noch genauer zu ermittelnden Ausmaß so auch unter den Blutsverwandten 1. Grades der später produktiv Erkrankenden anzutreffen sein. Bei der Verfolgung derartiger Verläufe mögen sich dann vielleicht auch zwingende Hinweise darauf finden lassen, daß tatsächlich eine genetisch-biologisch determinierte „dynamische Insuffizienz" am Anfang steht und der strukturdynamischen Konzeption gemäß die Aufbaumöglichkeit stabiler struktureller Gefüge als Voraussetzung störungsfrei ablaufender Informationsaufnahme- und -verarbeitungsprozesse limitiert. Die Basisstadien im Rahmen der produktiven Verlaufsform aber treten zumeist eindeutig von einer beschwerdelosen Vorgeschichte abgehoben und somit in einer Weise auf, die das Vulnerabilitätsindikatormerkmal der stabilen, zeitlich überdauernden Natur nur im Verhältnis zu den sie sehr viel kurzfristiger überlagernden psychotischen Episoden im konventionellen Sinne erfüllt. An der prinzipiellen Provozierbarkeit andererseits solcher produktiver „states" durch situative Faktoren, zu denen die Vulnerabilitätstheorie heute neben den alltäglichen Stressoren auch kritische Lebensereignisse — „life events" — und emotionale Dauerbelastungen — „expressed emotions" — rechnet (23), kann auch nach den hier erhobenen Befunden kein Zweifel bestehen. Dabei stimmen die ermittelten Übergangsprovokatoren mit jenen für die Basissymptommanifestation selbst nachgewiesenen Auslösemöglichkeiten in dem gemeinsamen Merkmal einer situativen Informationsaufnahme- und -verarbeitungserschwernis überein, die offenbar in den entsprechenden Fällen nicht mehr mit einem geregelten Vollzug dieser Prozesse vereinbar war. Ein solches Resultat läßt sich ersichtlich gut mit der Annahme einer herabgesetzten Toleranzschwelle gegenüber alltäglichem Streß in Einklang bringen, zumal die Kognitionsstörung in den jeweiligen Erlebnissequenzen auch vor ihrer situativen Verschlimmerung schon in basalen Irritationen zum Ausdruck kam. Allerdings verlangt die Bezeichnung der vorgegebenen Störanfälligkeit als Diathese oder Vulnerabilität, wenn sie wirklich voll gerechtfertigt sein soll, noch viel mehr, nämlich letztlich den Nachweis, daß eine psychotische Exazerbation überhaupt gar nicht anders als nur unter dem Einfluß von Streß entstehen kann. Dem steht jedoch der durch die vorgelegten Übergangsbefunde noch einmal unterstrichene, überwiegend „endogene" Manifestationsmodus entgegen, dessen Bedeutung sicherlich auch eine noch so subtile Erforschung der psychosozialen Rahmenbedingungen in der Zukunft nur wenig einschränken wird. Zur Stützung der Vulnerabilitätshypothese bliebe immerhin noch der Rückgriff auf innere Stressoren übrig, die dann aber erst einmal so klar herauszuarbeiten wären, wie etwa die „dynamische Unstetigkeit" als jener entscheidende, die ihrerseits schon dynamisch vorgeprägte Instabilität der „kognitiven Gerichtetheiten" überfordernde Provokator der schizophrenen Produktivität aus strukturdynamischer Sicht.

5.2.1.4 Prozeßaktivität

Zwischen der Somatosehypothese in der differenzierten Form, die ihr das Basisstörungskonzept gegeben hat, und den Diathesis- oder Vulnerabilitäts-Streß-Modellen läßt sich somit sehr wohl eine Brücke schlagen. Auf der einen Seite bekommen die situativen Auslösefaktoren wohl eine größere Bedeutung zugeschrieben, doch bleibt die genetische Determination und damit zugleich die neurophysiologisch-neurochemische Fundierung der vorgegebenen Vulnerabilität trotz der hypothetischen Annahme einer Formbarkeit ihrer neuronalen Voraussetzungen durch Umwelteinflüsse (55) gleichwohl anerkannt. Auf der anderen Seite gilt zwar gerade diese somatische, am ehesten durch vererbte Schwächen zentral-nervöser Regulationsmechanismen definierbare Grundlage (201) als der eigentliche Krankheitskern, der Beitrag aber peristatischer Stressoren zu seiner symptomatischen Manifestation wird keineswegs unterschätzt. So gesehen wäre nur eine sich aus den Vulnerabilitätskonzepten durchaus selbst ganz folgerichtig ergebende Konsequenz zu ziehen, um beide Auffassungen bereits weitgehend miteinander zur Deckung zu bringen. Sie bestünde in der Anwendung des Krankheitsbegriffs nicht nur auf die situativ provozierte schizophrene Produktivität allein, sondern auch und gerade die ihr schon vorauslaufende Störanfälligkeit der kognitiv-affektiven Prozesse, die solche Streßwirkungen überhaupt erst möglich macht. Im Hinblick auf die Verlaufsabschnitte vor, zwischen und nach den schizophrenietypischen Episoden müßten dann über die prä-, intra- und postpsychotischen Basisstadien hinaus die Zeiten der völligen Beschwerdefreiheit und scheinbaren Gesundheit gleichfalls noch diesem Krankheitsgeschehen zugerechnet werden. Denn auch in ihnen hätte man die genetisch determinierte Regulationsschwäche als vorhanden anzusehen, wenngleich voll kompensiert und darum u.U. ohne faßbare Indikatoren auf sämtlichen Korrelationsuntersuchungsebenen, bezüglich der Basissymptombildung aber erst recht gänzlich inaktiv. Dieser Inaktivität stünden auf der anderen Seite die Ausprägungsgipfelpunkte der Basisstadien in Form jener kurz dauernden Durchgangsphase — „states" — von höchster „Prozeßaktivität" (140, S. 250) gegenüber, die Huber anläßlich der genannten psychopathologisch-elektroenzephalographischen Korrelationsstudien symptomatologisch gekennzeichnet hat. Die Aktivitätsindikatoren geben dabei bestimmte aus dem Gesamtkreis der Basissymptome hervorgehobene Defizienzerlebnisse unter Einschluß auch fluktuierender Verstimmungen im Sinne der „dynamischen Unstetigkeit", psychopathologisch-neurologischer Übergangssymptome und einer Reihe weiterer, schon schizophrenietypischerer Phänomene wie optische, olfaktorische, gustatorische Halluzinationen, katatonstuporöse Syndrome, vage Wahnstimmung und Wahnwahrnehmungen der 2. Stufe ab. Für sie ließen sich die erwähnten elektrophysiologischen Korrelate aufzeigen, wobei ihre ursprüngliche Zusammenstellung unabhängig von dem Gesichtspunkt einer möglicherweise besonderen Bedeutung gerade dieser Phänomene auch für die erlebnismäßige Fundierung der Symptome 1. Ranges vorgenommen worden ist. Betrachtet man aber die eigentlichen Basissymptome unter den Prozeßaktivitätsindikatoren, so gehören dazu die kognitiven Wahrnehmungs- und Denkstörungen, die motorischen Interferenzerscheinungen, Automatosesyndrome und Bannungszustände, die Coenästhesien, allo-, auto- und somatopsychischen Depersonalisationserlebnisse und somit genau jene Phänomene, aus denen sich nach den Ergebnissen der vorliegenden Untersuchung der maßgebliche Bestand des ersten Gesamtübergangsschrittes zusammensetzt. Die Irritationsphase stellt demnach so, wie sich ihre Charakteristik aus den Übergangsreihenanalysen ergeben hat, selbst nichts anderes als ein prozeßaktives Durchgangsstadium dar. Dieser Übereinstimmung kommt zweifellos ein gewichtiger Bestätigungswert für die Richtigkeit der das Basisstörungskonzept ausmachenden Annahmen zum Entstehungszusammenhang der schizophrenen Symptome überhaupt zu. Denn sie läuft doch auf den Nachweis hinaus, daß gerade diejenigen Basissymptome, deren „Substratnähe" schon heute durch neurophysiologische Korrelationsbefunde wahrscheinlich gemacht wird, tatsächlich auch das phänomenale Fundament darstellen, von dem die Erstrangsymptomentwicklung ihren Ausgang nimmt. Für die endgültige Antwort auf die Frage nach den mutmaßlichen Entstehungsbedingungen der basalen Irritation als der ersten prägnanztypisch umschreibbaren Phase des schizophrenen Erlebniswandels kann man daraus nur die folgende Schlußfolgerung ziehen: Es scheint letztlich die Aktivität des somatischen Substrates selbst zu sein, die spontan oder durch Überforderungen ausgelöst den Zusammenbruch der ohnehin schon labil angelegten Hierarchie kognitiv-affektiver Bezugssysteme herbeiführt und auf diese Weise, vermittelt über die jeweils resultierenden kognitiven und emotionalen Basisstörungen die Manifestation der übergangsrelevanten Defizienzerlebnisse und dynamischen Veränderungen nach sich zieht. Trifft diese Annahme zu, dann wäre in den beiden erlebnismäßigen Triebkräften des Irritationsphasendurchlaufs, der Steigerung der Beschwerdeeigenartigkeit und der Zunahme der affektiven Betroffenheit, nur folgerichtig der phänomenale Ausdruck eines weiteren, entweder wieder spontanen oder situativ provozierten Anwachsens der Prozeßaktivität zu sehen. Von dem Aktivitätsausmaß hängen dann in der weiteren Konsequenz dieser Betrachtungsweise auch die Breite der Gesamtfunktionsstörungen und die in den psychologischen Dimensionen der Außenwahrnehmung, Propriozeption, der Denk-, Sprach- und Gedächtnisprozesse sowie der Handlungssteuerung jeweils erreichten Beeinträchtigungsgrade ab. Demnach würde die Generierungskraft im Hinblick auf den schizophrenen Erlebniswandel insgesamt schon sehr weit reichen, nämlich bis zur Überwältigung der Erlebnismodalität des „als ob" durch die Aufdringlichkeit der Befremdlichkeits- und akustischen Versinnlichungseindrücke hin, mit der bereits die Externalisierungsphase beginnt.

5.2.2 Entstehungsbedingungen der psychotischen Externalisierung

Die Grenze, von der an sich der schizophrene Erlebniswandel nicht mehr nur auf die bislang dargestellte Weise letztlich durch anwachsende Prozeßaktivität erklären läßt, kann nach der vorangegangenen prägnanztypischen Charakteristik seiner 3 Phasen unschwer angegeben werden. Sie liegt genau zwischen dem erstmaligen Auftritt des Eindrucks, daß derart eigenartige Veränderungen der Wahrnehmungswelt, der eigenen Denk-, Handlungsabläufe und Leibgefühle einfach von außen hervorgerufen sein müssen, und seiner Konsolidierung zu einer unkorrigierbaren Gewißheit, wie sie bereits für die noch nicht konkretisierten Wahnwahrnehmungen, Gedankenausbreitungserlebnisse, Beeinflussungsphänomene und die akustischen Erstranghalluzinationen kennzeichnend ist. Diese Erlebnisweisen drängen sich zwar den Betroffenen infolge jener noch zwanglos auf den Krankheitsprozeß selbst und seine Aktivitätssteigerung zurückführbaren hochgradigen Beschwerdeeigenartigkeit und Affektüberflutung mit offenbar geradezu unwiderstehlichem Nachdruck auf. Daß sie jedoch keine immer rasch wieder als subjektive Täuschung durchschaubaren Eindrücke bleiben, sondern für die Dauer der psychotischen Produktivität ein volles Realitätsurteil die Erlebnismodalität des „als ob" ersetzt, ist offenkundig durch die Annahme einer Störung der normalpsychologischen Informationsaufnahme- und -verarbeitungsvorgänge allein nicht mehr begreiflich zu machen. Somit muß nunmehr der Frage nachgegangen werden, ob die Vorstellung von einer „Amalgamierung" der Basissymptome mit der „anthropologischen Matrix" (47, 79, 80, 82–84, 181) die Entstehung der Externalisierungsphänomene genauso gut erklärt, wie sich das für den Erfahrungshierarchieverlust und seine mutmaßlichen präphänomenal-somatischen Voraussetzungen im Hinblick auf den maßgeblichen Irritationsphasenbestand bereits erweisen ließ. Denn hierin, in diesem Verschmelzungsvorgang hat man nach der Basisstörungskonzeption den zweiten Generierungsfaktor zu sehen, über dessen Vermittlung die schizophrenietypischen End- und Überbauphänomene indirekt gleichfalls noch mit dem direkt nur in der Basissymptommanifestation zum Ausdruck kommenden „Substrat" in ätiopathogenetischem Zusammenhang stehen.

Dabei deckt der Amalgamierungsbegriff in seiner bisherigen Verwendung durch Huber und die Bonner Arbeitsgruppe — wie anläßlich der Arbeitshypothesenentwicklung bereits angedeutet — 2 Bedeutungskomponenten gemeinsam ab. Einmal ist damit nämlich die eigentümliche Assimilation der basalen Defizienzerlebnisse an gewisse anthropologisch vorgegebene „paranoide" Welt- und Selbstauffassungsweisen gemeint, die zwar einer phylo- und ontogenetisch früher durchlaufenen Entwicklungsstufe angehören, aber nur überformt noch immer gleichsam im „kollektiven Unbewußten" (188, 189, S. 396) in Aktualisierungsbereitschaft stehen. Die Amalgamierung in diesem Sinne soll erklären, woher der überindividuelle und überzeitliche Satz von produktivpsychotischen „Standarderlebnissen" (189, S. 395) stammt, der gerade in Gestalt der Erstrangsymptomatik immer wiederkehrt. Er geht danach gewissermaßen aus einer regressiven Substitution des vom Krankheitsprozeß zum Zusammenbruch gebrachten normalpsychologischen Bezugssystems durch ein solches entwicklungsgeschichtlich älteres Auffassungsmuster hervor, dessen kennzeichnendes Merkmal Huber u. Gross (86) genau wie Conrad in seinem „solipsistisch-ptolemäischen" Gesamtcharakter sehen.

Die 2. Bedeutungskomponente zielt im Unterschied hierzu auf jene „Einschmelzung" ab, die das so in Gang gekommene produktive Geschehen dann „schon im Erlebtwerden mit der individuellen Wert- und Vorstellungswelt des jeweils Kranken eingeht" (189, S. 389). Beide Bestimmungen sind in dieser Form aus dem Werk von Weitbrecht (189) aufgenommen worden, der im Anschluß an Wetzel den Amalgamierungsbegriff insbesondere auf die zuletzt genannte Prägung der Wahnthematik durch persönlichkeitseigene Vorgaben angewandt hat. Demgegenüber folgt die Handhabung des Terminus hier seinem synthetischen Bezug zugleich auf die „Freilegung und nachfolgende pathologische Persistenz" (86, S. 149) des menschlichen „Paranoidseinkönnens" als einer jederzeit durchsetzungsbereiten, sonst aber desaktualisierten „Matrix von Einstellungsmöglichkeiten zum Dasein auf der Welt" (189, S. 396). Denn auch nach den Übergangsreihenbefunden macht, auf noch näher zu zeigende Weise, tatsächlich nicht dieser vielfach anvisierte Vorgang selbst, sondern eben die Verschmelzung seiner Resultate mit den Depersonalisations- und akustischen Versinnlichungseindrücken den entscheidenden Gesichtspunkt bei der Entstehung der produktiv-psychotischen Erlebnisformen aus. Gleichwohl darf dabei der Unterschied zwischen den beiden Bedeutungskomponenten nicht verlorengehen, weil die „enträtselnde" Anlagerung individueller Deutungen an die überindividuellen Formen der Wahnwahrnehmung, Gedanken-, Willens-, leiblichen Beeinflussung und Gedankenausbreitung im Hinblick auf die Konkretisierungsphasencharakteristik noch eine weitere, durchaus eigenständige Generierungsleistung darzustellen scheint. Daher wird im folgenden die Verschmelzung mit der „anthropologischen Matrix" auch terminologisch von der Verschmelzung mit lebensgeschichtlich geprägten Persönlichkeitsbeständen abgesetzt und naheliegenderweise „regressive Amalgamierung" genannt.

5.2.2.1 Regressive Amalgamierung

Die Auffassung der produktiv-psychotischen Erlebnisweisen als das Ergebnis einer regressiven Reaktualisierung von phylo- und ontogenetisch älteren Bezugssystemen der Außenwelt- und Selbstvergegenwärtigung gehört zweifellos zu den traditionsreichsten Modellvorstellungen in der kontinentaleuropäischen und angloamerikanischen Psychiatrie. Welchen gewichtigen Stellenwert sie allein schon in den deutschsprachigen gestalt-, feld- und strukturpsychologischen Interpretationsversuchen des schizophrenen Erlebniswandels einnimmt, hat der Gang der Untersuchung mit den wiederholten Verweisen auf die verschiedenen Aspekte des von Conrad angenommenen Bezugssystemwechsels und die Entzügelung des impressiven Wahrnehmungsmodus im Sinne von Janzarik bereits deutlich gemacht. Darüber hinaus ist in diesem Zusammenhang an die nach wie vor aufschlußreichen von Storch (169) ethnologisch angestellten Vergleiche der psychotischen Produktivität mit dem „magischen Weltbezug" zu erinnern, ihre durch Bilz (13) und Ploog (144) ethologisch aufgewiesenen Entsprechungen sogar zu gewissen tierischen Instinktverhaltensmustern, die frühere Verwendungsweise des „Subjektzentrismus"-Begriffs wiederum durch Bilz und die von Heinrich (63) hieran anknüpfend vorgenommene Charakteristik der „enkletischen Umweltkommunikation". Dabei stand zwar die Entwicklung dieser beiden zuletzt genannten Termini ursprünglich nicht mit Analysen schizophrener Erlebnisweisen, sondern Untersuchungen von Alkoholhalluzinosen und körperlich begründbaren paranoiden

Psychosen in Zusammenhang. So aber, wie mit ihnen die „Mittelpunktsständigkeit" in einem umzingelnden Umkreis „von Signalen, Warnungen und Drohungen" (63, S. 66) als kennzeichnendes Merkmal des psychotischen Umweltbezuges schlechthin getroffen und den naiv-archaischen Auffassungsmustern bei Naturvölkern und Wildtieren an die Seite gestellt werden soll, decken sie die Entsprechungen im schizophrenen Erlebniswandel durchaus mit ab. Nur darum haben denn auch Janzarik anläßlich der Beschreibung der impressiven Entzügelung und Huber bei seiner früher schon charakterisierten Inanspruchnahme des „Subjektzentrismus"-Begriffs bruchlos auf diese Konzeptionen Bezug nehmen können, wobei ja im übrigen nach Conrad genauso der epikritisch-protopathische Bezugssystemwechsel für körperlich begründbare und schizophrene Psychosen gleichermaßen kennzeichnend ist. Weiter reicht über zahlreiche verschiedene Entwicklungslinien die regressionstheoretische Interpretationstradition im deutschen Sprachraum bis auf die weitsichtige Spätschrift von Kraepelin über die „Erscheinungsformen des Irreseins" (115) zurück. Darin kommt schließlich ihr eigentliches Fundament zum Vorschein, nämlich jene früher schon einmal angesprochenen, noch den Evolutionslehren des 19. Jahrhunderts verpflichteten Vorstellungen zur Morphogenese des zentralen Nervensystems, die bis heute in erster Linie mit dem Namen von Jackson (91) verbunden geblieben sind. Seinem Werk läßt sich in der Tat nur ein außerordentlich weit verzweigter und dauerhafter Wirkungsreichtum bescheinigen, wenn man zudem den anhaltenden Einfluß der „neojacksonistischen" Auffassungen von Ey (36) auf die französische Psychiatrie und die anfangs dargestellte, in den letzten Jahren erfolgte Reaktualisierung der Distinktion zwischen negativen und positiven Symptomen in der angloamerikanischen Schizophrenieforschung bedenkt. Nur konsequent bewegen sich denn neben vielen anderen etwa auch die Spekulationen von Strauss et al. (173) über das ätiopathogenetische Bedingungsgefüge schizophrener Erkrankungen wieder ganz in dem Bezugsrahmen, den Jackson mit der Erklärung der negativen als direkte defizitäre und der positiven Symptome als indirekte, der Freilegung tieferer Niveauschichten zuzuschreibende Folgen zentralnervöser Funktionsstörungen vorgezeichnet hat. Freilich werden solche Überlegungen heute ausdrücklich mit dem Vorbehalt versehen, daß es sich dabei wegen der schweren empirischen Überprüfbarkeit eben lediglich um Spekulationen handeln kann. Hinzu kommt die Betonung jenes natürlich auch von den deutschsprachigen Rückgriffen auf entsprechende Regressionsmodelle immer mitbedachten Einwands, der solchen Interpretationsversuchen die unverkennbaren Unterschiede zwischen produktiv-psychotisch Erkrankten und „Wilden" oder Kleinkindern entgegenhält (170). Wenn daher nunmehr ein skizzenhafter Charakterisierungsversuch der regressiven Amalgamierung folgt, dann soll er einmal andeuten, welche empirischen Überprüfungsmöglichkeiten u.U. im Hinblick auf die neuere Entwicklungspsychologie doch bestehen. Vor allem aber kommt es auf die genaue Bestimmung des funktionalen Zusammenhangs mit dem vorangehenden und dem nachfolgenden Entwicklungsschritt im schizophrenen Erlebniswandel an, soweit er sich durch die Übergangsreihenbefunde verläßlich genug belegen läßt. Denn eben in dieser Verschränkung ist offenbar der Unterschied von einem reinen Regressionsgeschehen etwa i.S. der psychoanalytisch fundierten ich-psychologischen Psychosenlehre zu sehen.

Subjektzentrismus

Der Erklärungswert der Amalgamierungsannahme in ihrem hier zunächst allein interessierenden regressionstheoretischen Sinn hängt nach den Ergebnissen der vorliegenden Untersuchung in erster Linie davon ab, ob sie den dauerhaften Verlust des selbstreflexiven Distanzierungsvermögens von den aus der Irritationsphase erwachsenen Unechtheits-, Gemachtheits- und akustischen Versinnlichungseindrücken plausibel machen kann. Denn genau diese Einbuße ist es offenbar, die das Resultat der zunächst noch flüchtigen, rasch wieder korrigierbaren prozeßaktivitätsbedingten Überwältigungen der Erlebnismodalität des „als ob" konsolidiert und dadurch die jeweiligen Depersonalisations- und Diskriminationserschwernisphänomene in die entsprechende Erstrangsymptomatik überführt. Dabei läßt sich aus der Fundierung der Befremdlichkeits- und Versinnlichungseindrücke durch kognitive Wahrnehmungs-, Denk-, Handlungsstörungen und Coenästhesien leicht entnehmen, was die Ausschaltung des Distanzierungsvermögens genau bewirkt. Sie läßt den normalpsychologisch im Erwachsenenalter für alle Angehörigen der „kopernikanischen" Kultur jederzeit möglichen Rückbezug der resultierenden Eindrücke auf kognitive Funktionsstörungen und damit ein „vernünftiges" Selbstverständnis der scheinbar tatsächlichen Veränderungen in der Außenwelt, beim Denken, Handeln und am Leibe als das Ergebnis subjektiver Täuschungen nicht mehr zu. Solche Täuschungen aber im Sinne der reflexiven Distanzierung überhaupt ausmachen zu können, setzt ein Selbstbewußtsein voraus, das seinerseits erst das Wissen um die prinzipielle Abhängigkeit der Erscheinungsweisen der Gegenstände von ihrer kognitiven Vergegenwärtigung garantiert. Daher zeigt die Distanzierungsschwäche letztlich den Untergang des Selbstabgrenzungsvermögens vom Objekt an oder, anders gewendet, den Verlust der Differenzierungsfähigkeit zwischen der tatsächlichen Verfassung der Gegenstände und ihrer Erscheinungsweise für die eigene Person. Nur so lange diese Dimensionen voneinander unterscheidbar bleiben, kann nämlich der „Überstieg" noch gelingen in die „gemeinsame Welt mit den anderen" (33, S. 43) zurück, aus deren Perspektive heraus sich dann die jeweils erlebte Veränderung als „nur für mich" gegeben im Sinne der subjektiven Gegenstandsverzerrung durchschauen läßt. Fällt dagegen die Subjekt-Objekt-Differenz und mit ihr zugleich der Unterschied gleichsam zwischen dem Sein der Dinge „an sich" oder „für die anderen" und ihrer Erscheinungsweise „für mich" fort, dann gibt es keinerlei derartige Überstiegsmöglichkeit mehr. In einem solchen Bezugssystem bin aufgrund der Grenzaufhebung nur noch „Ich der Mittelpunkt des Welterlebens" (33, S. 79) und damit gemessen am Überstiegsvermögen der anderen ein Gefangener meiner selbst, weil so jeder subjektiv befremdliche, bedrohliche Anschein zwangsläufig den Stellenwert der vollen Realität bekommt. Eben diese „Gefangenschaft im Ich" hat Conrad mit dem „ptolemäischen" Stand in der Mitte der Welt gemeint, und sie ist es dementsprechend auch, in der die Basisstörungskonzeption das übergreifende Charakteristikum der Amalgamierungsmatrix sieht. Daß die Verschmelzung mit einer solchen Matrix – zunächst einmal nur im Hinblick auf die wahrnehmungsstörungsfundierten Veränderungseindrücke betrachtet – in der Tat dem Eintritt in eine Erlebniswelt des „Ausgeliefertseins an die Übermacht der Anmutungen" (96, S. 88) im Sinne von Janzarik gleichkommen muß, liegt auf der Hand. Denn sie entzieht eben der befreienden Rückkehr zum Vorbehalt des „als ob" die kognitiven Bedingungen ihrer Möglichkeit und verleiht dadurch der scheinbaren Fremdheit und Unechtheit der umgebenden Wahrnehmungswelt vollends den Charakter einer unheimlichen, bedrohlich für die eigene Person bedeutsamen Realität.

Was dabei die regressive Natur dieser Amalgamierung anbelangt, so gibt es hierfür durchaus noch zwingendere und präzisere Indikatoren, als man sie bislang zur argumentativen Stützung des traditionsreichen Freilegungsmodells herangezogen hat. Sie finden sich in dem umfassenden Werk des französischen Entwicklungspsychologen Piaget (143), dessen hoch differenzierte und dabei in ihren Einzelergebnissen durchweg empirisch abgesicherte „genetische Epistemologie" in den letzten Jahren, zumal im angloamerikanischen Sprachraum (132), gleichsam wiederentdeckt worden ist. Zu den kognitionstheoretisch orientierten, inzwischen aber – wie erwähnt – auch die emotionale Dimension wieder mit berücksichtigenden Forschungsansätzen gibt sie tatsächlich so etwas wie das Gerüst zu einer fälligen Ergänzung ab, mit deren Hilfe sich die Entwicklung des normalpsychologischen Bezugssystems der Informationsaufnahme und -verarbeitung über eine klar herausgearbeitete Sequenz von Aufbaustufen bis zu ihren ontogenetischen Anfängen zurückverfolgen läßt. Wie aufschlußreich der Vergleich psychotischer Erlebnisstrukturen mit bestimmten, in dieser Abfolge durchlaufenen „Weltbildern des Kindes" (143) sein kann, haben Heimann unter anderem anläßlich seiner Beschäftigung mit den „Zeitstrukturen in der Psychopathologie" (59–61) und Hartmann (56) genau im Hinblick auf die hier interessierende „solipsistisch-ptolemäische" Matrix gezeigt. Nach Piaget kommt nämlich – sehr vereinfacht gesagt – die Entwicklung der Intelligenz einem sich schrittweise vollziehenden Abgrenzungsprozeß des Subjekts vom Objekt gleich, dessen Richtungsbestimmung er bezeichnenderweise „Dezentrierung" im Sinne eines allmählichen Abbaus der Ich-Zentriertheit des kindlichen Welterlebens nennt. Schon diese allgemeine Charakteristik läßt den erhellenden Wert für die Klärung der Herkunft der Amalgamierungsmatrix leicht erkennen und macht auch deutlich, daß er den jener durch Conrad selbst herangezogenen Entwicklungspsychologie von Werner (190) übertrifft. Der von jedermann in der Kindheit zu durchlaufende geistige Reifungsprozeß stellt danach selbst gewissermaßen nichts anderes als eine stufenweise Überformung der „solipsistisch-ptolemäischen" durch die „kopernikanische Einstellung" dar. Daher wundert es auch nicht, daß eine dieser Intelligenzentwicklungsstufen dem eben umrissenen, in seiner Reaktualisierung für den „Überstiegsverlust" verantwortlich gemachten Bezugssystem zumindest in den allgemeinen Merkmalen sehr weitgehend entspricht. Sie ist – wie hier nur kurz angedeutet werden soll – in jenem egozentrisch-anschaulichen Denken zu sehen, bei dem das Kind verglichen mit seinem später operationalen kognitiven Leistungsvermögen gerade über die Fähigkeiten noch nicht verfügt, die der Kranke beim Eintritt in die produktiv-psychotische Erlebniswelt offenbar wieder verliert. Es nimmt nämlich in diesem Entwicklungsstadium die Umgebung ausschließlich in ihrer ich-bezogenen Gegebenheitsweise wahr, weil es sie noch nicht von seiner eigenen Aktivität abgelöst betrachten und damit die Objekte oder Vorgänge auch noch nicht in das „kopernikanische" Koordinatensystem von Zeit und Raum einordnen kann. Bei solchen Übereinstimmungen erscheint es ersichtlich nicht unbegründet, wenn man sich von der freilich noch ganz in den Anfängen steckenden Überprüfung der aus der „genetischen Epistemologie" ableitbaren Hypothesen zur regressiven Natur der psychotischen Externalisierung (184) eine Möglichkeit zur weiteren Präzisierung und empirischen Absicherung der Amalgamierungsannahmen verspricht.

Finalismus, Artefizialismus und Sensualismus

Nach Conrad stehen „Ich und Welt gewissermaßen in polarer Verbindung: auf der einen Seite kann nichts geändert werden, ohne daß dies nicht auch auf der anderen Seite eine Änderung brächte" (33, S. 93). Die Konsequenzen, die er aus dieser Auffassung gezogen hat, sind anläßlich des Verweises auf die gestaltanalytische Interpretation des Übergangs zu den Gedanken- und leiblichen Beeinflussungserlebnissen, den Gedankenausbreitungsphänomenen und akustischen Erstranghalluzinationen bereits dargelegt worden. Wer die Welt „ich-zentriert" wahrnimmt, erlebt danach zwangsläufig sich selbst, nämlich den „Innenraum" seiner Gedanken, den „Leibbereich" seiner Körpersensationen und — wie man im Hinblick auf die Übergangsreihenbefunde anfügen muß — auch seine Willenshandlungen gleichsam „welt-zentriert". Die Eigenbeziehungstendenz geht, anders ausgedrückt, unzertrennlich mit einer Außenbeziehungstendenz einher, die für den „Innenraum" nicht nur in umschriebenen Beeinflussungserlebnissen zum Ausdruck kommt. Sie kann auch seine volle Breite betreffen und dann in den Teilhabeerlebnissen anderer an den Innenbeständen ihre phänomenale Entsprechung besitzen oder sich schließlich bei hochgradiger kognitiver Desintegration in sensualistischer Form vollziehen, die innen lautgewordene Gedanken in die wahrnehmungsnanaloge Gegebenheitsweise der imperativen, kommentierenden und dialogischen Stimmen überführt. Wie eng dabei Eigenbezug und Außenprojektion miteinander verbunden zu denken sind, zeigt der Übergang von der 1. zur 2. Wahnwahrnehmungsstufe an. Denn in diesem Schritt gehen ja die Eindrücke der Wahrnehmungsbedeutsamkeit für die eigene Person offenkundig eine Verschränkung mit Erlebnissen des „Aufgestelltseins" oder der anderweitigen „Gemachtheit" dieser eigenbezüglich wahrgenommenen Umweltgegebenheiten ein. Wenn es daher zutrifft, daß die „solipsistisch-ptolemäische Einstellung" im kindlichen Egozentrismus bestimmter Intelligenzentwicklungsstufen eine Entsprechung besitzt, dann müßten sich auch hierfür entwicklungspsychologisch vergleichbare Erlebniskonstellationen ausfinding machen lassen.

Sie gibt es in der Tat im Rahmen jener kindlichen Weltbilder, die wiederum Piaget (143) durch die Begriffe des „Finalismus" und des „Artefizialismus" gekennzeichnet hat. In der Weltsicht des Finalismus kommt danach jener Aspekt der egozentrischen Ungeschiedenheit zwischen Subjekt und Objekt zum Ausdruck, nach dem ein Kind auf dieser Entwicklungsstufe auch noch nicht über die „kopernikanische" Kategorie der absichtslosen Kausalität verfügt. Alle Zusammenhänge erscheinen ihm demnach absichtsvoll und zweckgerichtet, wie „für" etwas oder jemandem „gemacht". Dazu zeigt die zweite der gemeinten Welterlebensweisen noch ein weiteres Merkmal der gleichen kognitiven Unreife an, das in der Unterscheidungsunfähigkeit zwischen bewirkt und unbewirkt eingetretenen Ereignissen besteht und auf dem noch nicht erfolgten Erwerb der Zufallskategorie beruht. Das Unvermögen zur Rechnung mit blinden Zufällen nämlich legt das Kind auf ein Verständnis aller Gegebenheiten durchweg nur als hergestellt oder „gemacht", nunmehr „von" jemandem fest, so daß sich die resultierende Weltsicht wirklich treffend artefizialistisch nennen läßt. In diesem Artefizialismus sieht Hartmann (56) eine entwicklungspsychologische Entsprechung zum wahnhaften Weltbezug allgemein, der nach Minkowski (130) und Berner (9, 10) gerade durch einen solchen „Ausschluß des Zufalls" gekennzeichnet ist. Ergiebiger aber wird der potentielle regressionstheoretische Erklärungswert noch, wenn man sich solche finalistischen und artefizialistischen Betrachtungsweisen als Konsolidierungsgrundlage auch für jene beim Eintritt in die Externalisierungsphase aus der Überwältigung der Erlebnismodalität des „als ob" hervorgehenden Eindrücke der Gemachtheit von Gedanken, Willenshandlungen und Leibgefühlen denkt. Denn ersichtlich müßte eine Verschmelzung mit den artefizialistischen Zügen des egozentrischen Denkens auf solche Erlebnisweisen doch genauso bestätigend und festschreibend wirken, wie sich das für die Eindrücke des „Aufgestellt"- oder „Inszeniertseins" der umgebenden Wirklichkeit für die eigene Person von einer Assimilation an die finalistische Komponente dieses Bezugsystems erwarten ließe. In der Umsetzung der nicht zu einer der beiden Formen des Entzuges oder der Eingebung präzisierten Enteignungseindrücke in genuine Gedankenausbreitungserlebnisse und somit der Öffnung des „Innenraums" insgesamt wäre dann in der Konsequenz dieser Auffassung das Ergebnis der Amalgamierung mit der egozentrischen Einheit von Subjekt und Objekt selbst zu sehen. Schließlich könnte die Annahme einer Regression auf bestimmte Entwicklungsstufen des kindlichen Denkens auch noch den Übergang der selbst erlebten Diskriminationserschwernis von Gedanken und pseudohalluzinatorisch versinnlichten Vorstellungen in das Phänomen des Lautwerdens und von dort weiter zum wahrnehmungsanalogen Hören in den Außenraum lokalisierter Stimmen erklären. Denn beim kindlichen Erwerb von Gedanken wird offenbar genau dieser Externalisierungsweg in umgekehrter Internalisierungsrichtung durchlaufen, von der Nachahmung zunächst äußerer Sprechvorgänge über eine Entwicklungsstufe des noch lauten Denkens (198) bis zur unsinnlichen Gegebenheitsweise der Bewußtseinsinhalte hin. Demnach gehören auch sensualistische Vor- und Frühformen des Denkens mit zum ontogenetisch vorgegebenen Bestand und machen es durchaus möglich, die Verfestigung zu Erstranghalluzinationen auf eine Verschmelzung der anfänglich noch flüchtigen prozeßaktivitätsbedingten Versinnlichungseindrücke mit solchen sprachlichen Vollzugsmustern zurückzubeziehen. Ihre Reaktivierung zu einer derartigen Amalgamierung käme dann zwar einer noch weitergehenden Regression bis auf Entwicklungsstufen gleich, die das Kind auf dem Niveau des egozentrisch-anschaulichen Denkens und dem Stadium seiner finalistisch-artefizialistischen Weltsicht bereits überwunden hat. Gerade dieses tiefer zurückreichende Ausmaß aber im Vergleich zu der regressiven Reaktualisierung jener in den Wahnwahrnehmungen, Beeinflussungsphänomenen und genuinen Gedankenausbreitungserlebnissen offenbar wiederkehrenden Auffassungsmuster würde gut zu den Reihenbefunden passen, weil danach ja der Übergang zu den Erstranghalluzinationen auch von höheren Graden an kognitiver Desintegration seinen Ausgang nimmt. Natürlich ist das Verhältnis des Denkens zum Sprechen viel zu kompliziert und Gegenstand auch zu zahlreicher, methodologisch unterschiedlicher Forschungsansätze, als daß diese letztgenannte regressionstheoretische Ableitungsmöglichkeit im vorliegenden Zusammenhang detailliert und fundiert genug entwickelt werden könnte. Doch dürfte der bloße Verweis auf sie immerhin schon ausreichen, um den Gewinn anzudeuten, der sich aus der Nutzung entwicklungspsychologischer Untersuchungsergebnisse für die Präzisierung der Amalgamierungshypothese ziehen läßt. Setzt man nämlich die „solipsistisch-ptolemäische Einstellung" mit einem Bezugsystem gleich, das nicht nur egozentrisch-finalistisch-artefizialistisch auf die Eindrücke des „Aufgestelltseins" für die eigene Person und der „Gemachtheit", sondern auch sensualistisch auf solche der akustischen Gedankenversinnlichung zugeschnitten ist, dann kann die Annahme ihrer Verschmelzung mit einer so strukturierten Matrix in der Tat die Entstehung des gesamten der Externalisierungsphase zuzurechnenden Phänomenbestandes begreiflich machen.

5.2.2.2 Anpassungsfunktion

Was nunmehr den Zusammenhang der regressiven Amalgamierung mit den zuvor herausgearbeiteten Generierungsfaktoren der basalen Irritation anbelangt, so stellt er sich im Hinblick auf die phänomenale Externalisierungsphasencharakteristik zunächst einmal in der folgenden Weise dar. Offenkundig nehmen die letztlich prozeßaktivitätsbedingten Störungen der Informationsaufnahme und -verarbeitung auch über den Höhepunkt der Irritationsphase hinaus noch weiter zu und führen auf dem Wege der Beschwerdeeigenartigkeits- und Affektspannungssteigerung schließlich die Überwältigung jenes in den Depersonalisations- und Diskriminationserschwerniserlebnissen noch gelegenen Vorbehalts „als ob" herbei. Diese Ausschaltung des Distanzierungsvermögens zeigt transphänomenal gesehen nach dem Gesagten nicht weniger als den völligen Kollaps des normalpsychologischen Bezugsystems an oder – nach der von der vorliegenden Untersuchung in ihrer Erklärungskraft bestätigten Substruktion des Basisstörungskonzepts – den gänzlichen Zusammenbruch der Erfahrungshierarchien. Somit setzt die Welt- und Selbstvergegenwärtigung in „solipsistisch-ptolemäischer Einstellung" genau in dem Augenblick ein, in dem das ausgereifteste und damit auch am weitgehendsten dezentrierte Auffassungsmuster seine überformende Kraft gegenüber der ganzen Reihe seiner gleichsam unter ihm persistierenden, zunehmend ich-zentrierteren Vorläuferverfassungen verliert. Nach dieser klar aus den Übergangsreihenbefunden entnehmbaren Koinzidenz scheint die Reaktualisierung in der Tat das Ergebnis eines vollständigen Versagens der kognitiven Desaktualisierungsleistungen zu sein. Sie spricht eindeutig für die ursächliche Bedeutung einer weiteren Steigerung der Informationsaufnahme- und -verarbeitungsstörungen bis zum gänzlichen Scheitern des normalpsychologischen Vollzuges dieser Prozesse hin und somit für die Richtigkeit jenes eben im Hinblick auf seine psychiatriehistorische Herkunft schon charakterisierten Freilegungsmodells. Denn Freilegung, „liberation" (36) oder Aufdeckung (33) meint genau diese Determination der Regression durch den Zusammenbruch des ontogenetisch jüngsten, differenziertesten Bezugsystems, und auch der strukturdynamische Terminus Entzügelung soll den gleichen Sachverhalt treffen, von der andersartigen Herleitung des kognitiven Gerichtetheitsversagens in der Konzeption von Janzarik hier einmal abgesehen. Dabei muß ein solcher Freilegungsvorgang nicht immer gleich zu so schwerwiegenden und dauerhaften Resultaten führen, wie das bei den im Rahmen dieser Untersuchung analysierten Übergängen von der basalen Irritation in die psychotische Externalisierung der Fall gewesen ist. Das eigenbezügliche Substitut kann offenbar auch zunächst einmal nur kurzfristig wirksam werden und dann, von partiell noch intakten und im Ausmaß ihrer Funktionsschwäche fluktuierenden normalpsychologischen Informationsaufnahme- und -verarbeitungsprozessen jeweils rasch wieder desaktualisiert, in Erlebnisweisen nach Art jenes „Subjekt-Zentrismus" zum Ausdruck kommen, den Huber nachgewiesen und folgerichtig noch der Basissymptomatik der kognitiven Denkstörungen (vgl. S. 56) zugeordnet hat. Ein solches Durchscheinen gleichsam nur deutet eindringlich auf die beständige Aktualisierungsbereitschaft der entwicklungsgeschichtlich älteren Bezugsysteme hin und belegt so zugleich auf besonders überzeugende Weise, daß die Basisstörungskonzeption die Unterdrückbarkeit der eigenbezüglichen zugunsten der situationsadäquaten Deutungen zu Recht an die Stabilität der Erfahrungshierarchien gebunden sieht (47, 51, 84, 86, S. 149). Diese Auffassung wird durch die Analysen der Nahtstelle zwischen Irritations- und Externalisierungsphase in ihrer Angemessenheit voll bekräftigt, weil eben die Regression phänomenal belegbar genau im Augenblick des Hierarchiezusammenbruchs erfolgt. Für die Externalisierungsphänomene läuft das ersichtlich auf die Bestätigung jener weiteren transphänomenal gerichteten Aussage der Arbeitshypothese hinaus, nach der sie aufgrund der Vermittlung ihrer Genese durch den Freilegungsvorgang als die indirekten Folgen derselben kognitiv-affektiven Grundstörung aufzufassen sind, die sich in den übergangsrelevanten Basissymptomen direkt defizitär bemerkbar macht.

Die Freilegung scheint jedoch nicht der einzige Vermittlungsvorgang zu sein, der den indirekten Zusammenhang der noch nicht konkretisierten Wahnwahrnehmungen, Gedanken-, Willens-, leiblichen Beeinflussungs-, Gedankenausbreitungsphänomene und der Erstranghalluzinationen mit den zuvor herausgearbeiteten Entstehungsbedingungen der basalen Irritation konstituiert. Vielmehr weisen die Reihenbefunde über diese traditionsreiche Betrachtungsweise hinaus auch noch die Annahme eines weiteren Generierungsfaktors als gut begründet aus, ganz in der Weise, wie ihn das Basisstörungskonzept gleichfalls schon mit berücksichtigt hat. Denn offenkundig werden ja nicht beliebige Einstellungsmuster aus dem bereitliegenden, die Welt- und Selbstvergegenwärtigungsweisen ganz verschiedener ontogenetischer Entwicklungsstufen umfassenden Bezugsystembestand reaktiviert, sondern gerade solche, die zu den aus der Überwältigung der Erlebnismodalität des „als ob" hervorgehenden Eindrücken in einem Entsprechungsverhältnis stehen. So korrespondieren — wie gezeigt — die egozentrisch-finalistischen Denkweisen mit den vornehmlich wahrnehmungsstörungsfundierten Impressionen des absichtsvollen „Aufgestelltseins für die eigene Person", die artefizialistischen den denk-, handlungs- und leibgefühlstörungsfundierten Eindrücken der „Gemachtheit" und schließlich die sensualistischen den wiederum denkstörungsfundierten der akustischen Versinnlichung. Insgesamt stellt somit die Amalgamierungsmatrix in Anbetracht der Basissymptome, die auf dem Wege über die konsekutiven Depersonalisations- und Diskriminationserschwerniserlebnisse schließlich mit ihr verschmelzen, ein durchaus angemessenes oder — noch entschiedener ausgedrückt — das einzig überhaupt adäquate Bezugsystem dar. Dieser Gesichtspunkt legt es nahe, in der Regression zugleich einen Vorgang der Akkommodation zu sehen, des Rückgriffs nämlich auf genau dasjenige Auffassungsmuster, nach dem in der Kindheit mit solchen Eindrücken einmal umgegangen worden ist. Die Freilegung durch den Hierarchiezusammenbruch gäbe so betrachtet nur die Bedingung der Möglichkeit zu derartigen Regressionen allgemein ab. Dagegen wäre die Reaktivierung gerade der „solipsistisch-ptolemäischen Einstellung" bereits als das Ergebnis einer Anpassung aufzufassen an Gegebenheitsweisen der Umwelt, der eigenen Akte und Gefühle, die aufgenommen mit dem normalpsychologischen Informationsverarbeitungssystem erwachsener Mitglieder der „kopernikanischen" Kultur nur Rat- und Fassungslosigkeit hervorrufen können, weil darin keinerlei zu ihrer sinnverleihenden Einordnung geeignete Kategorie mehr zur Verfügung steht. Bezeichnenderweise kommen dieser funktionellen Betrachtungsweise unter allen bislang entwickelten regressionstheoretischen Vorstellungen noch die Annahmen von Heimann (61) am nächsten zum Generierungszusammenhang gerade der in mancher Hinsicht zu Schizophreniemodellen geeigneten Psychosen bei Probanden unter LSD oder Psilocybin. Danach ist nämlich „als allgemeines pathophysiologisches Prinzip bei der Intoxikationspsychose eine Filterstörung" zu unterstellen, „als primäre Folge des toxischen Stoffes mit ihren Konsequenzen auf sensorischem Gebiet in der Form eines Überwältigtwerdens von neuartigen, vor allem somatosensorischen, aber auch visuellen, illusionären und halluzinatorischen Sinneseindrücken und als Folge dieser chaotischen Verfassung des Erlebnisfeldes eine Regression auf anschaulich-egozentrisches Denken, ein hilflos anmutender Versuch, Strategien aus früheren Erfahrungen im Umgang mit einer noch ungeordnet wahrgenommenen Umwelt wieder zu aktualisieren" (61, S. 71). Natürlich dürften derartige Anpassungsvorgänge dann nicht als bewußt und intentional gesteuert verstanden werden im Sinne einer einfachen Reaktion auf das Erlebnis der irritierenden Eindrücke, wie sie auf noch zu zeigende Weise schon eher in der abschließenden Konkretisierungsphase zum Ausdruck zu kommen scheint. Im Gegenteil hätte man hierbei Wirkungsfaktoren in Rechnung zu stellen, die sich der unmittelbaren erlebnismäßigen Selbstvergegenwärtigung entziehen, und unter ihnen vor allem jene von der neueren Entwicklungs- und Kognitionspsychologie gemeinsam angenommene Tendenz zu berücksichtigen zur Wiederherstellung der „Gleichheit" (30, S. 243) zwischen den jeweils verwandten Auffassungsmustern und der neu einlaufenden Information. Auf das „Telos der strukturellen Ordnung und des Gleichgewichtes", dem aus „dynamisch-topologischer" Sicht die psychotische Externalisierung nach Art eines Anpassungsvorganges an die „Desorganisation der Ich-Grenzen" (106, S. 32) folgt, ist im Gang der Untersuchung bereits mehrfach verwiesen worden. Ähnlich, wenngleich in einer anderen, wie schon erwähnt aus dem Begriffsinstrumentarium der „genetischen Epistemologie" und der modernen Systemtheorie bezogenen Fassung, nutzt Ciompi dieses Ziel einer Wiederherstellung des innerpsychischen Gleichgewichts zur Erklärung der „Bezugsystem-Verrückung" aus. Denn auch nach ihm geht der Externalisierungsvorgang auf eine Äquilibrationstendenz zurück, die das zuvor schon verworren organisierte und unmittelbar vor dem Einsatz der produktiven Psychose dann unter dem Einfluß überfordernder Stressoren vollständig aus der Balance gebrachte „System von Überzeugungen, Wertmaßstäben, Wahrnehmungs- und Verhaltensweisen etc." (30, S. 278) in einen neuen, den für die schizophrenietypischen Erlebnisweisen verantwortlich zu machenden Gleichgewichtszustand „überschnappen" (30, S. 291) läßt. Dem Interpretationswert dieser reichlich spekulativen Konzeptionen soll im vorliegenden Diskussionszusammenhang nicht weiter nachgegangen werden. Hervorzuheben bleiben jedoch jene Auswirkungen der regressiven Amalgamierung, die schon rein phänomenal und damit nach dem bisherigen Kenntnisstand am zwingendsten dafür sprechen, daß die produktiv-psychotischen Erlebnisformen nicht nur das Ergebnis einer Freilegung durch, sondern auch einer Anpassung an das Scheitern der normalpsychologischen Informationsaufnahme und -verarbeitungsprozesse sind. Zwar treten die Betroffenen im Zuge der Konsolidierung ihrer Befremdlichkeits- und akustischen Versinnlichungseindrücke durch die reaktivierte Matrix endgültig in eine Erlebniswelt des Ausgeliefertseins an feindliche Mächte ein. Auf der anderen Seite aber wandelt sich gerade bei diesem Übertritt nach den Erlebnissequenzanalysen die für den Höhepunkt der Irritationsphase so kennzeichnende Rat- und Fassungslosigkeit bereits zu jener spannungsfreieren emotionalen Verfassung ab, die dem wahnhaften Wissen um einen bevorstehenden „Durchblick" auf die Gründe der bis dahin „unerklärlichen", in der Umwelt und am eigenen Denken, Handeln und Leibgefühl bemerkten Veränderungen korrespondiert. Somit verschafft die regressive Amalgamierung offenkundig auch Erleichterung und zwar im Hinblick genau auf die beiden zuvor letztlich aus der Steigerung der Prozeßaktivität abgeleiteten Erlebniskomponenten, von denen der Durchlauf der Irritationsphase vorangetrieben wird. Die irritierende, zu einem geradezu unerträglichen Höchstmaß angewachsene „Komplexität" des gesamten Erlebnisfeldes erfährt eine deutliche Reduktion, weil das neu-, andersartig und befremdlich Erscheinende plötzlich „Sinn" (118, 119, 154) bekommt, auch wenn der vorläufig noch ohne inhaltliche Bestimmung bleibt, und parallel dazu nimmt die vorher gleichfalls auf einem dramatischen Gipfelpunkt angelangte Affektspannungserhöhung genauso erkennbar ab. Diese beiden Resultate werfen auf den Amalgamierungsprozeß ein Licht, das seiner Auffassung zugleich als Anpassungsvorgang ersichtlich schon einen guten Teil von ihrem spekulativen Charakter nimmt. Wie nämlich auch die nicht bewußten Determinanten solcher Vorgänge dann zu bestimmen wären, an ihrer entlastenden Bedeutung für die Betroffenen kann jedenfalls im Hinblick auf die Folgen der Irritationsreduktion und der Affektspannungssenkung kein Zweifel bestehen.

Damit läßt sich nunmehr auch zu jenen viel zitierten, früher bereits einmal angesprochenen, heuristischen Überlegungen von Hemsley (65) Stellung nehmen, nach denen eine Reihe der klinischen Phänomene bei der Schizophrenie aus den unterschiedlichen, von gesunden Probanden her bekannten Methoden der Adaptation an Informationsüberlastung ableitbar sein soll. Abgesehen davon, daß unter diesen Symptomen nicht ein einziges von erstrangiger Validität vertreten ist, scheint diese Konzeption zwar in der Tat etwas Richtiges zu treffen mit der Annahme einer Mitwirkung von Anpassungsvorgängen bei der Entstehung schizophrener Erlebnisweisen allgemein. In der Weise aber, in der „das Modell: Informationsaufnahmestörung und Anpassungsstrategien" dabei verwandt wird, „bildet es", wie Süllwold schon zu Recht bemerkt hat, „die Vorgänge in der Schizophrenie nicht vielfältig genug ab" (180, S. 45). Warum man zu diesem Urteil kommen muß, geht klar aus der gerade vorgenommenen Charakteristik des zweiten, in der regressiven Amalgamierung offenbar wirksamen Generierungsfaktors der produktiven Erlebnisformen hervor. Sie macht nämlich deutlich, daß die Berücksichtigung von normalpsychologischen Adaptationsstrategien allein zur modellhaften Erfassung des indirekten Zusammenhangs der psychotischen Externalisierung mit den Basisstörungen der Informationsaufnahme und -verarbeitung schon vom Ansatz her gar nicht ausreichen kann. Solche Anpassungsversuche laufen durchweg auf die Anwendung von Verfahren hinaus, die in unterschiedlicher Weise gleichsam die Menge der zur Verarbeitung anstehenden Information reduzieren, dadurch das Angebot an eingeschränkte Kapazitäten angleichen und somit insgesamt auf die Sicherung der Funktionstüchtigkeit des normalpsychologischen Bezugsystems unter erschwerten Bedingungen abgestellt sind. In diesem Sinne hat im übrigen auch Hartwich — jedenfalls dem Prinzip nach — die von ihm bei paranoiden Schizophrenen experimentell nachgewiesene und als „Eckpfeiler bei der Bildung einer Wahnstruktur" (57, S. 89) angesehene Umlenkung der Aufmerksamkeitsrichtung bei gleichzeitiger Kontrastassoziation interpretiert. Die regressive Amalgamierung dagegen läßt sich nur als Anpassungsvorgang begreifen, wenn man genau umgekehrt von jener nicht mehr zu den normalpsychologischen Strategien gehörenden Möglichkeit einer Angleichung nicht des Informationsangebots an die Verarbeitungskapazität, sondern des Bezugsystems selbst an unvermeidbare Veränderungseindrücke von hoher irritierender Beeinträchtigungskraft ausgeht. Diese Umkehr der Betrachtungsweise setzt den Einbezug der ontogenetischen Dimension voraus und mag daher auch die Bemühungen um eine empirische Überprüfung des Kognitionsstörung-Anpassung-Modells vor ungleich größere Schwierigkeiten stellen. Nur sie aber wird dem offenkundig vollständigen Ersatz der normalpsychologischen durch entwicklungsgeschichtlich ältere Weisen der Informationsaufnahme und -verarbeitung beim Übergang in die psychotische Externalisierung gerecht.

5.2.3 Entstehungsbedingungen der wahnhaften Konkretisierung

„Das Basisstörungskonzept sieht", wie das anläßlich der Arbeitshypothesenentwicklung schon zum Ausdruck kam, schließlich noch „eine psychisch-reaktive Ableitung vor und differenziert zum Beispiel an den Endphänomenen der ausgeformten, konkretisierten Wahnwahrnehmungen der Stufe 3 nach Conrad, eine psychogene, aus Lebensgeschichte und Persönlichkeit verstehbare Komponente" (84, S. 26). Daher stellt sich zum Abschluß der Diskussion die Frage, ob das Gesamtergebnis der vorliegenden Untersuchung auch Rückschlüsse auf die Angemessenheit dieser Differenzierung erlaubt. Welchen Abschnitt des schizophrenen Erlebniswandels man zu ihrer Beantwortung ins Auge fassen muß, liegt nach der vorangegangenen prägnanztypischen Charakteristik seiner 3 Phasen auf der Hand. Es kann nur die Konkretisierungsphase sein, weil erst in diesem 3. und letzten Gesamtübergangsschritt die inhaltliche Ausformung der Wahnwahrnehmungen, Gedankenausbreitungsphänomene und aller Beeinflussungserlebnisse durch Anlagerung lebensgeschichtlicher Vorgaben erfolgt.

5.2.3.1 Reaktive Amalgamierung

Wenn solche Anlagerungen hier wiederum „Amalgamierung" genannt werden, dann trägt diese Bezeichnung jener zweiten der beiden zuvor schon voneinander abgehobenen Bedeutungskomponenten Rechnung, die für die Verwendung des Begriffs in der Basisstörungskonzeption kennzeichnend sind. Sie meint die Verschmelzung der überindividuellen produktiv-psychotischen Erlebnisformen mit Inhalten aus der persönlichen Wert- und Vorstellungswelt. Dieser Begriffssinn trifft ja die Vollzugsweise der Konkretisierungsvorgänge am Ende der analysierten Übergangsreihen sehr genau. Zwar hat die Konkretisierungsphasencharakteristik gezeigt, daß die Betroffenen zumal zur Bestimmung des „wie" der „Gemachtheit" der umgebenden Wirklichkeit, der Gedanken, Willenshandlungen oder Leibgefühle oft Vorstellungen heranziehen, die mehr dem Kreis der gesamtgesellschaftlich aktuellen Diskussionsgegenstände, Thematiken und Wissensvermittlungen zum jeweiligen geschichtlichen Entwicklungszeitpunkt entstammen. Solche, etwa im Rahmen der Ausbildung erworbenen, im beruflichen Umfeld untereinander ausgetauschten oder mitunter sogar nur beiläufig aus den Publikationsmedien bezogenen Kenntnisse gehören dann nicht in der engen Weise der persönlichkeitseigenen Wert- und Vorstellungswelt an, wie das nach den Übergangsreihenbefunden offenbar für die Mehrzahl der zur Konkretisierung des „wozu", der Beeinträchtigungszwecke also, aktualisierten Bestände gilt. Insofern aber die Lebensgeschichte auf die Persönlichkeit prägenden Einfluß nimmt und sich die Kranken auf der anderen Seite in ihr auch die zur Bestimmung der Beeinträchtigungstechniken genutzten Kenntnisse zu eigen machen, lassen sich beide Inhaltsarten unter dem Gesichtspunkt ihrer gemeinsamen Herkunft aus der jeweiligen Biographie zusammenziehen. Um dem Resultat ihrer Anlagerung an die produktiv-psychotischen Erlebnisformen voll Rechnung zu tragen, muß man im übrigen den Amalgamierungsbegriff gleichsam wörtlich verstehen. In einem Verschmelzungsprozeß geht nämlich aus den eingegebenen Bestandteilen eine Einheit hervor, die ihre Konstituentien nicht mehr zu erkennen gibt. Genauso in sich einheitlich werden auch die Endphänomene der schizophrenen Gesamtabwandlung erlebt. Hinter dieser erlebnismäßigen Einheitlichkeit steht freilich nach dem Gesamtresultat der vorliegenden Untersuchung eine 3gliedrige Aufbaustruktur bei sämtlichen inhaltlich voll bestimmten Symptomen 1. Ranges mit Ausnahme nur der keiner Konkretisierung mehr bedürftigen Halluzinationen und jener abnormen Deutungen, die sich auf basal unveränderte Wahrnehmungen beziehen. Das erste Glied wäre sonst durchweg in den initialen Wahrnehmungs-, Denk-, Handlungs- und Leibgefühlstörungseindrücken, das zweite in ihrer gleichfalls schon nahtlosen Verschmelzung mit dem „solipsistisch-ptolemäischen" Bezugsystem und das dritte schließlich in der Inhaltsanlagerung an die daraus resultierenden produktiv-psychotischen Erlebnisformen zu sehen. Wenn somit K. Schneider (158, S. 112) allein den Wahnwahrnehmungen eine mehr-, nämlich 2gliedrige Strukturierung zugeschrieben hat, dann bedarf zunächst einmal schon diese Auffassung im Hinblick auf jene im ersten Untersuchungsabschnitt aufgedeckten Übergangsreihenzusammenhänge der Ergänzung. Denn auch in den Fällen, in denen das erste Glied, die Strecke vom Wahrnehmenden zum jeweiligen Gegenstand, ungestört erscheint, trägt das Wahrgenommene doch bereits ein Stigma der Befremdlichkeit an sich, das ihm im Zuge der Generalisierung basaler Rezeptionsstörungserlebnisse zugewachsen ist. Darüber hinaus aber besitzen eben nicht nur Wahnwahrnehmungen, sondern alle zur Konkretisierung gelangenden Symptome 1. Ranges eine mehrgliedrige Struktur, die in der Folge: verändert – manipulativ verändert – mit bestimmten Techniken und zu bestimmten Zwecken manipulativ verändert – jeweils im Sinne von Erlebniseinheiten ihre schrittweise Realisierung findet. Was weiterhin die Entstehungsbedingungen der Inhaltsanlagerungen betrifft, so reicht zu ihrer Kennzeichnung der Verweis auf die initiale Prozeßaktivitätssteigerung und ihre indirekten Freilegungs- und Anpassungsfolgen nach der Konkretisierungsphasencharakteristik nicht mehr voll aus. Während die regressive Amalgamierung der basalen Veränderungseindrücke mit dem ontogenetisch älteren Bezugsystemsubstitut nämlich ohne erkennbare Eigenaktivitäten erfolgt, geht die Verschmelzung der produktiv-psychotischen Erlebnisformen mit lebensgeschichtlich vorgegebenen Bedeutsamkeiten aus intentional betriebenen, mitunter langwierigen Klarstellungsversuchen hervor. Dabei nutzen die Kranken die ihnen als Erwachsene zur Verfügung stehenden Kenntnisse gleichsam zur Entwicklung von Hypothesen, die das „wie" des „Aufgestelltseins" der äußeren Wahrnehmungswelt für ihre eigene Person und der „Gemachtheit" ihrer Gedanken, Willenshandlungen und Leibgefühle betreffen. Nur sie sind es, deren tatsächliches Zutreffen die nachgewiesenen „Probier"- und Überprüfungsbemühungen erst noch erhärten müssen, wobei sich das jeweilige Bestätigungsresultat meist ganz plötzlich einstellt und dieser Augenblick der „Entdeckung", wie das gemacht ist, in der Regel mit der Anlagerung auch der das „wozu" bestimmenden, die individuellen Wertausrichtungen, Komplexe und Konflikte widerspiegelnden Inhalte zusammenfällt. An der Außenbeeinflussung selbst dagegen besteht währenddessen keinerlei Zweifel mehr, weil die entsprechenden basissymptomfundierten Eindrücke bereits mit dem entwicklungsgeschichtlich älteren „solipsistisch-ptolemäischen" Bezugsystem verschmolzen und auf diesem Wege konsolidierend mit einem vollen Realitätsurteil versehen worden sind. Somit operieren die Betroffenen im Zuge solcher Überprüfungsbemühungen schon auf dem Boden der egozentrisch-finalistisch-artefizialistischen Welt- und Selbstsicht offenbar mit Mitteln weiter, die noch ganz jenem kognitiven Entwicklungsstand entsprechen, der vor dem Eintritt der regressiven Amalgamierung gegeben war. Aus dieser Gleichzeitigkeit läßt sich eine weitere Antwort auf die früher aufgeworfene Frage beziehen, warum die produktiv-psychotische Erlebniswelt trotz der unverkennbar regressiven Natur ihrer Grundvoraussetzungen nicht mit der von Kindern oder sog. „Primitivvölkern" auf vergleichbarem Entwicklungsniveau identisch ist. Schon die Determination durch den Freilegungsvorgang hebt die psychotische klar von einer reinen Regression ab, und der Fortbestand von Operationsmöglichkeiten nach dem normalpsychologischen Bezugsystem gibt noch eine überzeugendere Erklärung für die unübersehbaren Unterschiede an die Hand. Damit kann nunmehr auch der Vermittlungsfaktor charakterisiert werden, der bei der abschließenden Konkretisierung hinzukommt und die bislang herausgearbeiteten ätiopathogenetischen Entstehungsbedingungen zu einem voll den ganzen schizophrenen Erlebniswandel abdeckenden Gesamtzusammenhang ergänzt. Er ist tatsächlich, genau den Annahmen des Basisstörungskonzepts entsprechend, in einer Reaktion der betroffenen Individuen auf die Konsolidierung der basissymptomfundierten Veränderungseindrücke und somit letztlich das Erleben der übergangsrelevanten Primärerfahrungen selbst zu sehen. Denn so bewußt und intentional gesteuert, wie sie nach den Übergangsbefunden geschehen, weisen die Bemühungen um eine „Enträtselung" der Manipulationstechniken und Beeinträchtigungszwecke offenkundig die Merkmale einer Erlebnisreaktion auf, und auch ihre Ableitbarkeit mit den Mitteln des genetischen Verstehens dürfte in den jeweiligen Reihenanalysen deutlich geworden sein. Aus der Perspektive des normalpsychologischen Bezugsystems entzieht sich zwar die wahnhafte Aktualisierung und Anlagerung der lebensgeschichtlich geprägten Inhalte an die produktiv-psychotischen Erlebnisformen einem solchen Verständnis von vornherein. Stellt man aber die situativen Rahmenbedingungen in Rechnung, die der vorangegangene Bezugsystemwechsel herbeigeführt hat, dann löst sich die Unverstehbarkeit auch im Hinblick auf das mitunter abstruse Mißverhältnis zwischen den aus der bis dahin angesammelten Lebenserfahrung entnommenen Deutungen und dem einer längst überwundenen Weltsicht entsprechenden Entmächtigungserlebnis, das sie „erklären" sollen, weitgehend auf. Somit geht die wahnhafte Konkretisierung genau wie die psychotische Externalisierung auch aus einem Amalgamierungsvorgang hervor, der jedoch nicht mehr als regressiver, sondern reaktiver „Verarbeitungs- und Umformungsprozeß" (84, S. 26) aufzufassen ist.

5.2.3.2 Bewältigungsfunktion

Sicherlich könnte genauso schon der regressiven Amalgamierung ein reaktiver Charakter zugeschrieben werden, zumal in Anbetracht jener Anpassungsfunktion, die sie offenbar nach der eben versuchten Bestimmung ihres Zusammenhangs mit dem Zusammenbruch der Erfahrungshierarchien besitzt. Doch hängt diese Anpassung von Determinanten ab, deren Aktivierung man wie die der erwähnten, von manchen Autoren angenommenen Äquilibrationstendenzen nicht mit einer bewußten Reaktion der Betroffenen auf das Erleben der basalen Veränderungseindrücke verwechseln darf. Das „Subjekt" der Anpassung durch Regression ist gleichsam ein anderes, etwa der „Organismus" (61) oder einfach die „Psyche", die nach E. Bleuler mit der Entzügelung affektgesteuerter Informationsaufnahme- und -verarbeitungsweisen auf die primäre Assoziationslockerung „reagiert" (17, S. 285). Daher gilt es die beiden Verschmelzungsvorgänge auch in funktionaler Hinsicht voneinander zu unterscheiden, wiewohl die reaktive Inhaltsanlagerung die regressive Bezugsystemangleichung aus der Erlebnisimmanenz heraus betrachtet nur ergänzt. Die Konsolidierung der aus der basalen Irritation hervortretenden Außenbeeinflussungseindrücke wirkt offenbar wie eine Bestimmungsaufgabe, die zur „Enträtselung" der Frage, wie und warum die umgebende Wirklichkeit für die eigene Person „aufgestellt" und die Gedanken, Willenshandlungen und Leibgefühle „gemacht" werden, zwingt. Wenn es darum zutrifft, daß bereits die Anlagerung an das ontogenetisch ältere Bezugsystem funtional der Einleitung einer Sinngebung entspricht, dann stellen die Probier- und Überprüfungsbemühungen nichts anderes als die Fortsetzung dieses Prozesses dar bis zu seiner schließlichen Vollendung hin. Die volle inhaltliche Bestimmung der zuvor noch unbestimmten „Wahn-Sinn"-Vorgabe kommt denn auch nach den Reihenanalysen genau in jenem „Durchblicks"-Erlebnis zum Ausdruck, das sich beim Übertritt in die Externalisierungsphase schon angekündigt hatte, und geht dementsprechend mit einer noch weiterreichenderen Senkung der auf dem Höhepunkt der basalen Irritation so dramatisch angestiegenen Affektspannung einher. Somit führt zwar die reaktive „Aufdeckung" der Manipulationstechniken und -zwecke nur zu Ende, was mit der regressiven Amalgamierung bereits beginnt. Während aber die allgemein-formale Vorgabe in diesem Sinnfindungsprozeß aus einem gewissermaßen automatisch ablaufenden Bezugsystemwechsel resultiert, geht ihre inhaltliche Bestimmung aus aktiv betriebenen Klarstellungsversuchen hervor. Dieser Unterschied verdient es, auch begrifflich hervorgehoben zu werden durch die funktionale Kennzeichnung der reaktiven Amalgamierung als Bewältigungsversuch. Mit diesem Terminus ist nach der im Bonner Untersuchungsinstrument zur Zusatzkategorie F gegebenen Definition nämlich eine Reihe von unterschiedlichen Reaktionsweisen gemeint, die sich durch 2 gemeinsame Merkmale charakterisieren lassen. Das eine besteht in ihrem bewußten Vollzug, der allerdings im weiteren Verlauf in eine Automatisierung und Fixierung mit erschwerenden Auswirkungen auf die soziale Reintegration der Betroffenen nach dem Abklingen des Krankheitsprozesses übergehen kann, und das andere in dem dabei durchweg verfolgten Ziel, mit den „Basisdefizienzen fertig zu werden" (51). Im Hinblick auf diese allgemeinen Definitionsmerkmale aber entsprechen ersichtlich auch die Probier- und Überprüfungsbemühungen in der Konkretisierungsphase einem Bewältigungsversuch. Denn mit ihnen verfolgen die Kranken ebenfalls bewußt letztlich das gleiche Ziel, weil ja die

Eindrücke der Neu-, Anders-, Eigenartig- und Befremdlichkeit auf der basalen Irritation beruhen und man daher die aktive Komponente des Prozesses, der ihnen Sinn verleiht, funktional genauso als ein „Fertigwerden" mit Basisdefizienzen auffassen muß. Im Verfahren hebt sich die besondere Art des „Fertigwerdens" durch wahnhafte „Erklärung" zwar von den einfachen, auch in einigen der zuvor analysierten Erlebnissequenzen (vgl. S. 136) mit zum Ausdruck gebrachten Bewältigungsversuchen der Basisdefizienzen, beispielsweise durch Vermeidung erfahrungsgemäß symptomprovozierend wirkender Situationen oder kompensatorische Verhaltensweisen, sehr klar ab. Diesem unverkennbaren qualitativen Unterschied liegt aber nach dem Gesamtresultat der Übergangsreihenuntersuchung genau genommen nur eine quantitative Differenz zugrunde, die den Ausprägungsgrad der jeweils zur Bewältigung anstehenden Basisdefizienzen betrifft. Von einem gewissen Ausmaß an „endogener" Durchsetzungskraft und Beschwerdeeigenartigkeit an führen offenbar die verschiedenen Bemühungen um Vermeidung, Kompensation oder Milderung der beeinträchtigenden Auswirkungen nicht mehr zum Erfolg, so daß gegenüber den übergangsrelevanten Basisdefizienzen nur noch die Bewältigungsmöglichkeit durch „Wahn-Sinn-Gebung" übrig bleibt. Das Scheitern aller anderen Versuche zur „Bewältigung der Schizophrenie" (20, 23) zwingt gewissermaßen zur „Schizophrenie" als der letzten der menschlichen Psyche noch zur Verfügung stehenden Bewältigungsmöglichkeit, bei der es im übrigen wohl in Abhängigkeit von primärpersönlichen Dispositionen gleichfalls zu einer dysfunktionalen Fixierung nach Art der „Strukturverformung" (51, 84, 88, 94, 96, 97) kommen kann. Bewältigt werden im Zuge der reaktiven Amalgamierung letztlich jene zuvor auf die Prozeßaktivitätssteigerung zurückgeführte Komplexitätszunahme des gesamten Erlebnisfeldes zusammen mit der sie begleitenden Erhöhung der Affektspannung und somit wieder die gleichen Beeinträchtigungsfaktoren, deren Minderung durch Sinngebung die vorangegangene Bezugssystemsubstitution bereits eingeleitet hat. Die Art und Weise jedoch, in der diese Komplexitätsreduktion zum Abschluß gelangt, gleicht eben nicht mehr einem passiven Anpassungsvorgang, sondern einer aktiven Auseinandersetzung, wie man sie mit dem Begriff der Bewältigung zum Ausdruck bringen will.

Die Bewältigung durch Konkretisierung setzt freilich die Anpassung durch Externalisierung immer schon voraus und läßt sich daher trotz ihrer von den Übergangsreihenbefunden bestätigten Differenzierungsnotwendigkeit von der regressiven Amalgamierung nicht als selbständiger oder alleiniger Generierungsfaktor der schizophrenen Produktivität verstehen. Diesen Umstand haben schon die vorphänomenologischen Ableitungsversuche auch der produktiv-psychotischen Erlebnisformen aus Bemühungen der Betroffenen um die Bewältigung von Fremdheitseindrücken durch Entwicklung von „Erklärungswahnvorstellungen" nicht angemessen berücksichtigt, und das gleiche gilt auch für die heutige Reaktualisierung solcher Auffassungen durch die experimentalpsychologische Schizophrenieforschung beispielsweise in der Konzeption von Broen (24). Würden sich die bewußt und aktiv betriebenen Klarstellungsversuche direkt auf die Basisdefizienzen und nicht erst die Resultate ihrer Verschmelzung mit der „solipsistisch-ptolemäischen Matrix" beziehen, dann käme die Erstrangsymptomatik tatsächlich insgesamt, nicht nur in den Konkretisierungen, sondern auch ihren Formen einem „Erklärungswahn" (86, S. 17) gleich. So aber, wie sie nach den hier erhobenen Befunden lediglich einen bereits angelaufenen und anfangs der bewußten

Steuerung gänzlich unzugänglichen Verschmelzungsprozeß zu Ende führen, reichen die „rationalistischen" Modellvorstellungen weder in der traditionellen, noch in der modernen Fassung voll zur Charakterisierung der psychotischen Sinngebung aus. Allein die schon vorangegangene Konsolidierung der basissymptomfundierten Gemachtheits- und akustischen Versinnlichungseindrücke durch die regressive Amalgamierung kann schließlich auch plausibel machen, warum die erstrangigen Endphänomene nur noch in ihren Inhalten variabel sind (96, S. 86).

5.3 Konsequenzen für Klinik und Forschung

Die soeben herausgearbeiteten Entstehungsbedingungen der 3. und letzten Phase des schizophrenen Erlebniswandels weisen auch noch jene von Huber unterstellte Mitwirkung einer psychogenen Vermittlungskomponente beim Aufbau der voll konkretisierten Phänomene als gut belegbar aus. Nimmt man diesen Generierungsfaktor zu den zuvor entwickelten Entstehungsgrundlagen der beiden vorangehenden Phasen hinzu und betrachtet zum Abschluß das ätiopathogenetische Bedingungsgefüge insgesamt, dann stimmt es ersichtlich sehr genau mit den von der Basisstörungskonzeption angenommenen Hintergründen der schizophrenen Symptombildung überein. Natürlich bleibt selbstkritisch zu bedenken, daß Erlebnissequenzen, wie sie den Gegenstand der vorliegenden Untersuchung abgegeben haben, einen größeren Spielraum an Interpretationsmöglichkeiten offen lassen, als das für die sog. „harten" Beobachtungsdaten gilt. Doch war die Diskussion deshalb besonders nachdrücklich darum bemüht, die Eignung der hier gezogenen Rückschlüsse auf die mutmaßlichen Entstehungsbedingungen zur Erklärung der Übergangsreihenbefunde im Zuge einer abwägenden Konfrontation mit den wichtigsten konkurrierenden Auffassungen darzutun. Im Rückblick auf die Arbeitshypothese bedeutet daher das Gesamtresultat über die Bestätigung der phänomenbezogenen Kernannahme hinaus zumindest auch einen eindeutigen Plausibilitätsnachweis für den transphänomenal gerichteten Aussagebereich. Es gibt – resümierend gesagt – nicht nur wirklich und vermutlich sogar regelmäßig jenen „phänomenologisch fließenden Übergang" vom mehr oder minder uncharakteristischen „Minus" der basalen, selbst wahrgenommenen und geschilderten Defizienzen zum „Aliter" der schizophrenietypischen Produktivität (84, S. 26). Auch die hierauf gestützten Annahmen zur Beschaffenheit der zusammenhangstiftenden Generierungsfaktoren können bekräftigt werden, weil er sich tatsächlich zwanglos als phänomenaler Ausdruck eines „sekundären", regressiv-reaktiven „Verarbeitungs- und Umformungsprozesses" von letztlich auf genetisch-biologisch determinierten kognitiv-affektiven Basisstörungen beruhenden „primären Symptombildungen" (84, S. 23) begreifen läßt. Dieser Bestätigung gemäß laufen denn die Unterschiede der letzten, die hier erarbeitete Lösung der alten Zusammenhangsproblematik grob schematisch wiedergebenden Abbildung von der ersten, der Untersuchung zur Verdeutlichung der Arbeitshypothese vorangestellten Skizze des Basisstörungskonzeptes (vgl. S. 20) auch nicht auf Veränderungen, sondern Präzisierungen hinaus (Abb. 13).

Sie tragen einmal dem Ergebnis Rechnung, nach dem der indirekte Zusammenhang der schizophrenietypischen End- und Überbauphänomene durch 2 ebensowohl

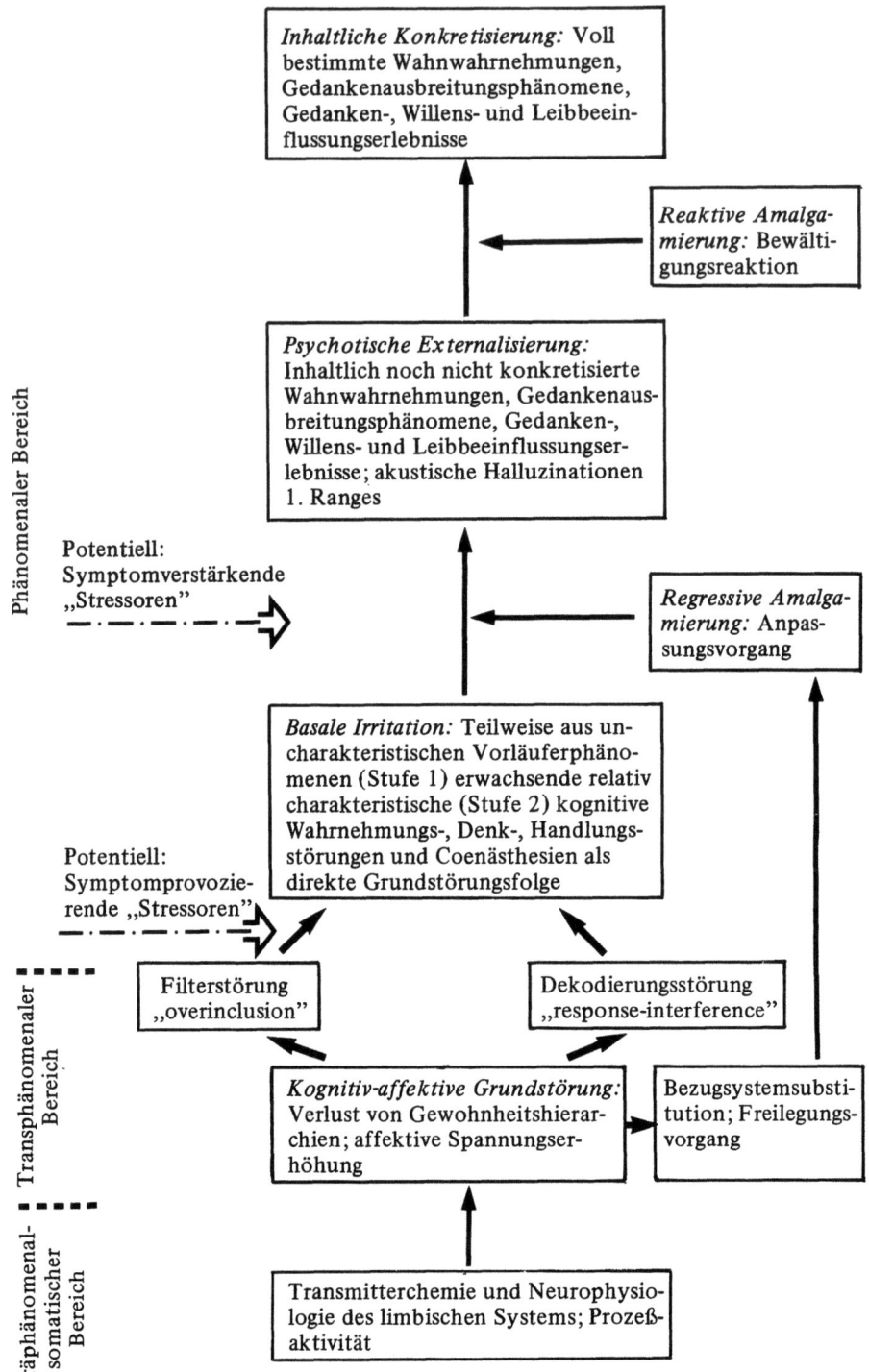

Abb. 13. Ätiopathogenetischer Entstehungszusammenhang des schizophrenen Erlebniswandels

im Hinblick auf die erlebnismäßigen Resultate wie funktional voneinander getrennt zu haltende Generierungsfaktoren vermittelt wird. Der eine, die regressive Amalgamierung, bewirkt die Außenprojektion und kommt offenbar einem unbewußten basisstörungsbedingten Anpassungsvorgang gleich, während der zweite, die reaktive Amalgamierung, zur inhaltlichen Konkretisierung der so entstandenen Erlebnisformen führt und auf diese Weise nach Art eines bewußten Bewältigungsversuchs die produktiv-psychotische Sinngebung zum Abschluß bringt. Zum anderen sind anstelle der globalen Kennzeichnung aller Basissymptome der Stufen 1 und 2 als direkte Grundstörungsfolge nunmehr die maßgeblichen Phänomene der basalen Irritation angegeben, für die sich im Rahmen der vorliegenden Untersuchung tatsächlich eine erlebnismäßig fundierende Bedeutung für die Entwicklung der Symptome 1. Ranges nachweisen ließ. In der Ermittlung dieser Phänomengruppe und ihrer Auszeichnung vor allen übrigen, nach dem Bonner Untersuchungsinstrument als Basissymptome anzusprechenden Defizienzerlebnissen ist zweifellos der wichtigste Ertrag der durchgeführten Übergangsreihenanalysen zu sehen. Denn ihre Bestandteile stellen zusammengenommen nun wirklich so etwas wie ein defektuöses „Kern"- oder „Grundsyndrom" im Sinne der ursprünglichen Krankheitslehre von Kraepelin und E. Bleuler dar, weil von ihnen erwiesenermaßen die Genese gerade der diagnostisch validesten unter den schizophrenietypischen Erlebnisweisen ihren Ausgang nimmt. Sie verdienen den Namen „Basissymptomatik" voll, nicht nur in Anbetracht der mutmaßlichen „Substratnähe" wie alle dazugehörigen Defizienzerlebnisse, sondern auch und vor allem im Hinblick auf den eigentlichen Bedeutungsschwerpunkt der damit den so bezeichneten Phänomenen zugeschriebenen Ausgangserfahrungsfunktion. Wenn daher zum Schluß noch kurz in Form von 4 Postulaten die wichtigsten aus der Untersuchung zu ziehenden Konsequenzen für Forschung, Diagnostik und Therapie angedeutet werden sollen, dann ergeben sie sich sämtlich aus diesem Hauptresultat: der Kennzeichnung des für die Erstrangsymptomentwicklung konstitutiven Basissymptomfundaments.

- Die Suche nach den funktionspsychologischen, psychophysiologischen, neurochemischen und den nach heutigem Kenntnisstand am ehesten im vorderen und medialen Temporallappen zu erwartenden morphologischen Korrelaten (21, 192) müßte sich präzise auf solche Verlaufsabschnitte beziehen, die durch die übergangsrelevanten kognitiven Wahrnehmungs-, Denk-, Handlungsstörungen, Coenästhesien, konsekutiven Depersonalisationserlebnisse, Diskriminationserschwernisse und somit durch die zentralen Elemente des aus dem von Huber als Indikator der Prozeßaktivität angesehenen Phänomenbestandes gekennzeichnet sind. Denn nur in solchen Durchgangsphasen der basalen Irritation, auf die sich die schizophrene Gesamtabwandlung — wie gezeigt — auch beschränken kann, besteht nach den Übergangsreihenanalysen Aussicht, wirklich die den Vorgang der regressiven Amalgamierung determininierenden kognitiv-affektiven Basisstörungen und ihre biologischen Grundlagen zu erfassen.
- Entsprechend müßte die psychosoziale „Stressor"-Erforschung („life-event", „expressed emotion") genauer auf die Ermittlung derjenigen situativen Faktoren abgestellt werden, die zur Auslösung oder Verstärkung der übergangsrelevanten Symptome führen können. In ihrer gezielten Minimierung oder Ausschaltung wäre dann nämlich bereits eine erfolgversprechende Möglichkeit zur Vermeidung der Pro-

duktivitätsentwicklung in den Stadien oder Fällen zu sehen, in denen die Prozeßaktivität noch unterhalb der schon rein „endogen" zur psychotischen Externalisierung führenden Grade bleibt.
— Für die Diagnostik käme es ebenfalls auf eine verstärkte Beachtung der maßgeblichen Phänomene der Irritationsphase, vor allem der zu umfänglicheren Beschwerdekomplexen zusammentretenden kognitiven Wahrnehmungsstörungen, der Gedankeninterferenzen, Gedankenblockierungen, des Gedankendrängens, der Diskriminationserschwernis, der kognitiven Handlungsstörungen, Coenästhesien der Stufe 2 und der eindeutig durch diese Phänomene fundierten Depersonalisationserlebnisse zur Früherfassung an.
— Schließlich müßte sich auch die medikamentöse Therapie, psychologische Trainingsbehandlung und Förderung der geeigneten „Bewältigungsmechanismen" genau auf diese Basissymptome konzentrieren, damit eines Tages die Intensitätssteigerung der kognitiv-affektiven Basisstörungen verläßlich vor dem Erreichen jener Schwelle abgefangen werden kann, bei deren Überschreiten sie offenbar zwangsläufig die Freilegung des im konventionellen Sinne psychotischen Bezugsystems nach sich zieht.

6 Zusammenfassung

Die Studie greift eines der Kardinalprobleme der modernen Schizophrenieforschung wieder auf: die Frage nach dem Zusammenhang zwischen Produktivität und Defizienz. Aufgrund ihrer hohen Bedeutung für die Lösung der zentralen Forschungsaufgaben im Hinblick auf Ätiopathogenese, Diagnostik und Therapie hat sie seit Kraepelins Konzeption der „dementia praecox" immer wieder zur Generierung und Überprüfung von Symptomtheorien herausgefordert und ist heute erneut international in den Mittelpunkt des Interesses gerückt. Zur *Einführung* (1) wird diese Entwicklungsgeschichte nachgezeichnet, von den ersten miteinander konkurrierenden Lösungsversuchen durch E. Bleuler und Berze (1.1) über die gestalt-, feld- und strukturpsychologisch fundierten Nachfolgebemühungen in der deutschsprachigen Psychiatrie (1.2) bis zu der gegenwärtig von der angloamerikanischen Forschung (1.3) folgendermaßen gestellten Frage hin: „What have cognitive deficits to do with schizophrenic symptoms?"

Der *eigene Zugang* (2) zu dem von Kraepelin ungeklärt hinterlassenen Zusammenhangsproblem macht sich die neuen Lösungsmöglichkeiten zunutze, die in dem durch Huber seit 1957 beständig fortentwickelten und von den 70er Jahren an mit den Forschungsergebnissen von Süllwold verbundenen *Basisstörungskonzept* enthalten sind. Sie gehen in erster Linie aus der umfassenden Freilegung und phänomenologischen Differenzierung jener feineren, in der Regel nur selbst wahrnehmbaren und noch mehr oder minder schizophrenieuncharakteristischen Ausprägungsgrade der defizitären Komponente hervor, auf die sich diese Symptomtheorie stützt. Der Gesamtbestand an solchen *Basissymptomen* liegt mit den Items der Bonner Skala für die Beurteilung von Basissymptomen (BSABS) inzwischen auch in definitorisch operationalisierter Fassung vor. Hinzu kommt die psychoreaktive Ableitung der produktiven Phänomene eben aus den Basissymptomen und deren Auffassung wiederum als „subjektive Seite" von kognitiven, letztlich neurobiochemisch und neurophysiologisch fundierten *Basisstörungen der Informationsverarbeitung*. Dabei finden durchaus auch wichtige Aspekte aus der „dynamistischen", bis auf Berze zurückverfolgbaren und heute durch das strukturdynamische Konzept von Janzarik repräsentierten Entwicklungslinie der Zusammenhangsproblematik Berücksichtigung. Der argumentative Kern ist in der Annahme zu sehen, daß es einen „phänomenologisch fließenden Übergang" vom uncharakteristischen „Minus" der Basisdefizienzen zum schizophrenietypischen „Aliter" v.a. der Erstrangsymptomatik gibt. Sie stellt die Arbeitshypothese dar, die das vorliegende Untersuchungsprojekt einer systematischen Überprüfung unterzieht.

Zum *Materialgewinn* (3.3) wurden auf alle 635 zwischen 1978 und 1984 in der Bonner Psychiatrischen Universitätsklinik unter der Diagnose einer paranoid-halluzinatorischen Schizophrenie (ICD-Nr. 295.3) behandelten Patienten die folgenden, jeweils gemeinsam zu erfüllenden Selektionskriterien angewandt:

– Nachweisbarkeit von Symptomen 1. Ranges nach den Kriterien von K. Schneider und der „Present State Examination" (PSE);
– Nachweisbarkeit von Basissymptomen nach den Kriterien der Bonner Fremdbeurteilungsskala (BSABS);
– Nachweisbarkeit einer sukzessiven Gegebenheitsweise von Basis- und Erstrangsymptomen entweder
  – beim Übergang von Prodromen in Psychosemanifestationen oder
  – bei intrapsychotischer Fluktuation zwischen Basis- und Erstrangsymptomen oder
  – bei der Rückbildung von Psychosemanifestationen in postpsychotische Basisstadien; und
– Nachweisbarkeit von Zwischenphänomenen, die sich als Indikatoren für den erlebnismäßigen Zusammenhang bestimmter Basis- mit bestimmten Erstrangsymptomen ausweisen ließen.

Das so gewonnene Untersuchungskollektiv umfaßte 121 Patienten und entsprach in seiner Mehrzahl (94%) auch dem Halbjahreskriterium der im DSM-III-Manual für eine schizophrene Störung vorgesehenen Definition.

Die *Methodik* (3.4) richtete sich mit leichten Modifikationen nach den Instruktionen des Bonner Untersuchungsinstruments. Der freie psychopathologische Explorationsteil war auf den Gewinn möglichst zusammenhängender, die jeweilige Defizienz-Produktivitäts- oder Produktivitäts-Defizienz-Abfolge bruchlos überdeckender Selbstschilderungen abgestellt. Sie wurden in Tonbandprotokollen festgehalten, im strukturierten Explorationsteil durch standardisierte, gezielte Fragen ergänzt und anschließend nach den symptomatologischen Definitionskriterien (BSABS; PSE) analysiert. Der Dokumentationszeitraum reichte jeweils vom Einsatz eines prodromalen oder intrapsychotischen Basisstadiums bis zur Manifestation von Symptomen 1. Ranges und/oder von der letzten Manifestation von Symptomen 1. Ranges bis zum Ende des nachfolgenden postpsychotischen Basisstadiums. Bei einem Teilkollektiv (39%) konnte der Übergang auch prospektiv verfolgt werden durch mehrfache, bis zu 6malige Symptomerhebungen im festgesetzten Zeitintervall von jeweils einer Woche. Auf diese Weise ließ sich für 216 von insgesamt 461 erfaßten Symptomen 1. Ranges (47%) der Nachweis führen, daß die jeweilige produktiv-psychotische Erlebnisweise in der Tat aus bestimmten, selbst wahrgenommenen und selbst auch als Beschwerde verbalisierten Basisdefizienzen hervorgegangen war.

Die *Ergebnisse* (4.2–4.5) sind, nach den Erstrangsymptomen gegliedert, in 4 Teilschritten dargestellt, von denen jeder mit der Wiedergabe und Analyse exemplarischer Erlebnissequenzen beginnt. Anschließend folgen in den zugehörigen Zwischenbilanzen (4.2.5; 4.3.5; 4.4.3; 4.5.3) die statistische Deskription der als *Ausgangserfahrungen* und *Zwischenphänomene* erfaßten Basissymptome und die Darstellung des *prägnanztypischen Übergangsreihenzusammenhangs* mit dem betreffenden erstrangigen *Endphänomenbestand:*

1. Für die *Wahnwahrnehmungen* (4.2) war in 41% ein Ausbildungsweg nachweisbar, der von
   – Beschwerdekomplexen aus kognitiven Wahrnehmungsstörungen und/oder Störungen der rezeptiven Sprache mit irritierenden Abwandlungen in der gewohnten, optischen, akustischen, olfaktorischen, gustatorischen, taktilen und/oder semantischen Umweltrepräsentanz
   über

- allopsychische Depersonalisations- bzw. Derealisationserlebnisse: „als ob" die verändert erlebte Umgebung nicht wirklich, sondern unecht sei,

über die

- Wahnstimmung bzw. Wahnwahrnehmungen der Stufe 1 im Sinne eines nunmehr tatsächlich gehegten Unechtheitsverdachts

über

- Wahnwahrnehmungen der Stufe 2: Eindrücke der absichtsvollen Gestellt- oder anderweitigen Gemachtheit für die eigene Person, auf dem Wege aktiver „Enträtselungsbemühungen" schließlich zu

- Wahnwahrnehmungen der Stufe 3 mit Konkretisierung auch der Manipulationstechniken und Beeinflussungszwecke führt.

Entsprechend schreitet der für 57% der strukturverwandten wahnhaften Personenverkennungen (4.2) erfaßte Übergang

von

- einzelnen personenbezogenen Mikro- und Makropsien und/oder anderen Wahrnehmungsveränderungen an Gesicht und/oder Gestalt anderer Menschen mit irritierenden sensorisch fundierten Unähnlichkeits- oder Ähnlichkeitseindrücken

über

- personenbezogene allopsychische Depersonalisationserlebnisse: „als ob" die jeweilige personale Identität unecht sei,

über

- wahnstimmungsanaloge Erlebnisweisen mit umschriebenem Personenbezug im Sinne eines tatsächlichen Unechtheitsverdachts

über

- personenbezogene Erlebnisweisen in Analogie zur Wahrnehmungsstufe 2: Eindrücke einer vorgetäuschten „falschen" Identität, wieder im Zuge „aktiver Aufdeckungsbemühungen"

zu

- wahnhaften Verkennungen Bekannter als bestimmte Unbekannte oder Unbekannter als bestimmte Bekannte fort.

2. Für die *Gedankenbeeinflussungs- und genuinen Gedankenausbreitungserlebnisse* (4.3) konnte in 33% der Fälle eine Entwicklung ermittelt werden

aus

- Beschwerdekomplexen von noch uncharakteristischen Denkstörungen der Basissymptomstufe 1

über

- Gedankeninterferenzen, Gedankenblockierungen und andere kognitive Denkstörungen der Basissymptomstufe 2 und/oder gedankliche Zwangsphänomene im engeren Sinn mit beängstigenden Erlebnissen eines „Leitbarkeitsverlusts der Denkvorgänge" über eine im „Vorbereitungsfeld" der Gedankenausbreitungserlebnisse allerdings ausbleibende Differenzierung

zu

- Interferenzeindrücken oder Blockierungseindrücken als Schwerpunkte der Leitbarkeitsverlusterlebnisse und von diesen Phänomenen

weiter über

- autopsychische Depersonalisationserlebnisse: „als ob" die Gedanken eingegeben, entzogen oder „von anderswoher vollzogen" würden,

über
- Gedankeneingebungsphänomene, Gedankenentzugsphänomene und/oder Gedankenausbreitungsphänomene im Sinne eines nunmehr tatsächlich geschöpften Außensteuerungsverdachts

zu wiederum durch aktive „Überprüfungsbemühungen" inhaltlich
- bestimmten Gedankenbeeinflussungserlebnissen und/oder Gedankenausbreitungserlebnissen mit Konkretisierung auch von Manipulationstechnik und Manipulationszweck.

Das „Vorbereitungsfeld" der akustischen Halluzinationen stimmte mit dem Ausgangserfahrungsbestand dieser Entwicklungsreihe im Störungsumfang und in der Häufigkeitsverteilung bis auf 2 Ausnahmen weitgehend überein. Das Gedankendrängen und die Störung der Diskriminierung von Vorstellungen und Wahrnehmungen, beides schon qualitativ eigenartige Basissymptome und Indikatoren eines besonders stark ausgeprägten kognitiven Leitbarkeitsverlusts, waren hier nämlich statistisch hochsignifikant häufiger vertreten. Demgemäß führt die in 41% der akustischen Halluzinationen 1. Ranges einschließlich imperativer Phoneme (4.3) gefundene Symptomentwicklung ebenfalls

von
- Beschwerdekomplexen aus noch gänzlich uncharakteristischen Denkstörungen der Basissymptomstufe 1

über
- kognitive Denkstörungen der Basissymptomstufe 2 und/oder gedankliche Zwangsphänomene im engeren Sinne

zum
- Gedankendrängen mit entweder Selbstinstruktionen oder Selbstkommentaren oder Selbstgesprächen als vorrangiger Ausformung seiner Bestandteile und von diesen Phänomenen

weiter über
- Diskriminationserschwernis zwischen Gedanken und auditiven Vorstellungen

über
- Lautwerden der Selbstinstruktionen oder Selbstkommentare oder Selbstgespräche im inneren Vorstellungsraum

über
- Diskriminationserschwernis zwischen auditiven Vorstellungen und akustischen Wahrnehmungen mit dem Eindruck, „als ob" die lautgewordenen Selbstinstruktionen, Selbstkommentare oder Selbstgespräche von äußeren Stimmen ausgesprochen würden,

zu
- imperativen oder kommentierenden oder dialogischen Phonemen unter endgültiger Projektion der Herkunft des Gehörten in den äußeren Wahrnehmungsraum.

3. Für die *Willensbeeinflussungserlebnisse* (4.4) ließ sich in 65% der Fälle ein Werdegang nachweisen, der
von

- kognitiven Handlungs- (Bewegungs-) Störungen nach Art motorischer Interferenz- und Blockierungsphänomene, Automatosesyndrome und Bannungszustände mit irritierenden Eindrücken eines „Leitbarkeitsverlusts der Handlungsvorgänge"

über

- autopsychische Depersonalisationserlebnisse: „als ob" die Handlungs- und Bewegungsabläufe nicht mehr von den Betroffenen selbst, sondern von „anderswoher vollzogen" würden,

über

- Willensbeeinflussungsphänomene im Sinne eines nunmehr tatsächlich gefaßten Außensteuerungsverdachts

wieder auf dem Wege aktiver „Überprüfungsbemühungen" zu inhaltlich

- bestimmten Willensbeeinflussungserlebnissen mit schließlicher Konkretisierung auch der Manipulationstechniken und Manipulationszwecke

führt.

4. Für die *leiblichen Beeinflussungserlebnisse* (4.5) konnte in 79% der Fälle eine Entwicklung dokumentiert werden

aus

- Beschwerdekomplexen von noch mehr uncharakteristischen Coenästhesien der Basissymptomstufe 1

über

- Coenästhesien der Basissymptomstufe 2 mit irritierenden Eindrücken der qualitativen Eigenartigkeit und Andersartigkeit gegenüber allen bis dahin bekannten Leibgefühlen

über

- somatopsychische Depersonalisationserlebnisse: „als ob" derartige Körpersensationen nur von einer Erregung durch Außenreize bewirkt sein könnten,

über

- leibliche Beeinflussungsphänomene im Sinne eines nunmehr tatsächlichen Gemachtheitsverdachts

zu ebenfalls durch aktive „Aufdeckungsbemühungen" inhaltlich

- bestimmten leiblichen Beeinflussungserlebnissen mit Konkretisierung von Gemachtheitstechnik und Gemachtheitszweck.

In der Mehrzahl (67%) der 216 Übergangsreihenbefunde waren die jeweiligen Ausbildungsschritte in simultaner Kombination mit den entsprechenden Entwicklungsabschnitten von einer oder mehreren anderen Erstrangsymptomgenesen durchlaufen worden. Die *Kombinationsweisen* (4.6) schlossen 23 Varianten mit bis zu 5 unterschiedlichen Erstrangsymptomentwicklungen ein. Die Analyse der Übergänge in postpsychotische Basisstadien bestätigte, daß die *Rückbildung der Symptome 1. Ranges* (4.7) über dieselben Schritte wie die Ausbildung, nur eben in umgekehrter Richtung, erfolgt. Eine Provokation der Fortentwicklung von Basis- zu Erstrangsymptomen durch *psychosoziale Gegebenheiten* (4.8) fand sich in vergleichsweise wenigen Übergangsreihen (11%). Unter den hierbei wirksamen „Stressoren" standen primär affektiv neutrale alltägliche Ereignisse im Vordergrund, gefolgt von arbeitsmäßiger körperlicher und/oder geistiger Beanspruchung und besonderen unerwarteten und neuen Anforderungen in der jeweiligen Situation.

Die *Diskussion* (5) zieht die Konsequenzen aus der weitgehenden strukturellen Verwandtschaft der einander entsprechenden Entwicklungsstufen in den 4 prägnanztypischen Übergangsreihenzusammenhängen. Diese Übereinstimmung legt nämlich eine neue *Einteilung des schizophrenen Erlebniswandels in 3 Phasen* nahe, denen jeweils *unterschiedliche Generierungsfaktoren* zuzuordnen sind:

Die erste (5.1.1) ergibt sich aus dem Zusammenzug aller basalen, im herkömmlichen Sinne noch nicht psychotischen Übergangsschritte und führt demnach von kognitiven Wahrnehmungs-, Denk-, Handlungs- und Leibgefühlstörungen bis zu Erlebnissen der Diskriminationserschwernis zwischen Gedanken und auditiven Vorstellungen oder solchen der allo-, auto- und somatopsychischen Depersonalisation. Sie wird *Irritationsphase* genannt, weil die Verunsicherung der Betroffenen durch die kognitiven Basisbeschwerden ihr entscheidendes Charakteristikum ausmacht. Demgemäß treiben 2 offenbar genauso elementare und oft auch wechselseitig einander verstärkende Erlebniskräfte den Phasendurchlauf voran. Die eine ist in dem *Zuwachs an qualitativer Beschwerdeeigenartigkeit,* an Neu- und Andersartigkeit der basalen Veränderungseindrücke gegenüber allem bis dahin Gewohnten mit entsprechend beängstigender Komplexitätserhöhung des gesamten Erlebnisfeldes, und die andere in der damit einhergehenden *Zunahme der Affektspannung* zu sehen. Dabei entsprach die letztgenannte emotionale Komponente des Übergangsgeschehens zumeist mehr einer kontinuierlichen „Bodenaffektivitätserhöhung", wies aber in einigen Reihen auch Züge der „dynamischen Unstetigkeit" auf. In pathogenetischer Hinsicht (5.2.1) läßt die Ermittlung der übergangsrelevanten Basissymptome erstmals eine verläßliche Kennzeichnung der psychologischen Funktionsbereiche zu, in deren Beeinträchtigung tatsächlich *Basisstörungen der Informationsverarbeitung* zu suchen sind. Denn „psychologische Defizite" von wirklich fundierender Bedeutung für schizophrenietypische Erlebnisweisen können danach nur in Störungen der Wahrnehmungs-, Denk-, Sprach-, Gedächtnisleistungen, der kognitiven Handlungssteuerung und propriozeptiven Leibvergegenwärtigung bestehen. Ihre „subjektive" Basissymptom-„Seite" stimmt genau mit den Indikatoren für prozeßaktive, durch „parenrhythmische" EEG-Korrelate ausgezeichnete Durchgangsphasen überein. Daher werden nicht nur, wie in der strukturdynamischen Konzeption die kognitiven Wahrnehmungs- und Leibgefühlstörungen zusammen mit der Affektivitätsveränderung, sondern alle übergangsrelevanten Defizienzen als „Phänomene der Substrataktivität" aufgefaßt. So geshen stellt letztlich die Steigerung der neurophysiologisch und neurobiochemisch definierbaren „Prozeßaktivität" den maßgeblichen Generierungsfaktor der Irritationsphase dar. Das Basissymptom-Basisstörungs-Fundament kann in der klinischen Form von „Vorpostensyndromen" oder „juvenil-asthenischen Versagenszuständen", von „high-risk"-Kinder-Auffälligkeiten oder „schizotypischen (Borderline-) Persönlichkeitsstörungen" offenbar lange vorbestehen und erst unter dem Einfluß der nachgewiesenen situativen „Stressoren" in die Produktivitätsentwicklung übergehen. Daher läßt sich aus dieser psychopathologischen und hypothetisch pathogenetischen Irritationsphasencharakteristik auch Nutzen ziehen für die Erforschung der sog. *„schizophrenen Vulnerabilität".*

Folgerichtig ergibt sich die nächste, nunmehr schon produktiv-psychotische Gesamtabwandlungsphase (5.1.2) aus dem Zusammenzug aller sich daran anschließenden Übergangsschritte und führt bis zu den Wahnwahrnehmungen der Stufe 1 und 2, den entsprechenden wahnhaften Personenverkennungen, den akustischen Erstranghalluzinationen, den noch nicht konkretisierten Gedankenausbreitungsphänomenen und Beeinflussungserlebnissen auf den Gebieten des Denkens, Wollens und der gefühlsmäßigen Leibvergegenwärtigung. Sie wird *Externalisierungsphase* genannt, weil sie in der Projektion des Ursprungs aller befremdlich erlebten Veränderungen – einschließlich auch der innerlichen Hörbarkeit des Denkens – in den Außenraum ihr übergreifendes Strukturmerkmal besitzt. Die Überwältigung des für die sich ankündigenden Außenbeeinflussungs- und akustischen Versinnlichkeitseindrücke am Ende der Irritationsphase so bezeichnenden Vorbehalts „als ob" geht selbst noch auf eine weitere Zunahme von Beschwerdeeigenartigkeit und Affektspannung zurück. Daher läßt sich auch pathogenetisch (5.2.2) zumindest in dem Externalisierungseinsatz noch eine Folge von fortschreitender Prozeßaktivitätssteigerung sehen. Den „Ausschluß des Zufalls" jedoch für die resultierenden Außenbeeinflussungseindrücke insgesamt kann dieser somatische Generierungsfaktor allein nicht mehr ausreichend begreiflich machen. Hierzu bedarf es vielmehr der zusätzlichen Annahme einer „Attribution" des Befremdlichen nach eigen- und außenbezüglichen Auffassungsmustern, die sonst im Erwachsenenalter gar nicht mehr zur Verfügung stehen. Offenbar führt der letztlich somatisch bedingte und durch kognitiv-affektive Basisstörungen vermittelte Zusammenbruch der normalpsychologischen Informationsverarbeitung auf dem Höhepunkt der basalen Irritation zur Reaktualisierung eines phylo- und ontogenetisch älteren, beispielsweise mit Hilfe der Entwicklungspsychologie von Piaget durchaus auf empirisch fundierte Weise charakterisierbaren Bezugsystemsubstituts. Seine Verschmelzung mit den basalen Veränderungseindrücken wird, der Basisstörungstheorie entsprechend, auf den Begriff einer *regressiven Amalgamierung* gebracht und als der weitere Generierungsfaktor angesehen, der für die psychotische Externalisierung noch zur Prozeßaktivitätssteigerung hinzutreten muß. Funktional betrachtet kommt diese Amalgamierung, in partieller Bestätigung von vergleichbaren Auffassungen v.a. in der aktuellen angloamerikanischen Schizophrenieforschung, einem *Anpassungsvorgang* gleich. Der tatsächliche Rückbezug auf Außeneinflüsse verleiht den irritierenden Ausgangserfahrungen plötzlich „Sinn", der – wie immer auch wahnhaft – doch autoregulatorisch die immer unerträglicher gewordene Komplexitäts- und Spannungserhöhung senkt.

Die 3. und letzte Gesamtabwandlungsphase (5.1.3) ergibt sich aus dem Zusammenzug aller abschließenden Übergangsschritte zur vollen – nur bei der akustischen Versinnlichung entfallenden – Ausformung der Erstrangsymptome hin. Sie wird *Konkretisierungsphase* genannt, weil hier im Zuge aktiver „Enträtselungsbemühungen" erst die bestimmte „abnorme Deutung" der Beeinflussungstechniken und -zwecke erfolgt. Klar durch die Eigenaktivität der Betroffenen von den ersten beiden Entwicklungsschritten abgesetzt, kommt es dabei zu einer weiteren Verschmelzung der basalen Veränderungseindrücke, diesmal mit lebensgeschichtlich geprägten Bedeutsamkeiten und mehr oder weniger individuellen Wissensbeständen der jeweiligen Person. Der zugehörige Generierungsfaktor (5.2.3) ist demnach im Unterschied zu dem vorangegangenen überindividuell-regressiven Bezugsystemwechsel nunmehr in einer *individuell-reaktiven Amalgamierung* zu sehen. Hierdurch nimmt die basale Komplexitäts- und Spannungserhöhung weiter ab, so daß sich die ausformende Konkretisierungsleistung funktional mit einer *Bewältigungsreaktion* gleichsetzen läßt. Damit weisen die Übergangsreihenbefunde auch noch die Differenzierung einer psychogenen, aus Lebensgeschichte und Persönlichkeit verstehbaren Komponente an den schizophrenietypischen Endphänomenen als empirisch gut begründbar aus.

Insgesamt läuft also die Bestätigung der Arbeitshypothese zugleich auf einen Plausibilitätsnachweis für die pathogenetischen Annahmen der Basisstörungskonzeption hinaus. Welchen Gewinn diese Lösung der alten Zusammenhangsproblematik für die zukünftige *Ursachen-, Diagnostik- und Therapieforschung* (5.3) bedeuten könnte, wird abschließend durch die folgenden Gesichtspunkte kenntlich gemacht:

— Die Ermittlung des für die Erstrangsymptomentwicklung konstitutiven Basissymptomfundaments erlaubt eine präzise Kennzeichnung der Durchgangsphasen, in denen Aussicht auf eine Erfassung der tatsächlich pathogenetisch wirksamen Basisstörungen und ihrer biologischen Grundlagen im Zuge psychologischer, psychophysiologischer, neurochemischer und morphologischer Korrelationsuntersuchungen besteht.

— Entsprechend bekäme die psychosoziale „Stressor-Forschung" („life event", „expressed emotion") mit der Ermittlung genau derjenigen situativen Faktoren, die zur Auslösung oder Verstärkung der übergangsrelevanten Basissymptome führen können, einen präventiv nutzbaren Ansatzpunkt zur Vermeidung der Produktivitätsentwicklung an die Hand.

— Für die Diagnostik stellt das Ergebnis der Übergangsreihenanalysen eine Verbesserung der Möglichkeiten zur Früherfassung dar. Wenn kognitive Wahrnehmungsstörungen zu umfänglicheren Beschwerdekomplexen zusammentreten und Erlebnisse der Gedankeninterferenz, der Gedankenblockierung, des Gedankendrängens, der Diskriminationserschwernis, der motorischen Interferenz und Blockierung, Coenästhesien der Stufe 2 und eindeutig durch diese Phänomene fundierte Depersonalisationserlebnisse aus noch gänzlich uncharakteristischen Basissymptomen der Stufe 1 hervortreten, dann spricht eine solche Entwicklung nach den hier vorgelegten Befunden klar für die Zugehörigkeit des jeweiligen Syndroms zu einem schizophrenen Krankheitsprozeß.

— Demgemäß ließe sich auch die Erprobung medikamentöser Behandlungsmöglichkeiten und psychologischer Programme zum Training der beeinträchtigten Funktionen und zur Förderung geeigneter „Bewältigungsmechanismen" genau auf diesen Phänomenbestand abstellen. Bei entsprechender Wirksamkeit wäre so die Hoffnung sicher nicht unbegründet, daß man eines Tages die Intensitätssteigerung der kognitiv-affektiven Basisstörungen verläßlich vor dem Erreichen jener Schwelle abfangen kann, deren Überschreiten offenbar die Betroffenen zur produktiven „Schizophrenie" als dem letzten, noch übriggebliebenen Anpassungs- und Bewältigungsversuch zwingt.

Danksagung

Der Leser wird bemerkt haben, daß die hier vorgelegte Untersuchung erst durch die langjährige Schizophrenieforschung von G. Huber und seinen Mitarbeitern G. Gross und R. Schüttler möglich geworden ist. Ihr Aufbau ging von den Forschungsergebnissen aus, die G. Huber zuletzt in dem zusammen mit L. Süllwold verfaßten 42. Band dieser Monographienreihe unter dem Titel „Schizophrene Basisstörungen" noch einmal synoptisch dargestellt hat.

Die Aneignung dieser Grundlagen und ihre Nutzung für den eigenen Untersuchungsansatz sind mir durch die Mitglieder der Bonner Arbeitsgruppe außerordentlich erleichtert worden. Insbesondere weiß ich mich Professor Dr. Gerd Huber selber für vielfältige Anregungen und konstruktive Kritik zu großem Dank verpflichtet. Darüber hinaus gilt mein Dank Frau Professor Dr. Gisela Gross für die Einführung in die Handhabung des Bonner Dokumentationsinstruments, Frau Maria Linz für die sachkundige Beratung bei der Darstellung der Untersuchungsergebnisse und vielen Kolleginnen und Kollegen aus der Bonner und der Kölner Universitäts-Nervenklinik für die Förderung des Projektes durch Diskussion. Nicht zuletzt habe ich Frau Petra Sorau für die Durchführung der Schreibarbeiten zu danken.

Bonn, im Juni 1988   Joachim Klosterkötter

Literatur

1. Andreasen NC (1981) Scale for the Assessment of Negative Symptoms (SANS). University of Iowa Press, Iowa City
2. Andreasen NC, Olsen S (1982) Negative vs. positive schizophrenia. Arch Gen Psychiatry 39:789–794
3. Andreasen NC, Olsen S, Dennert JW, Smith MR (1982) Ventricular enlargement in schizophrenia: Relationship to positive and negative symptoms. Am J Psychiatry 139:297–302
4. Angst J (1986) The course of schizoaffective disorders. In: Marneros A, Tsuang MT (eds) Schizoaffective psychoses. Springer, Berlin Heidelberg New York Tokyo
5. Armbruster B, Klosterkötter J (1986) Basic versus negative symptoms. In: Shagass C, Josiassen RC, Bridger WH, Weiss KJ, Stoff D, Simpson GM (eds) Biological Psychiatry 1985. Elsevier, Amsterdam New York
6. Arnold MB (1960) Emotion and personality, vol 2. Columbia University Press, New York
7. Baeyer Wv (1955) Der Begriff der Begegnung in der Psychiatrie. Nervenarzt 26: 369–376
8. Baeyer Wv (1966) Situation, Jetztsein, Psychose. In: Baeyer Wv, Griffith RM (Hrsg) Conditio humana. Springer, Berlin Heidelberg New York
9. Berner P (1978) Psychopathologische Wahnforschung und psychiatrische Hypothesenbildung. Nervenarzt 49:147–152
10. Berner P (1982) Psychiatrische Systematik. Huber, Bern Stuttgart Wien
11. Berze J (1914) Die primäre Insuffizienz der psychischen Aktivität. Ihr Wesen, ihre Erscheinungen und ihre Bedeutung als Grundstörung der Dementia praecox und der Hypophrenien überhaupt. Deuticke, Leipzig Wien
12. Berze J, Gruhle HW (1929) Psychologie der Schizophrenie. Springer, Berlin (Monographien aus dem Gesamtgebiete der Neurologie und Psychiatrie, Bd 55)
13. Bilz R (1962) Psychotische Umwelt. Enke, Stuttgart
14. Binswanger L (1957) Schizophrenie. Neske, Pfullingen
15. Birley JLT, Brown GW (1970) Crises and life changes preceding the onset or relapse of acute schizophrenia: Clinical aspects. Brit J Psychiatry 116:327–333
16. Blankenburg W (1977) Der Verlust der natürlichen Selbstverständlichkeit. Ein Beitrag zur Psychopathologie symptomarmer Schizophrenien. Enke, Stuttgart (Beiträge aus der allgemeinen Medizin, H 21)
17. Bleuler E (1911) Dementia praecox oder Gruppe der Schizophrenien. In: Aschaffenburg G (Hrsg) Handbuch der Psychiatrie, Spezieller Teil, 4. Abteilung. Deuticke, Leipzig Wien
18. Bleuler E (1979) Lehrbuch der Psychiatrie, 14. Aufl, neubearb von M. Bleuler. Springer, Berlin Heidelberg New York
19. Bleuler M (1972) Die schizophrenen Geistesstörungen im Lichte langjähriger Kranken- und Familiengeschichten. Thieme, Stuttgart
20. Böker W (1986) Zur Selbsthilfe Schizophrener: Problemanalyse und eigene empirische Untersuchungen. In: Böker W, Brenner HD (Hrsg) Bewältigung der Schizophrenie. Huber, Bern Stuttgart Toronto

21. Bogerts B (1985) Schizophrenien als Erkrankungen des limbischen Systems. In: Huber G (Hrsg) Basisstadien endogener Psychosen und das Borderline-Problem. Schattauer, Stuttgart New York
22. Bower GH, Cohen PR (1982) Emotional influences in memory and thinking: Data and theory. In: Clark MS, Fiske ST (eds) Affect and cognition. Erlbaum, Hillsdale NJ
23. Brenner HD (1986) Zur Bedeutung von Basisstörungen für Behandlung und Rehabilitation. In: Böker W, Brenner HD (Hrsg) Bewältigung der Schizophrenie. Huber, Bern Stuttgart Toronto
24. Broen WE (1968) Schizophrenia. Research and theory. Academic Press, New York
25. Broen WE, Storms LH (1967) A theory of response-interference in schizophrenia. In: Maher BA (ed) Progress in experimental personality research. Academic Press, New York London
26. Buss AH, Lang PJ (1965) Psychological deficit in schizophrenia I: Affect, reinforcement and concept attainment. J Abnorm Soc Psychol 70:2–24
27. Cameron N (1939) Deterioration and regression in schizophrenic thinking. J Abnorm Soc Psychol 34:265–270
28. Chapman J (1966) The early symptoms of schizophrenia. Brit J Psychiatry 112: 225–251
29. Chapman LJ (1956) Distractibility in the conceptual performance of schizophrenics. J Abnorm Soc Psychol 53:286–291
30. Ciompi L (1982) Affektlogik. Klett-Cotta, Stuttgart
31. Ciompi L, Müller C (1976) Lebensweg und Alter der Schizophrenen. Eine katamnestische Langzeitstudie bis ins Senium. Springer, Berlin Heidelberg New York (Monographien aus dem Gesamtgebiete der Psychiatrie, Bd 12)
32. Clérambault G de (1942) Oeuvre psychiatrique. Presses Universitaires, Paris
33. Conrad K (1979) Die beginnende Schizophrenie. Versuch einer Gestaltanalyse des Wahns. 4. Aufl. Thieme, Stuttgart (Sammlung psychiatrischer und neurologischer Einzeldarstellungen)
34. Crow TJ (1980) Molecular pathology of schizophrenia: More than one disease process? Brit Med J 280:66–72
35. Diagnostic and Statistical Manual of Mental Disorders, 3rd ed (DSM-III). American Psychiatric Association, Washington, DC
36. Ey H (1963) Esquisse d'une conception organo-dynamique de la structure, de la nosographie et de l'étiopathologénie des maladies mentales. In: Gruhle HW, Jung R, Mayer-Gross W, Müller M (Hrsg) Psychiatrie der Gegenwart, Bd I/2. Springer, Berlin Göttingen Heidelberg
37. Federn P (1956) Ich-Psychologie und die Psychosen. Huber, Bern
38. Garmezy N (1978) Current status of a sample of other high-risk research programs. In: Wynne LC, Cromwell RL, Matthysse S (eds) The nature of schizophrenia. Wiley, New York
39. Garmezy N (1978) Attentional process in adult schizophrenia and in children at risk. J Psychiatr Res 14:3–34
40. Gensicke P (1982) Das Capgras-Symptom. Fortschr Neurol Psychiat 50:116–120
41. Glatzel J (1982) Der interaktionale Ansatz. In: Janzarik W (Hrsg) Psychopathologische Konzepte der Gegenwart. Enke, Stuttgart
42. Glatzel J, Huber G (1968) Zur Phänomenologie eines Typs endogener juvenilasthenischer Versagenssyndrome. Psychiat Clin 1:15–31
43. Gross G (1969) Prodrome und Vorpostensyndrome schizophrener Erkrankungen. In: Huber G (Hrsg) Schizophrenie und Zyklothymie. Ergebnisse und Probleme. Thieme, Stuttgart
44. Gross G (1985) Bonner Untersuchungsinstrument zur standardisierten Erhebung und Dokumentation von Basissymptomen (BSABS). In: Huber G (Hrsg) Basisstadien endogener Psychosen und das Borderline-Problem. Schattauer, Stuttgart New York

45. Gross G (1986) Basissymptome und Basisstadien bei Zyklothymie. In: Huber G (Hrsg) Zyklothymie. Offene Fragen. Das ärztliche Gespräch 41. Tropon, Köln
46. Gross G, Huber G (1972) Sensorische Störungen bei Schizophrenien. Arch Psychiatr Nervenkr 216:119–130
47. Gross G, Huber G (1985) Das Konzept der Basissymptome in der klinischen Anwendung. In: Janzarik W (Hrsg) Psychopathologie und Praxis. Enke, Stuttgart
48. Gross G, Huber G, Armbruster B (1986) Schizoaffective psychoses. Long-term prognosis and symptomatology. In: Marneros A, Tsuang MT (eds) Schizoaffective psychoses. Springer, Berlin Heidelberg New York Tokyo
49. Gross G, Huber G, Schüttler R (1982) Larvierte Schizophrenie? In: Heinrich K (Hrsg) Der Schizophrene außerhalb der Klinik. Huber, Bern Stuttgart Wien
50. Gross G, Huber G, Schüttler R (1982) Computerized tomography studies on schizophrenic diseases. Arch Psychiat Nervenkr 231:519–526
51. Gross G, Huber G, Klosterkötter J, Linz M (1987) Bonner Skala für die Beurteilung von Basissymptomen (BSABS: Bonn Scale for the Assessment of Basic Symptoms). Springer, Berlin Heidelberg New York Tokyo
52. Gruhle HW (1932) Die Psychopathologie. In: Bumke O (Hrsg) Handbuch der Geisteskrankheiten, Bd IX, Spezieller Teil V: Die Schizophrenie. Springer, Berlin
53. Guiraud P (1950) Psychiatrie générale. Le Francois, Paris
54. Hallen O (1982) Dreamy states, olfaktorische und Geschmackshalluzinationen epileptischer Genese. In: Karbowski K (Hrsg) Halluzinationen bei Epilepsien und ihre Differentialdiagnose. Huber, Bern Stuttgart Wien
55. Haracz JL (1984) A neural plasticity hypothesis of schizophrenia. Neurosci Biobeh Rev 8:59–71
56. Hartmann M (1985) Die kognitive Psychologie Jean Piagets und ihre Bedeutung für die allgemeine Psychopathologie. In: Bochnik HJ, Richtberg W (Hrsg) Psychologie für Psychiatrie und Medizin. Beltz, Weinheim Basel
57. Hartwich P (1980) Schizophrenie und Aufmerksamkeitsstörungen. Zur Psychopathologie der kognitiven Verarbeitung von Aufmerksamkeitsstörungen. Springer, Berlin Heidelberg New York (Monographien aus dem Gesamtgebiete der Psychiatrie, Bd 24)
58. Hasse-Sander I, Gross G, Huber G, Peters S, Schüttler R (1982) Testpsychologische Untersuchungen in Basisstadien und reinen Residualzuständen schizophrener Erkrankungen. Arch Psychiatr Nervenkr 231:235–249
59. Heimann H (1979) Psychopathologie. In: Kisker KP, Meyer JE, Müller C, Stroemgren E (Hrsg) Psychiatrie der Gegenwart, 2. Aufl. Bd I/1. Springer, Berlin Heidelberg New York
60. Heimann H (1982) Psychopathologie als Erfahrungswissenschaft. In: Janzarik W (Hrsg) Psychopathologische Konzepte der Gegenwart. Enke, Stuttgart
61. Heimann H (1983) Zeitstrukturen in der Psychopathologie. In: Friedrich-von-Siemensstiftung (Hrsg) Die Zeit. Oldenburg, München
62. Heimann H, Straube E (1981) Psychophysiologische Untersuchungen Schizophrener. In: Huber (Hrsg) Schizophrenie, Stand und Entwicklungstendenzen der Forschung. Schattauer, Stuttgart New York
63. Heinrich K (1965) Zur Bedeutung der Stammesgeschichte des menschlichen Erlebens und Verhaltens für Neurologie und Psychopathologie. Homo 16:65–77
64. Helmchen H (1968) Bedingungskonstellationen paranoid-halluzinatorischer Syndrome. Springer, Berlin Heidelberg New York (Monographien aus dem Gesamtgebiete der Neurologie und Psychiatrie, Bd 122)
65. Hemsley DR (1977) What have cognitive deficits to do with schizophrenic symptoms? Brit J Psychiat 130:167–173
66. Hoch PH, Polatin P (1949) Pseudoneurotic formes of schizophrenia. Psychiat Quart 23:248–276
67. Huber G (1955) Das Wahnproblem (1939–1954). Fortschr Neurol Psychiat 23: 6–58

68. Huber G (1957) Pneumencephalographische und psychopathologische Bilder bei endogenen Psychosen. Springer, Berling Göttingen Heidelberg. (Monographien aus dem Gesamtgebiete der Neurologie und Psychiatrie, Bd 79)
69. Huber G (1957) Die coenästhetische Schizophrenie. Fortschr Neurol Psychiatr 25: 491–520
70. Huber G (1961) Chronische Schizophrenie. Synopsis klinischer und neuroradiologischer Untersuchungen an defektschizophrenen Anstaltspatienten. Hüthig, Heidelberg Frankfurt (Einzeldarstellungen aus der theoretischen und klinischen Medizin)
71. Huber G (1964) Wahn (1954–1963). Forstschr Neurol Psychiat 32:429–489
72. Huber G (1966) Reine Defektsyndrome und Basisstadien endogener Psychosen. Fortschr Neurol Psychiatr 34:409–426
73. Huber G (1968) Verlaufsprobleme schizophrener Erkrankungen. Schweiz Arch Neurol Neurochir Psychiatr 101:346–368
74. Huber G (1969) Aktuelle Aspekte der Schizophrenieforschung. In: Huber G (Hrsg) Schizophrenie und Cyklothymie. Ergebnisse und Probleme. Thieme, Stuttgart
75. Huber G (Hrsg) (1971) Ätiologie der Schizophrenien. Bestandsaufnahme und Zukunftsperspektiven. Schattauer, Stuttgart New York
76. Huber G (1971) Die coenästhetische Schizophrenie als ein Prägnanztyp schizophrener Erkrankungen. Acta Psychiatr Scand 47:349–362
77. Huber G (Hrsg) (1973) Verlauf und Ausgang schizophrener Erkrankungen. Schattauer, Stuttgart New York
78. Huber G (1973) Psychopathologie der Epilepsien. In: Penin H (Hrsg) Psychische Störungen bei Epilepsie. Psychosen, Verstimmungen, Persönlichkeitsveränderungen. Schattauer, Stuttgart New York
79. Huber G (1976) Indizien für die Somatosehypothese bei den Schizophrenien. Fortschr Neurol Psychiatr 44:77–94
80. Huber G (1980) Hauptströme der gegenwärtigen ätiologischen Diskussion der Schizophrenie. In: Peters UH (Hrsg) Die Psychologie des 20. Jahrhunderts, Bd X. Kindler, Zürich
81. Huber G (1981) Psychiatrie. Systematischer Lehrtext für Studenten und Ärzte, 3. Aufl. Schattauer, Stuttgart New York
82. Huber G (Hrsg) (1981) Schizophrenie. Stand und Entwicklungstendenzen der Forschung. Schattauer, Stuttgart New York
83. Huber G (Hrsg) (1982) Endogene Psychosen: Diagnostik, Basissymptome und biologische Parameter. Schattauer, Stuttgart New York
84. Huber G (1983) Das Konzept substratnaher Basissymptome und seine Bedeutung für Theorie und Therapie schizophrener Erkrankungen. Nervenarzt 54:23–32
85. Huber G (Hrsg) (1985) Basisstadien endogener Psychosen und das Borderline-Problem. Schattauer, Stuttgart New York
86. Huber G, Gross G (1977) Wahn. Eine deskriptiv-phänomenologische Untersuchung schizophrenen Wahns. Enke, Stuttgart (Forum der Psychiatrie, Neue Folge, Bd 2)
87. Huber G, Gross G (1982) Zwangssyndrome bei Schizophrenie. Schwerpunktmed 5:12–19
88. Huber G, Gross G, Schüttler R (1979) Schizophrenie. Eine verlaufs- und sozialpsychiatrische Langzeitstudie. Springer, Berlin Heidelberg New York (Monographien aus dem Gesamtgebiete der Psychiatrie, Bd 21)
89. Huber G, Penin H (1968) Klinisch-elektroencephalographische Korrelationsuntersuchungen bei Schizophrenen. Fortschr Neurol Psychiatr 36:641–659
90. Hull CL (1943) Principles of behavior. Appleton Century Crofts, New York
91. Jackson JH (1958) On post-epileptic states. A contribution to the comparative study of insanities. In: Taylor J (ed) Selected writings of John Jughlings Jackson, vol 1. Basic Books, New York

92. Janet P (1889) L'automatisme psychologique. Essai de psychologie experimentelle sur les formes inférieures de l'activité humaine. Alcan, Paris
93. Janzarik W (1957) Die zyklothyme Schuldthematik und das individuelle Wertgefüge. Schweiz Arch Neurol Psychiat 80:173–208
94. Janzarik W (1959) Dynamische Grundkonstellationen in endogenen Psychosen. Ein Beitrag zur Differentialtypologie der Wahnphänomene. Springer, Berlin Göttingen Heidelberg (Monographien aus dem Gesamtgebiete der Neurologie und Psychiatrie, Bd 86)
95. Janzarik W (1959) Zur Differentialtypologie der Wahnphänomene. Nervenarzt 30:153–159
96. Janzarik W (1968) Schizophrene Verläufe. Eine strukturdynamische Interpretation. Springer, Berlin Heidelberg New York (Monographien aus dem Gesamtgebiete der Neurologie und Psychiatrie, Bd 126)
97. Janzarik W (1973) Psychopathologische Vorüberlegungen zur Verlaufstypik schizophrener Syndrome. In: Huber G (Hrsg) Verlauf und Ausgang schizophrener Erkrankungen. Schattauer, Stuttgart New York
98. Janzarik W (1980) Strukturdynamik. In: Peters UH (Hrsg) Die Psychologie des 20. Jahrhunderts, Bd X. Kindler, Zürich
99. Janzarik W (1981) Situation, Struktur, Reaktion und Psychose. Nervenarzt 52: 396–400
100. Janzarik W (1983) Basisstörungen. Eine Revision mit strukturdynamischen Mitteln. Nervenarzt 54:122–130
101. Janzarik W (Hrsg) (1982) Psychopathologische Konzepte der Gegenwart. Enke, Stuttgart
102. Jaspers K (1973) Allgemeine Psychopathologie, 9. Aufl. Springer, Berlin Heidelberg New York
103. Kendell RE (1978) Die Diagnose in der Psychiatrie, 1. Aufl. Enke, Stuttgart
104. Kendell RE (1985) Which schizophrenia? In: Huber G (Hrsg) Basisstadien endogener Psychosen und das Borderline-Problem. Schattauer, Stuttgart New York
105. Kety SS, Rosenthal D, Wender PH, Schulsinger F (1968) The types and prevalence of mental illness in the biological and adoptive families of adopted schizophrenics. In: Rosenthal D, Kety SS (eds) The transmission of schizophrenia. Pergamon Press, New York
106. Kisker KP (1960) Der Erlebniswandel des Schizophrenen. Ein psychopathologischer Beitrag zur Psychonomie schizophrener Grundsituationen. Springer, Berlin Göttingen Heidelberg (Monographien aus dem Gesamtgebiete der Neurologie und Psychiatrie, Bd 89)
107. Kleist K (1934) Gehirnpathologie. Barth, Leipzig
108. Klosterkötter J (1982) Assoziationspsychologische versus lernpsychologische Schizophrenietheorie. Fortschr Neurol Psychiat 50:165–170
109. Klosterkötter J (1983) Schizophrenia simplex. Gibt es das? Nervenarzt 54:340–346
110. Klosterkötter J (1984) Epilepsiepsychosen. Zentralbl Neurol Psychiatr 241: 637–653
111. Klosterkötter J (1985) Formes frustes der Schizophrenien. In: Huber G (Hrsg) Basisstadien endogener Psychosen und das Borderline-Problem. Schattauer, Stuttgart New York
112. Klosterkötter J (1985) Newer concepts of basic disorders and the original concept of schizophrenia. In: Pichot P, Berner P, Wolf R, Thau K (eds) Psychiatry. The state of the art, vol 1. Plenum Press, London New York
113. Koehler K, Sauer H (1984) Hubers basic symptoms: Another approach to negative psychopathology in schizophrenia. Compr Psychiatry 25:174–182
114. Kraepelin E (1903) Psychiatrie. Ein Lehrbuch für Studierende und Ärzte, 7. Aufl, Bd II. Barth, Leipzig

115. Kraepelin E (1920) Die Erscheinungsformen des Irreseins. Z Ges Neurol Psychiat 62:1–29
116. Kranz H (1955) Das Thema des Wahns im Wandel der Zeit. Fortschr Neurol Psychiat 23:58–72
117. Kronfeld A (1920) Das Wesen der psychiatrischen Erkenntnis. Springer, Berlin
118. Luhmann N (1968) Vertrauen: Ein Mechanismus der Reduktion sozialer Komplexität. Enke, Stuttgart
119. Luhmann N (1973) Zweckbegriff und Systemrationalität. Suhrkamp, Frankfurt
120. Mackay A (1980) Positive and negative schizophrenic symptoms and the role of dopamine. Brit J Psychiat 137:379–383
121. Maier T, Plaum E (1983) Untersuchungen zum Problem schizophrener Denkstörungen im Zusammenhang mit spezifischen Gedächtnisdefiziten. In: Brenner HD, Rey E-R, Stramke WG (Hrsg) Empirische Schizophrenieforschung. Huber, Bern Stuttgart Wien
122. Mandl H, Huber GL (1983) Theoretische Grundpositionen zum Verhältnis von Emotion und Kognition. In: Mandl H, Huber GL (Hrsg) Emotion und Kognition. Urban & Schwarzenberg, München
123. Matussek P (1952) Untersuchungen über die Wahnwahrnehmung. 1. Mitteilung: Veränderungen der Wahrnehmungswelt bei beginnendem primären Wahn. Arch Psychiat Neurol 189:279–319
124. Matussek P (1953) Untersuchungen über die Wahnwahrnehmung. 2. Mitteilung: Die auf einem abnormen Vorrang von Wesenseigenschaften beruhenden Eigentümlichkeiten der Wahnwahrnehmung. Schweiz Arch Neurol 71:189–210
125. Mayer-Gross W (1928) Psychopathologie und Klinik der Trugwahrnehmungen. In: Bumke O (Hrsg) Handbuch der Geisteskrankheiten, Bd I, Allgemeiner Teil I. Springer, Berlin
126. Mayer-Gross W (1935) On depersonalization. Br J Med Psychol 15:103–122
127. McGhie A, Chapman J (1961) Disorders of attention and perception in early schizophrenia. Br J Med Psychol 34:103–116
128. Meyer JE (1956) Studien zur Depersonalisation. I: Über die Abgrenzung der Depersonalisation und Derealisation von schizophrenen Ich-Störungen. Monatsschr Psychiatr 132:221–232
129. Meyer-Osterkamp S, Cohen R (1973) Zur Größenkonstanz bei Schizophrenen. Eine experimentalpsychologische Untersuchung. Springer, Berlin Heidelberg New York
130. Minkowski E (1928) Der geistige Automatismus. Nervenarzt 1:234–239
131. Mundt Ch (1984) Der Begriff der Intentionalität und die Defizienzlehre von den Schizophrenien. Nervenarzt 55:582–588
132. Neisser U (1979) Kognition und Wirklichkeit. Prinzipien und Implikationen der kognitiven Psychologie. Klett-Cotta, Stuttgart
133. Neumann H (1859) Lehrbuch der Psychiatrie. Enke, Erlangen
134. Nuechterlein KH (1977) Reaction time and attention in schizophrenia. A critical evaluation of the data and theories. Schizophr Bull 3:373–428
135. Nuechterlein KH, Dawson ME (1984) A heuristic vulnerability/stress model of schizophrenic episodes. Schizophr Bull 10:300–312
136. Overall JE, Gorham RD (1962) The brief psychiatric rating scale. Psychol Rep 10:799–812
137. Parnas J, Schulsinger F, Schulsinger H, Mednick SA, Teasdale TW (1982) Behavioral precursors of schizophrenia spectrum. A prospective study. Arch Gen Psychiatry 39:658–664
138. Pauleikhoff B (1954) Die zwei Arten von Personenverkennung. Fortschr Neurol Psychiat 22:129–138
139. Payne RW, Matussek P, George E (1959) An experimental study of schizophrenic thought disorder. J Ment Sci 105:627–652

140. Penin H, Gross G, Huber G (1982) Elektroencephalographisch-psychopathologische Untersuchungen in Basisstadien endogener Psychosen. In: Huber G (Hrsg) Endogene Psychosen: Diagnostik, Basissymptome und biologische Parameter. Schattauer, Stuttgart New York
141. Peters UH (1981) Schizophrene Sprachstörungen. In: Huber G (Hrsg) Schizophrenie. Stand und Entwicklungstendenzen der Forschung. Schattauer, Stuttgart New York
142. Petrilowitsch N (1966) Psychiatrische Krankheitslehre und psychiatrische Pharmakotherapie. Karger, Basel New York
143. Piaget J (1978) Das Weltbild des Kindes. Klett-Cotta, Stuttgart
144. Ploog D (1958) Endogene Psychosen und Instinktverhalten. Fortschr Neurol Psychiat 26:83–98
145. Poljakov J (1973) Schizophrenie und Erkenntnistätigkeit. Hippokrates, Stuttgart
146. Poljakov J (1977) Pathologie der Wahrnehmungsprozesse. In: Sneshnewski AW (Hrsg) Schizophrenie. Multidisziplinäre Untersuchungen. Thieme, Leipzig
147. Popper KR, Eccles JC (1977) The self and its brain. Springer, Berlin Heidelberg New York
148. Rey ER, Oldigs J (1982) Ergebnisse einer experimentellen zweijährigen Verlaufsuntersuchung zu Störungen der Informationsverarbeitung Schizophrener. In: Huber G (Hrsg) Endogene Psychosen: Diagnostik, Basissymptome und biologische Parameter. Schattauer, Stuttgart New York
149. Rosenthal D (1970) Genetic theory and abnormal behavior. McGraw Hill, New York
150. Roth M, Harper M (1960) The phobic anxiety-depersonalization syndrome and some general etiological problems in psychiatry. J Neuropsychiatr 1:292–306
151. Scheid W (1936) Über Personenverkennung. Z Gesamte Neurol Psychiat 157:1–16
152. Scherer KR (1981) Wider die Vernachlässigung der Emotion in der Psychologie. In: Michaelis W (Hrsg) Bericht über den 32. Kongreß der DGfPs in Zürich 1980. Hogrefe, Göttingen
153. Schilder P (1923) Das Körperschema. Ein Beitrag zur Lehre vom Bewußtsein des eigenen Körpers. Springer, Berlin
154. Schleiffer R (1981) Wahn und Sinn. Systemtheoretische Überlegungen zum Wahnproblem. Nervenarzt 52:516–521
155. Schneider C (1930) Die Psychologie der Schizophrenen und ihre Bedeutung für die Klinik der Schizophrenie. Thieme, Leipzig
156. Schneider K (1949) Notiz über Ichstörungen und Entfremdungen. Fortschr Neurol Psychiat 17:343–347
157. Schneider K (1952) Über den Wahn. Thieme, Stuttgart
158. Schneider K (1980) Klinische Psychopathologie, 12. Aufl. Thieme, Stuttgart
159. Schröder P (1926) Das Halluzinieren. Z Neur 101:599–614
160. Schröder P (1928) Fremddenken und Fremdhandeln. Mschr Psychiat Neurol 68:515–535
161. Schüttler R, Bell V, Blumenthal S, Neumann NU, Vogel R (1985) Zur Potentialeinbuße in idiopathischen Basisstadien, bei organischen Psychosyndromen und neurotischen Symptombildungen. In: Huber G (Hrsg) Basisstadien endogener Psychosen und das Borderline-Problem. Schattauer, Stuttgart New York
162. Schwartz S (1978) Language and cognition: A review and synthesis. In: Schwartz S (ed) Language and cognition in schizophrenia. Erlbaum, Hillsdale
163. Schwartz-Place EJ, Gilmore GC (1980) Perceptual organisation in schizophrenia. J Abnorm Psychol 89:409–418
164. Shakow D (1979) Adaption in schizophrenia: The theory of segmental set. Wiley & Sons, New York

165. Sheppard G, Manchanda R, Gruzelier J, Hirsch SR (1983) 015 Positron emission tomographic scanning in predominantly never-treated acute schizophrenic patients. Lancet 24/31:1448–1452
166. Siegel RK, West IJ (eds) (1975) Hallucinations: Behavior, experience and theory. Wiley & Sons, New York
167. Snell L (1860) Die Personenverwechslung als Symptom der Geistesstörung. Allg Z Psychiatr 545–554
168. Spitzer RL, Endicott J, Gibbon M (1979) Crossing the border into borderline personality and borderline schizophrenia. Arch Gen Psychiatry 36:17–24
169. Storch A (1922) Das archaisch-primitive Erleben und Denken der Schizophrenen. Springer, Berlin (Monographien aus dem Gesamtgebiete der Neurologie und Psychiatrie, Bd 32)
170. Storms LH, Broen WE (1969) A theory of schizophrenic behavioral disorganization. Arch Gen Psychiat 20:129–144
171. Straube E (1983) Kann die psychologisch-physiologische Grundlagenforschung einen Beitrag zur Therapie- und Prognoseforschung leisten? In: Brenner HD, Rey E-R, Stramke WG (Hrsg) Empirische Schizophrenieforschung. Huber, Bern Stuttgart Wien
172. Strauss JS, Carpenter WT (1981) Schizophrenia. Plenum, New York
173. Strauss JS, Carpenter WT, Bartko JJ (1974) The diagnosis and understanding of schizophrenia. III: Speculations on the processes that underlie schizophrenic symptoms and signs. Schizophr Bull 11:61–76
174. Süllwold L (1971) Die frühen Symptome der Schizophrenie unter lernpsychologischem Aspekt. In: Huber G (Hrsg) Ätiologie der Schizophrenien. Bestandsaufnahme und Zukunftsperspektiven. Schattauer, Stuttgart New York
175. Süllwold L (1973) Kognitive Primärstörungen und die Differentialdiagnose Neurose/beginnende Schizophrenie. In: Huber G (Hrsg) Verlauf und Ausgang schizophrener Erkrankungen. Schattauer, Stuttgart New York
176. Süllwold L (1977) Symptome schizophrener Erkrankungen. Uncharakteristische Basisstörungen. Springer, Berlin Heidelberg New York (Monographien aus dem Gesamtgebiete der Psychiatrie, Bd 13)
177. Süllwold L (1983) Schizophrenie. Kohlhammer, Stuttgart Berlin Köln Mainz
178. Süllwold L (1983) Subjektive defizitäre Störungen bei schizophren Erkrankten. In: Brenner HD, Rey E-R, Stramke WG (Hrsg) Empirische Schizophrenieforschung. Huber, Bern Stuttgart Wien
179. Süllwold L (1985) Schwach ausgeprägte schizophrene Symptome. Wege zur Spezifität? In: Huber G (Hrsg) Basisstadien endogener Psychosen und das Borderline-Problem. Schattauer, Stuttgart New York
180. Süllwold L (1986) Basis-Störungen: Instabilität von Hirnfunktionen. In: Böker W, Brenner HD (Hrsg) Bewältigung der Schizophrenie. Huber, Bern Stuttgart Toronto
181. Süllwold L, Huber G (1986) Schizophrene Basisstörungen. Springer, Berlin Heidelberg New York Tokyo (Monographien aus dem Gesamtgebiete der Psychiatrie, Bd 42)
182. Takács L, Varga L (1967) Angaben zur Rolle der Depersonalisationserscheinungen. Nervenarzt 38:24–29
183. Tennant Ch, Andrews G (1976) A scale to measure the stress of life events. Aust NZ J Psychiat 10:27–32
184. Tissot T (1980) Modèle non psychométrique des états déficitaires cérébraux. In: Tissot R (ed) États déficitaires cérébraux liés à l'age. Georg, Librairie de l'Université Genève
185. Vaughn CE, Leff J (1976) The measurement of expressed emotion in the families of psychiatric patients. Br J Soc Clin Psychol 15:157–165
186. Vaughn CE, Leff JP (1976) The influence of family and social factors on the course of psychiatric illness. Brit J Psychiat 129:125–137

187. Venables PH (1978) Cognitive disorders. In: Wing JK (ed) Schizophrenia: Towards a new synthesis. Academic Press, London
188. Weitbrecht HJ (1971) Was heißt multikonditionale Betrachtungsweise bei den Schizophrenien. Bestandsaufnahme und Zukunftsperspektiven. Schattauer, Stuttgart New York
189. Weitbrecht HJ (1973) Psychiatrie im Grundriß, 3. Aufl. Springer, Berlin Heidelberg New York
190. Werner H (1959) Einführung in die Entwicklungspsychologie, 4. Aufl. Barth, München
191. Wernicke C (1906) Grundriß der Psychiatrie in klinischen Vorlesungen, 2. Aufl. Thieme, Leipzig
192. Wieser HG (1982) Zur Frage der lokalisatorischen Bedeutung epileptischer Halluzinationen. In: Karbowski K (Hrsg) Halluzinationen bei Epilepsien und ihre Differentialdiagnose. Huber, Bern Stuttgart Wien
193. Wing JK (1978) Clinical concepts of schizophrenia. In: Wing JK (ed) Schizophrenia: Towards a new synthesis. Academic Press, London
194. Wing JK (1985) Der Einfluß psychosozialer Faktoren auf den Langzeitverlauf der Schizophrenie. In: Böker W, Brenner HD (Hrsg) Bewältigung der Schizophrenie. Huber, Bern Stuttgart Toronto
195. Wing JK, Bennet DH, Denham J (1964) The industrial rehabilitation of long-stay schizophrenic patients. Med Rcs Council Memo No 42. H.M.S.O., London
196. Wing JK, Cooper JE, Sartorius N (1974) Measurement and classification of psychiatric symptoms. An introduction manual for the PSE and catego program. Cambridge University Press, London
197. Wolf P (1976) The prevention of alternative epileptic psychosis in outpatients. In: Janz B (ed) Epileptology. Thieme, Stuttgart New York
198. Wygotski LS (1986) Denken und Sprechen. Fischer, Frankfurt
199. Zeller A (1840) 2. Bericht über die Heilanstalt Winnenthal vom 1.3.1837–29.2.1840. Med Korr Bl Württemb Medizinvereins, Bd 10, Nr 17. Stuttgart
200. Zerbin-Rüdin E (1980) Psychiatrische Genetik. In: Kisker KP, Meyer JE, Müller C, Strömgren E (Hrsg) Psychiatrie der Gegenwart, 2. Aufl, Bd I/2. Springer, Berlin Heidelberg New York,
201. Zerbin-Rüdin E (1982) Diskussionsbemerkung. In: Huber G (Hrsg) Endogene Psychosen: Diagnostik, Basissymptome und biologische Parameter. Schattauer, Stuttgart New York, S 340
202. Zubin J (1975) Problem of attention in schizophrenia. In: Kietzman ML, Sutton S, Zubin J (eds) Experimental approaches to psychopathology. Academic Press, New York
203. Zubin J (1986) Mögliche Implikationen der Vulnerabilitätshypothese für das psychosoziale Management der Schizophrenie. In: Böker W, Brenner HD (Hrsg) Bewältigung der Schizophrenie. Huber, Bern Stuttgart Toronto
204. Zubin J, Spring B (1977) Vulnerability. A new view of schizophrenia. J Abnorm Psych 86:103–126
205. Zutt J (1952) Der ästhetische Erlebnisbereich und seine krankhaften Abwandlungen. Ein Beitrag zum Wahnproblem. Nervenarzt 23:163–169
206. Zutt J (1963) Auf dem Wege zu einer anthropologischen Psychiatrie. Springer, Berlin Göttingen Heidelberg

Sachverzeichnis

Ähnlichkeiten, physiognomische 59, 80
Ähnlichkeitseindrücke, sensorisch fundierte
   78, 79, 95
Äquilibration 234, 239
Affektive Veränderungen 3, 8, 169, 192, 215,
   216
– –, Betroffenheit 169, 215
– –, Bodenaffektivitätserhöhung 8, 10, 192
– –, Spannungserhöhung 191–193, 199,
   200, 216
Akkommodation 211, 233
Aktualisierungen, wahnhafte 10, 51, 52, 154,
   166, 180, 201
–, –, Bereitschaft 201
Amalgamierung, reaktive 236–238
–, –, Bewältigungsfunktion 239–241
–, regressive 20, 225–232
–, –, Anpassungsfunktion 232–236
Anastrophé 53, 71, 230
Anlaßsituationen 184
Anmutungen, reine 10, 51, 52, 61, 201
Anpassungsfunktion (s. auch Bezugsystem-
   angleichung) 233, 235
Apophänie 53, 71, 104
–, Grade 58
–, Innenraum 104, 170, 230
–, Leibbereich 170, 230
Artefizialismus 230
Assimilation 211
Assoziationslockerung 3, 4, 12, 14, 102, 239
Aufmerksamkeitsstörungen 209
Auraphänomene 78, 221
Ausgangserfahrungen 191
–, akustische Halluzinationen 1. Ranges
   147–150
–, Gedankenbeeinflussungs- und Gedankenaus-
   breitungserlebnisse 139–147
–, leibliche Beeinflussungserlebnisse 176, 177
–, wahnhafte Personenverkennungen 87, 88
–, Wahnwahrnehmungen 82–87
–, Willenbeeinflussungserlebnisse 165, 166
Auslösung, situative 186
–, –, Basissymptome 184
–, –, Übergänge 184 187

„Ausschluß des Zufalls" 53, 230
Außenprojektion 137, 156, 158, 190
Autochthone Gedanken 100, 107
Automatosesyndrom 161, 164, 165

Bannungszustände 164, 165
Basisstadien, EEG-Befunde 221, 223
–, intrapsychotische 47
–, postpsychotische 27, 29
–, präpsychotische 27, 29
–, Prozeßaktivität 223, 224
Basisstörungen 19, 207–216
–, Denken 211–213
–, Emotionalität 215, 216
–, Gedächtnis 211–213
–, Handlungs- und Bewegungssteuerung 214
–, Propriozeption 210, 211
–, Sprache 211–213
–, Wahrnehmung 209, 210
Basisstörungskonzeption 19–21, 206, 242
–, Stufenmodell 18, 87, 108, 145, 155, 192
Basissymptome 18
–, Affektivität 169
–, Beschwerdeeigenartigkeit 191, 192, 199,
   200
–, Flüchtigkeit 169
–, Fluktuation 168, 169
– und Grundsymptome 18, 25
– und negative Symptome 18, 25
–, Neuartigkeit 169
–, paroxysmale Manifestation 168, 169
–, Selbstwahrnehmung 18, 108
–, situative Auslösung 184
–, Stufe 1 (uncharakteristische) 18, 20, 108
–, Stufe 2 (qualitativ eigenartige) 18, 20, 108
–, übergangsrelevante 192, 240
Bewältigungsfunktion 239–241
–, Bewältigungsmechanismen 41, 239
–, Bewältigungsreaktionen 20, 239
–, Bewältigungsversuche 136, 239
Bezugsystem (s. auch Hierarchie; Matrix)
–, epikritisch-kopernikanisches 8, 53
–, Informationsaufnahme und -verarbeitung
   229–231

Bezugsystem, normalpsychologisches 8, 53, 229
–, phylo- und ontogenetisch früheres 8, 53, 56, 229–231
–, protopathisch-ptolemäisches 8
–, solipsistisch-ptolemäisches 20, 53, 56, 89, 225, 229–231
Bezugsystemangleichung (s. auch Anpassungsfunktion) 233, 234, 236, 239
Bezugsystemwechsel (s. auch Regression; Überstiegsfähigkeit; Überstiegsverlust) 8, 53, 227
Blickkrämpfe 127, 164
Blockierung, Gedankengang s. Gedankenblockierung
–, motorische s. Motorische Blockierung
Bonn Scale for the Assessment of Basic Symptoms (BSABS) s. Bonner Untersuchungsinstrument
Bonner Untersuchungsinstrument 18, 25, 41, 42
–, Items 41, 42
–, Kategorien 41, 42
– und SANS 18
Borderline-Syndrome 196
BSABS s. Bonner Untersuchungstrument

Capgras-Symptom 76
„central syndrome" (Wing) 13, 207
Coenästhesien 41, 168, 176–179, 210, 211
–, Affektivität 169
–, Flüchtigkeit 169
–, Fluktuation 168, 169
–, Neuartigkeit 169
–, paroxysmale Manifestation 168, 169
–, Stufe 1 169, 170, 180
–, Stufe 2 169, 170, 174, 180

Déjà-vu- und Déjà-vécu-Erlebnisse 72, 78, 79, 92
Dementia-praecox-Konzeption (s. auch Schizophreniekonzept) 1, 2, 9, 12
Denken, egozentrisch-anschauliches 229, 230, 234
–, „Fremddenken" 8, 102
–, lautes 231
–, „Selbstdenken" 8, 102
–, unwillkürliches 102
Denkstörungen, formale 107, 127, 128, 155
–, –, und kognitive Denkstörungen 107, 108, 155
–, kognitive (s. auch Verlust der Leitbarkeit der Denkvorgänge) 41, 56, 112, 140–150, 155, 211–213

Depersonalisation, allopsychische (Derealisation) 63, 66, 67, 91, 94
–, autopsychische (s. auch „Fremddenken"; „Fremdhandeln") 91, 101, 105, 108, 116, 117, 150, 154, 161, 165
–, somatopsychische 91, 167, 169, 177, 180
Derealisation s. Depersonalisation, allopsychische
Desaktualisierungsschwäche 10, 202, 219
–, Phänomene 219
Dezentrierung 229
Diskriminierungsstörung, auditive Vorstellungen und akustische Wahrnehmungen 128, 144, 156, 212
–, Gedanken und auditive Vorstellungen 123, 128, 137, 144, 152, 156
Dreamy-States 78, 221
Dynamische Defizienzen 41, 190
Dynamische Unstetigkeit 10, 11, 52, 56, 193, 216, 223

Eigenbeziehungserlebnisse 55–57
–, deutliche 55, 56, 73, 74
–, undeutliche 55, 56
Eigenbeziehungstendenz (s. auch Subjektzentrismus) 56, 232
Einstellung, solipsistisch-ptolemäische (s. auch Bezugsystem) 56, 59, 105
Endphänomene 20, 48, 203
–, akustische Halluzinationen 1. Ranges 48, 156
–, Gedankenbeeinflussungs- und Gedankenausbreitungserlebnisse 48, 154
–, leibliche Beeinflussungserlebnisse 180
–, wahnhafte Personenverkennungen 48, 95
–, Wahnwahrnehmungen 48, 94
–, Willensbeeinflussungserlebnisse 166
Entzügelung, impressive (s. auch Wahrnehmungsmodus, impressiver) 52, 106, 201
Epistemologie, genetische 211, 229, 234
Erklärungswahn 240
Erklärungswahnvorstellungen 8, 26, 101, 167, 240
Erklärungswahnvorstellungsreihe 26, 102, 103
Erlebniswandel, schizophrener 189, 190
–, –, Generierungsfaktoren 242
–, –, Phasen 191, 197, 203
„expressed emotions" 184, 222
Externalisierung, psychotische 196–202
–, –, Generierungsfaktoren 226–236
–, –, Phänomenbestand 196, 197
–, –, Phase 196–200
–, –, Triebkräfte 197–200

Fading, Phänomene 117, 194
Farbensehen, Veränderungen 69, 78, 83, 88
Feinproduktivität 220
Fesselung durch Wahrnehmungsdetails 60, 70, 71, 80
Finalismus 230
Freilegung (s. auch Entzügelung, impressive) 15, 56, 227, 232
„Fremddenken" (s. auch Depersonalisation) 8, 102
„Fremdhandeln" (s. auch Depersonalisation) 160

Ganzheitlichkeit, primäre Wahnsituation 52, 91, 99
Gedankenausbreitungserlebnisse (s. auch Gedankenenteignung) 48, 118–120
–, abgeleitete 119, 120, 151
–, Dreigliedrigkeit 154, 237
–, genuine 47, 119, 151
–, konkretisierte 154
–, noch nicht konkretisierte 154
Gedankenblockierung 108, 113, 144, 212
Gedankendrängen 122, 127, 128, 130, 144, 156
Gedankeneingebungserlebnisse 48, 116–118
–, Dreigliedrigkeit 154, 237
–, konkretisierte 154
–, noch nicht konkretisierte 154
Gedankenenteignung (s. auch Gedankenausbreitungserlebnisse) 120, 154
Gedankenentzugserlebnisse 48, 116–118
–, Dreigliedrigkeit 154, 237
–, konkretisierte 154
–, noch nicht konkretisierte 154
Gedankeninterferenz 100, 108, 113, 144, 212
Gedankenlautwerden 48, 121–124, 156
Generalisierung der Ausgangserfahrungen 66, 77, 91, 98, 150
Geräuschüberempfindlichkeit 69, 83
Gerichtetheiten, Gefüge (s. auch Bezugsystem; Hierarchie) 52, 218
–, Insuffizienz 56, 218
–, kognitive 216, 218
–, strukturelle 52, 56
–, Versagen 52, 56, 106, 201
–, Wertgerichtetheiten 201
Gewohnheitshierarchien, Verlust (s. auch Assoziationslockerung) 14, 19, 20, 56, 60, 109, 218
Grundstörungen, Begriff 216
–, kognitive 206
Grundsymptome 1, 3, 4
– und Basissymptome 18, 25
– und negative Symptome 11

Halluzinationen dialogischer Stimmen 48, 137, 138, 156
– imperativer Stimmen 48, 124–131, 156
– kommentierender Stimmen 48, 132, 133, 156
Handlungs- (Bewegungs-)Störungen, kognitive 41, 161, 165, 214, 215
Hierarchie (s. auch Bezugsystem)
–, affektiv-kognitive Schemata 220, 224
–, Assoziationen 14
–, Gefüge der Gerichtetheiten 52, 218
–, Gewohnheitshierarchien 14, 19, 20, 56, 60, 109, 218
–, Reaktionstendenzen 14, 56

Informationsverarbeitung, Bezugsystem 229–231
–, entwicklungsgeschichtlich ältere 236
–, normalpsychologische 236
–, Störung (s. auch Basisstörungen) 187, 211, 213, 222, 225
Insuffizienz, dynamische 4, 10, 19, 216, 219
–, dynamisch-strukturelle 14
–, Gerichtetheiten 14, 202, 218, 223
–, psychische Eigenaktivität 4, 5
Insuffizienzhypothese 10
Intentionsinstabilität 220
Interferenz, Gedankengang s. Gedankeninterferenz
–, motorische s. Motorische Interferenz
Interferenztheorie 14, 214, 217, 218
Irritation, basale 190–196
–, –, Generierungsfaktoren 207–216, 224
–, –, Phänomenbestand 190, 191
–, –, Phase 190–192
–, –, Triebkräfte 192, 224

Jamais-vu- und Jamais-vécu-Erlebnisse 78, 79

Körperschema (s. auch Schemata) 211
Körperschemastörungen (s. auch Coenästhesien) 211
Kognitive Störungen, Denkstörungen 41, 56, 112, 140–150, 155, 211–213
– –, Handlungs- (Bewegungs-)Störungen 41, 161, 165, 214, 215
– –, Leibgefühlstörungen (Coenästhesien) 41, 168, 176–179, 210, 211
– –, Wahrnehmungsstörungen 41, 57, 60, 66, 83, 209, 210
Kombinationsweisen der Erstrangsymptomentwicklung 179, 181, 182
Komplexitätsreduktion 89, 235, 240
Konkretisierung, wahnhafte (s. auch Probierbemühungen) 68, 175

Konkretisierung, wahnhafte, Generierungsfaktoren 236–241
–, –, Phänomenbestand 202–204
–, –, Phase 202–206
–, –, Triebkräfte 204, 205
Kreisprozesse, emotional-kognitive 215, 216

Labilität, affektiv-kognitive Schemata 211, 220
Leibgefühlstörungen s. Coenästhesien
Leibliche Beeinflussungserlebnisse 48, 171–176
–, Dreigliedrigkeit 180, 237
–, konkretisierte 180
–, noch nicht konkretisierte 180
Limbisches System 20, 221

Matrix (s. auch Bezugsystem)
–, Amalgamierungsmatrix 228
–, anthropologische 20, 225, 226, 228
–, solipsistisch-ptolemäische 229
Meinhaftigkeitsverlust 128, 137, 158, 167, 190
Metachromopsien 66, 83
Metamorphopsien 66, 83
Mikro- und Makropsien 66, 75, 83
–, personenbezogene 75, 88, 95
Motorische Blockierung 164, 165, 214
– Interferenz 164, 165, 214

„overexclusion" 212
„overinclusion" 20, 212

Perseverieren, zwangähnliches 113, 144, 212
Phänomenologische Einstellung 23, 24
– Methode 6, 17, 23, 24, 41
Photopsien 66, 83
Potentialreduktion 7, 19
Present-State-Examination (PSE) 24, 28, 42, 208
Probierbemühungen (s. auch Konkretisierung, wahnhafte) 67, 89, 175, 202–205, 237
Prodrome (s. auch Basisstadien) 45, 46
Prozeßaktivität (s. auch Substrataktivität) 223, 224
Pseudohalluzinationen 100
–, akustische 100, 107
–, optische 107, 138
Psychologisches Defizit 14, 207–215, 217

Regression (s. auch Bezugsystemwechsel; Amalgamierung, regressive) 8, 227, 229
Rückbildungsreihen 129, 182, 183

Scale for the Assessment of Negative Symptoms (SANS) 11, 18
– – – – und BSABS 18
Scheinbewegungen 66, 83
Schemata, affektiv-kognitive 211, 220
–, Begriff 211
Schizophrenie, Formes frustes 196
–, latente 195
–, negative 11–14
–, positive 11–14
–, pseudoneurotische 195
Schizophrenieforschung, experimentalpsychologische 13, 208–215
–, psychophysiologische 13, 208
Schizophreniekonzept, aktpsychologisches 4, 5
–, assoziationspsychologisches 3, 4
–, dynamisch-topologisches 8, 9, 105, 192, 194, 200
–, experimentalpsychologisches 13–16
–, gestaltanalytisches 7, 8, 52–54, 104, 105, 192, 193, 200
–, strukturdynamisches 9–11, 51, 52, 106, 107, 192, 193, 201, 202, 219
–, systemtheoretisches 220, 234
–, ursprüngliches 3, 4, 9
Schizophreniesymptomatik, negative 11–15, 227
–, positive 11–15, 227
Selbstgespräche 133, 150, 156, 157
Selbstinstruktionen 133, 149, 156, 157
Selbstkommentare 133, 150, 156, 157
Sensualismus 231
Somatosehypothese 221–223
Sprache, expressive, Störungen 114, 212
–, rezeptive, Störungen 84, 94, 212
Stereoelektroenzephalographische Tiefenableitungen 221
Stressoren, äußere 186, 199, 222
–, innere 10, 223
Strukturelle Verselbständigung 10, 106, 201, 219
– –, Phänomene 202
Subjektzentrismus (s. auch Eigenbeziehungstendenz) 56, 60, 98, 228, 229
Substrataktivität (s. auch Prozeßaktivität) 193, 194, 219
–, Phänomene 193

Trema 53, 193

Übergangskonzeptionen, Basisstörungstheorie 61–63
–, ganzheitspsychologische 104–107
–, „rationalistische" 8, 26, 100–104, 160

Übergangsreihen 7, 8, 26
—, dialogische Phoneme 134—138
—, Gedankenausbreitungserlebnisse 121—124
—, Gedankenbeeinflussungserlebnisse 109—120
—, Gedankenlautwerden 121—124
—, imperative Phoneme 126—131
—, kommentierende Phoneme 131—134
—, leibliche Beeinflussungserlebnisse 167—176
—, wahnhafte Personenverkennungen 74—82
—, Wahnwahrnehmungen 63—74, 82
—, Willenbeeinflussungserlebnisse 162—165
Übergangsreihenzusammenhang, akustische Halluzinationen 1. Ranges 156, 159
—, Gedankenbeeinflussungs- und Gedankenausbreitungserlebnisse 154, 159
—, leibliche Beeinflussungserlebnisse 180
—, wahnhafte Personenverkennungen 95
—, Wahnwahrnehmungen 94
—, Willenbeeinflussungserlebnisse 166
Überstiegsfähigkeit 53, 228
Überstiegsverlust 53, 192, 193, 229
Unähnlichkeitseindrücke, sensorisch fundierte 77, 95

Verlust der Leitbarkeit der Denkvorgänge (s. auch Denkstörungen, kognitive) 107, 108, 154
— — —, Grade 159
Versagen, Gerichtetheiten 52, 56, 106, 201
Versagenssyndrome, juvenil-asthenische 196
Vorpostensyndrome 195
Vorprägungszusammenhänge 146
Vulnerabilitätsindikatoren 222
Vulnerabilitäts-Streß-Modell 14, 222, 223

Wahnhafte Personenverkennungen 48, 58, 95
— — Bekannter als Unbekannte 75—77, 95
— —, Dreigliedrigkeit 95, 237
— —, konkretisierte 95
— —, noch nicht konkretisierte 95
— —, Strukturverwandtschaft mit Wahnwahrnehmungen 74—77, 81, 95

— — Unbekannter als andere Unbekannte 81, 95
— — Unbekannter als Bekannte 77—81, 95
Wahnstimmung (s. auch Wahnwahrnehmungen) 8, 50, 51—57, 61, 67, 94, 193
Wahnwahrnehmungen 8, 48, 94
—, Dreigliedrigkeit 94, 237
—, Stufe 1 (s. auch Wahnstimmung) 8, 53, 54, 94, 193
—, Stufe 2 (noch nicht konkretisierte) 8, 53, 61, 71—74, 94
—, Stufe 3 (konkretisierte) 8, 61, 63—71, 94
—, Zweigliedrigkeit 58, 68, 237
Wahrnehmungsfundierung 57—61
—, direkte 67, 68, 77, 96
—, indirekte 67, 68, 77, 97
Wahrnehmungsmodus, impressiver (s. auch Entzügelung, impressive) 10, 52, 56, 106, 201
—, repräsentativer 10, 52, 56
Wahrnehmungsstarre 60, 70, 80
Wahrnehmungsstörungen, kognitive 41, 57, 60, 66, 83, 209, 210
Wahrnehmungsveränderungen an Gesicht und/oder Gestalt anderer 69, 75, 83, 88, 95
Wahrnehmungszusammenhang, Lockerung 54, 59, 70, 80, 99
Wesenseigenschaften 54, 58, 59, 70, 80
Willenbeeinflussungserlebnisse 48, 162—165
—, Dreigliedrigkeit 166, 237
—, konkretisierte 166
—, noch nicht konkretisierte 166

Zwangsphänomene i.e.S. 130, 140
Zwischenphänomene 191, 203
—, akustische Halluzinationen 1. Ranges 152—155
—, Gedankenbeeinflussungs- und Gedankenausbreitungserlebnisse 150—152
—, leibliche Beeinflussungserlebnisse 178, 179
—, wahnhafte Personenverkennungen 90, 91
—, Wahnwahrnehmungen 88, 89
—, Willenbeeinflussungserlebnisse 167

MIX
Papier aus verantwortungsvollen Quellen
Paper from responsible sources
FSC® C105338

If you have any concerns about our products,
you can contact us on
ProductSafety@springernature.com

In case Publisher is established outside the EU,
the EU authorized representative is:
**Springer Nature Customer Service Center GmbH
Europaplatz 3, 69115 Heidelberg, Germany**

Printed by Libri Plureos GmbH
in Hamburg, Germany